超声扫查技术丛书

U0669122

A Practial Guide
to Fetal Ultrasonography

胎儿超声
扫查技巧图解

〔日〕辻村久美子　主编

〔日〕石本人士　〔日〕和泉俊一郎　〔日〕川泷元良　主审

赵　晖　译

北京科学技术出版社

Original Japanese title: JISSEN! TAIJICHOONPAKENSA
by Kumiko Tsujimura, supervised by Hitoshi Ishimoto, Shunichiro Izumi, Motoyoshi Kawataki Copyright © 2022
by Kumiko Tsujimura,
Original Japanese edition published by Medical View Co., Ltd.
Simplified Chinese translation rights arranged with Medical View Co., Ltd.
through The English Agency (Japan) Ltd. and Eric Yang Agency, Inc.

著作权合同登记号　图字：01-2024-5652

图书在版编目（CIP）数据

胎儿超声扫查技巧图解 /（日）辻村久美子主编；
赵晖译. —— 北京：北京科学技术出版社，2025.
ISBN 978-7-5714-4294-1

Ⅰ. R714.504-64

中国国家版本馆CIP数据核字第2024LL0244号

责任编辑： 尤玉琢
责任校对： 贾　荣
责任印制： 吕　越
封面设计： 申　彪
出 版 人： 曾庆宇
出版发行： 北京科学技术出版社
社　　址： 北京西直门南大街16号
邮政编码： 100035
电话传真： 0086-10-66135495（总编室）　0086-10-66113227（发行部）
网　　址： www.bkydw.cn
印　　刷： 雅迪云印（天津）科技有限公司
开　　本： 787 mm×1092 mm　1/16
字　　数： 550千字
印　　张： 30
版　　次： 2025年4月第1版
印　　次： 2025年4月第1次印刷
ISBN 978-7-5714-4294-1

定　　价： 328.00元

序

　　这本书是辻村久美子的一部力作，作者多年来一直从事胎儿超声检查的工作，并在许多研讨会及讲座中致力于推广和普及胎儿超声检查的实用方法。

　　过去黑白交织的超声图像类似于猜谜画，近年来，由于超声分辨率的显著提高及相关技术的长足进步，声像图已经变成了一种"什么都能看见"的图像。即使如此，声像图真正的含义是什么，如果不了解基本的超声检查原理，不具备疾病的典型超声表现等相关专业知识，也很难理解。本书从最基本的超声检查原理等基础知识开始，先讲解鉴别伪像和真正的图像的方法，然后讲解胎儿各个部位超声检查的方法，在这一部分还介绍了疾病的超声表现及鉴别诊断的相关知识，可指导读者在实际检查过程中避免落入可能遇到的陷阱。

　　读了本书之后你会发现，这本书并不是简单的陈述，而是在讲解相关知识的基础上对重要的部分以不同的描述方式反复说明。这将对初学者有很大的帮助。

　　也就是说，这本书绝不是一本简单的入门书，而是一本根据条目将很小的点也讲述得明明白白且条理清晰，比专著及文献更容易理解，有助于临床诊断的书。它对那些阅读专著及文献感觉有点吃力的读者来说不失为一本好书。

　　对重要内容的反复强调和对细节的关注，我认为是这本书的两大特点，充分体现了作者力求完美的态度和倾注心血的辛劳。用"文如其人"来形容作者再合适不过了。

　　然而，"人无完人"，这本书也不可能是完美的。各位读者，如果在临床检查和诊疗过程中使用本书时发现存在问题，请予以指正，这会使这本书变得更好，作为主审之一，我也会格外高兴。

石本人士

前言

《胎儿超声扫查技巧图解》一书即将出版。首先我想介绍一下出版本书的原因。

我在 20 世纪 80 年代中期开始从事产科超声检查。那时我就职于神奈川县川崎市日本钢管医院生理检查室。当时的产科超声检查项目包括胎位的确认、胎儿测量、羊水量的估测等，以及其他与胎儿有关的内容，每位检查者也是在能够看到的范围内进行检查。后来我取得了日本超声医学会认定的超声检查士（妇产科领域）资格。"由于胎儿疾病非常明显，与消化系统的超声检查相比也不是非常困难吧？"——现在看来，那个时候对于胎儿检查的看法非常难以置信。然而在那之后，有些病例虽然在产前检查中胎儿发育及羊水量都在正常范围，但出生后却表现出严重的心脏病、唇腭裂、食管闭锁等，我敏锐地察觉到胎儿检查是一件非常不容易的事，同时也因"胎儿时期做了多次检查，为什么我就没有发现"而烦恼，我那时感到非常沮丧。在这种情况下，我参加了神奈川县儿童医疗中心胎儿心脏超声学习班，在那里我遇到了在新生儿科工作的川泷先生。每当我面对这位对胎儿超声抱有极大热情的老师时，都会感到非常振奋。在那以后，每当遇到左室瘤、完全性大血管转位、动脉导管早期收缩等病例，我就会带着声像图记录到川泷先生那里寻求指导。

2003 年川泷先生与检查技师们一起成立了检查中心和神奈川胎儿超声学习会（Kanagawa Fetal Echo Meeting，KFEM；后更名为神奈川胎儿超声研究会），在之后的 15 年间，我参加了该学习会的活动并参与管理。KFEM 每 2 ~ 3 个月在神奈川县儿童医疗中心的会议中心举办一次讲座，每次都有川泷先生主讲的胎儿心脏超声内容，还有胎儿中枢神经系统、泌尿系统、消化系统、超声检查的基础知识、遗传关系、血流测量等各种专题。我因此得到了学习许多胎儿相关最新知识的宝贵机会，同时，与参与胎儿超声检查的同道互动、交流也是非常有趣且有意义的过程（KFEM 在 2019 年结束）。

在 KFEM 成立前后，我在横滨市一家产科诊所工作，后来转至尻西妇产医院，应院长和泉玲子先生的邀请从事包括心脏筛查在内的胎儿超声筛查工作。与此同时，自 2004 年起的 2 年时间，我作为国立成育医疗研究中心特殊医疗部的客座研究员，有机会参与了利用 3D/4D 超声仪器进行胎儿检查的工作。渐渐地，我积累了检查各种各样的胎儿疾病、区别正常与异常表现的经验。于是我将胎儿心脏筛查部分的经验进行了总结，并写进了川泷先生的《胎儿心脏超声》一书（2017 年，Medical View）。

到 2015 年秋天，我结束了从事大约 33 年的临床工作。在之后的 2 年间，我协助川泷先生开办胎儿超声检查学习班。2018 年春天，我退休了，在整理工作期间的资料时，我产生了想要总结一下到目前为止我所学到的胎儿超声检查知识的想法，从一个从事多年胎儿超声检查的检查技师的角度，写一本关于胎儿超声检查的教科书。作为一个在产科诊所工作的普通技师，要写一本胎儿超声检查教科书的难度是不可想象的。幸运的是，在 30 年来一直给予我帮助的和泉俊一郎先生、石本人士先生及在胎儿超声检查方面给予了我极大帮助的川泷元良先生的监督下，花费了 3 年时间，这本书终于完成了！

本书适用于刚刚开始学习胎儿超声检查的初学者以及从事胎儿筛查工作的人员。我以帮助读者了解最基本的解剖、了解正常所见、了解典型胎儿疾病的病理生理学及图像所见为目标，尽可能将内容写得简单明了。至于在日常检查中经常遇到的临界表现，也尽可能详细列出。这本书可以放在临床检查室，如果它对你的日常检查工作有些许帮助，我将非常高兴。

本书的制作及图像收集获得了许多人的帮助，包括 KFEM、日本超声检查学会的同道。没有通过各种活动结识的临床检查技师、助产士、护士、妇产科医师的配合，这本书也不可能完成。在此向他们表示深深的感谢。最后，向为出版这本书做出努力的 Medical View 公司的编辑工藤亮子、浅见直博等表示感谢。

辻村久美子

目录

第一章　什么是超声——理解 B 型超声

什么是超声 ···· 2

人耳无法听到的高频声波 ···· 2

声音是振动 ···· 3

声音的性质：频率、周期、波长 ···· 3

超声波的三个特性 ···· 6

什么是超声诊断 ···· 8

在得到超声图像之前 ···· 8

使用不同探头时的实际超声图像 ···· 12

超声的特点与超声图像：伪像 ···· 16

什么是伪像 ···· 16

多重反射 ···· 16

声影 ···· 17

声速差异引起的伪像 ···· 18

折射 ···· 19

超声检查的安全性 ···· 20

超声的安全性指标：TI，MI ···· 20

各学会关于超声安全性的见解 ···· 21

超声检查的优点与缺点 ···· 22

第二章　在分析超声图像前需要了解的内容

开始检查之前 ···· 24

整理超声检查室的环境 ···· 24

经腹部的检查方法 ···· 25

超声图像的表示方法 ···· 26

至少要掌握的设备结构和按钮/旋钮 ···· 30

观察胎儿的方法 ·· 33

    胎位及胎儿方向的确认 ·· 33

    判断胎儿的左右 ··· 36

产科超声检查的注意事项 ·· 38

    对孕妇的关怀 ··· 38

    检查报告与图像保存 ·· 39

第三章 胎儿测量

胎儿双顶径的测量 ··· 44

    双顶径的测量断面及测量位置 ·· 44

    双顶径测量断面的显示方法 ·· 44

    双顶径测量的注意事项 ·· 45

    除双顶径之外的头部测量 ·· 47

腹围的测量 ··· 50

    腹围测量的断面与位置 ·· 50

    腹围测量断面的显示方法 ·· 50

    腹围测量的注意事项 ·· 52

股骨长径的测量 ··· 53

    股骨长径的测量断面与测量位置 ·· 53

    股骨长径测量断面的显示方法 ·· 53

    股骨长径测量的注意事项 ·· 55

胎儿体重的计算 ··· 58

    胎儿体重的计算公式 ·· 58

    胎儿体重的评估方法 ·· 58

第四章 羊水测量

关于羊水 ··· 64

    羊水的作用 ··· 64

    羊水的产生和吸收 ··· 64

羊水的测量方法 ··· 65

    最大羊水深度 ··· 65

　　　羊水池 ··· 66

　　　羊水指数 ··· 67

　　　羊水测量时的注意事项 ·································· 68

羊水量的异常 ··· 71

　　　羊水过多 ··· 71

　　　羊水过少 ··· 72

　　　羊水量与胎儿发育 ······································ 73

在日常检查中易混淆的图像 ·································· 73

　　　羊膜片 ··· 73

　　　羊水中的细颗粒状回声 ·································· 75

第五章　胎　盘

什么是胎盘 ··· 80

　　胎盘的形成 ··· 80

　　胎盘的功能 ··· 82

正常胎盘的超声所见 ··· 82

　　胎盘形态的Grannum分级 ·································· 82

胎盘的观察方法 ··· 83

　　胎盘检查的注意事项 ······································ 83

　　关于子宫肌层局部增厚的表现 ····························· 84

胎盘的观察项目 ··· 85

　　胎盘位置有无异常 ·· 85

　　有无前置胎盘 ·· 86

　　有无胎盘肥厚 ·· 86

　　是否有肿瘤样病变 ·· 88

需要了解的胎盘异常 ··· 95

　　前置胎盘 ··· 95

　　发病率 ··· 96

　　临床症状 ··· 96

　　风险因素 ··· 96

　　胎盘早剥 ··· 98

　　植入性胎盘 ··· 102

第六章 脐 带

什么是脐带 ·· 108

    脐带的结构 ·· 108

    脐带的安全结构 ·· 108

    脐带异常 ·· 109

脐带在哪里，怎么观察 ·· 109

    脐带附着部位的观察 ······································ 110

    脐带血管的观察 ·· 111

    脐带螺旋的观察 ·· 112

脐带的异常 ·· 112

    脐带-胎盘附着部位的异常 ································· 112

    脐带血管的异常 ·· 116

    脐带的螺旋异常 ·· 119

    脐带缠绕 ·· 120

第七章 胎儿筛查：脑部

在胎儿脑部筛查之前需要知道的知识 ···························· 126

    发育初期 ·· 126

    妊娠初期 ·· 126

    妊娠中期-后期 ··· 127

通过3个基本横断面理解脑部解剖 ······························ 128

    丘脑（背侧丘脑）水平的横断面 ···························· 128

    侧脑室水平的横断面 ······································ 129

    小脑水平的横断面 ·· 130

胎儿脑部的观察 ·· 130

    观察方法 ·· 130

    检查项目 ·· 132

日常检查中经常遇到的临界表现 ································ 145

    侧脑室轻度扩大 ·· 145

    后颅窝常见的异常表现 ···································· 146

　　脉络丛囊肿 ·· 147

需要知晓的中枢神经系统疾病：脊髓脊膜膨出 ················ 150

　　超声表现 ·· 151

第八章　胎儿筛查：颜面部

必须要进行胎儿面部筛查的3个理由 ······························· 160

观察胎儿颜面部的基本断面 ·· 161

　　矢状面 ·· 162

　　冠状面 ·· 165

　　横断面 ·· 167

胎儿颜面部筛查的实际操作 ·· 170

　　胎儿颜面部观察的特殊性 ·· 170

　　2D超声胎儿颜面部的筛查方法 ······································ 171

　　3D/4D超声胎儿颜面部的筛查方法 ·································· 173

唇腭裂 ·· 175

　　关于唇腭裂需要了解的知识 ·· 175

　　分类 ·· 176

　　唇腭裂的超声表现 ·· 180

第九章　胎儿筛查：胸部

胸部解剖 ·· 186

胎儿胸部观察的实际操作 ·· 187

　　观察方法 ·· 187

　　观察项目 ·· 188

　　观察的注意要点 ·· 191

需要知晓的胎儿胸部疾病 ·· 193

　　胸腔积液 ·· 193

　　胎儿超声表现 ·· 193

　　先天性囊性肺疾病 ·· 193

　　先天性膈疝 ·· 199

第十章　胎儿筛查：心脏

胎儿心脏筛查的重要性 ································· 212

胎儿心脏筛查第一部分：基础篇 ················ 213

　　了解大致解剖 ································· 213

　　胎儿心脏筛查疾病的顺序和各个断面的正常表现及观察要点 ·········· 215

如何对胎儿心脏进行正确的影像观察 ················ 222

　　从设备的角度 ································· 222

　　从筛查技术的角度 ····························· 224

　　彩色多普勒超声在胎儿心脏筛查中的应用 ·········· 229

胎儿心脏筛查第二部分：提高篇 ················ 232

　　提高篇：腹部横断面 ··························· 232

　　提高篇：4CV ································· 234

　　提高篇：左室流出道切面 ······················ 251

　　提高篇：三血管切面 ··························· 258

　　提高篇：三血管、气管切面（3VTV） ·············· 262

　　提高篇：矢状面 ······························· 277

第十一章　胎儿筛查：腹部

腹部解剖 ······································· 286

胎儿腹部的实际观察 ······························· 286

　　检查方法 ··································· 286

　　检查项目 ··································· 288

观察腹部器官 ····································· 292

　　消化系统器官 ································· 292

　　泌尿系统器官 ································· 296

需要知晓的胎儿腹部疾病 ··························· 303

　　消化道闭锁 ································· 303

　　腹壁异常 ··································· 313

　　泌尿系统疾病 ································· 316

　　生殖系统异常 ································· 324

第十二章　胎儿筛查：脊柱四肢

脊柱的筛查·················334

脊柱的解剖·················334

如何看脊柱：检查方法·················335

观察项目、正常表现、异常表现·················336

四肢的筛查·················340

四肢骨的解剖与正常表现·················340

观察方法·················340

观察项目·················342

四肢的异常表现·················342

第十三章　妊娠初期的超声检查

女性生殖系统解剖·················350

妊娠初期的经腹超声检查·················351

妊娠初期的超声检查·················351

观察方法·················351

观察项目·················354

妊娠初期的超声表现：正常妊娠·················357

胎儿心率的变化·················360

妊娠初期的子宫断面图像的理解·················361

生理性脐疝·················362

异常妊娠·················362

异位妊娠（子宫外妊娠）·················362

稽留流产·················365

葡萄胎·················368

双胎妊娠·················368

胎儿形态异常·················375

母体并发症·················384

第十四章　多普勒超声与产科血流检查

关于多普勒 ··· 398

　　多普勒是什么 ··· 398

　　彩色多普勒超声/能量多普勒超声的使用方法 ········ 401

　　脉冲多普勒超声的使用方法 ······················· 405

产科血流检查 ·· 413

　　脐带动脉 ··· 413

　　大脑中动脉 ··· 417

第十五章　卷末资料

产科领域需要知晓的知识 ······································· 428

　　妊娠周数与胚胎周数（胎龄） ······················· 428

　　妊娠期的计算方法 ··· 428

　　妊娠史的记录方法 ··· 429

各部位的正常值 ··· 430

　　10 mm规则（妊娠中期以后） ····················· 430

　　羊水量、胎盘 ··· 430

　　胎儿各部位的正常值 ······································· 431

产科超声检查报告单 ··· 445

　　例1 ··· 445

　　例2 ··· 450

参考文献 ··· 455

索　引 ··· 456

监修·执笔

■ 监修

石本人士　　　东海大学医学部专科诊疗学系
　　　　　　　妇产科教授

和泉俊一郎　　东海大学医学部专科诊疗学系
　　　　　　　妇产科特聘教授
　　　　　　　东海大学医学部附属医院基因诊疗科

川泷元良　　　东北大学医学部妇产科教研室
　　　　　　　神奈川县立儿童医疗中心新生儿科

■ 执笔

辻村久美子　　原尻西妇产医院　超声检查室
　　　　　　　原日本超声波学会认定超声波检查士

共同执笔者一览
（图像提供等）

■ （以五十音图为序）

和泉给子　　　尻西妇产医院　院长
今村梢　　　　野田医院妇产科
岩崎昭宏　　　明石市立市民医院　临床检查科
大山利香　　　山口医院　检查科
奥山惠里　　　原尻西妇产医院　超声检查室
川泷元良　　　神奈川县立儿童医疗中心新生儿科
木下博之　　　京都第二红十字医院　检查科
坂卷梓帆　　　原崛医院　超声检查室
佐藤静香　　　绿色森林妇产科医院　超声检查室
高村奈绪每　　川崎协同医院　检查科
田形千寿子　　宫保野妇产科医院
田口知里　　　妇产科营原医院　超声检查室
竹内正弥　　　绿色森林妇产科医院　院长
武田纯子　　　横山医院　超声检查室
长濑宽美　　　神奈川县立儿童医疗中心妇产科
　　　　　　　国立成育医疗研究中心　围产期－孕产妇诊疗中心　产科
丸山一　　　　东邦大学医疗中心　大森医院临床生理机能检查部
芳野奈美　　　小坂产科医院医疗技术部　超声检查室

这本书介绍了进行胎儿超声波检查必须掌握的基本知识和检查手法，尽可能地做到简明易懂。但是，我想表述的内容和需要知晓的内容还远不止这些，那些内容也多种多样。

为此，这本书除了本文以外运用了提升项目及关联话题的"备忘录""专栏"，将每个话题分别讲解，这样可能更容易阅读和理解。例如，先阅读本文，再阅读"备忘录"来补充，如果有时间可以单独阅读"专栏"。

以下简单记录了各个栏目的主旨。

备忘录

在掌握了基本知识后，务必要学习的提升项目

知晓对诊断有帮助的知识

相关疾病的知识

专 栏

主要是相关话题及最新话题

相关疾病的知识、话题

对本文中出现的术语和疾病的简单描述

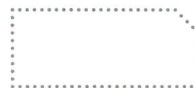

对理解文本的主题有帮助的报告和补充信息

第一章

什么是超声
——理解 B 型超声

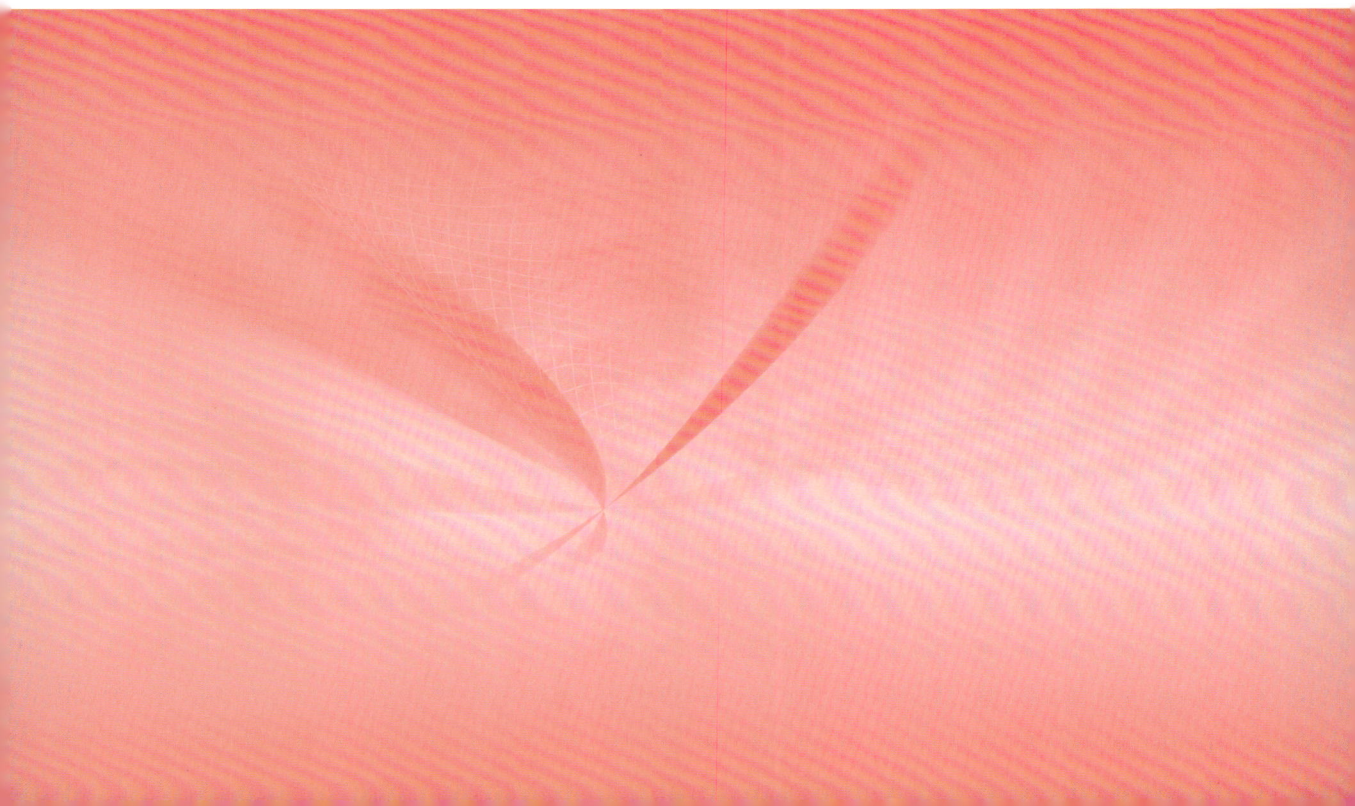

什么是超声

本章叙述了产科超声检查必须知晓的基础知识（原理和仪器）。话虽如此，从学生时代到现在，我的物理都学得不太好，本着"虽不中，不远矣"的精神我写下了这一章。我不是作为物理学专家，而是站在一个长期从事超声诊断工作者的角度来谈谈"你至少应该知道的超声检查的基础知识"，所以我希望大家首先阅读这一章。

声波、频率、周期、波长、声速，接下来我会对这些概念一一进行解释。

人耳无法听到的高频声波

超声是人耳听不到的高频声波。一般来说，声波的大小用频率来分类，单位是赫兹（Hz）。频率越高声音越高，频率越低声音越低。人耳能听到的声波频率为20 Hz～20 kHz（20 000 Hz）。什么是超声波呢？是指频率在20 kHz及以上的高频声波（图1.1）。

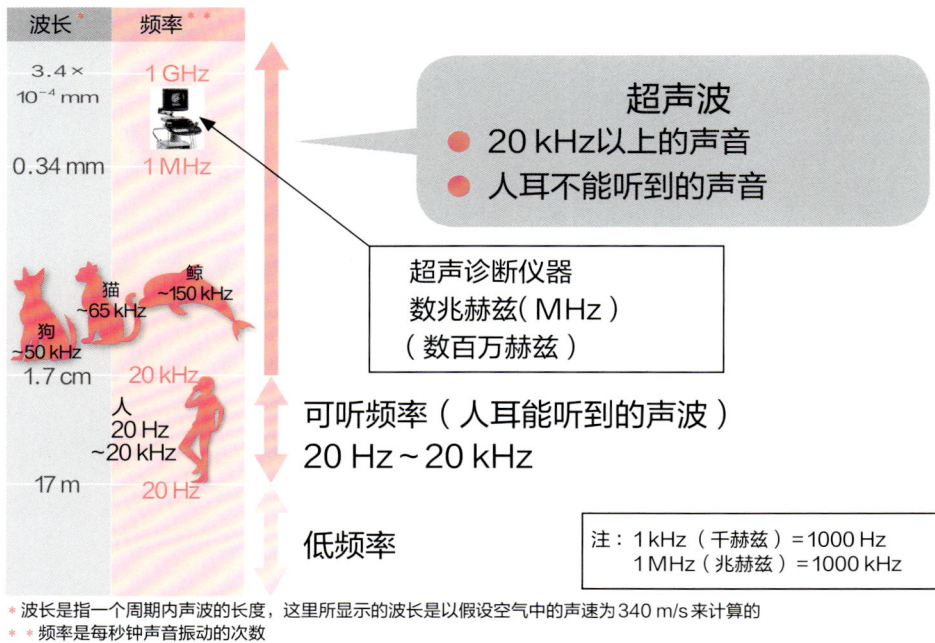

波长 *	频率 **
3.4× 10⁻⁴ mm	1 GHz
0.34 mm	1 MHz
1.7 cm	20 kHz
17 m	20 Hz

猫 ～65 kHz
狗 ～50 kHz
鲸 ～150 kHz
人 20 Hz～20 kHz

超声波
- 20 kHz以上的声音
- 人耳不能听到的声音

超声诊断仪器
数兆赫兹（MHz）
（数百万赫兹）

可听频率（人耳能听到的声波）
20 Hz～20 kHz

低频率

注：1 kHz（千赫兹）=1000 Hz
1 MHz（兆赫兹）=1000 kHz

* 波长是指一个周期内声波的长度，这里所显示的波长是以假设空气中的声速为340 m/s来计算的
** 频率是每秒钟声音振动的次数

图1.1　超声波与频率
超声诊断仪使用的频率为1 MHz（兆赫兹，100万赫兹）～20 MHz，M（Mega）为6个10相乘
在我们身边有许多生物可以感知超声波。众所周知，海豚和蝙蝠在很多时候都使用超声波。我们常见的猫、狗也能感知超声波

声音是振动

什么是声音？让我们想想自己是如何发出声音的。由肺部出来的空气，使声带产生振动，声音就从口中发出。口中发出的声音又使空气发生振动。什么是振动呢？观察空气中的气体分子，高（密集）密度气体分子和低（稀疏）密度气体分子像弹簧一样交替出现，变成了疏密波在空气中传播。这种空气的振动最终会振动人的鼓膜，从而触发为声音而被听到。也就是说声音是通过声带、空气、鼓膜等物体的震颤（振动）而产生的。在这里首先要记住"声音是振动"（图1.2）。

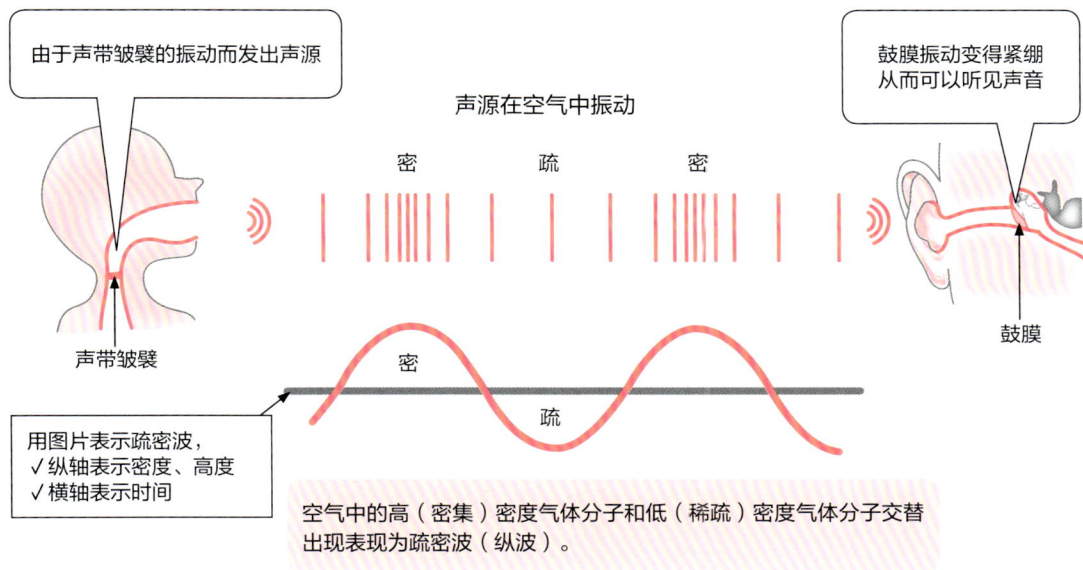

由于声带皱襞的振动而发出声源

声源在空气中振动

密　　　疏　　　密

鼓膜振动变得紧绷从而可以听见声音

鼓膜

声带皱襞

用图片表示疏密波，
✓纵轴表示密度、高度
✓横轴表示时间

密

疏

空气中的高（密集）密度气体分子和低（稀疏）密度气体分子交替出现表现为疏密波（纵波）。

图1.2　声音的传播方式
声音是振动与传播。如果有介质（如固体、气体、液体）声音就可以传播。在真空中声音则不能传播

声音的性质：频率、周期、波长

如果声音用图表示，则如图1.2所示，当气体分子密集时像山，当气体分子稀疏时像谷，形成了正弦曲线。横轴表示时间，纵轴表示密度的高度。这张图展示了声音性质的三要素：频率、周期、波长。

什么是频率

频率（f）是每秒钟内峰值和谷值往返交替的次数，单位是Hz。例如，1秒内峰值和谷值交替的次数是3次，那么频率就为3 Hz。也就是说，人耳能听到的声音中的高音，是频率非常高的声波，即每秒内峰值和谷值交替次数多的声波；相反，人耳能听到的声音中的低音，是频率非常低的声波，即每秒内峰值和谷值交替次数少的声波（图1.3）。

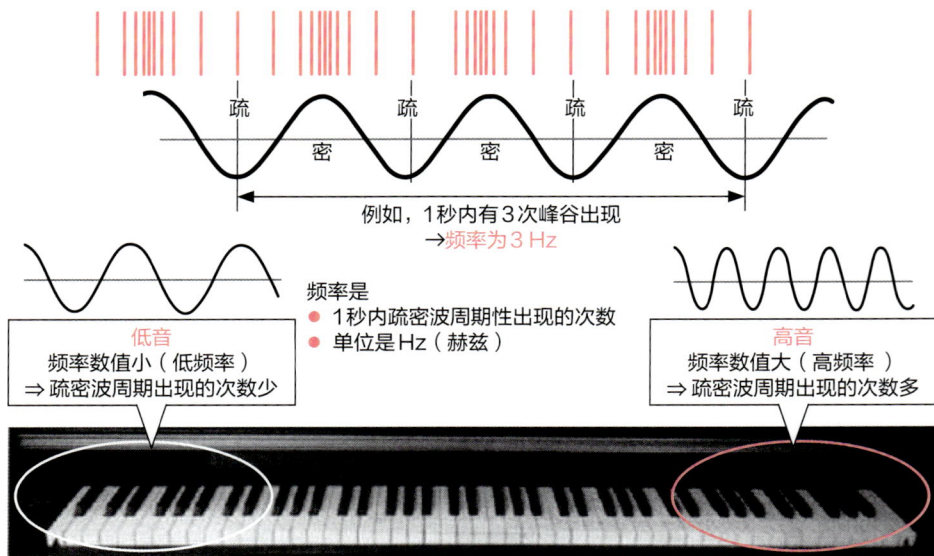

例如，1秒内有3次峰谷出现
→频率为3 Hz

频率是
● 1秒内疏密波周期性出现的次数
● 单位是Hz（赫兹）

低音
频率数值小（低频率）
⇒疏密波周期出现的次数少

高音
频率数值大（高频率）
⇒疏密波周期出现的次数多

图1.3 什么是频率（f）

什么是周期和波长

- 周期（T）是1个峰值和谷值交替所需要的时间。频率是1秒内交替往返的次数，将1秒除以周期（T）即可得出频率。也就是说频率与周期之间呈倒数关系（$f = 1/T$）。

- 波长（λ）是1个峰值和谷值交替传播的距离。

- 如图1.4所示，频率增高（高音），每秒钟振动的次数增加，周期（T）和波长（λ）缩短。

周期（T）➡ 是1个峰值和谷值（疏密波）交替所需要的时间

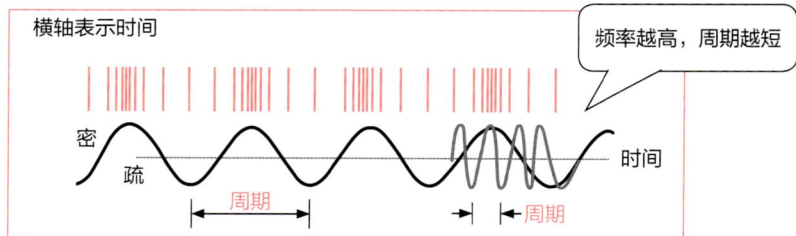

波长（λ）➡ 是1个峰值和谷值（疏密波）交替传播的距离

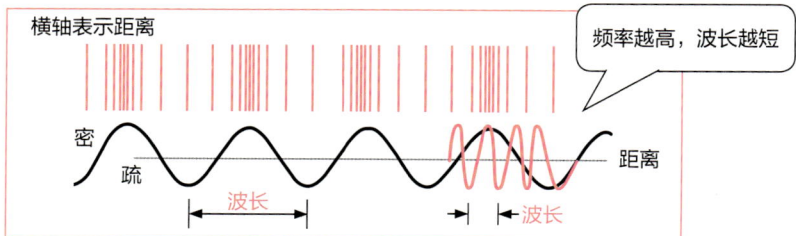

图1.4 周期（T）与波长（λ）

什么是声速

接下来我们思考一下声音的传播速度，也就是声速。声速是每秒振动传播的距离，单位是米/秒（m/s）。当有某些可振动的物质（介质）存在时，声波就可以传播。不仅仅是在空气中，在液体及固体中声波也可以传播，声速是由声波传播的介质决定的。介质有其固有的声速（c），是由介质本身的弹性率（K）和密度（ρ）决定的。可以通过下列公式计算声速。

$$声速（c）= \sqrt{弹性率（K）/ 密度（\rho）}$$

身体内存在的介质中，除了骨（4080 m/s）和空气（330 m/s）以外其他介质的声速在1500 m/s 左右[*]。

> [*] 生物体内组织的声速在 1500 m/s左右。根据JIS，将超声设备的声速设定为 1530 m/s。

频率、周期、波长、声速的关系

声波的性质由频率（f）、周期（T）、波长（λ）、声速（c）来表示，它们之间的关系如下。

$$c = f \times \lambda \quad f = 1/T \quad c = \lambda/T$$

人体内的声速约为1530 m/s、频率3.5 MHz（$1\ MHz = 10^6\ Hz$）的超声波波长计算如下。

$$1530 \div （3.5 \times 10^6）\approx 0.000\,4（m）= 0.4（mm）$$

同样的计算方法，5.0 MHz的超声波波长约为0.3 mm，7.5 MHz的超声波波长约为0.2 mm。相同介质中声速（c）是固定的，频率（f）越高时，波长（λ）就越短。

这个波长的值，与超声图像的分辨率（能够分辨最接近的两个反射体之间的位置关系的能力）有关（参考本页"关于分辨率"的专栏）。

频率、周期、波长及声速和我们看到的超声图像有很大的关系。

专栏

关于分辨率

- 超声仪器的分辨率是指能够分辨最接近的两个反射体之间的位置关系的能力，包括距离分辨率（Δx）和方位分辨率（Δy）。

- 距离（纵向）分辨率（Δx）是指对与超声波声束方向平行的两个反射体，也就是纵向排列的两个点的分辨能力。这取决于所使用的超声仪器的脉冲宽度，计算公式如下。

$$\Delta x = n\lambda/2 \quad （n为周期数，\lambda为波长，n\lambda为脉冲的宽度）$$

一般的超声诊断设备$n=4.5$。在使用5 MHz的超声波时，波长$\lambda \approx 0.3$（mm），$n=5$，$\Delta x=0.75$（mm）。使用7.5 MHz的超声波时，波长$\lambda \approx 0.2$（mm），$n=5$，$\Delta x=0.5$（mm），可

以分辨比3.5 MHz更接近的两个反射，也就是说分辨率有所提高。

- 方位（横向）分辨率（Δy）是指垂直于超声波声束方向的两个反射体之间可分辨的最小距离，也就是对横向排列的两个点的分辨能力。这取决于超声波声束的宽度。
- 为了提高分辨率，就要提高超声波的频率，缩小超声波声束的宽度。

> * 超声波声束：是较细的、平行的、笔直的物质流。超声波具有在一定的方向（指向性）以束状方式传播的特点。因此，在介质中传播的超声波称为超声波声束。

超声波的三个特性

超声波有以下三个特性。

- 在介质中呈直线传播。
- 在不同介质的界面可产生反射、透射、折射、散射。
- 通过使用透镜，可发生聚集和发散。

利用这些超声波特性，使用超声设备可以获得生物体内的信息。

在介质中呈直线传播

超声波在介质中不会扩散，而是沿一定方向呈直线样传播（图1.5）。这个特点称为"指向性"。人耳可听到的声波（可听音），是以声源为中心呈同心圆样传播。

a. 可听音　　　　　　　　　　b. 超声波

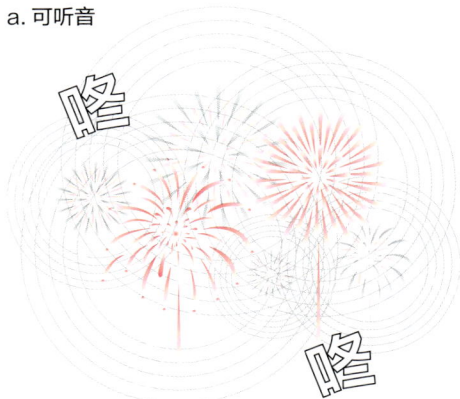

人可听到的声波
→同心圆样传播

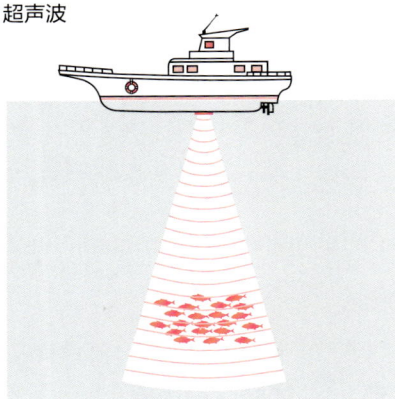

超声波→有指向性
（以特定的方向传播）

图1.5　什么是"在介质中呈直线传播"

超声波特性之一就是在介质（可以传播声波的物质）中呈直线传播。我们人耳能听到的声波，是朝向四面八方呈同心圆样传播。超声波在介质中呈直线样传播的特征被称为"指向性"

在不同介质的界面可产生反射、透射、折射、散射

超声波在不同人体介质的界面一部分发生反射，另一部分发生透射（图1.6），反射和透射的程度，取决于每种物质声阻抗的差异。声阻抗是表示声音传播程度的指标，由介质的密度与声速相乘计算得来。主要用声速、声阻抗表示生物组织的声波特性。在生物体内存在的物质中，由于空气（肠管）及骨骼的声学特性与其他组织有很大不同，在它们之间的界面超声波几乎完全反射，因而没有透射。

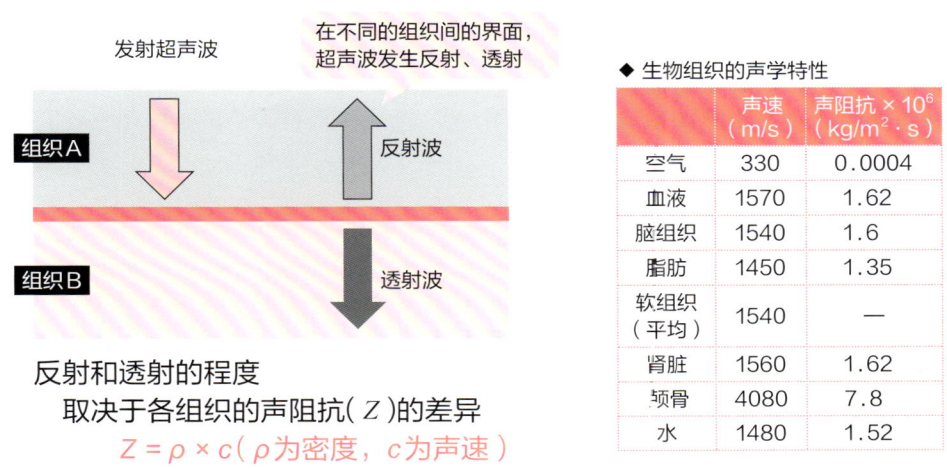

发射超声波

在不同的组织间的界面，超声波发生反射、透射

组织A　　反射波

组织B　　透射波

反射和透射的程度
取决于各组织的声阻抗（Z）的差异
$Z = \rho \times c$（ρ 为密度，c 为声速）

◆ 生物组织的声学特性

	声速（m/s）	声阻抗 ×10^6（kg/m^2·s）
空气	330	0.0004
血液	1570	1.62
脑组织	1540	1.6
脂肪	1450	1.35
软组织（平均）	1540	—
肾脏	1560	1.62
颅骨	4080	7.8
水	1480	1.52

图1.6　在不同介质的界面可产生反射、透射、折射、散射

超声波第二个特性是在不同介质的界面可产生反射、透射、折射、散射。超声波发射后，在不同人体介质的界面一部分发生反射，其余部分发生透射。反射和透射的程度，取决于每种物质声阻抗的差异。声阻抗大小是由生物体组织的密度与声速来决定的，表示物质的声学特性

通过使用透镜，超声波可发生聚集和发散

使用透镜后超声波可以像光那样发生聚集（图1.7）。超声波诊断设备的探头就使用了声透镜，通过聚集超声波，从而获得清晰的图像。

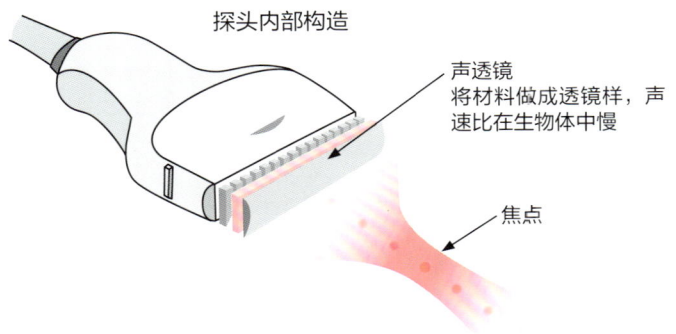

探头内部构造

声透镜
将材料做成透镜样，声速比在生物体中慢

焦点

图1.7　使用透镜后发生聚集和发散

超声波的第三个特性是使用透镜后超声波声束发生聚集，产生焦点从而可更清晰地显示局部图像

什么是超声诊断

怎样才能获得我们平常看到的黑白超声图像呢？让我们先来了解一下超声设备的结构。

在得到超声图像之前

超声诊断设备的构成

图1.8展示了一个超声诊断设备的简单构成，包括检查者手持的与患者接触的探头、主机、图像显示器。

探头的构成

发射和接收超声波的探头结构如图1.9所示。从接触患者的一面起依次为声学透镜、匹配层、压电晶体、背衬材料。其中被称为"压电晶体"的部分起到非常重要的作用，这部分为探头带来了发射及接收超声波的功能。压电晶体由锆钛酸铅等特殊陶瓷材料制成，这是一种能够将电能转换成声能，并将声能转换为电能，具有"压电效应"特性的特殊材料。也就是说，当电源接通时，压电晶体发生振动发射超声波。发射的超声波在体内反射，反射的超声波引起压电晶体振动从而产生电能。这些电信号就构成了超声图像。

超声诊断设备的原理

探头发射的超声波经过怎样的过程才能成为黑白超声图像呢？让我们详细了解一下。

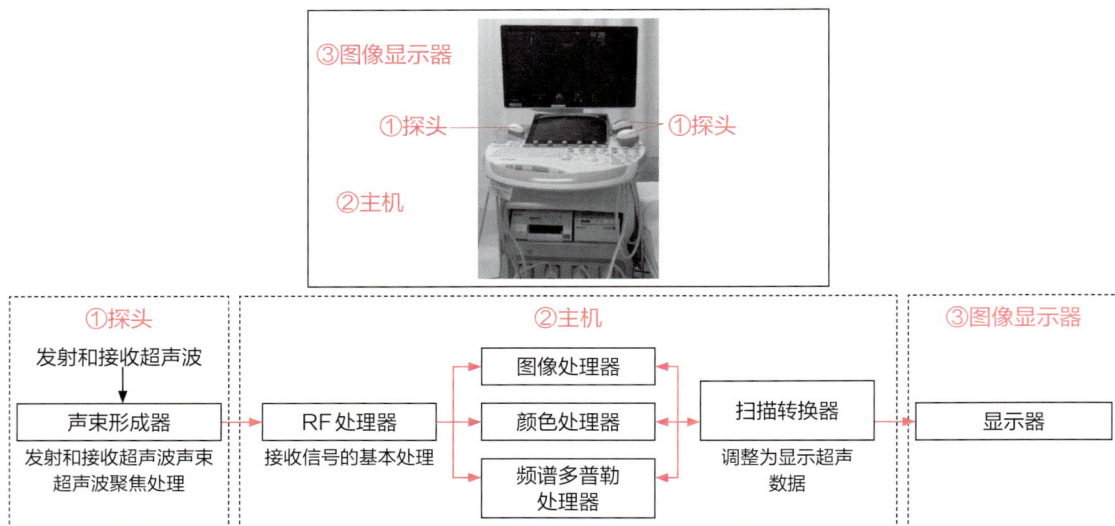

图1.8 超声设备的结构与构成

检查时手持的探头（①）发射和接收超声波，设备内有对接收到的信号和数据进行各种处理的主机部分（②），显示图像的显示器（③）

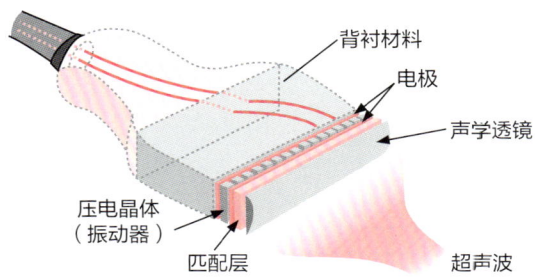

图1.9　普通探头的结构

超声设备的探头使用压电晶体产生超声波

在短时间内超声波以一定的间隔由探头断续发射。这些超声波的每一个波被称为脉冲波。每一个脉冲波在生物体内遇到组织（反射体）返回探头。超声诊断设备将生物体内的声速设定为1530 m/s，如果知道超声波从发射开始到返回探头的时间，就可以计算出超声波反射处与反射体之间的距离。这个方法称为"脉冲反射法"，应用的是山彦*原理。

山彦原理：通过时间计算距离

用"通过反射波返回的时间，可以计算出反射处到反射体的距离"（图1.10）。当向对面的山峰呼喊"呀……呼"时，过一会儿会有"呀……呼"的声音返回，这个时间的延迟是由于"呀……呼"的声音从发出的位置到对面的山体的往返需要时间。假设"呀……呼"的声音往返用时5秒钟，而空气中声波传播的速度为340 m/s，那么声源到对面山体的距离为340×5÷2=850 m。利用这个声波反射原理，可以知道"有一个反射体"并计算出"到反射体的距离"。

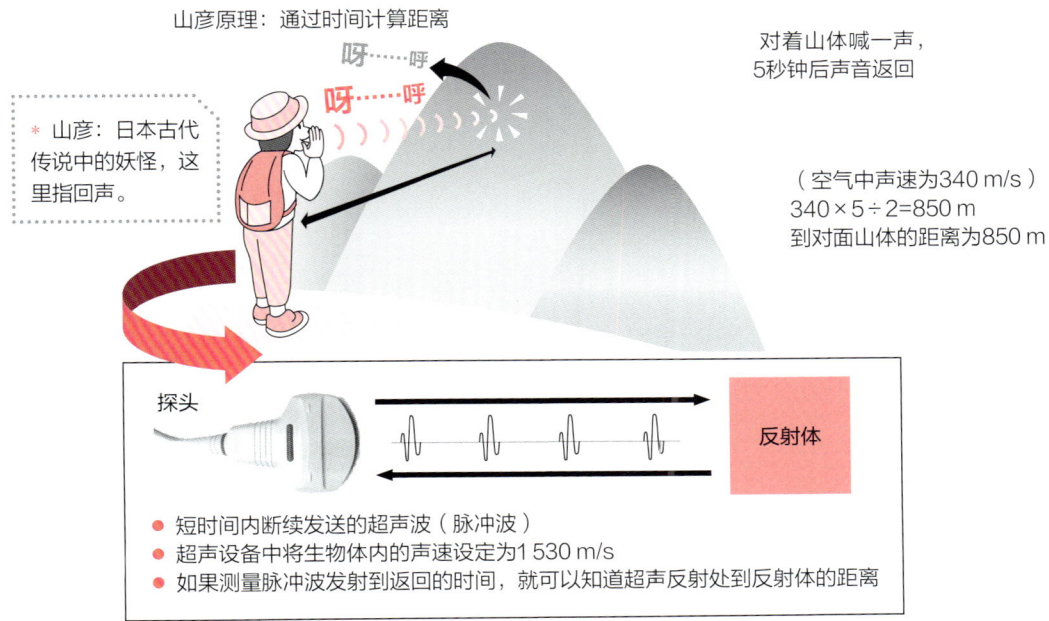

图1.10　超声设备的原理：山彦原理

超声图像：反射体在哪里，反射体的反射有多强

探头内部精细地排列着细小的压电晶体（振动器），脉冲波从探头的一端依次向生物体内发射（图1.11）。超声波遇到生物体内的组织发生反射，在一段时间差后返回探头。探头的振动器接收到反射波后将其转换成电信号，并测量反射波返回的时间及强度，然后根据反射体与体表的距离在显示器上通过光亮度显示出来。当探头从一端到另一端扫查时就会出现一幅黑白超声图像（由于显示的是断面图像因而又称为断层图像）。也就是说，发射和接收超声波后，生物体内的反射体在哪里，反射体的反射有多强，这些信息都显示在显示屏上，这就是我们平时看到的超声图像。

让我们看看实际的超声图像（图1.12）。从一端到另一端扫查时发射和接收超声波就可以得到黑白超声图像，从一端到另一端扫查时高速重复发射和接收超声波就可以得到动态的超声图像（实时图像）。从生物体内返回的强度强的反射波显示为高灰度，返回的强度弱的反射波显示为低灰度。因反射波强度的不同，图像显示为介于黑白之间不同等级的灰度。

此外，由于图像的不同灰度来显示是灰度的差异显示为图像，因此也称为B型超声（灰度的英文"brightness"的首字母是"B"）。由于胎儿的骨骼及母体的肠管（气体）等是强反射波，所以图像表现为白色，也称为高回声；羊水、胎儿的胃、膀胱等组织均质，几乎没有反射波形成，表现为黑色，称为无回声。

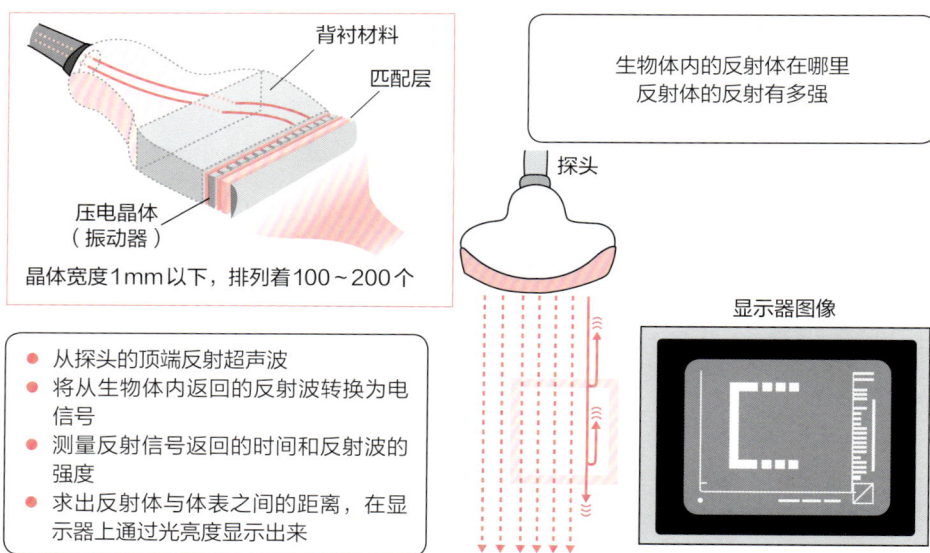

背衬材料

匹配层

压电晶体
（振动器）

晶体宽度1mm以下，排列着100～200个

生物体内的反射体在哪里
反射体的反射有多强

探头

显示器图像

- 从探头的顶端反射超声波
- 将从生物体内返回的反射波转换为电信号
- 测量反射信号返回的时间和反射波的强度
- 求出反射体与体表之间的距离，在显示器上通过光亮度显示出来

图1.11　超声设备的原理：反射体的位置及反射强度

a. 脉冲波的发射和接收

在探头的一端到另一端进行脉冲波的发射和接收，得到一幅断面图像

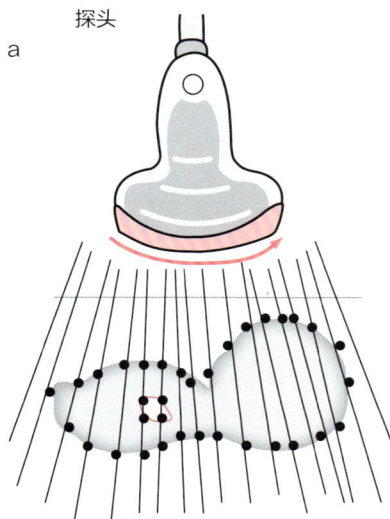

探头

a

图1.12　超声设备的原理：超声图像

根据接收到的反射波的实际强弱显示图像

b. 超声图像（胎儿的冠状面）

● 低回声：羊水、胎儿的肾脏和膀胱等

● 高回声：胎儿的骨骼

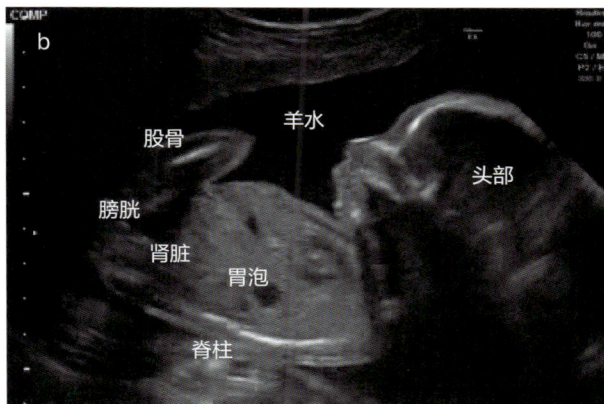

b
股骨
羊水
头部
膀胱
肾脏
胃泡
脊柱

专栏

关于内部回声的表达

● 无回声、低回声、等回声、高回声（图C.1）：与周围组织比较，回声水平是低还是高，表现为无回声、低回声、等回声、高回声。无回声是反射体内部几乎没有回声，显示为黑色的图像。低回声是指内部回声能够被识别，内部回声有多种识别方法。乍一看，它看起来没有回声，但如果你仔细观察就会发现很弱的内部回声。在回声水平非常低的时候，可将其称为"极低回声"。

● 并不一定"低回声水平=内部回声提示液体成分"：在实质性的肿瘤（肿瘤内部为所谓的致密的回声，而不是液体），如果肿瘤内部的组织构成是均匀而致密的，那么其内部反射的超声波就非常少，回声水平就极低（所谓的极低回声），初次看到有时会误认为是无回声。

● 即使内部回声提示是液体成分，有时也会因不同的成分均匀混在其中，导致内部回声水平变高（图像变白）。

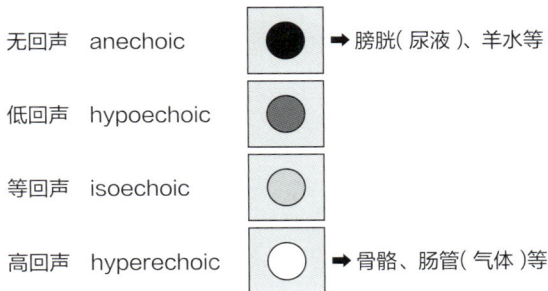

无回声　anechoic　➡ 膀胱(尿液)、羊水等

低回声　hypoechoic

等回声　isoechoic

高回声　hyperechoic　➡ 骨骼、肠管(气体)等

图C.1　回声的表达与表现

使用不同探头时的实际超声图像

线阵探头

探头表面与体表接触部分的形状是直线状的探头为线阵探头（图1.13）。现在广泛使用的线阵探头的宽度为5～7 cm，与其他类型的探头相比线阵探头的频率高，主要用于浅表的器官如甲状腺、乳腺，以及位置较浅的血管等的超声检查。

a. 线阵探头与体表接触部分为直线状

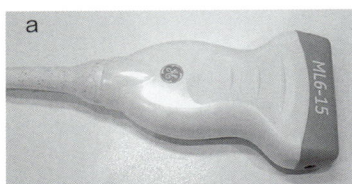

检查对象
- 浅表器官（乳腺、甲状腺）
- 浅表血管（颈动脉、下肢静脉）

b. 正常甲状腺
可显示甲状腺右叶、左叶的横断面的横径为13 mm、厚度为13 mm，大小均在正常范围

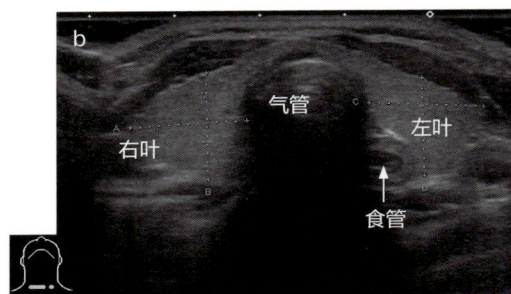

c. 右乳腺
右乳组织内可见低回声肿瘤样病变，体积为4 mm×4 mm×3 mm，非常小

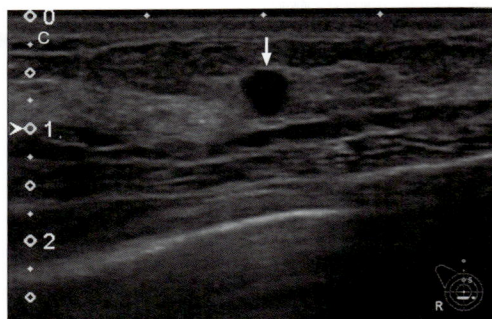

图1.13　线阵探头

凸阵探头

探头表面与体表接触部分的形状是曲线状的探头为凸阵探头（图1.14）。虽然与体表的接触面比较小，但其优点是声波从体表进入后在较深部位形成的诊断视野比较广。凸阵探头广泛应用于包括妇产科在内的全腹部超声检查。

3D（三维）探头

可以得到立体图像的探头为3D探头（图1.15），其主要在产科领域广泛应用。在需要显示3D图像的部分划定显示区域，同时按下设备的"显示4D回声"按钮，即可获得实时活动的3D回声图像（也称为"实时3D超声"或"4D超声"）。

3D探头具有内置的2D（二维）探头。即内置的2D探头收集通过机械振动获得的扇形图像数据创建一幅3D图像。所以当2D图像不清晰时，3D图像也就不清晰，变成了难以理解的图像。此外，如果3D探头不能正常进行3D超声扫描时，如图1.15b所示，通常还可以获得正常的2D图像。

a. 凸阵探头表面与体表接触部分的形状为曲线状

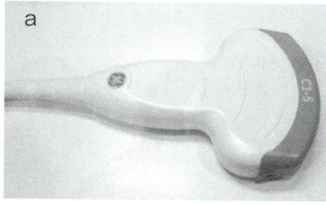

检查对象
- 腹部：肝脏、胆囊、胰腺、肾脏、脾脏、消化道等
- 妇产科：子宫、卵巢、胎儿等
- 血管

b. 脂肪肝
相较于肾脏实质，肝脏实质显示的更白。这个表现称为"肝肾对比"，提示脂肪肝

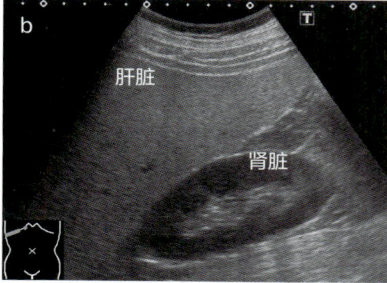

肝脏
肾脏

c. 急性阑尾炎合并妊娠
回盲部可见因炎症而肿大的阑尾（箭头）

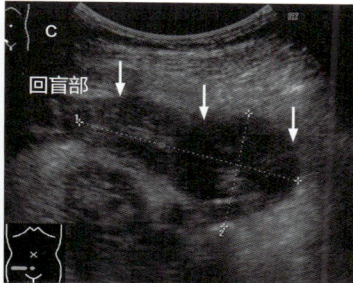

回盲部

d. 右侧卵巢囊肿
可见7 cm×6 cm×5 cm与膀胱相同回声的病变（箭头）

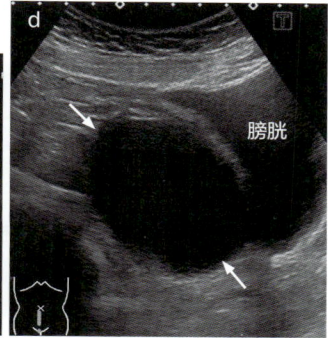

膀胱

图1.14　凸阵探头

a. 3D探头是可获得立体图像的探头

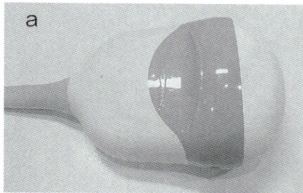

检查对象
- 胎儿

b. 2D图像
显示胎儿颜面部正中的矢状面

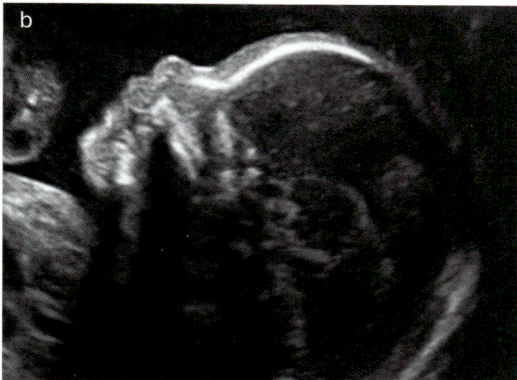

c. 3D图像
显示胎儿颜面部及手部的立体图像

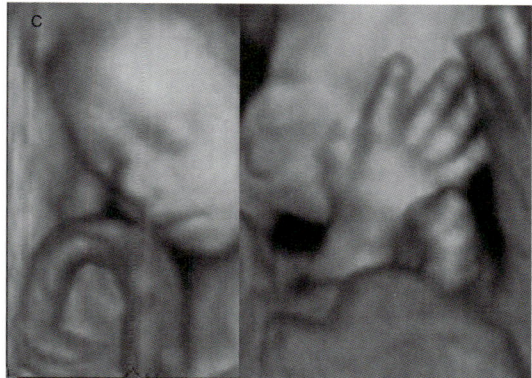

图1.15　3D探头

扇形探头

扇形探头表面与体表接触的部分较小，由此可以获得类似扇形的较广阔的视野。这类探头除了用于成人（或新生儿、儿童）的心脏检查外（图1.16），也用于妇产科超声检查（图1.17）。成人/儿童心脏检查用的探头（电子扫查型）与其他类型的探头相比，与体表接触的部分较小，可以较容易地放置于狭小的肋间。

妇产科日常使用的经阴道探头，分为机械扫查和电子扫查两种类型（图1.17）。机械扫查探头的前端为半球形，电子扫查探头的前端为较小的凸阵形。两者均可获得扇形的广阔视野。探头插入阴道，在阴道的穹隆部可获得子宫、附件的清晰图像。此类探头也可用于观察妊娠初期的胎儿、卵巢等附件、子宫颈部等。

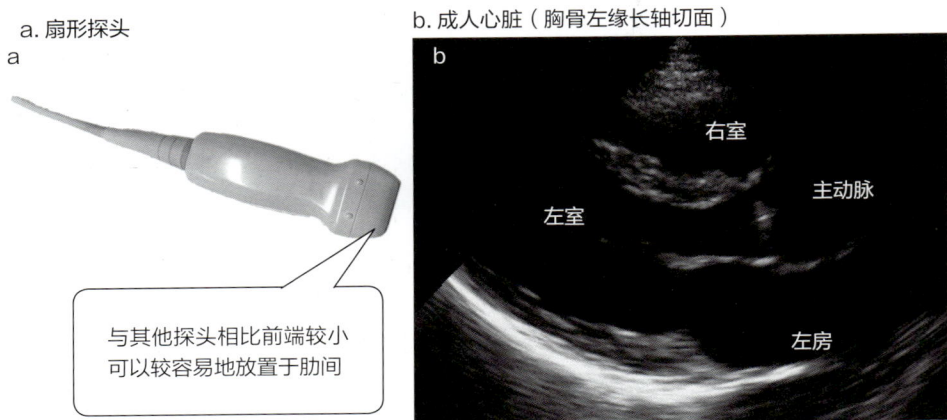

a. 扇形探头

b. 成人心脏（胸骨左缘长轴切面）

右室

左室

主动脉

左房

与其他探头相比前端较小可以较容易地放置于肋间

图1.16 扇形探头（成人/儿童心脏检查用）

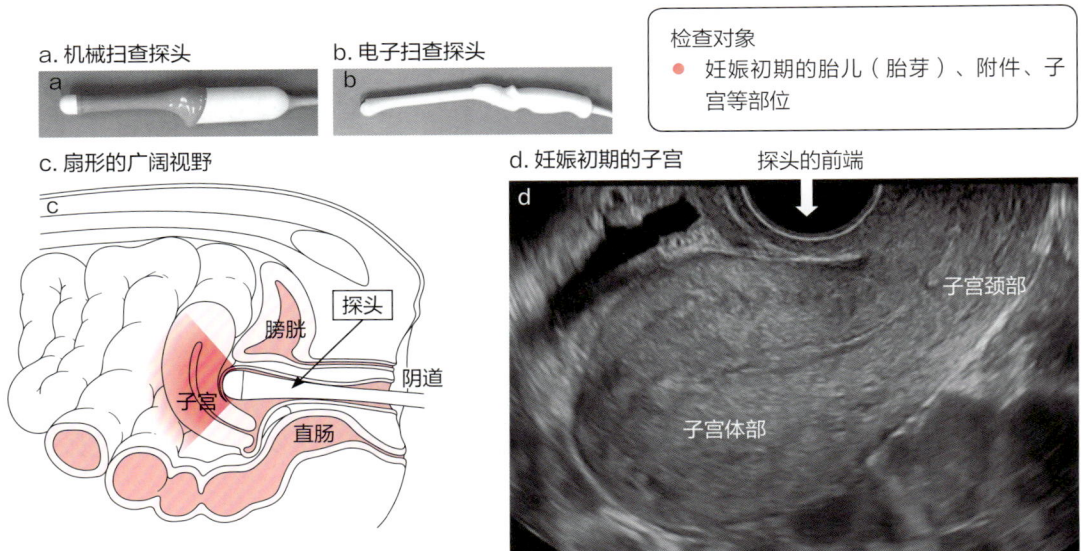

a. 机械扫查探头

b. 电子扫查探头

检查对象
- 妊娠初期的胎儿（胎芽）、附件、子宫等部位

c. 扇形的广阔视野

d. 妊娠初期的子宫

探头的前端

膀胱

探头

阴道

子宫

直肠

子宫颈部

子宫体部

图1.17 扇形探头（经阴道）

由探头频率造成的差异

在实际的检查过程中，根据检查部位使用各种形状和频率的探头。探头发射的超声波频率越高得到的图像越精细，但是频率越高超声的能量越弱，越容易衰减。也就是说，高频超声有图像清晰但很难到达脏器深部（穿透性较差）的特点（图C.2）。

- 超声频率越高得到的图像越清晰：频率越高，波长就越短。波长较短时遇到较小的反射体也可反射，这个结果就是可得到清晰的图像。
- 超声频率越高就越难到达脏器深部：频率高也就是波长短，超声在传播的过程中遇到较小的反射体，容易发生散射。因此，在传播的过程中超声的能量也就容易减弱。也就是说，由于超声容易衰减，穿透性降低，很难到达脏器的深部。
- 为了使用尽可能高的频率得到尽可能清晰的图像，在实际检查过程中要考虑到超声的性质，根据检查部位选择频率适合的探头这一点很重要。

频率在10 MHz的探头，超声能够到达距体表5~6 cm的深度。所以在检查甲状腺及乳腺等位置浅表的脏器时需要使用高频率的探头。另外，频率在5 MHz的探头，超声波能够到达距体表约20 cm的深度。在检查消化系统及妇产科等腹部脏器时，要使用频率较低的探头。

超声频率越高，得到的图像越清晰，但是也越容易衰减（穿透性较差）

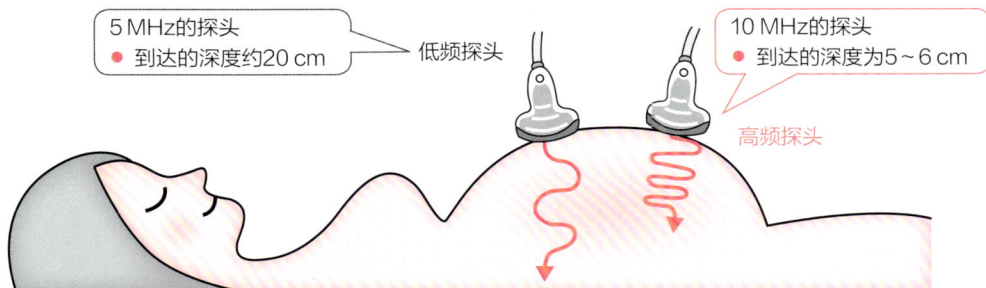

5 MHz的探头
- 到达的深度约20 cm

低频探头

10 MHz的探头
- 到达的深度为5~6 cm

高频探头

探头频率	图像质量/分辨率*	穿透性*	适合观察的部位
高	清晰/高	差（易衰减）	浅表部位
低	粗糙/低	强（不易衰减）	深层部位

* 分辨率：能够分辨细微部分的能力

** 穿透性：超声波的能量不减弱，能够到达深层的性质

图C.2　探头频率导致的差异

近来超声图像变得非常清晰，显示器上显示的胎儿图像好像胎儿在子宫内的"照片"一样。但是说到底，超声检查是使用"声音"这个媒介在进行检查，不要忘记观察身体内部，这点很重要。

什么是伪像

你在屏幕上看到的所有内容并非都是真实存在的。在超声图像中存在的并不是人体组织而是变异了的图像，也就是说，由于"声音"的特殊性质得到的图像可能是与实际并不相符的伪像，需要特别留意。伪像在日本超声医学会的《医用超声用语集》中被定义为"实际不存在但却表现出来的图像"。另外，虽然听起来像是一个不必要的现象，但其有时对诊断也是有益处的。已知伪像包括以下十余种。

- 多重反射
- 声影
- 声速差异造成的伪像
- 折射
- 旁瓣伪像
- 栅瓣伪像
- 后方回声增强
- 侧方声影
- 部分容积效应
- 镜面伪像
- 残留回声造成的伪像

我们在产科领域的日常超声检查中经常会遇到伪像，本节仅介绍其中具有代表性的四种伪像。

多重反射

日常检查中观察羊水时，经常见到不容易判断羊水腔到底在哪儿的图像。这就是多重反射引起的。由于这个伪像掩盖了一些实际存在的表现，有漏诊的可能性，需要引起注意。

发生原理

这个伪像发生在体表附近的组织与探头表面之间。由于体表附近组织（筋膜、腹膜）的表面比较光滑，垂直接收超声波束，成为强大的反射源。另外探头的表面也同样是强大的反射源。在超声能量难以衰减的条件下，两个反射源之间发生连续多次的反射，在两者间隔的整数倍位置上出现等间隔排列的带状伪像（图1.18）。

- 超声仪器并不能区别是只反射一次并返回的回声信号，还是多重反射引起的多次反射返回后的回声信号。也就是说，通过超声返回的时间长度，可以计算出探头到反射体的距离并以图像的形式表现出来，因此在显示实际反射体图像（实际图像）的同时，远方的由多重反射引起的虚像也会显示出来。
- 在检查胎儿时，存在母体的腹壁（筋膜、腹膜）、子宫壁等与超声波束垂直的组织。所以，羊水中容易发生多重反射伪像。

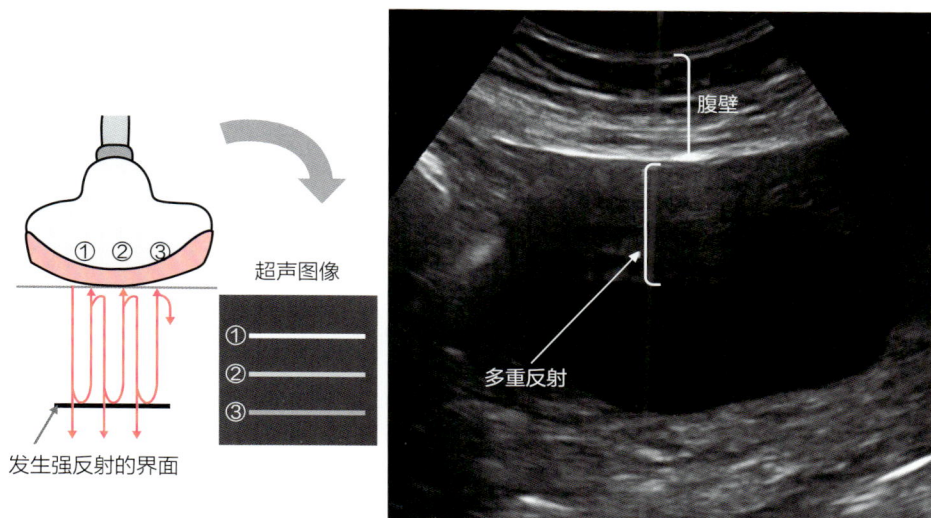

图1.18 多重反射的发生原理

在观察胎儿时，在超声到达羊水中的胎儿之前，母体的腹部（筋膜、腹膜）及子宫壁等，与超声波束相垂直。在超声能量难以衰减的体表附近这些组织成为了反射源，探头表面与这些组织之间连续发生多次反射。其结果是，在羊水中出现探头表面与反射面的距离的整数倍数间距等间隔排列的带状伪像、多重反射。图中表示发生3次反射，但实际上反射会一直重复到超声能量消失为止。

应对方法

减轻探头对腹壁的压迫程度，使探头朝向稍微倾斜或尝试改变探头的位置。

声影

当超声遇到骨骼、结石、消化道等，超声发生反射、吸收、散射等，不能到达其前方，引起后方回声减弱或者消失的区域称为声影（图1.19）。尤其是到妊娠后期，由于胎儿全身骨骼发育，可能心脏会受脊柱的影响，头部会受颅骨的影响，从而产生声影，在检查时要注意。

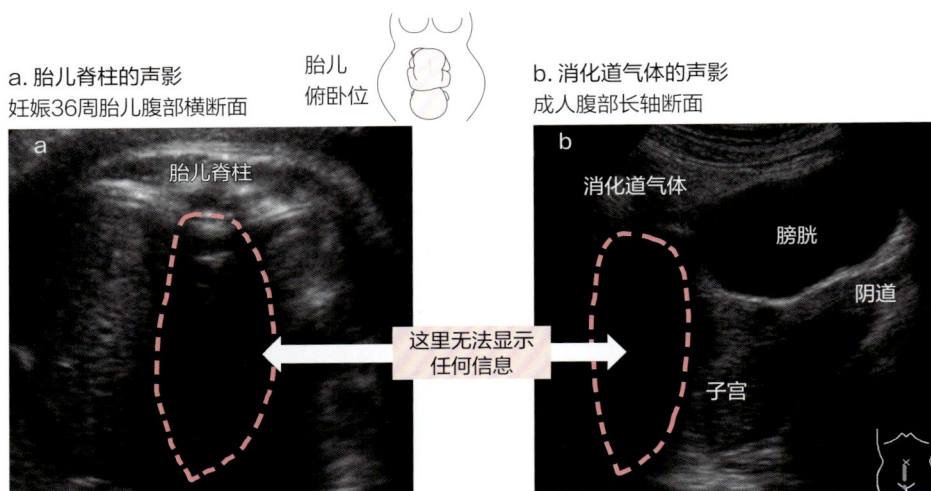

a. 胎儿脊柱的声影
妊娠36周胎儿腹部横断面

胎儿
俯卧位

b. 消化道气体的声影
成人腹部长轴断面

胎儿脊柱

消化道气体

膀胱

阴道

这里无法显示
任何信息

子宫

图1.19　声影

声速差异引起的伪像

　　人体内存在的组织的声速基本上为1500 m/s左右，超声诊断设备是按人体组织声速基本恒定[*]的前提来显示图像的。但是，在实践中各组织内的声速存在差异（参照图1.6）。图像因声速差异而反射失真，这就是声速差引起的伪像。在设备设定的声速与实际组织的声速差异过大时，显示的超声图像与实际不符。在对胎儿的大腿骨进行测量时，尤其要注意。

> * 超声设备的声速在JIS的规格中设定为1530 m/s。

发生原理

　　如图1.20所示，例如组织A是声速超过1530 m/s的组织，比如胎儿的大腿骨，超声图像显示的比实际的长度要短（骨骼中声速为2700～4000 m/s）。相反，组织B是声速小于1530 m/s的组织，超声图像显示的就比实际的长度要长。

超声设备中将人体内的声速设定为1530 m/s来显示图像
组织的声速在1530 m/s以上　显示的比实际距离短
组织的声速在1530 m/s以下　显示的比实际距离长

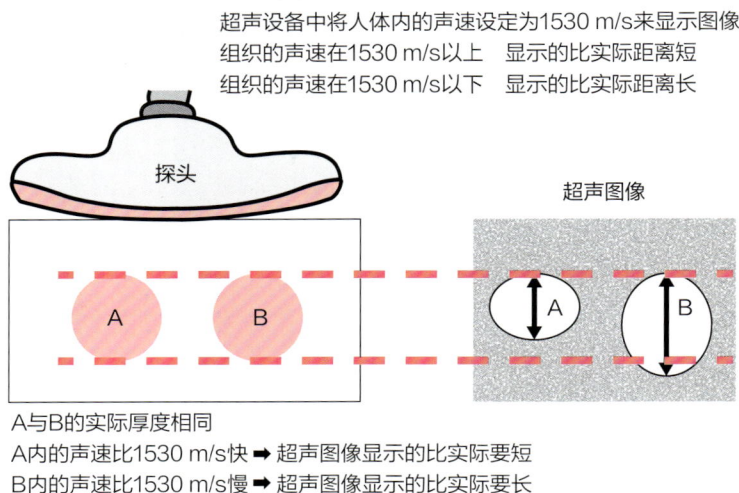

探头

超声图像

A　B

A　B

A与B的实际厚度相同
A内的声速比1530 m/s快 ➡ 超声图像显示的比实际要短
B内的声速比1530 m/s慢 ➡ 超声图像显示的比实际要长

图1.20　声速差异引起的伪像原理示意

折射

在两个声速不同的组织界面，当超声倾斜入射时会发生折射。由于超声诊断设备，是以超声"笔直进入，笔直返回"为前提来显示图像的，因此超声的折射会导致图像出现变形，表现为位置改变（图1.21）。

图1.22所示，测量胎儿双顶径断面的图像。对象A（这时为胎儿的颅骨）的声速，比对象B（这时为羊水）的声速大时，如图1.21所示超声波束变得弯曲，由于是由弯曲的超声波束返回的信息生成的图像，所以得到的图像与实际的图像有所不同。换句话说，由于颅骨中的声速比羊水中的声速要快，我们看到的胎头上半部分与下半部分不一样。如果有这样的声速差，在超声图像上圆形物体看起来也不是圆形的，这就是因折射而引起的。

a. 目标A的声速比目标B的声速慢时　　　　b. 目标A的声速比目标B的声速快时

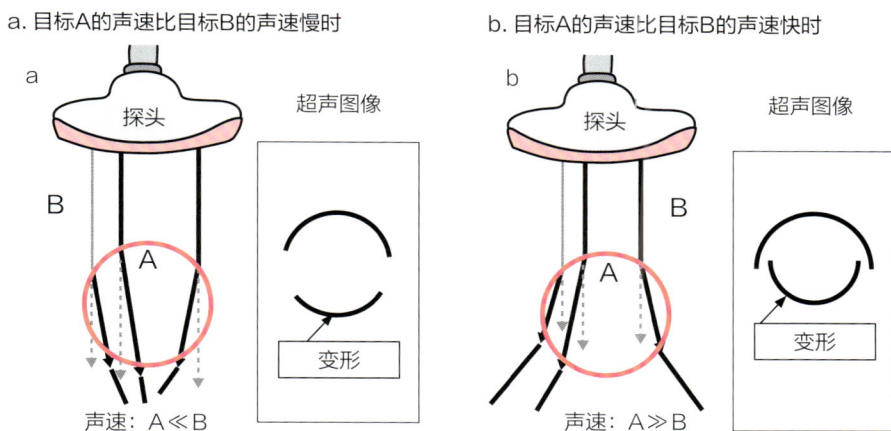

图1.21　折射的原理

折射是在两个声速不同的组织界面，超声波束倾斜入射时产生的

胎儿头部横断面

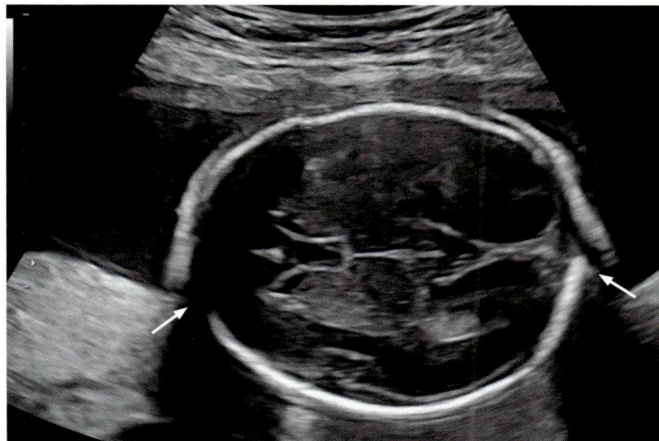

颅骨的声速（4080 m/s）>> 周围组织（羊水）的声速约（1500 m/s）

图1.22　折射的例子

如果声速有差别，圆形的东西就不会显示得很圆

超声检查的安全性

与X线等其他检查相比，超声检查是一种安全性较高的检查，它作为一种非侵袭性检查得到了广泛应用。日常检查工作中使用的超声设备，如果仅仅使用2D图像在安全性上没有任何问题。虽然超声用于前列腺肿瘤及子宫肌瘤的治疗，也有用于肾结石的碎石治疗，但根据使用的条件，超声也会产生一些影响人体组织的能量。另外，近来随着超声诊断设备高性能研发，输出功率增加，作为一名从事胎儿检查的产科领域工作者，了解超声的安全性是非常重要的。

超声的安全性指标：TI，MI

热指数TI（thermal index）

- 是与超声对生物体的热作用相关的指标。
- 当超声照射时，生物体吸收声能，使生物体组织的温度上升（热作用），上升的程度因吸收超声能量的组织不同而不同，尤其是骨骼的表面温度更容易上升。

机械指数MI（mechanical index）

- 是与超声对生物体的机械作用相关的指标。
- 由于超声引起的压力变化，溶解在液体中的气体变成气泡。当气泡破裂时可产生较大的压力，可能发生组织的断裂或出血（机械作用），这也被称为气蚀。

图1.23是实际超声图像中TI、MI的提示。根据机种不同*，TI、MI表示的位置也不相同，以GE公司的Voluson E10为例，这些指标显示在屏幕的右上角。TIs是软组织温度升高的指数，TIb是骨组织温度升高的指数。通常妇产科超声检

> * 日本的设备中，最大声音输出功率被控制在ispta3（衰减空间平均强度）=720 mW/cm²，MI=1.9以下。

GE公司 Voluson E10

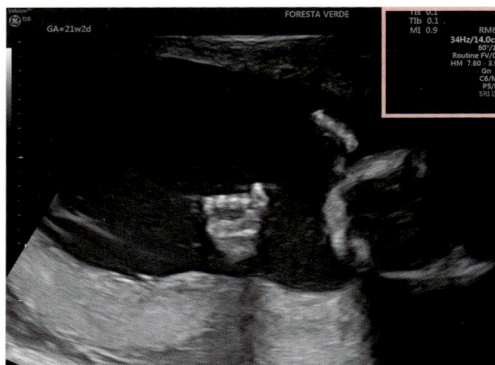

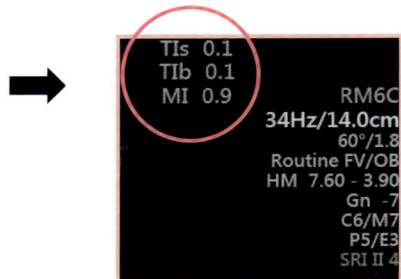

TIs：软组织中温度升高的指数（S：软组织）
TIb：骨骼表面温度升高的指数（b：骨骼）

图1.23　实际超声图像中TI、MI的提示

查仅使用B型超声是没有问题的，但如果同时使用彩色多普勒超声或脉冲多普勒超声则必须要留意TI的数值[**]。

**在妊娠初期使用多普勒超声时，TI在1.0以下，暴露的时间尽可能短（通常在5~10分钟），最长不能超过60分钟。

各学会关于超声安全性的见解

以下介绍日本超声医学会、日本母体胎儿医学会（原日本妇产科ME学会）、日本脑神经超声学会三个学会的共同见解。

> 胎儿的超声检查，在以往研究证实的高安全性的背景下，作为其他检查难以替代的诊断方法给我们带来了很多好处。超声检查，对于经过培训的医师及检查技师，在满足医疗需要的同时，在认为安全的声音输出功率范围内，必须使用最低限度的照射。因此，我认为现阶段没有必要对安全标准等进行审查。
>
> 摘自《超声对小老鼠脑神经细胞的影响》，日本超声医学会

日本母体胎儿医学会2006年发表了以下见解。其中，提到以娱乐为目的使用超声诊断设备，指出应该尽量避免在以诊断以外，即所谓的以娱乐为目的使用超声诊断设备。

> 目前超声检查广泛用于胎儿产前诊断，大多数被检者（孕妇）认为既然有益处，对于后面的超声检查也没有必要进行控制。然而，不必要的长时间超声检查（尤其是对于胎儿脑部）、以诊断以外的目的（娱乐）使用超声，我认为要尽可能避免。
>
> 摘自日本妇产科ME学会：ME学会新闻No.41（2008年）

近年，虽然有胎儿超声检查与自闭症谱系障碍有关联的说法，但国际妇产科超声协会（ISUOG）根据一项调查，声明胎儿超声检查与自闭症谱系障碍有关联这一说法没有科学依据。

▶ISUOG：International Society of Ultrasound in Obstetrics and Gynecology

专栏

汤姆·克鲁斯法案

汤姆·克鲁斯法案于2006年5月4日在加利福尼亚州下议院通过，这是关于禁止有资格者以外的人贩卖超声诊断设备的法案。2005年，演员汤姆克鲁斯为了已经妊娠的有婚约者，购买了一台超声诊断设备在家中使用。这个法案指出"是外行进行检查，将胎儿置于超声下，没有一点医疗益处，应该避免"，为普通民众购买超声诊断设备敲响警钟。另外也在近期以娱乐为目的的（拍摄胎儿照片、录像做纪念等）胎儿超声诊断设备使用人群中引起了轰动。之后，国际妇产科超声医学会、美国超声医学会呼吁对于胎儿的医学目的以外的超声诊断设备应限制使用。

▶AIUM：American Institute of Ultrasound in Medicine

ALARA原则

近年来，在讨论超声检查的安全性时总会出现"ALARA原则"。ALARA是"as low as reasonably achievable"的简写，意思是"在可以达成必要的医学判断的范围内，尽可能降低超声的功率进行检查"。这个概念被国际妇产科超声医学会、美国超声医学会等相关学会推荐作为一种业内应该遵循的原则。在进行产科超声检查时，时刻牢记这个原则非常重要。

超声检查的优点与缺点

下列表格总结了超声检查的主要优、缺点（表1.1、表1.2）。

你在了解了超声的原理及设备后，熟悉现有的超声诊断设备，在已有的条件下，最大限度地发挥超声检查的优点，并在实践中不断提升操作水平。

表1.1　超声检查的优点

①	是在体表没有损伤的非侵袭性检查；与X线及CT检查相比没有被放射线侵害的危险性
②	是一项具有高实时性的检查；只需将探头放在体表就可实时观察体内的情况
③	可以得到任意断面的图像

表1.2　超声检查的缺点

①	存在许多各种原因的伪像：图像中显示的一切，与体内的实际情况并不完全一致
②	是高度依赖检查者的检查：所获得的信息数量和质量在很大程度上受检查者的操作水平影响

参考文献

1 ）　芦原京美，大門雅夫（編）：これから始める心エコー 絶対撮れる，1人で撮れる．メジカルビュー社，東京，2014.
2 ）　馬場一憲：超音波診断の基礎知識．周産期医学 2013；43増刊号：2–5.
3 ）　吉田幸洋：超音波断層法・Mモード法．周産期の画像診断．周産期医学 2013；43増刊号：6–11.
4 ）　日本産婦人科医会研修ノート No.74「妊娠初期の超音波検査」p.3–7，日本産婦人科医会，2005.
5 ）　斉藤雅博：Ⅰ-5章 アーチファクト．超音波基礎技術テキスト．超音波検査技術 2012；37特別号：S57-71.
6 ）　日本超音波医学会 機器及び安全に関する委員会：超音波診断装置の安全性に関する資料 第4版，2020．http://www.jsum.or.jp/committee/uesc/pdf/safety.pdf
7 ）　日本超音波医学会機器及び安全に関する委員会：胎児超音波検査の安全性について．超音波医学 2012；39：541–8.
8 ）　Salvesen K, Lees C, Abramowicz J, et al: ISUOG statement on the safe use of Doppler in the 11 to 13＋6–week fetal ultrasound examination. Ultrasound Obstet Gynecol 2011；37：628.
9 ）　ISUOG statement on ultrasound exposure in the first trimester and autism spectrum disorders. 2016.
　　https://www.isuog.org/uploads/assets/uploaded/89d1db1a–551c–49cf–b5754882032e47f0.pdf
10 ）　Carlsson LH, Saltvedt S, Anderlidet B-M, et al: Prenatal ultrasound and childhood autism: long-term follow-up after a randomized controlled trial of the first- vs second-trimester ultrasound. Ultrasound Obstet Gynecol 2016；48：285–8.
11 ）　Abramowicz J, Brezinka C, Salvesen K, et al: Bioeffects and Safety Committee; Board of the International Society of Ultrasound in Obstetrics and Gynecology（ISUOG）: ISUOG Statement on the non-medical use of ultrasound, 2009. Ultrasound Obstet Gynecol 2009；33：617.
12 ）　American Institute of Ultrasound in Medicine official statement on Prudent Use in pregnancy；2012．http://www.aium.org/officialStatements/33
13 ）　American Institute of Ultrasound in Medicine: Official Statements. As Low As Reasonably Achievable（ALARA）Principle. https://www.aium.org/officialStatements/39

第二章

在分析超声图像前
需要了解的内容

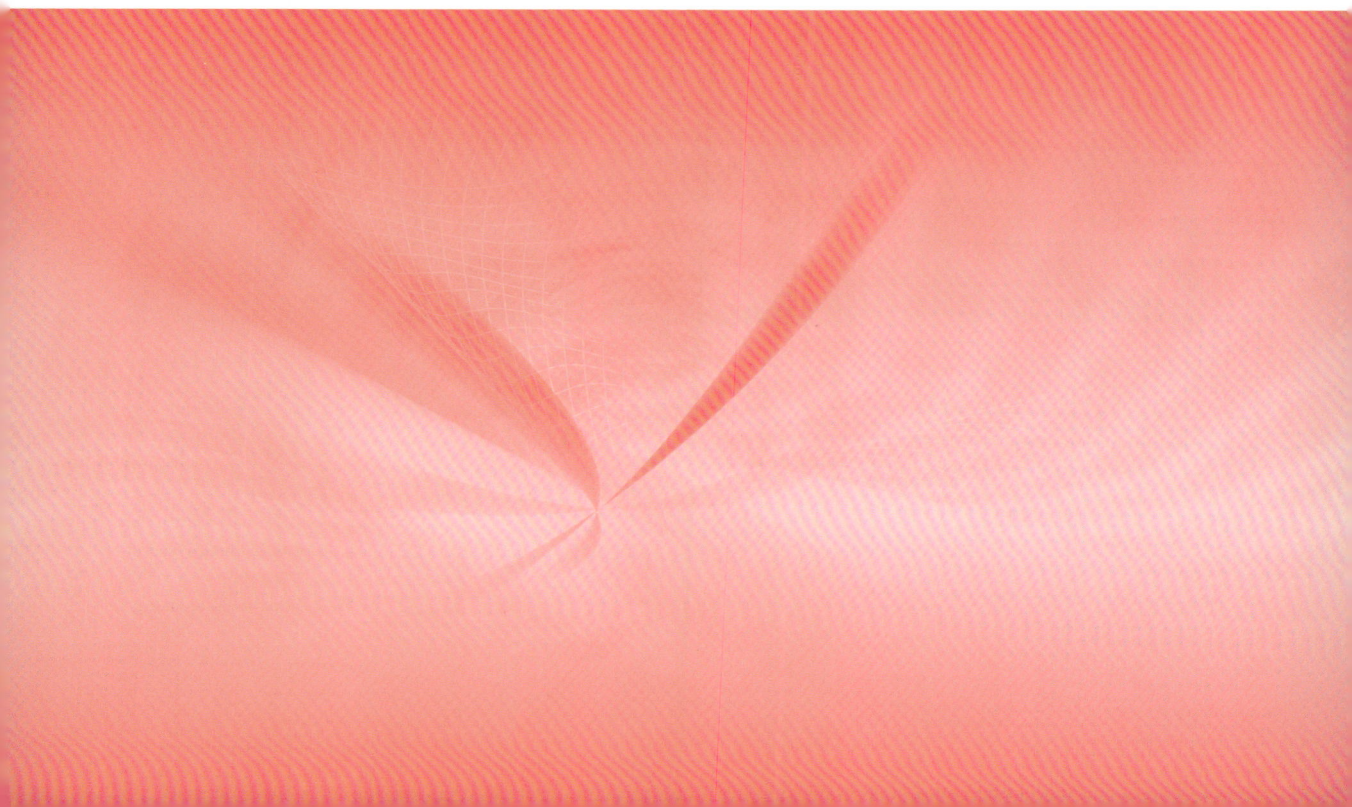

前面提到超声的优点之一是"可以得到任意断面的图像"。任意断面，也就是说检查者想观察部位的任何断面（横断面、纵断面、斜切面等），只要把探头放在患者的体表就可在显示器上显示图像。但是，要想得到除了检查者以外的任何人都可以理解的客观信息，检查必须按一定的规则来进行。

另外，在产科领域，孕妇及胎儿都是我们的检查对象。这点是与其他科室的超声检查最大的不同，刚刚拿起探头的初学者对怎么移动探头、图像应该如何显示等，会感到困惑。

本章介绍在开始超声检查之前需要了解的图像显示的规则、最基本的设备开关和常用旋钮的使用，以及如何观察胎儿。

开始检查之前

整理超声检查室的环境

- 超声检查设备通常位于孕妇的右侧（图2.1a）。检查者坐在孕妇的右侧，右手持探头，左手操作设备（图2.1b）。

- 为了让屏幕上的图像易于观察，检查期间最好保持检查室内的光线暗淡。

a. 检查床与设备的位置

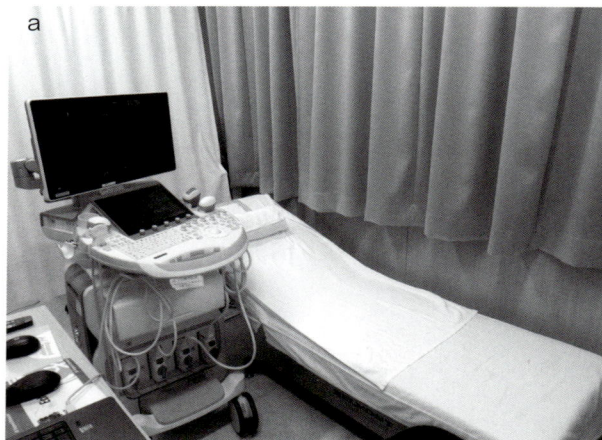

b. 孕妇/检查者/设备的位置

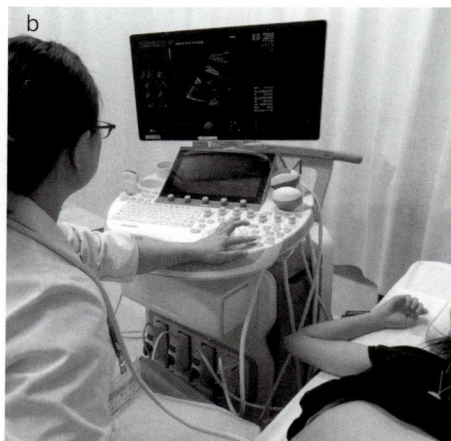

图2.1 检查室的环境

经腹部的检查方法

手持探头的方法（图2.2）

- 不要一把握住探头，应用拇指、示指和中指握住探头，就像握住一支粗笔那样。这样可以便于细微调整探头的移动和倾斜。
- 在腹部涂上超声耦合剂，使探头在腹部比较容易滑动。用拇指、示指和中指握住探头，环指和小指与探头一起放在腹壁上。这样可以比较准确地判断母体腹壁的压力，将探头保持在适当位置。
- 检查时既要集中精力关注胎儿，也要注意不要过度玉迫母体的腹壁，这一点非常重要。

探头移动的方法

- 探头的基本移动方法，包括滑动扫查、倾斜扫查及旋转扫查（表2.1）。在实际的检查过程中，以上这些方法通常联合使用。

a. 不要一把握住探头，要像拇指和示指、中指握住一支粗笔一样

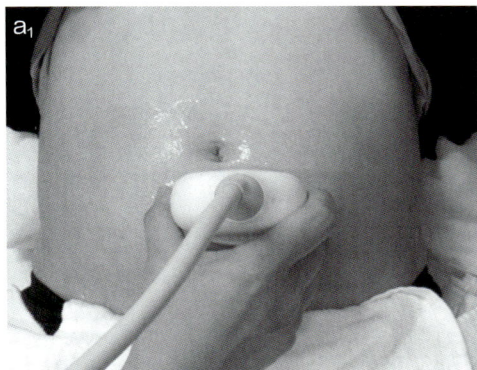

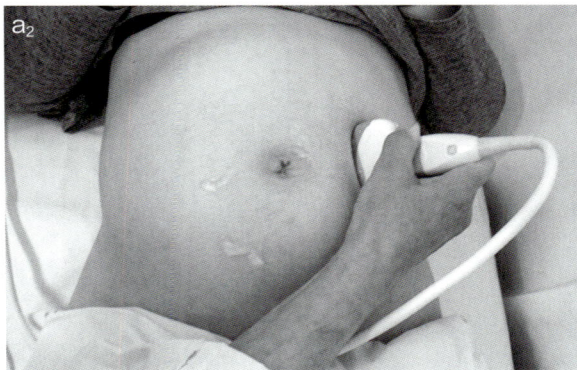

b. 环指和小指与探头一起放在腹壁上

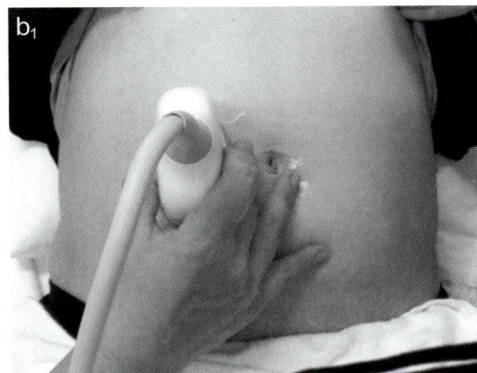

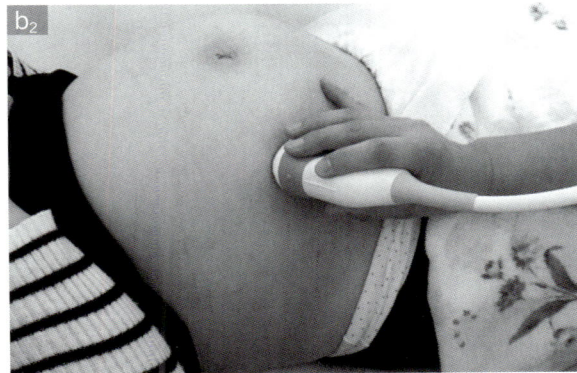

图2.2　经腹检查时探头的手持方法

表2.1　腹部探头的移动方法

①滑动扫查		水平或垂直握住探头，平行于体表上下左右滑动探头	例如： ● 胎儿姿势的确认 ● 胎盘的观察等 等等
②倾斜扫查	a. 钟摆扫查	固定探头的中心轴与接触面，利用凸阵探头的半圆面左右倾斜探头	例如： ● 水平显示胎儿股骨长径（FL）[*1] ● 测量胎儿双顶径时（BPD）时 ● 显示脑正中线回声时[*2] 等等
	b. 扇形扫查	固定探头的中心轴与接触面，用手腕将探头呈扇形倾斜	例如： ● 胎儿心脏检查时[*3] 等等
③旋转扫查		围绕探头中心旋转，使显示的图像部分固定。这是一种从垂直和水平方向观察同一断面的扫查方法	例如： ● 显示胎儿的矢状面测量胎儿腹围时（AC）[*4] ● 观察肿瘤样病变时 等等

FL: femur length，BPD: biparietal diameter，AC: abdominal circumference
[*1]：水平显示胎儿股骨长径：参考p.53，第3章胎儿测量，3.股骨长径（FL）的测量
[*2]：水平显示正中线回声：参考p.45，第3章胎儿测量，1.胎儿双顶径（BPD）的测量
[*3]：胎儿心脏检查：参考p.212，第10章胎儿筛查：心脏
[*4]：显示胎儿矢状面测量胎儿腹围（AC）：参考p.50，第3章胎儿测量，2.腹围（AC）的测量

超声图像的表示方法

在包括产科领域的腹部超声检查中，为了得到除了检查者以外其他人也都能理解的客观图像，在显示图像时要遵循以下规则。

√患者（母体）的纵断面，表示从患者（母体）的右侧看到的图像。
√患者（母体）的横断面，表示从患者（母体）的尾侧看到的图像。

那么，我们应该如何进行检查才能获得符合上述规则的图像呢？下面将按顺序进行说明。

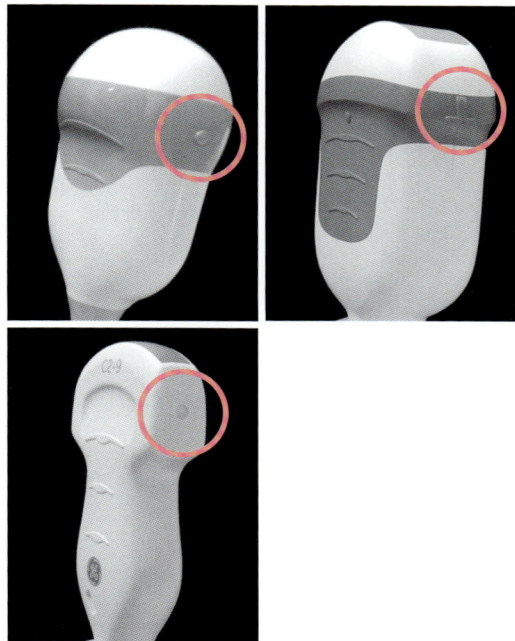

注意探头的标记和图像的标记

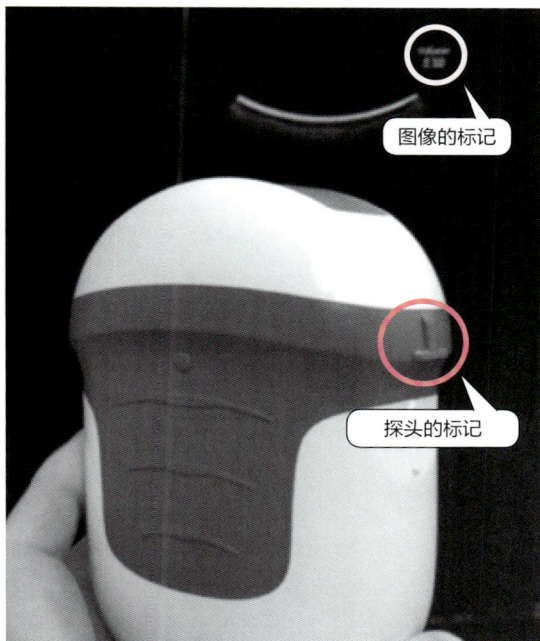

在探头的左侧或右侧有一个标记（探头标记）。超声诊断仪所显示图像上方也有一个标记。为了获得符合显示规则的图像，需要注意探头的标记和图像的标记（图2.3）。

探头的标记

探头的标记和图像的标记

图像的标记

探头的标记

图2.3　探头的标记和图像的标记

为了获得符合显示规则的图像，需要注意探头的标记和图像的标记

设备使用的注意事项

在使用超声设备时要非常谨慎，眼前的设备是一台每天都会使用的精密仪器。

● 使用探头的注意事项

由于探头发射和接收超声，所以它包含了由许多特殊陶瓷材料制成的压电层。在使用时要特别小心，切勿掉落或撞击。如果要将探头交给其他检查者时，要养成将探头放在支架上的习惯，而不是直接交出。

● 电线的处理

破损的探头线和电源线会影响图像质量。在移动设备时将电源线挂在挂钩上。还要注意不要让主机的轮子压到电线。

显示患者（母体）纵向切面图像时→纵向握住探头

- 如果探头的标记放在患者（母体）的头侧，图像的标记则设置在左侧（图2.4）。
- 如果探头的标记放在患者（母体）的尾侧，图像的标记则设置在右侧（图2.5）。
  - ➡ 在屏幕上显示的是从患者（母体）右侧看到的纵断面图像。

探头的标记放在患者（母体）的头侧　　　　　图像的标记设置在左侧

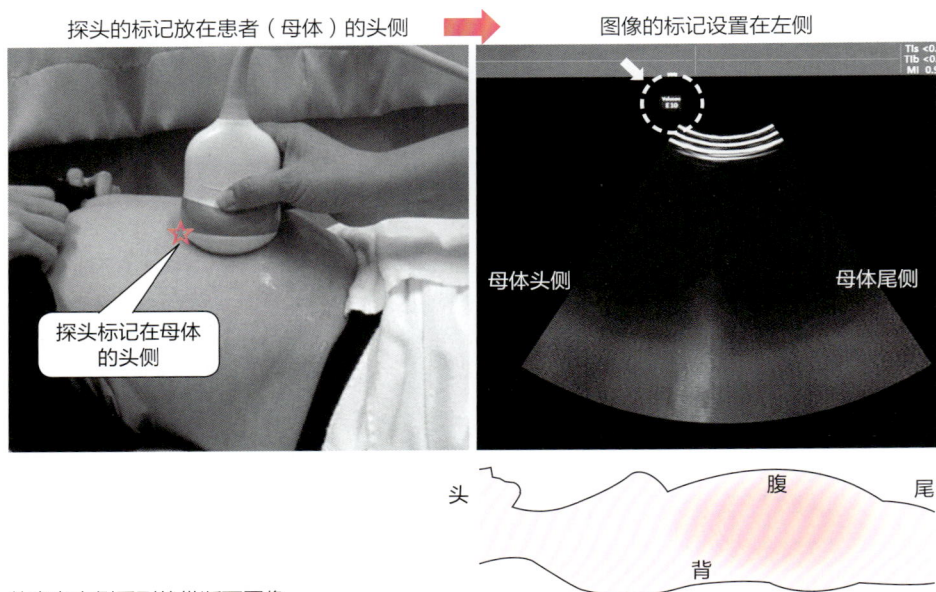

母体头侧　　　　　母体尾侧

探头标记在母体的头侧

头　　　　　腹　　　尾

背

从患者右侧看到的纵断面图像

图2.4　纵向握住探头→显示患者（母体）纵断面图像（探头的标记在头侧）

探头的标记放在患者（母体）的尾侧　　　　　图像的标记设置在右侧

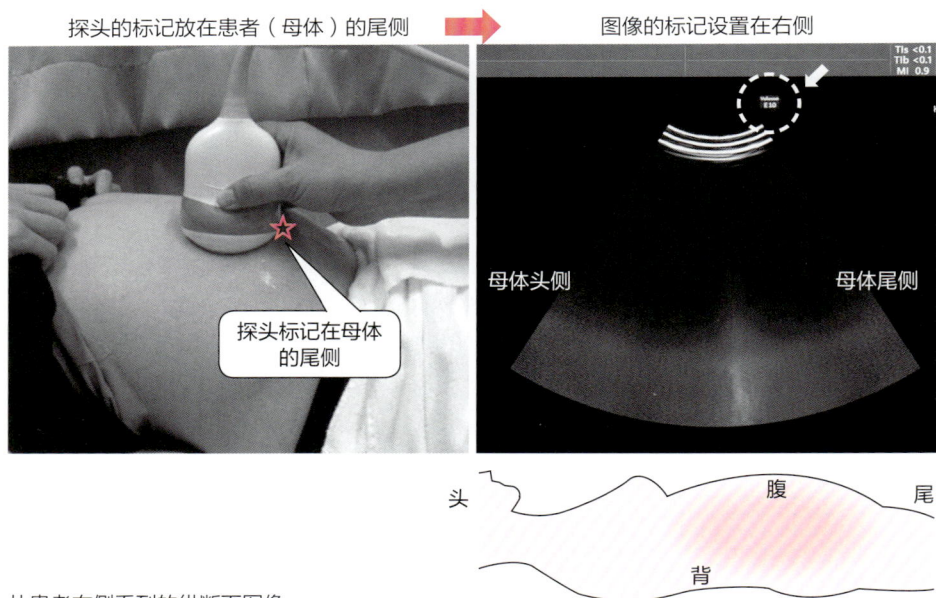

母体头侧　　　　　母体尾侧

探头标记在母体的尾侧

头　　　　　腹　　　尾

背

从患者右侧看到的纵断面图像

图2.5　纵向握住探头→显示患者（母体）纵断面图像（探头的标记在尾侧）

显示患者（母体）横向切面图像时→横向握住探头

- 如果探头的标记放在患者（母体）的右侧，图像的标记则设置在左侧（图2.6）。
- 如果探头的标记放在患者（母体）的左侧，图像的标记则设置在右侧（图2.7）。

  ➡ 在屏幕上显示的是从患者（母体）尾侧看到的横断面图像。

探头的标记放在患者（母体）的右侧　　　　图像的标记设置在左侧

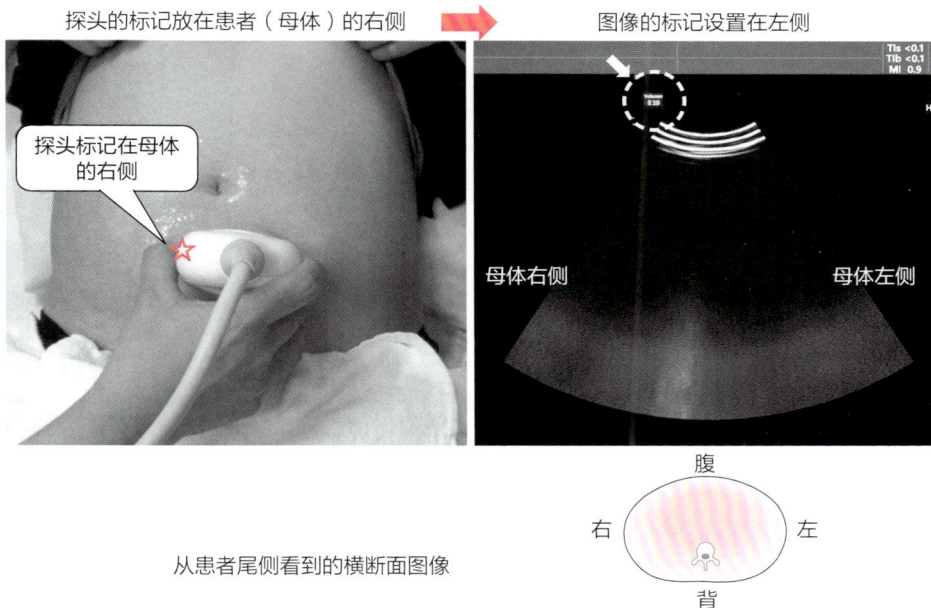

探头标记在母体的右侧

母体右侧　　　母体左侧

从患者尾侧看到的横断面图像

腹
右　　左
背

图2.6　横向握住探头→显示患者（母体）横断面图像（探头的标记在右侧）

探头的标记放在患者（母体）的左侧　　　　图像的标记设置在右侧

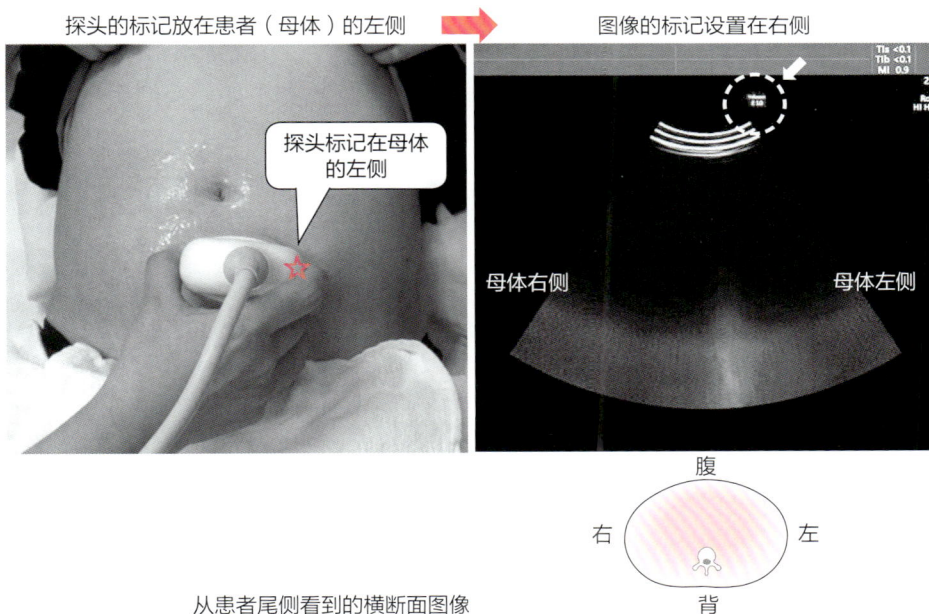

探头标记在母体的左侧

母体右侧　　　母体左侧

从患者尾侧看到的横断面图像

腹
右　　左
背

图2.7　横向握住探头→显示患者（母体）横断面图像（探头的标记在左侧）

至少要掌握的设备结构和按钮/旋钮

超声设备的主要结构

图2.8 所示超声设备的主要结构。

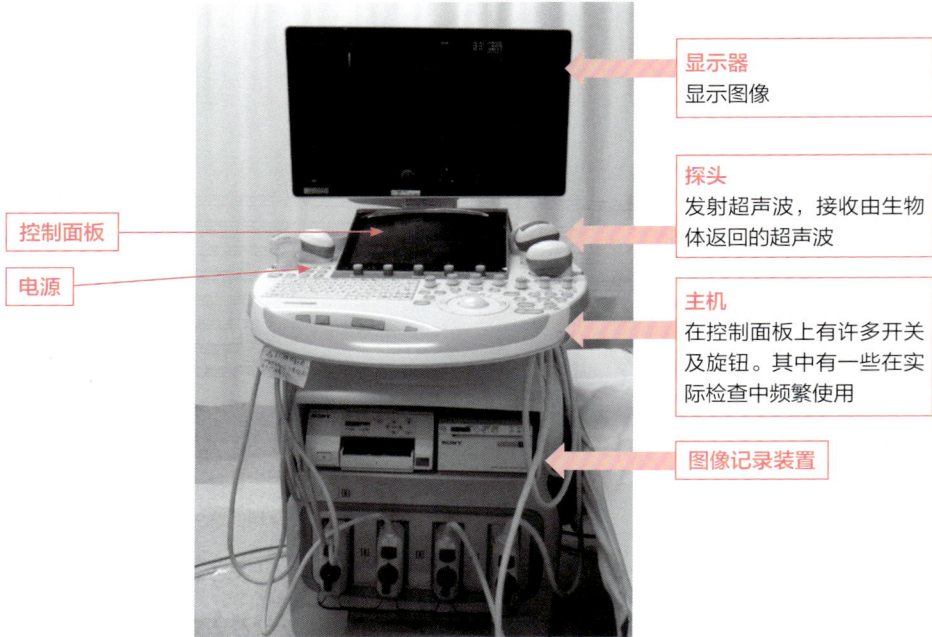

显示器
显示图像

探头
发射超声波，接收由生物体返回的超声波

主机
在控制面板上有许多开关及旋钮。其中有一些在实际检查中频繁使用

图像记录装置

控制面板

电源

图2.8 超声设备的主要结构

需要记住的按钮/旋钮

在控制面板上有许多开关及旋钮，下表列出了不同设备共有的、经常使用的且至少要记住的按钮/旋钮（表2.2）。

表2.2 需要记住的按钮/旋钮

电源开关	打开电源后，需要等待一段时间才能进行检查，所以应该尽早开启电源。检查期间不可关闭电源。关闭电源时，请使用主机上的电源开关，不要突然拔掉电源线
输入患者信息	输入患者姓名、身份证号、怀孕周数等信息
探头频率	探头频率越高得到的图像越清晰，由于超声容易衰减不易到达深处，离体表越远，图像越不清晰。因此，需要根据观察的目标来选择探头的频率。观察对象在相对比较浅的位置时，如妊娠10周左右时，在观察条件好的情况下，往往选择频率较高的探头。观察对象在身体相对比较深的位置时，如妊娠晚期、孕妇肥胖、羊水过多等情况，则要选择频率较低的探头

图像设置	设备有图像预设按钮，可以预先设置几个图像条件。对于正常的产科超声检查，选择"产科图像条件"；在观察胎心时，选择"胎心成像条件"
深度 （图像的放大、缩小）	根据观察的部位，调整图像显示的深度，使观察部位完全位于图像之内。根据设备的不同，深度旋钮分为杠杆式和拨盘式
变焦	可选择和放大想要观察的部分。设置要查看的区域（框架），然后放大该部分
分屏显示	显示分屏功能，可分为2或4个屏幕
增益调节	改变接收信号水平的调节。根据各种条件，例如患者的体型和妊娠的周数等调节适当的增益水平。增加增益会使接收的信号更强，图像变白。另外，噪声也会被接收，而无法对图像进行正确的诊断。根据每个患者的条件，适当的调整增益，可得到合适的图像
STC （sensitivity time control）	也称为TGC（time gain compensation），即时间补益。超声的特点之一，是反射体距离探头的位置越远（反射的信号从人体较深的位置返回）信号强度越弱。STC对每个深度进行增益校正，并设置为可以从浅层到深部以均匀的亮度显示整个区域
焦点	通过将焦点的位置调整到要观察的部位的深度，可以获得该部位更明亮、更清晰的图像。不仅可以设置一个焦点，还可以设置两个或多个焦点（多级聚焦）。虽然用多级聚焦可以使图像更清晰，但是每秒显示的图像数（帧频）会减少，故很难获得平滑的运动图像。在观察胎心等移动的目标时焦点的数量应尽可能少
冻结	用于使正在观察的图像静止
体表标记	表示图像的显示部位
轨迹球	通常具有电影记忆功能和测量功能 电影记忆功能是将冻结前的图像临时保存在设备内存中并允许在冻结后观察的功能。通过移动轨迹球可以将冻结的图像恢复成冻结前的图像 测量功能可测量距离和面积。使用该功能的按钮和轨迹球即可测量
测量功能（按钮）	用于测量观察目标
亮度/对比度	根据检查室的亮度调节屏幕的亮度和对比度，使屏幕的图像更容易看清。通过调节亮度，可以使整个屏幕变亮或变暗。通过调整对比度，可以增强或减弱图像明、暗之间的差异。这两个旋钮通常位于显示器的一侧，而不是在控制面板上。如果检查室的亮度是恒定的，一旦设置好就无需重新调整
图像记录装置	用于打印超声图像的设备。屏幕上显示清晰的内容在打印时可能显得太亮，或者黑白对比不清晰，在这种情况下请调整图像记录设备（打印机）的亮度和对比度

超声耦合剂的使用方法

● **使用足够的超声耦合剂（图C.3）**

　　超声耦合剂不仅仅有使探头在腹壁容易滑动这一功能。当探头向体内发射和接收超声时，如果探头和体表之间有空气存在，就会发生强烈反射，无法进行有效的超声发射和接收，也无法获得清晰的图像。通过使用主要由水构成的超声耦合剂，可以消除探头与皮肤之间的空气层，起到使探头高效发射和接收超声的作用。尤其是需要在弯曲的母体腹壁大范围检查的产科检查中，必须充分使用超声耦合剂。

● **检查前加热超声耦合剂**

　　检查前加热超声耦合剂，对孕妇温和并且经济，因为耦合剂加热后更易于在皮肤铺开。最近，专门用于超声耦合剂的加热器作为设备的附件销售。

● **检查后擦去超声耦合剂**

　　检查后将探头上的超声耦合剂擦拭干净，保持探头清洁。

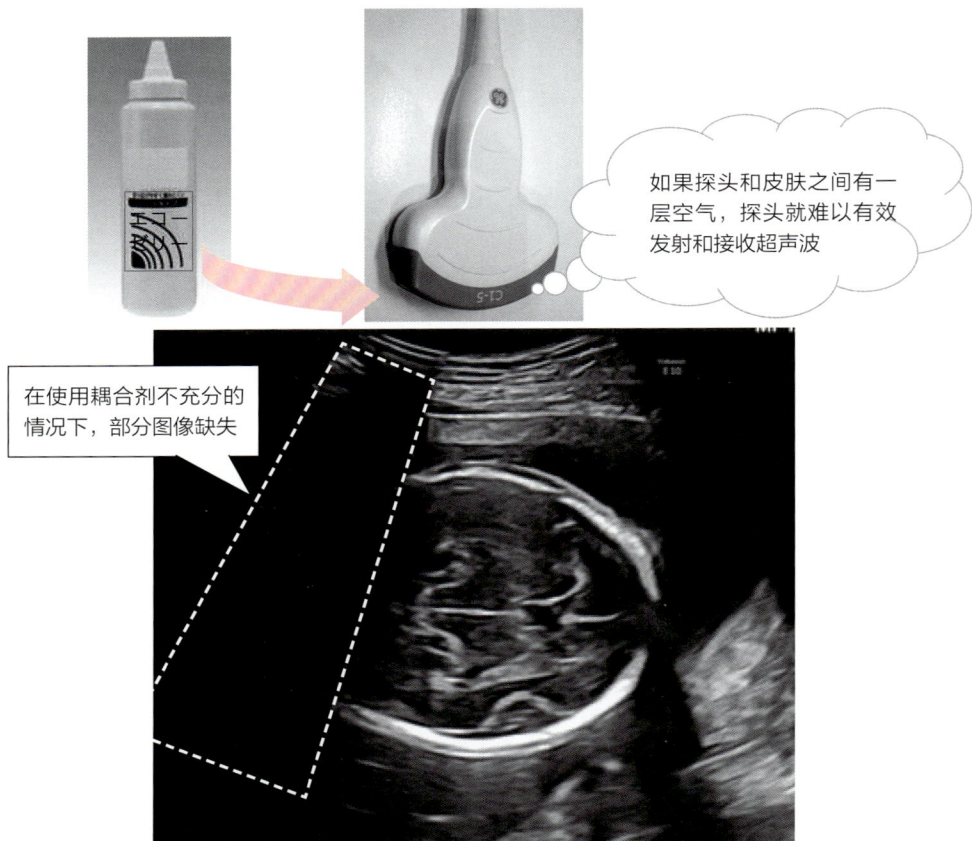

如果探头和皮肤之间有一层空气，探头就难以有效发射和接收超声波

在使用耦合剂不充分的情况下，部分图像缺失

图C.3　使用足够的超声耦合剂

观察胎儿的方法

胎位及胎儿方向的确认

胎位

- 胎儿的纵轴与母体的纵轴的位置关系（图2.9）。
  - 胎儿的头（胎头）向着母体的骨盆方向→头位（图2.9a）
  - 胎儿的骨盆向着母体的骨盆方向→臀位（图2.9b）
  - 胎儿与子宫的纵轴垂直→横位（图2.9c）
  - 胎儿与子宫的纵轴比垂直更倾斜时被称为斜位。
- 除头位以外均为胎位异常。
  - 妊娠中期有30%～50%为臀位，大部分在分娩时变为头位。在分娩时臀位占3%～5%。横位及斜位非常少见。

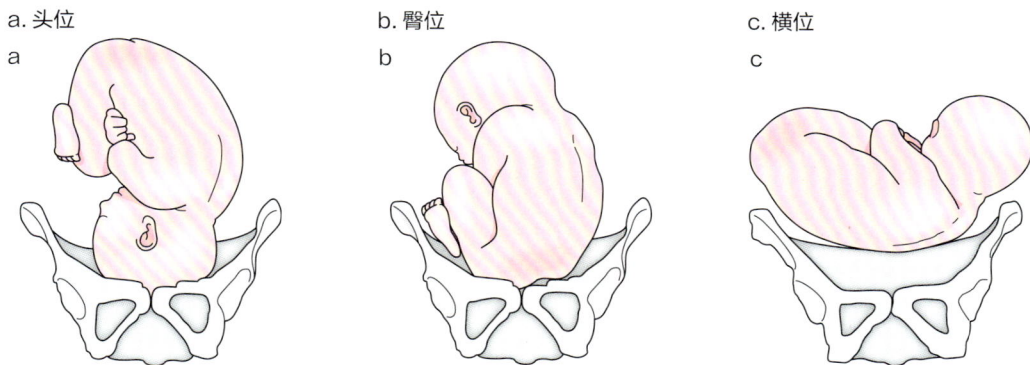

图2.9　胎位

胎位是指胎儿的纵轴与母体的纵轴的位置关系

胎位的确认

要确认胎位首先要确认胎头的位置。

- 在母体的矢状面确认胎位的方法（图2.10）

将探头纵向放在母体耻骨联合的上方显示矢状切面。如果胎头在图像的右侧，则为头位；相反，如果胎头在图像的左侧，则为臀位。

- 在母体的横断面确认胎位的方法（图2.11）

将探头横向放在母体耻骨联合的上方显示横断面，如果能在这个位置确认胎头，就是头位。在臀位或横位时，在母体的耻骨联合上方无法显示胎头。如果不能确认胎头，则需要在母体腹部的上方及侧方进行寻找。

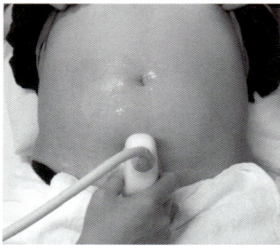

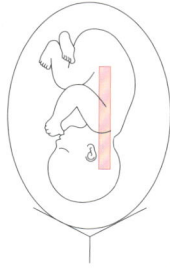

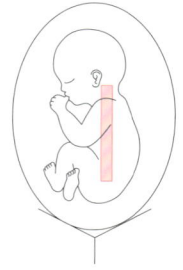

a. 头位：在图像的右侧显示胎头

b. 臀位：在图像的左侧显示胎头

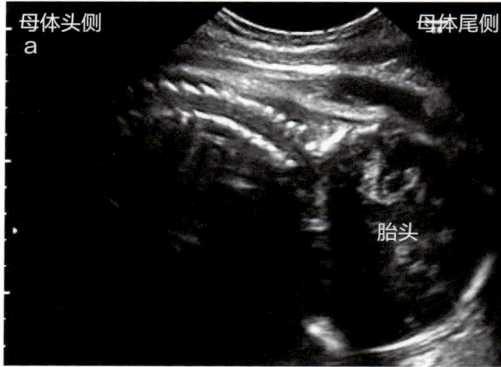

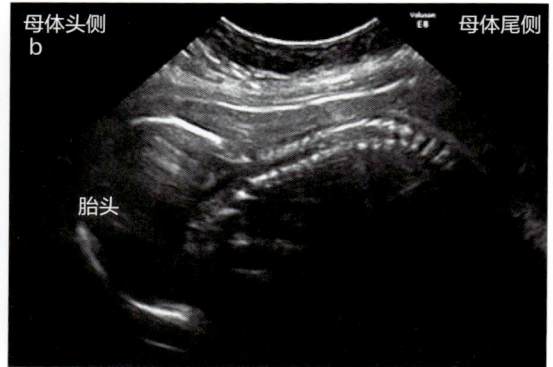

母体头侧　　　　　　　　母体尾侧

母体头侧　　　　　　　　母体尾侧

胎头

胎头

图2.10　在母体的矢状面确认胎位的方法

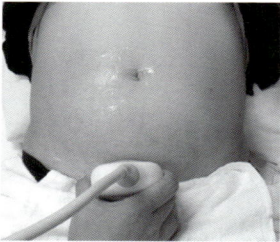

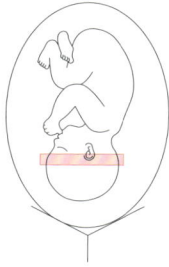

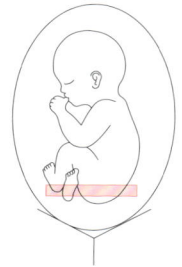

a. 头位

b. 臀位

胎头

股骨

胎儿臀部

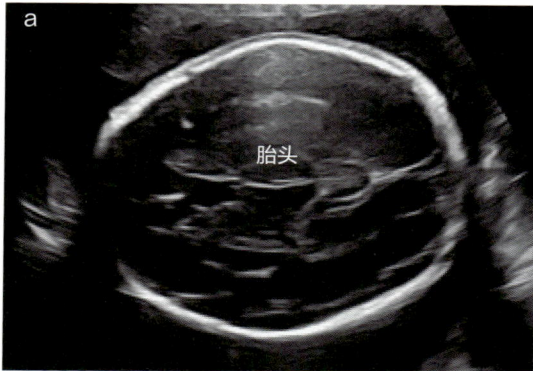

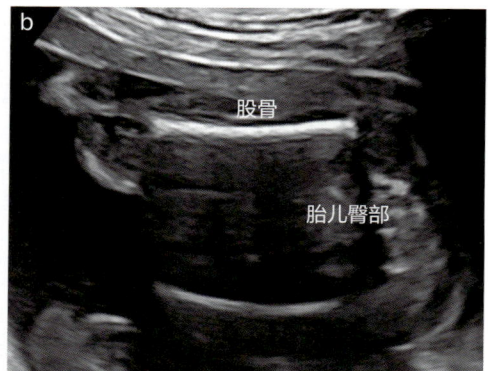

图2.11　在母体的横断面确认胎位的方法
探头横向放在母体耻骨联合的上方显示横断面

胎儿方向的确认

胎儿方向是指胎儿的背部朝向母体的哪一侧（图2.12）。

- 胎儿的背部位于母体的左侧→第一胎儿方向（图2.12a）。
- 胎儿的背部位于母体的右侧→第二胎儿方向（图2.12b）。

确认胎儿方向

确认胎头位置后，垂直握住探头，观察胎儿躯干。然后旋转探头，显示胎儿的横断面。判断胎儿的脊柱在母体的左侧还是右侧（图2.13）。

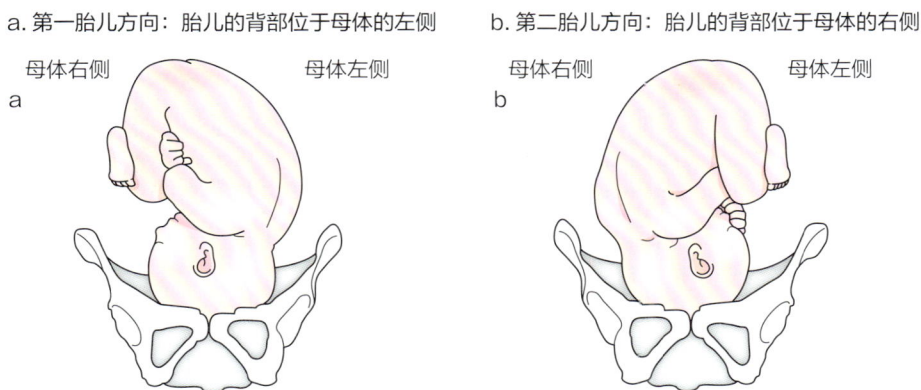

a. 第一胎儿方向：胎儿的背部位于母体的左侧

母体右侧　　　　　母体左侧

b. 第二胎儿方向：胎儿的背部位于母体的右侧

母体右侧　　　　　母体左侧

图2.12　胎儿方向

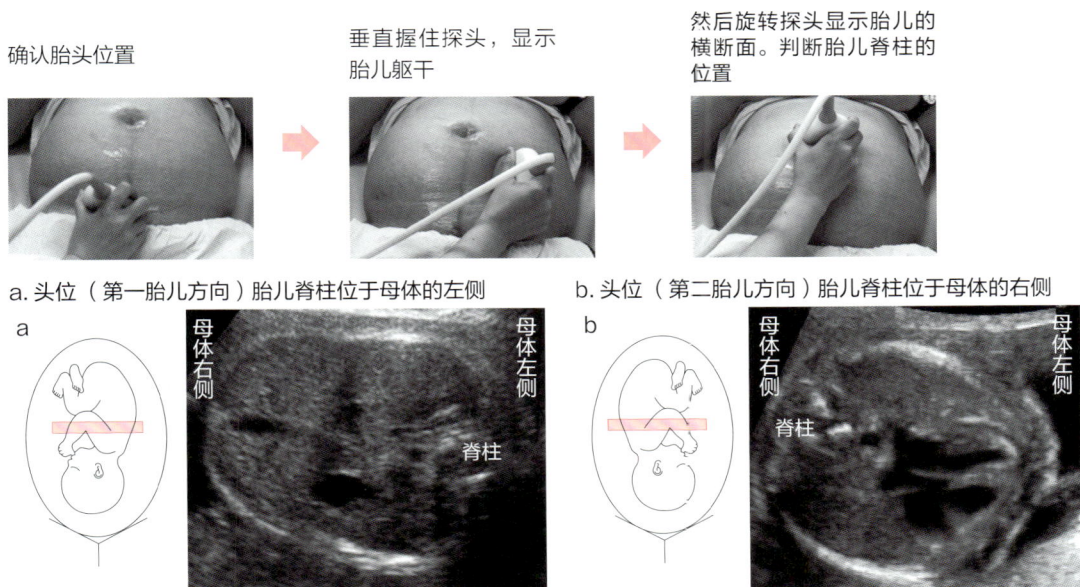

确认胎头位置

垂直握住探头，显示胎儿躯干

然后旋转探头显示胎儿的横断面。判断胎儿脊柱的位置

a. 头位（第一胎儿方向）胎儿脊柱位于母体的左侧

母体右侧　　　　母体左侧

脊柱

b. 头位（第二胎儿方向）胎儿脊柱位于母体的右侧

母体右侧　　　　母体左侧

脊柱

图2.13　确认胎儿方向

胎儿的三个基本断面

观察胎儿时，注意图2.14 中所示的三个基本断面非常重要。三者是互相垂直的，无论哪个切面，都可以通过观察来获得准确的信息，并且有利于与第三方信息共享（会诊、急诊）。

- 矢状面（sagittal plane）：纵向观察胎儿的断面，与胎儿的正中线平行，将身体分为左右两部分的断面。
- 横断面（tranaverse plane）：横向观察胎儿的断面，与地面平行的切面，又称为水平断面。
- 冠状面（coronal plane）：从胎儿的前后方观察胎儿的切面。连接身体左右两侧，将身体分为前后部分的断面，又称为额状面。

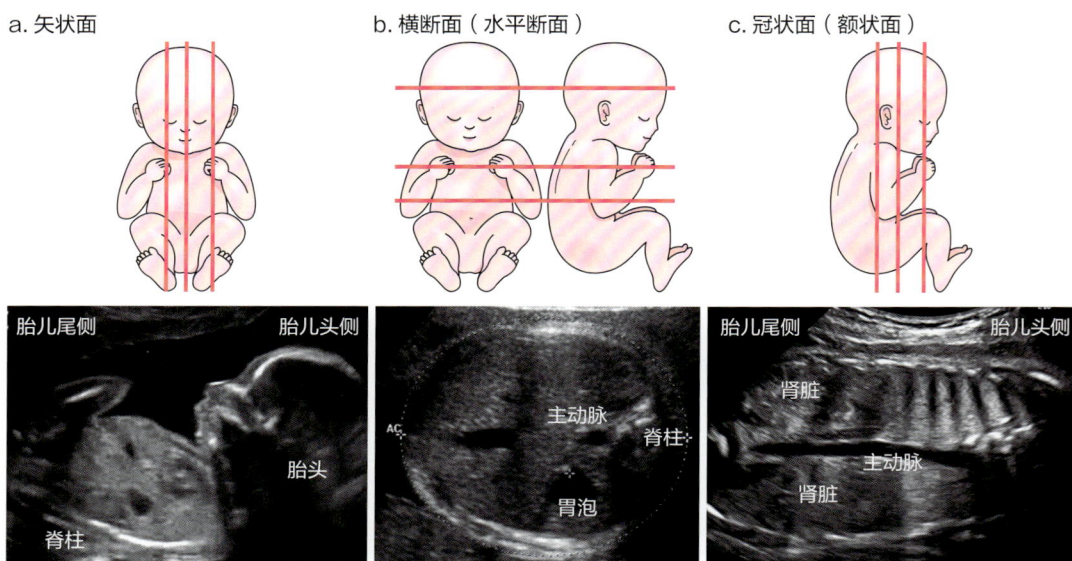

a. 矢状面

b. 横断面（水平断面）

c. 冠状面（额状面）

图2.14　胎儿的三个基本切面

判断胎儿的左右

观察胎儿躯干时，利用胎儿的左右来进行判断对诊断非常重要。图2.15显示了日本胎儿心脏病学会推荐的判断方法。这种方法被广泛应用，是一种无论胎儿在宫内的位置如何，都能准确判断并轻松区分胎儿左右的方法。

a. 显示出胎儿的横断面，使胎头位于画面的右侧　　b. 探头逆时针旋转90°

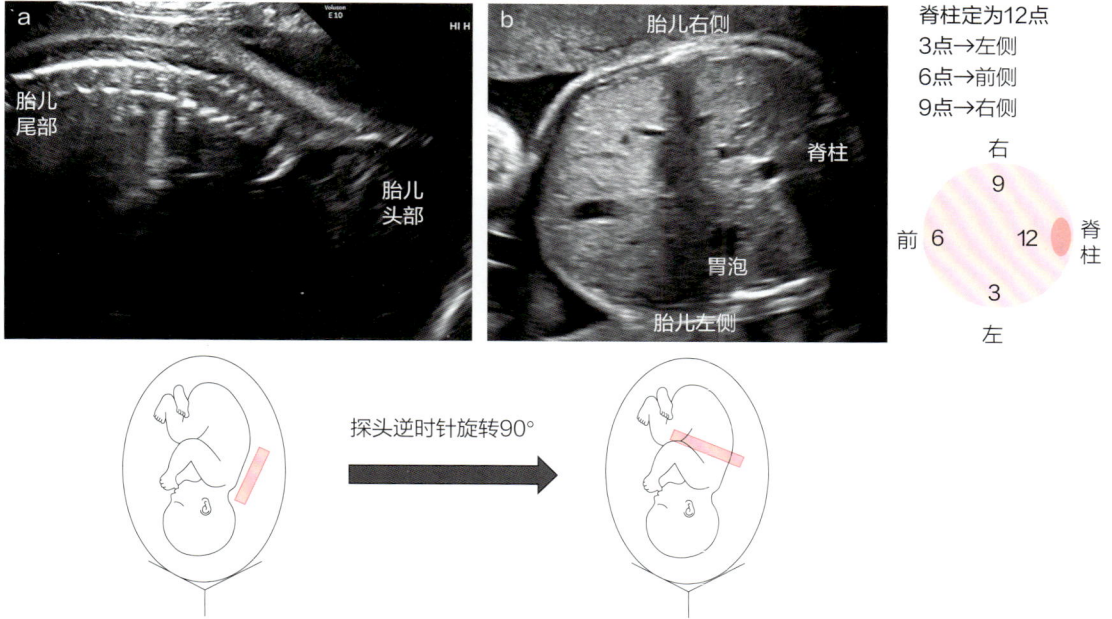

脊柱定为12点
3点→左侧
6点→前侧
9点→右侧

图2.15　胎儿左右的判断方法（日本胎儿心脏病学会推荐）

在胎儿的横断面上，用钟表盘表示，脊柱的位置为12点，3点处为胎儿的左侧，9点处为胎儿的右侧。也就是说，正常情况下，胃泡显示在左侧的3点方向

胎儿左右的判断方法（图2.15）

①使胎头位于图像的右侧，扫描出胎儿的矢状面。

②将探头逆时针旋转90°。

③在显示出的胎儿的腹部横断面上确认胎儿的前后左右。用钟表盘将脊柱定为12点，3点处为胎儿的左侧，9点处为胎儿的右侧。

臀位时胎儿左右的判断方法

在臀位时，如图2.16所示，将探头旋转180°，或使用设备的左右反转键，这时与头位的情况相同，使胎头位于图像的右侧，扫描出胎儿的矢状面。将探头逆时针方向旋转90°，在显示出的胎儿的腹部横断面上确认胎儿的前后左右。

a. 显示胎儿矢状面
第1臀位时

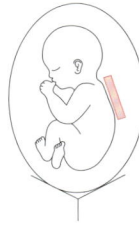

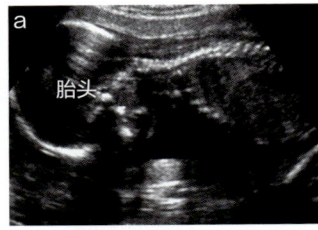

胎头

b. 显示胎儿矢状面使胎头在画面的右侧
探头旋转180°或使用仪器上左右反转的旋钮

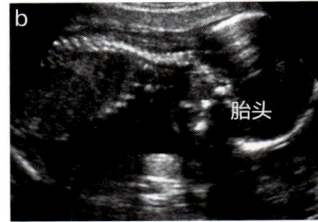

胎头

c. 探头逆时针旋转90°

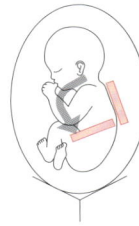

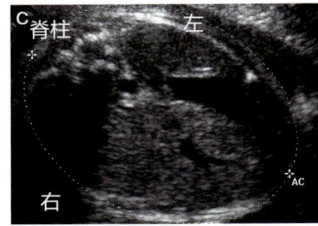

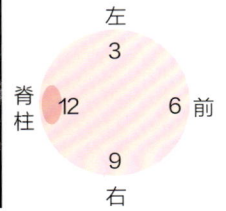

图2.16 第1臀位时胎儿左右的判断方法

产科超声检查的注意事项

对孕妇的关怀

如果将注意力过于集中在检查孕妇腹中的胎儿，有时会忽略眼前的另一个患者（孕妇）的存在。在检查中要注意以下几点，关注孕妇的面色和表情进行检查是很重要的。

在子宫收缩时需要休息

在检查过程中，有时会因为探头对腹部的机械性刺激和腹部暴露引起的寒冷刺激而导致子宫收缩。子宫收缩时腹壁隆起，探头被顶起，图像变得模糊。此时，要暂停检查，注意不要给母体增加负担。

注意仰卧位低血压综合征

- 病理：当孕妇处于仰卧位时，增大的子宫压迫下腔静脉，向右心回流的血流量减少，导致心输出量减少，血压下降，称为仰卧位低血压综合征（图2.17）。

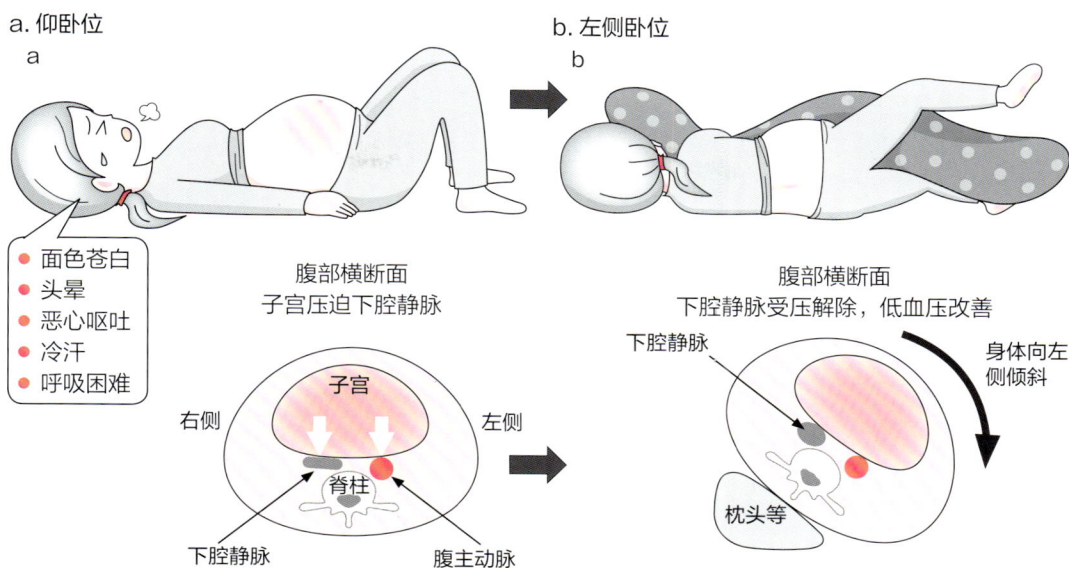

a. 仰卧位

b. 左侧卧位

- 面色苍白
- 头晕
- 恶心呕吐
- 冷汗
- 呼吸困难

腹部横断面
子宫压迫下腔静脉

右侧　　　**子宫**　　　左侧

脊柱

下腔静脉　　　　　腹主动脉

腹部横断面
下腔静脉受压解除，低血压改善

下腔静脉

身体向左侧倾斜

枕头等

图2.17　仰卧位低血压综合征
在症状轻微的时候进行干预十分重要。如果患者稍微有些不舒服，要尽快嘱其取左侧卧位

- 临床表现：头晕、恶心、呕吐、呼吸困难、情绪不稳定、意识模糊、脉搏触及不到、痉挛等。不一定只有长时间仰卧位发病，也有短时间仰卧位发病的病例，临床表现根据孕妇不同而各不相同。

- 孕妇的处理
  - 检查时间最长不超过30分钟。
  - 事先向孕妇说明，如果在检查中出现不舒服的情况尽早告知检查者。
  - 孕妇诉说不舒服时，应尽快嘱其将体位改为左侧卧位并深呼吸。症状较轻时改变体位会很快恢复。另外有必要考虑提前结束检查。
  - 如果可能，最好是在孕妇稍微抬起上半身的状态下进行检查。

检查报告与图像保存

　　胎儿随着成长而变化。将每周所见以检查报告书和图像保存的形式切切实实地记录下来是很重要的。

- 检查报告：在产科超声检查中，首先是胎儿测量和羊水测量，有很多观察要点。为了尽量减少遗漏并在有限的时间内完成，使用检查方式的报告书也是有效的。

▶检查报告书：参照p.425，[卷末资料，3.产科超波波检查报告书]

- 图像保存：以胎儿各部位的基本图像为中心保存图像。另外将3D或4D超声图像直接保存也是一种方案。

表达身体方向的用语

在描述人体的两个部位的位置关系时，为了表达与身体的正中线和中心轴的关系，有用于表示正反方向的成对的用语。

在超声检查中使用的表示身体方向的解剖学用语如图C.4所示。

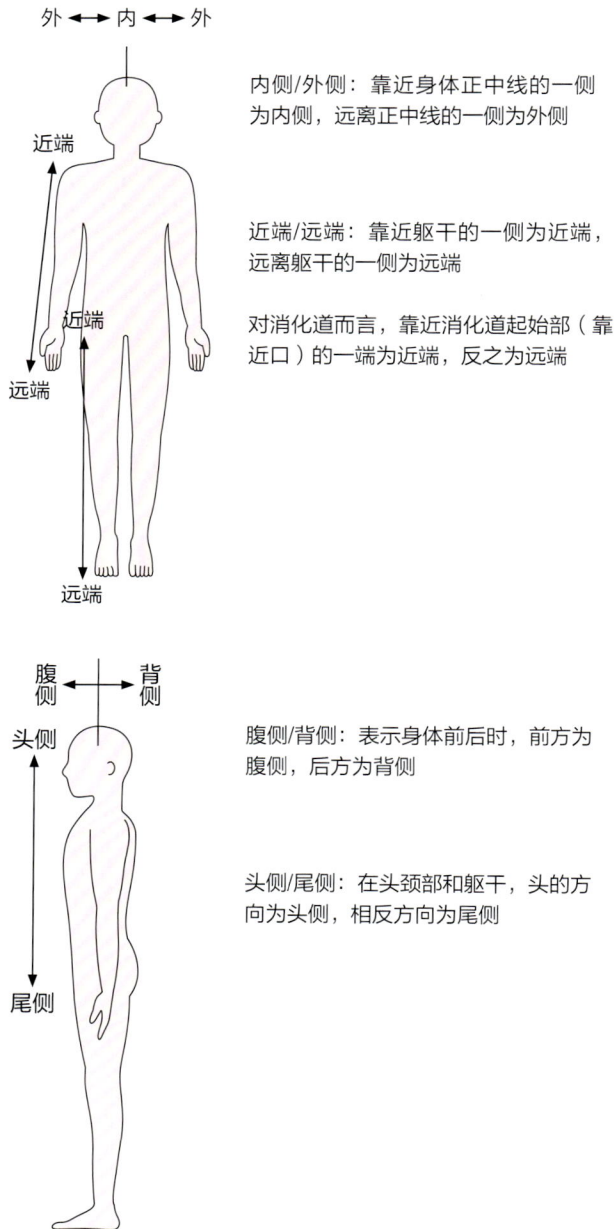

外 ←→ 内 ←→ 外

内侧/外侧： 靠近身体正中线的一侧为内侧，远离正中线的一侧为外侧

近端

近端/远端： 靠近躯干的一侧为近端，远离躯干的一侧为远端

近端

远端

对消化道而言，靠近消化道起始部（靠近口）的一端为近端，反之为远端

远端

腹侧 背侧

头侧

腹侧/背侧： 表示身体前后时，前方为腹侧，后方为背侧

头侧/尾侧： 在头颈部和躯干，头的方向为头侧，相反方向为尾侧

尾侧

图C.4　表示身体方向的解剖学用语

超声检查的未来

　　由声学工程发展而来的超声检查仪器近年来有了惊人的过步。从开始的静止图像，到动态的血流分析，信息量明显增加了。在产科的实际诊疗中，超声检查不可或缺，期待本书能为提高其准确性做出贡献。但是，我们想评估的在母体内胎儿是否健康的愿望还没有得到满足。即使是生物物理评分（BPS），也无法推断在"厚厚的墙壁"的另一侧发生了什么，只能用综合的间接所见来应对。作为直接的观察结果，我们需要的是什么？今后还会向什么方向发展呢？未来可以同时测量血流的温度、氧分压以及来自血管内皮的NO_x等未知因素吗？虽说如此，但通过现在的孕妇管理，包括超声检查在内，日本的围产期医疗水平已经达到了世界第一梯队。

▶ BPS：
biophysical
profile scoring

参考文献

1）　竹村秀雄（編著）：正常妊娠がよくわかる 新版 助産師外来で役立つ超音波検査ガイドブック. メディカ出版，大阪，2018.

2）　佐世正勝：2. 超音波検査機器の操作の基本. 特集 スキルアップを目指そう 見方・読み方・使い方がまるわかり！ 超音波検査入門. ペリネイタルケア 2012；31：14–7.

3）　佐世正勝：3. 経腹プローブの使い方（持ち方，当て方，動かし方）. 特集 スキルアップを目指そう 見方・読み方・使い方がまるわかり！ 超音波検査入門. ペリネイタルケア 2012；31：18–23.

4）　吉田幸洋：1. 超音波診断装置の使い方と断層像の見方の基本. BIRTH（ペリネイタルナーシング）2012；1：16–7.

5）　医療情報科学研究所（編）：病気がみえる Vol. 10 産科 第4版：メディックメディア，東京，2018.

6）　日本胎児心臓病学会/ 日本小児循環器学会（編）：胎児心エコー検査ガイドライン（第2版）. 日本小児循環器学会雑誌 2021；37：S1.1–S1.57.

第三章

胎儿测量

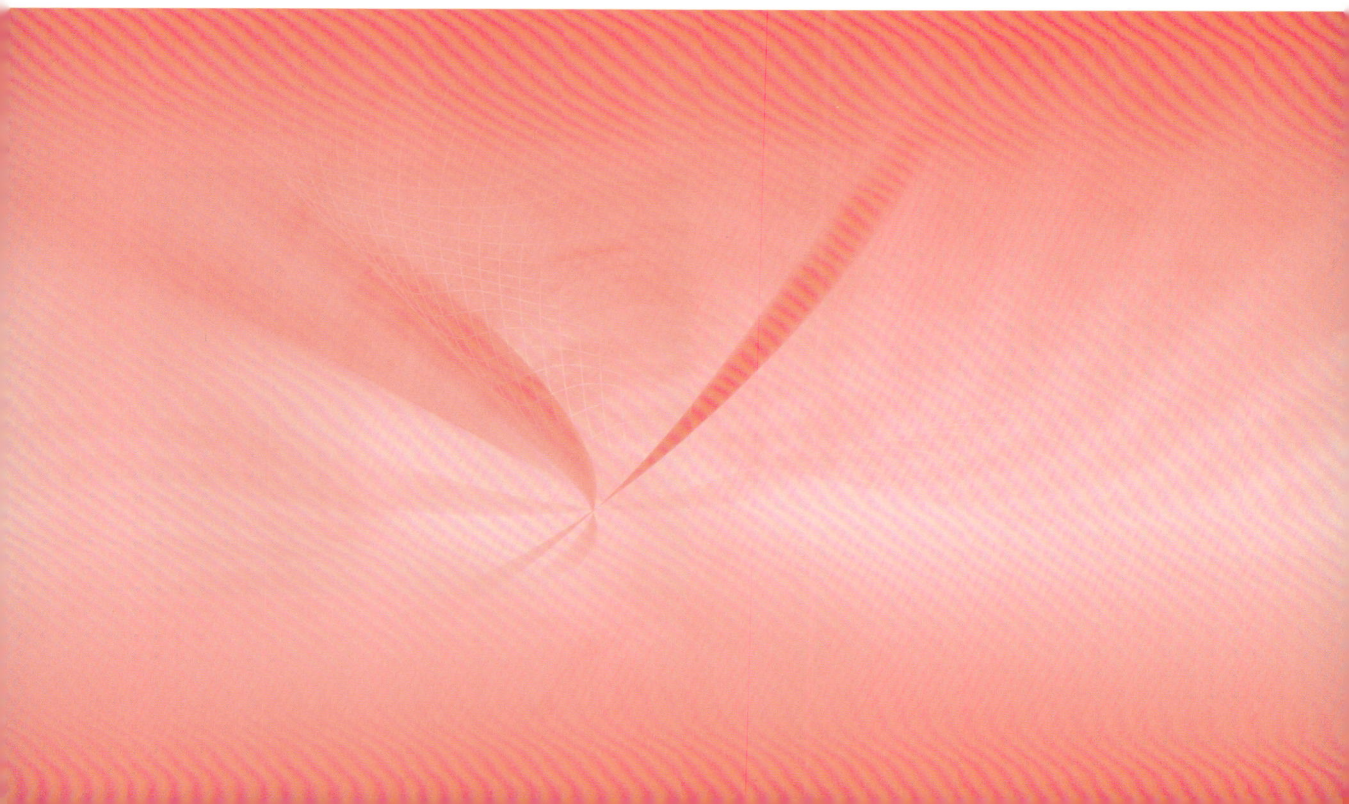

在产科的超声检查中胎儿测量是不可缺少的检查项目。胎儿的发育情况，是决定分娩前诊疗方案的重要信息之一。本章以各个测量断面、测量方法、测量部位及测量时应该注意的事项为中心进行说明。

胎儿双顶径的测量

双顶径的测量断面及测量位置

- 双顶径（biparietal diameter，BPD）的测量断面：在头部中央显示正中线回声，在正中线回声的断面上可以显示透明隔腔和四叠体池（图3.1）。
  - 透明隔腔：位于正中线的大约前1/3处，表现为由相对正中线回声上下平行的两条线包围的长方形的黑色区域。
  - 四叠体池：位于正中线的大约后1/3处，表现为正中线上裂隙状黑色区域。
- 双顶径的测量位置：颅骨外侧缘至对侧的颅骨内侧缘的最大距离。

双顶径测量断面的显示方法

①确认胎儿位置、胎儿方向。

②显示由胎头到脊柱的长轴图像，将探头向胎儿头部方向移动，并旋转90°，可显示由高回声包绕的头部（图3.2）。

③使正中线的回声大致位于头部的正中央，然后尽量使显示的图像呈水平状态，颅内结构尽可能左右对称。

④稍微调整探头位置，以显示正中线回声上的透明隔腔及四叠体池。

⑤冻结图像后，探头与正中线垂直，测量颅骨外侧与其对侧颅骨内侧之间的最大距离。

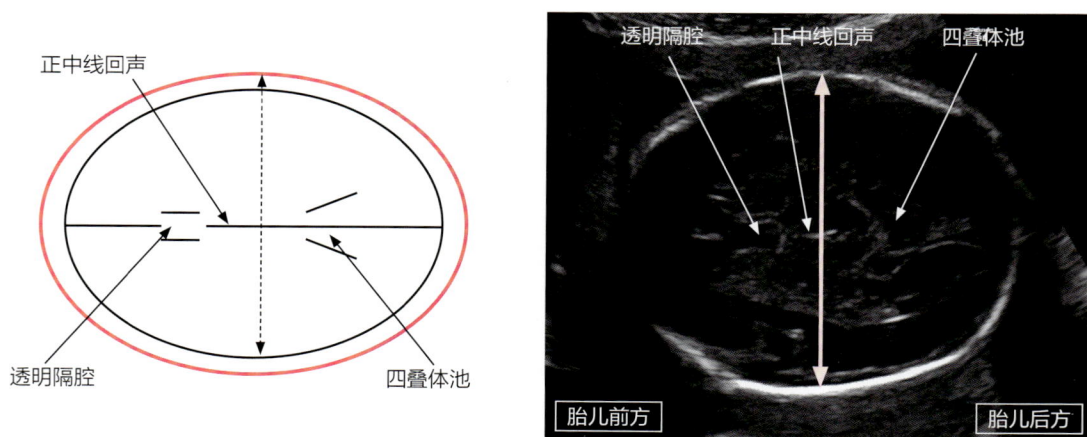

图3.1 双顶径的测量断面及测量位置

测量从靠近探头的颅骨外侧缘到对侧的颅骨内侧缘的距离

显示由胎头到脊柱的长轴图像

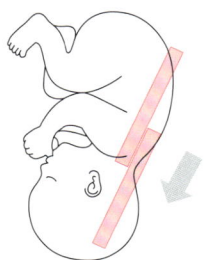

探头向胎儿头部方向移动，并旋转90°，可显示胎头的横断面

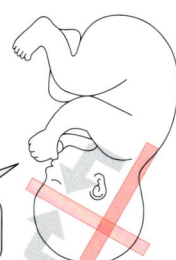

最后微微调整探头

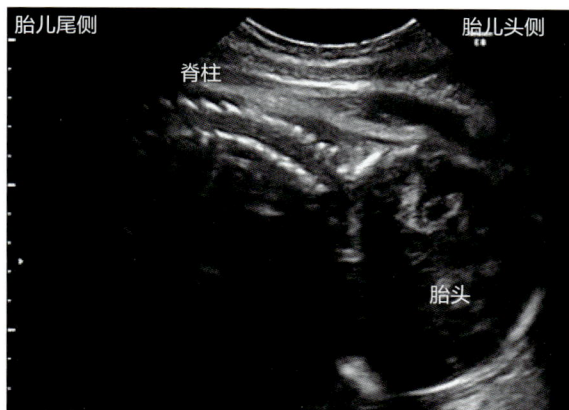

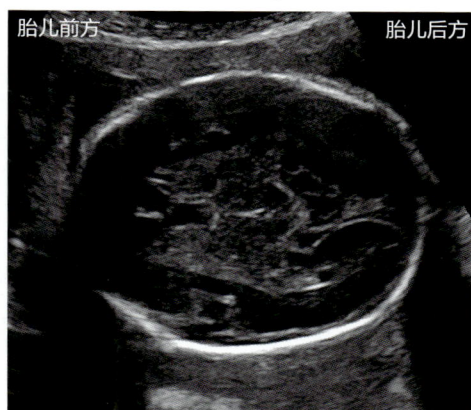

胎儿尾侧　　　　　　　　　　胎儿头侧

脊柱

胎头

胎儿前方　　　　　　　　　　胎儿后方

图3.2　双顶径测量断面的显示方法

双顶径测量的注意事项

在图像中正中线回声呈水平状态

当探头与胎儿的正中线回声呈非水平位置关系时，超声图像上，正中线回声为斜行，则不能准确测量双顶径。为了使正中线回声在图像中呈水平状态显示，如图3.3所示，向正中线回声偏下的一侧按压探头，使探头靠近正中线回声较低一侧的图像进行扫查。但是，如果胎儿是仰卧位或俯卧位，则无法在图像上显示出水平的正中线回声。在这种情况下不要勉强，先进行其他部位的测量，等待胎儿活动后再尝试测量双顶径。

在胎头的正中央显示正中线

首先测量颅骨外侧至正中线回声的距离，并记住该距离。接着测量颅骨外侧至颅骨内侧的距离，确认其为最初测量的颅骨外侧到正中线回声距离的大致2倍（图3.4）。

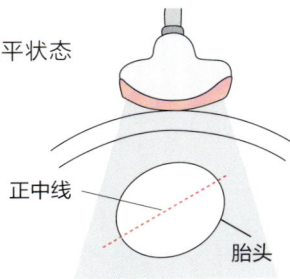
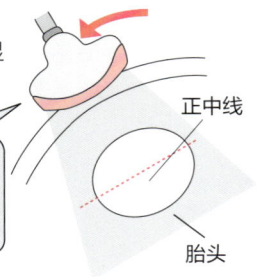

a. 错误
正中线与画面不呈水平状态显示

正中线

胎头

超声波束的方向

b. 正确
正中线与画面呈水平状态显示。可以正确的测量双顶径

使探头靠近正中线位置较低的一侧进行检查

正中线

胎头

超声波束的方向

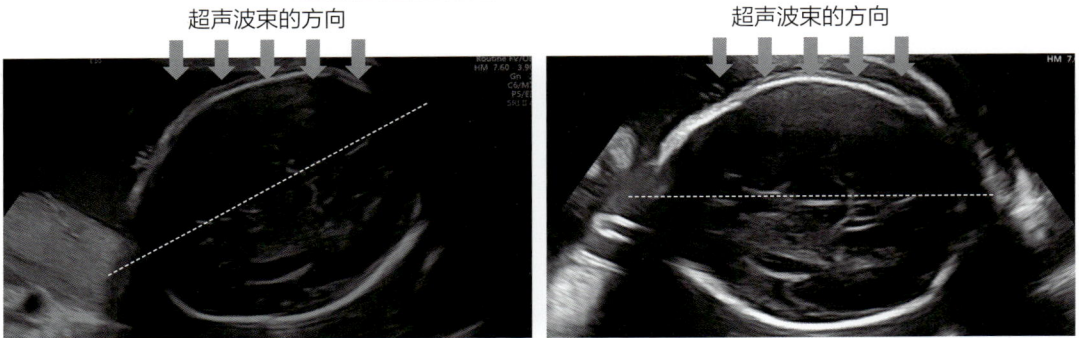

图3.3　双顶径测量的注意事项：正中线呈水平状态
正中线与画面尽可能呈水平状态显示

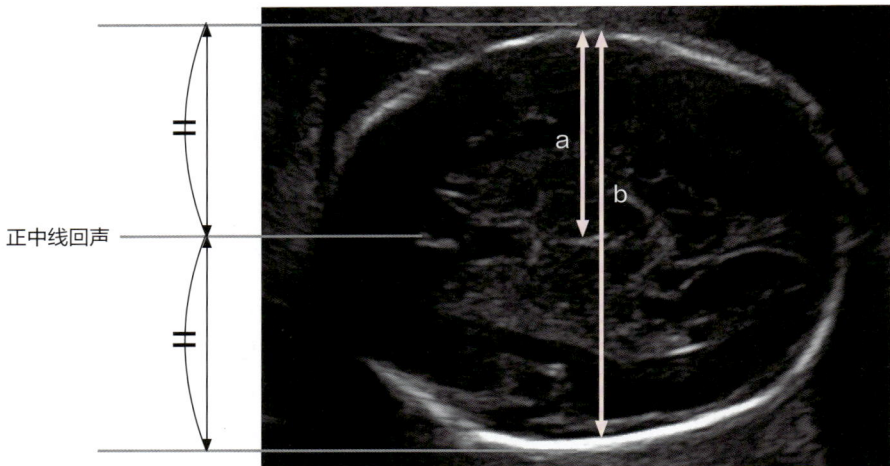

正中线回声

图3.4　双顶径测量的注意事项：在胎头的正中央显示正中线回声
正中线尽可能地显示在胎儿头部的正中央。要注意颅骨到正中线回声的距离。测量时先记住颅骨外侧到正中线的距离（a），然后确认b是a的2倍

显示正确高度的断面：正中线回声上显示透明隔腔和四叠体池的断面

所谓正确高度的断面，是指显示双顶径测量标志的透明隔腔、四叠体池的断面（图3.5）。

■ 在比测量双顶径断面更靠近胎儿尾部的横断面上，虽然可以显示正中线，但是无法确认透明隔腔、四叠体池，在后方可看到呈铁阵列样排列的小脑。

■ 在比测量双顶径断面更靠近胎儿头部的横断面上，虽然可以显示正中线，但是无法确认透明隔腔、四叠体池，正中线的左右可显示侧脑室的外侧壁。

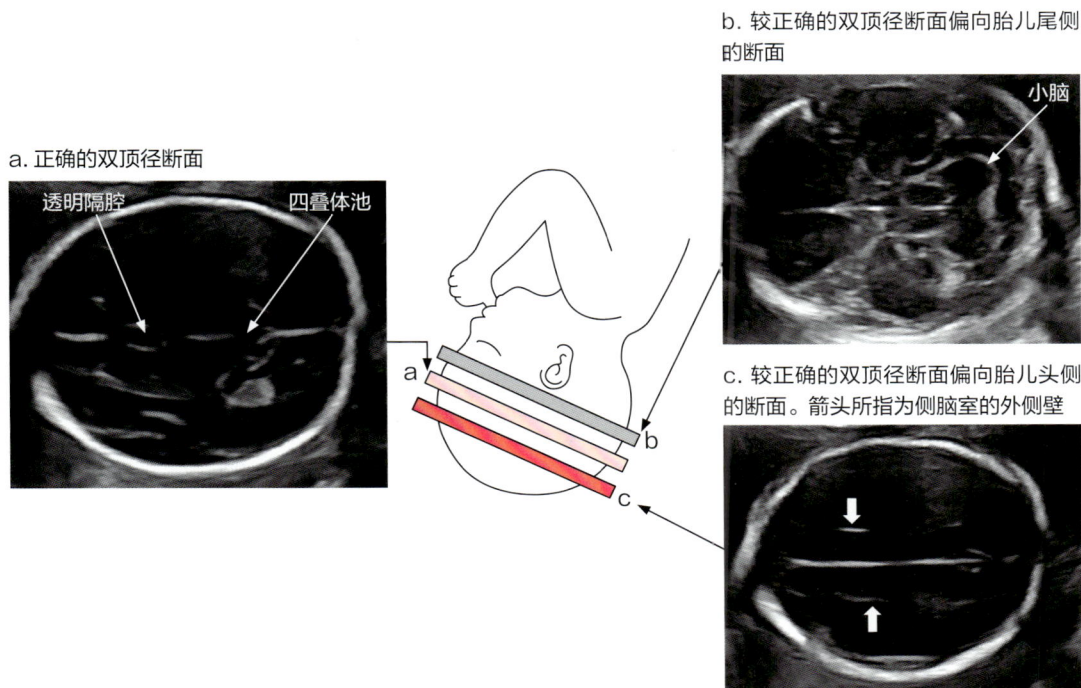

b. 较正确的双顶径断面偏向胎儿尾侧的断面

小脑

a. 正确的双顶径断面

透明隔腔　　　四叠体池

c. 较正确的双顶径断面偏向胎儿头侧的断面。箭头所指为侧脑室的外侧壁

图3.5　双顶径测量的注意事项：显示正确高度的断面
显示正确高度的测量断面。也就是显示透明隔腔和四叠体池的断面

除双顶径之外的头部测量

头围

■ 胎儿头部形状异常包括长头异常和短头异常。在臀位和子宫肌瘤合并妊娠的情况下，即使是正常胎儿也容易出现头部的前后径变长、左右宽度变短的长头倾向（lateral molding）。在这种情况下，与双顶径相比，最好是测量头围（head circumference，HC）。如果这时用双顶径评估头部发育情况，容易误诊为小头症或胎儿发育不全（fetal growth restriction，FGR）。

■ 头围的测量如图3.6所示，在显示双顶径测量的切面后，使用椭圆法*测量头围的长度。这时，要在颅骨的外侧缘进行测量。

> ＊ 椭圆法：与腹围的测量方法相同的用近似椭圆形进行测量的方法

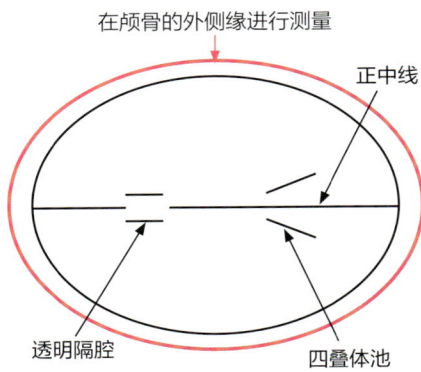

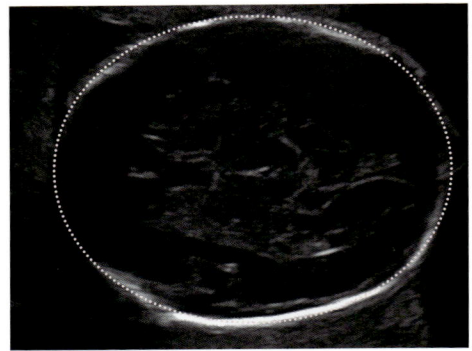

图3.6 头围的测量

头围的测量在BPD测量的切面。使用椭圆法测量头围的长度。要在颅骨的外侧缘进行测量

头骨指数

- 头骨指数也称为头指数（cephalic index，CI），是表示头部形状的指标。是指头部的前后径除以头部横径的值。如图3.7所示，1.3以上为长头，1.1以下为短头。
  - 长头的主要原因有臀位、子宫肌瘤合并妊娠，羊水过少等。
  - 21-三体综合征多呈短头倾向。
- 已知的颅骨变形有以下几种情况（图3.7）。
  - 脊髓脊膜膨出在妊娠中期可能出现额骨凹陷的征象（柠檬征），这个表现在妊娠晚期变得不明显。
  - 18-三体综合征有颞骨突出的表现，被称为草莓征。

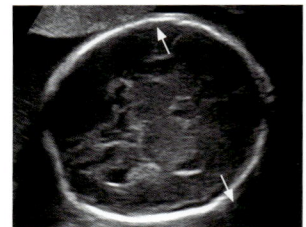

a. 头骨指数=前后径÷横径

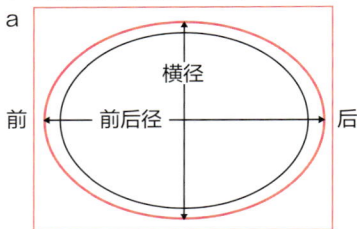

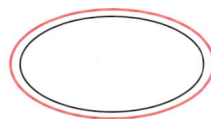

a₁. 长头=头骨指数＞1.3，常见于臀位、子宫肌瘤合并妊娠羊水过少等

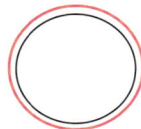

a₂. 短头=头骨指数＜1.1，常见于21-三体综合征

b. 柠檬征（脊髓脊膜膨出）

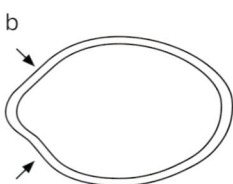

额骨凹陷的表现

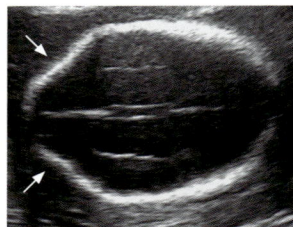

c. 草莓征（18-三体综合征）

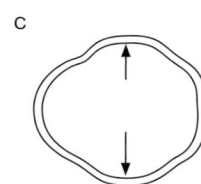

颞骨突出的表现

图3.7 头骨指数与颅骨变形

双顶径测量的要点

● 双顶径测量时的增益调节

如果增益调得太高，显示的颅骨回声就较粗，会出现测量的起点与终点分辨不清的情况。这时需要把增益稍稍调低再进行测量。另外，观察颅内情况时，将增益略微调高比较容易显示颅内结构。

● 由于胎儿的朝向和胎头位置下降引起的双顶径测量困难（图C.5）

胎儿相对于母体呈仰卧位或俯卧位，以及胎头将至骨盆内时，即使是经验丰富的检查者，准确测量双顶径也是非常困难的。

资深的检查者的几种处理方法如下。

• 在胎头位于深部的情况下，将探头放在母体的耻骨处，尽可能从下方（母体的尾侧）仰望胎儿的断面尝试测量双顶径。

• 在检查的过程中，当胎儿活动时尝试测量双顶径。若是一瞬间可以扫查到测量的断面，立即冻结图像，使用电影回放功能测量双顶径。

• 嘱孕妇取侧卧位，促使胎儿活动。

a.胎儿仰卧位时

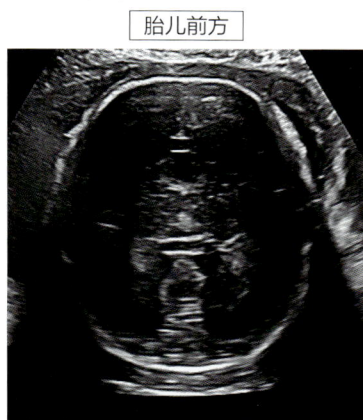

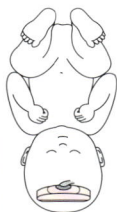

b.胎儿俯卧位时

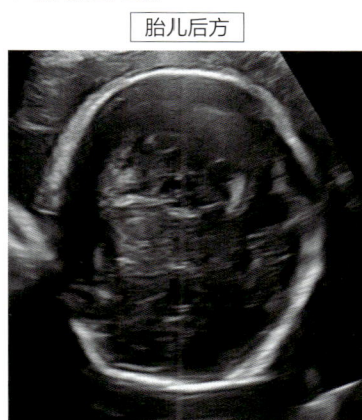

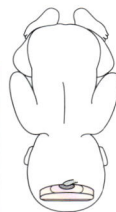

胎儿前方

胎儿后方

胎儿后方

胎儿前方

正中线回声显示不清晰使得双顶径测量困难

图C.5　双顶径不易测量时

如果胎儿是仰卧位或俯卧位，正中线回声显示不清晰使得双顶径测量困难，这时不要勉强测量，先检查其他部位

双顶径的正常范围（±1.5SD）

胎儿双顶径在−1.5SD～+1.5SD的范围时被认为是正常的，但当双顶径偏离正常范围时，需要结合头围进行评估。双顶径超出正常范围时，多考虑以下情况。

双顶径在+1.5SD以上

- 在颅内及其他部位未发现明显异常表现，只有双顶径在+2SD左右的表现，正常变异的可能性较大。
- Biran-Gol及Malinger等人认为，仅仅头围小于+2.5SD，而无其他异常发现时，生理性变异或家族性遗传的可能性很大，多数在临床上没有病理性问题。另外，在伴有畸形综合征的病理性头围增大时，多表现为头围在+2.5SD以上。

双顶径在−1.5SD以下

- 在臀位及子宫肌瘤合并妊娠时，经常出现长头倾向（头部的前后径较长，横径较短）。在这种情况下，容易评估为双顶径过小，因此应该同时评估头围。
- Stoler-Poria等报告，当头围为−1.5SD～−3SD时预后正常的可能性较高。另外，当头围小于−3SD时，常常伴有颅内异常，病理性小头症的可能性较高。
- 相对于妊娠周数双顶径、头围呈明显低值时，有可能是胎儿生长受限（fetal growth restriction，FGR）、染色体异常、颅骨早期愈合症、TORCH综合征等伴有的小头症。

腹围的测量

腹围测量的断面与位置

- 腹围（abdominal circumference，AC）测量的断面：扫描出胃泡水平的腹部横断面，由胎儿的腹壁到脊柱之间前1/3～1/2的位置，调整探头，显示脐静脉（图3.8）。
- 腹围测量的位置：用椭圆法在腹壁的外侧测量腹围。

腹围测量断面的显示方法

①确定胎儿的位置和方向，显示脊柱的最长断面（图3.9）。

②找到与脊柱平行的腹主动脉（显示为搏动的管腔），同时确认膈肌、胃泡的位置，使胃泡位于画面的中心。

③在该位置探头旋转90°，则可显示出胎儿躯体的横断面。确认显示了脐静脉、胃泡、腹主动脉，并且没有显示左右肾脏。

④稍微调整探头，使脐静脉位于胎儿的腹壁至脊柱之间，前1/3～1/2的位置。

⑤冻结图像，使用椭圆法，在腹壁的外周（皮肤的外侧）测量。选择胎儿腹部横断面的直径，利用轨迹球调节圆弧来测量腹围（腹部周围长度）。

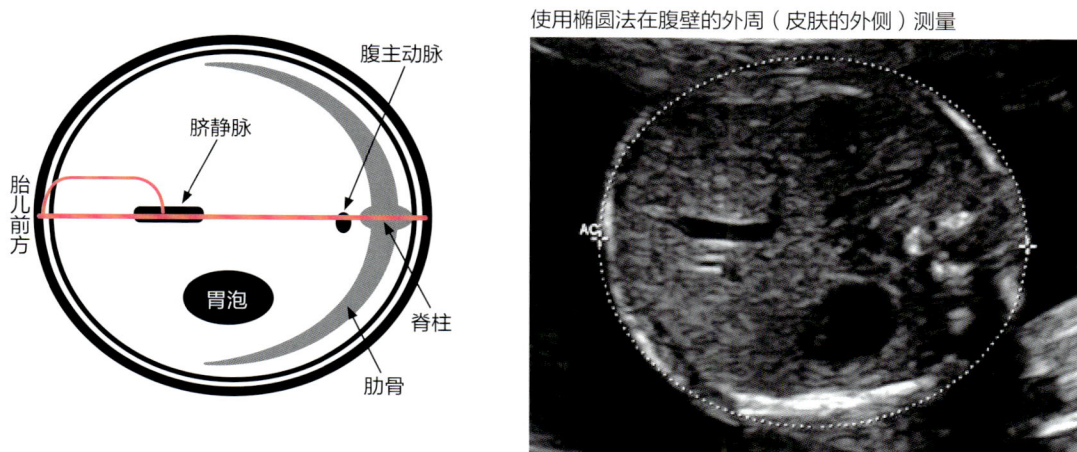

使用椭圆法在腹壁的外周（皮肤的外侧）测量

图3.8　腹围测量的断面与位置
显示胃泡水平的腹部横断面。使脐静脉位于前1/3～1/2的位置

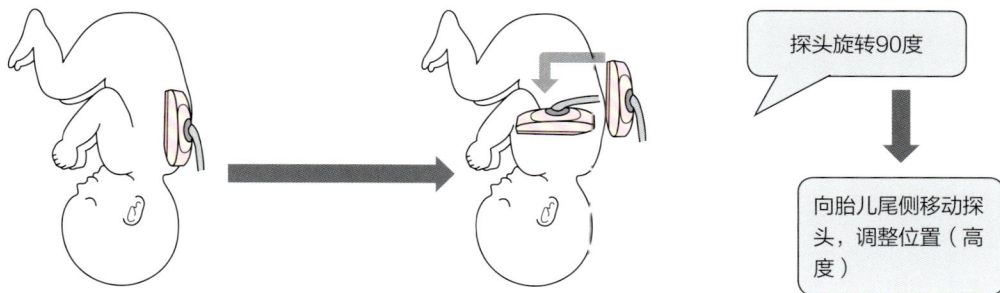

探头旋转90度

向胎儿尾侧移动探头，调整位置（高度）

a. 显示胎儿矢状面　　b. 显示腹主动脉　　c. 显示与腹主动脉垂直的断面

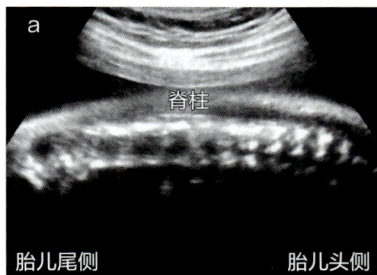

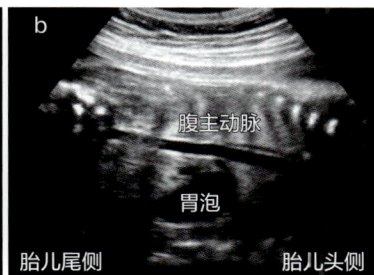

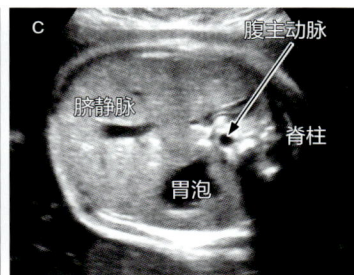

图3.9　腹围测量断面的显示
探头旋转90°

腹围测量的注意事项

腹围的测量值是估算胎儿体重的重要影响因素，所以扫描出正确的断面进行测量非常重要。在测量过程中要注意以下两点。

尽可能显示正确的胎儿躯干横断面（图3.10）

所谓正确的胎儿躯干横断面，是指相对于胎儿的躯体长轴尽可能接近垂直的横断面。因此，需要尽量将胎儿的腹部横断面显示为圆形，并且尽可能将左右肋骨显示为长度大致相同的一条线状高回声。如果出现多条线状高回声，也就是多条肋骨同时显示，说明这个断面与胎儿躯体长轴不垂直，不适合测量胎儿腹围。

选择高度正确的横断面进行测量（图3.11）

确定作为测量标志的结构，选择高度正确的横断面进行测量。作为测量标志的结构有脐静脉、胃泡、腹主动脉，尤其脐静脉是重要的标志。当脐静脉显示得比较长时，可能显示的横断面并不垂直于胎儿躯体长轴。另外，当显示的脐静脉靠近胎儿腹壁时，扫查出的断面比正确的测量断面更靠近胎儿尾侧。稍微调整探头，使脐静脉位于胎儿的腹壁与脊柱之间，前1/3～1/2的位置。

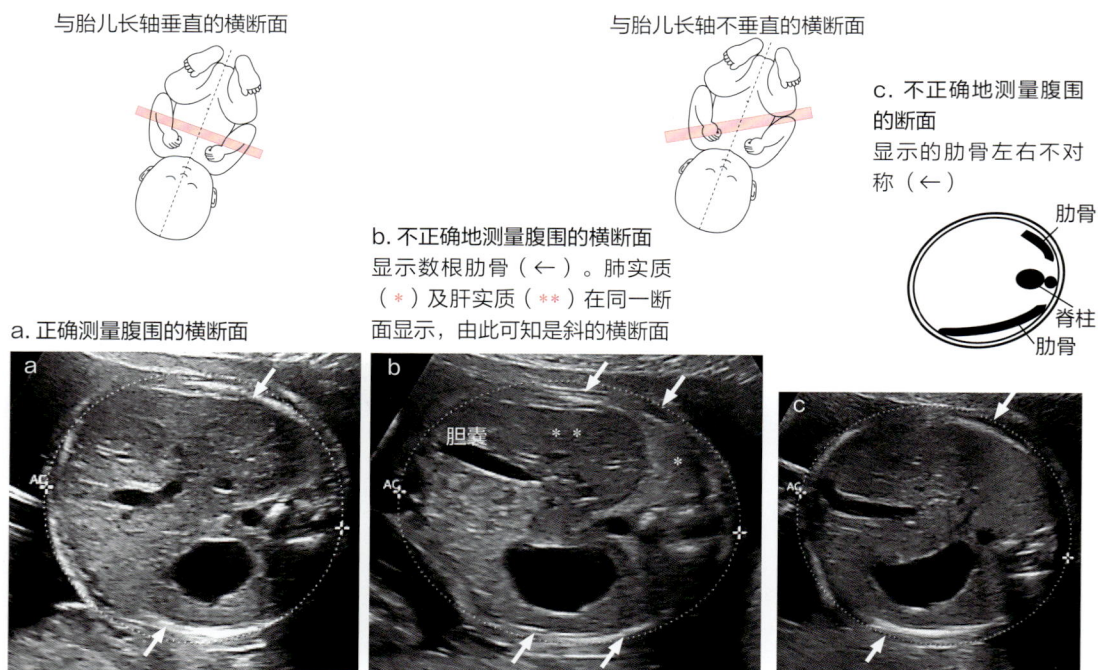

图3.10　腹围测量中的注意事项：尽可能显示正确的胎儿躯干横断面

此操作需要注意以下两点

①尽可能使腹部横断面呈圆形

②左右对称显示肋骨

脐静脉

a
b
c

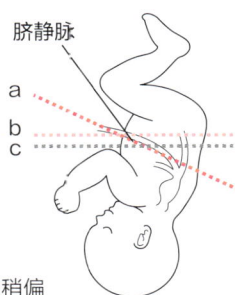

a. 不正确的腹围横断面
脐静脉显示得较长，考虑是躯体倾斜的横断面

b. 不正确的腹围横断面
脐静脉显示得过长，考虑是稍稍偏向尾侧的横断面

c. 正确的腹围横断面

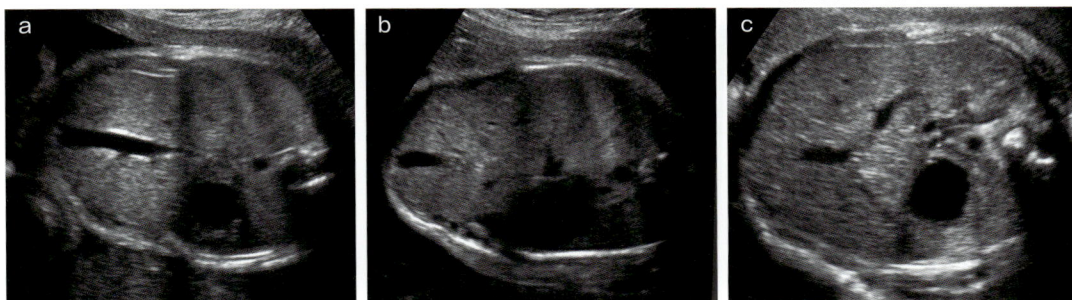

图3.11　腹围测量中的注意事项：选择高度正确的横断面进行测量
注意观察脐静脉的情况

股骨长径的测量

股骨长径的测量断面与测量位置

- 股骨长径（femur length，FL）的测量断面：显示股骨长轴最长径的断面。
- 股骨长径的测量位置：测量显示为高回声（白色）的骨化部分的长度（图3.12）。

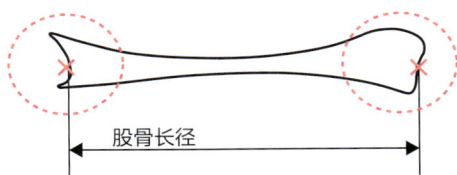

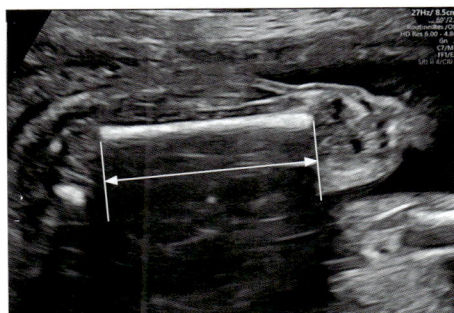

股骨长径

图3.12　股骨长径的测量断面与测量位置
测量显示为高回声（白色）的骨化部分的长度

股骨长径测量断面的显示方法

①显示胎儿脊柱矢状面，探头向胎儿臀部方向移动（图3.13a）。

②探头向胎儿的前方移动后，可显示胎儿膀胱。在膀胱的附近有一部分股骨呈线状

高回声（图3.13b）。

③使股骨的图像尽可能呈水平状态，调整探头扫描出股骨最长径进行测量（图3.13c）。

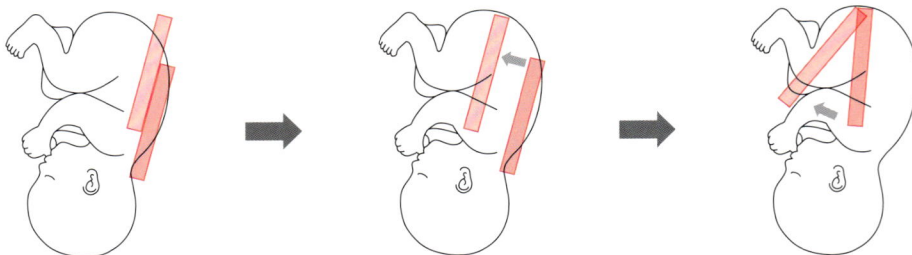

a. 显示胎儿脊柱矢状面，探头向胎儿臀部方向移动

b. 探头再向胎儿的前方移动后，可显示无回声的胎儿膀胱。在其附近可见一部分股骨呈线状高回声

c. 调整探头尽可能使股骨最长径呈水平状态

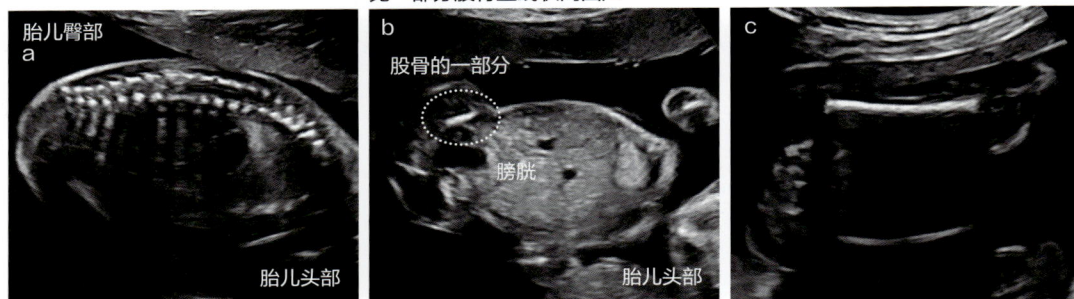

图3.13　股骨长径测量断面的显示方法

管状骨的解剖与超声图像

图C.6是骨骼（管状骨）的解剖图。以股骨和肱骨为代表的管状骨由骨骼中心部分的骨干和两端的骨端（软骨）组成。骨干与骨端的移行部位称为骨干端。

股骨长径的测量是指对骨化的骨干（包括骨干端）部分的测量。骨端为软骨，由于胎儿时期的骨化尚未完成，因此骨端不包括在测量范围之内。另外，在超声图像中显示为白色的部分被认为是骨骼本身的厚度，但事实并非如此。在骨化的骨干部分的表面反射超声，实际看到的是一种伪像（多重反射引起的表现）。

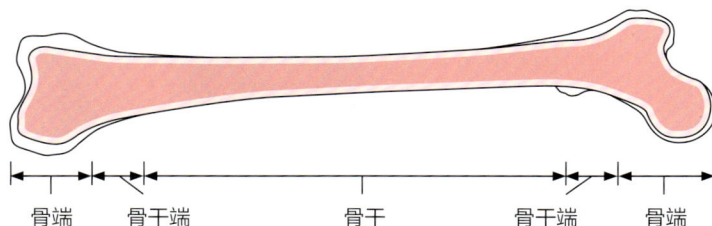

骨端　　骨干端　　　　骨干　　　　骨干端　　骨端

图C.6　管状骨的解剖

● 股骨及肱骨等管状骨，由中心部分的骨干及两端的骨端组成。骨干与骨端的移行部分称为骨干端

● 股骨长径测量的是骨化的骨干部分（包括骨干端）

● 骨端的部分是软骨，这部分不包括在股骨长径的测量范围之内

股骨长径测量的注意事项

尽可能使股骨长径在画面中呈水平状态（图3.14）

由于超声的方向不同，股骨的形状也有很大的不同。在测量股骨长径时尽可能使股骨呈水平状态显示（即超声波束与股骨的角度在45°～90°），这时需要适当调整探头的位置。如果在画面中股骨呈纵向显示，测量的股骨长径比实际长度要短，这是产生测量误差的主要原因。为了尽量使显示的股骨呈水平状态，与测量双顶径时一样，检查时向股骨向下的一侧按压探头。

测量靠近探头一侧的股骨（图3.15）

正常股骨的骨干部分外侧缘呈直线状，内侧缘稍稍向内侧弯曲，由于位于探头远端的股骨是弯曲的，所以不能正确测量股骨长径。股骨长径的测量应该是在可以显示为直线状、靠近探头一侧（母体腹壁）的股骨进行。

股骨远端点不包括在测量范围之内（图3.16）

股骨长径测量范围是呈高回声的股骨骨干部分。由于股骨的远端（近膝关节侧）骨端是软骨部分，有时此处的骨化部分表现为局部凸起，这部分被称为股骨远端点。由于光滑的软骨表面产生镜面效应，部分超声发生反射，表现为毛刺状，这是一种伪像，调整探头位置，改变超声入射的方向这种伪像就会消失。股骨长径测量时不包含这部分。需要注意，如果测量股骨长径时包含了这部分，就会引起妊娠周数计算误差。

区分股骨与肱骨（图3.17）

在超声图像上，股骨与肱骨很难鉴别。首先必须要确认股骨与臀部的连续性。另外，由于小腿及前臂都有两根骨骼，与股骨及肱骨很容易区分。

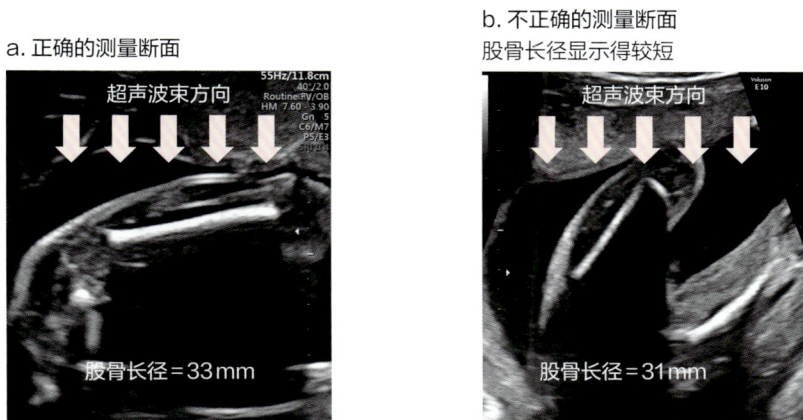

a. 正确的测量断面

b. 不正确的测量断面
股骨长径显示得较短

图3.14 股骨长径测量的注意事项：尽可能使股骨长径在画面中呈水平状态

a. 超声显示的部分（红色）
根据超声入射的方向骨骼的图像会
发生变化

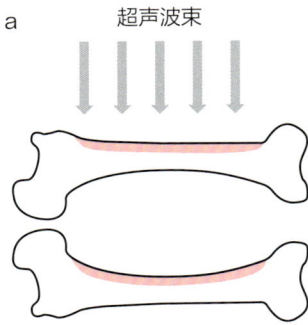

b. 距探头近的股骨与较远的股骨观察方法不同

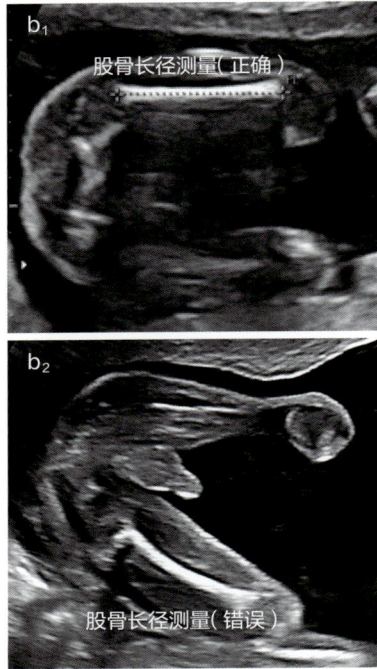

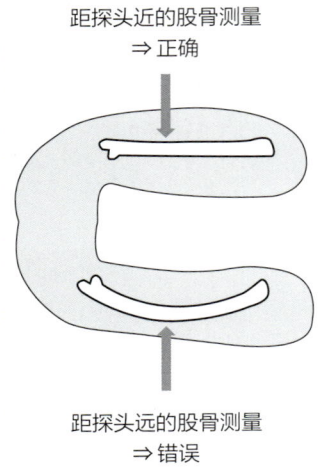

超声波束

股骨长径测量（正确）

距探头近的股骨测量
⇒ 正确

股骨长径测量（错误）

距探头远的股骨测量
⇒ 错误

图3.15　股骨长径测量的注意事项：测量靠近探头一侧的股骨

a. 股骨远端点

股骨远端点

股骨远端点

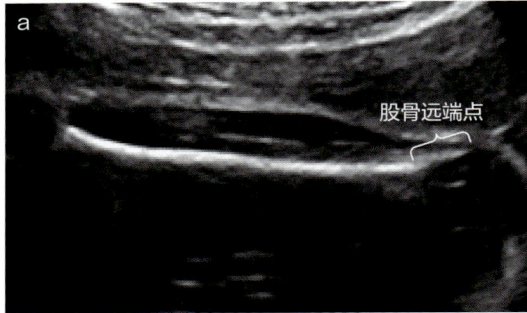

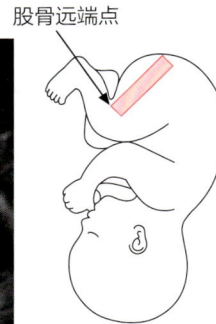

b. 正确的股骨长径测量

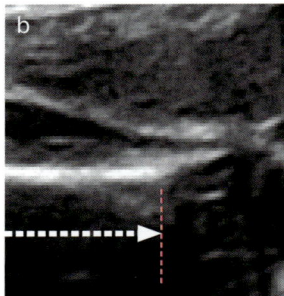

c. 不正确的股骨长径测量

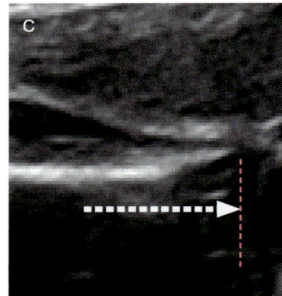

图3.16　股骨长径测量的注意事项：股骨远端点不包括在测量范围之内

a. 股骨

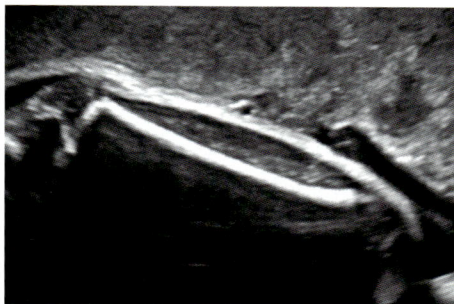

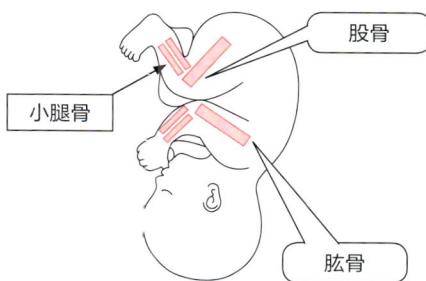

股骨

小腿骨

肱骨

b. 肱骨

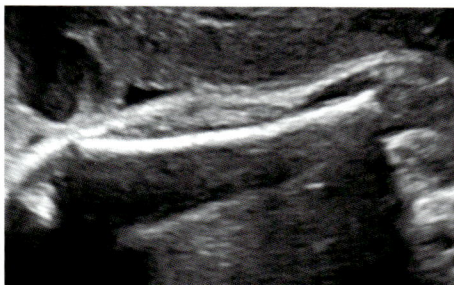

c. 小腿骨（腓骨和胫骨）

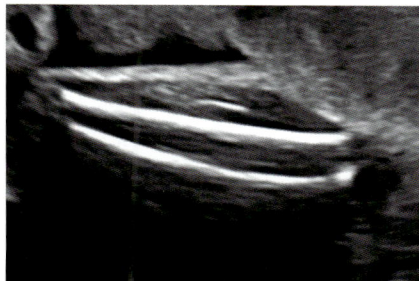

图3.17　股骨长径测量的注意事项：区分股骨与肱骨

不要把股骨误认为是肱骨。必须要确认股骨与臀部的连续性

专栏

股骨的一端呈钩状时

　　在超声图像中有时股骨的一端显示为钩状（图C.7）。这是由于超声波束相对于股骨干某一端倾斜射入，骨干一端的骨化部分显示为钩状。为了尽可能准确地测量股骨长径，超声波束应尽量与股骨干垂直。股骨一端表现为钩状时的断面不适合测量股骨长径。

a. 正确的测量断面

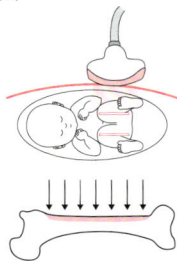

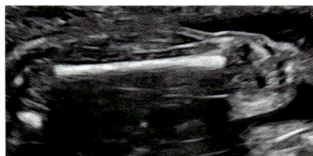

b. 不正确的测量断面

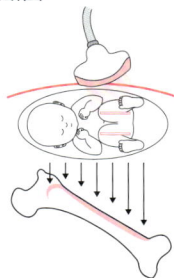

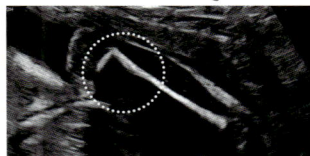

图C.7　超声波束入射角与股骨长径测量

股骨长径短时考虑什么

股骨长径低于正常范围时（-1.5 SD以下），考虑下列可能性。

①正常胎儿。

②胎儿生长受限。

③染色体异常。

④骨骼系统疾病。

股骨长径低于-3SD时要考虑骨骼系统疾病，要进一步进行精确的检查。尤其是股骨长径在-4SD以下，提示严重的骨骼系统疾病。

增益设定在较低水平

如果增益设定过高，整个图像表现为高回声，骨化部分及未骨化部分难以区分，股骨长径不易测量。所以在测量股骨长径时，增益要设定得稍低。

胎儿体重的计算

胎儿体重的计算公式

2003年，日本超声医学会（2005年，日本妇产科学会）公布了胎儿估计体重（estimated fetal weight，EFW）公式（图3.18）作为胎儿体重的计算方式。根据这个公式，妊娠的周数与体重无关，计算结果约有10%的误差（图3.19）。

胎儿体重的评估方法

以准确的妊娠周数为前提

对根据双顶径、腹围、股骨长径三个指标计算出的体重进行评估时要以准确的妊娠

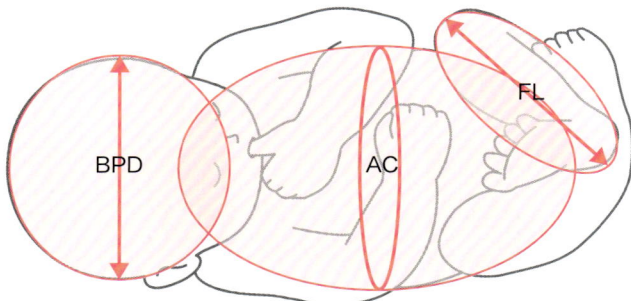

$$EFW = 1.07 \times BPD^3 + 0.30 \times AC^2 \times FL$$

图3.18 胎儿体重的计算公式

现在广泛使用的是日本超声医学会、日本妇产科学会推荐的这个公式

（BPD为双顶径，AC为腹围，FL为股骨长径）

周数为前提。在进行胎儿测量之前，要确认预产期，掌握正确的妊娠周数。发现胎儿体重（EFW）异常时，要再次确认妊娠周数是否准确再进行评估。

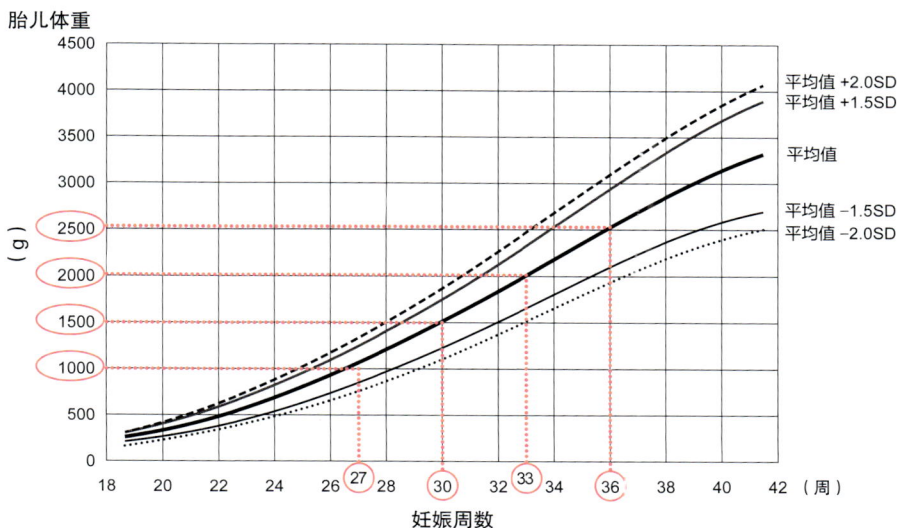

图3.19　计算胎儿体重与妊娠周数

大概的标准：27周1 000 g，30周1 500 g，33周2 000 g，36周2 500 g

用标准差评估胎儿体重

在评估胎儿发育情况时，使用表示距离平均值有多少的标准差（SD）。包括了±1.0SD范围的约68.3%，±1.5SD范围的约86.6%，±2.0SD范围的约95.4%（图3.20）。通常标准差在−1.5SD～+1.5SD的情况下会评估为正常范围。"相当于妊娠□□周"这样的写法作为评估指标是没有意义的，正确的评估写法为"妊娠□周□日，推定体重 □□克，△SD"。

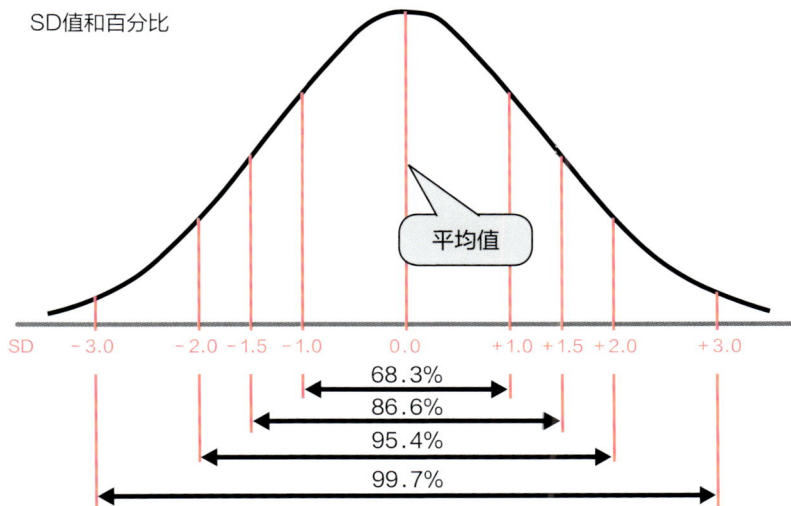

图3.20　用标准差评估胎儿体重

标准差（SD）是表示距离平均值有多少的指标。胎儿体重在−1.5 SD～+1.5 SD为正常范围

胎儿体重值在-1.5SD以下时，有胎儿生长受限的可能性，要动态观察

胎儿体重值在-1.5SD以下时，有胎儿生长受限的可能性，这个组别需要动态观察。其他测量值（BPD、AC、FL）也在-1.5SD以下时同样需要动态观察。另外，在评估胎儿发育时，不是以某一时刻的测量值来判断，而是要根据时间的推移来观察，这点很重要。

即使正确测量BPD、AC、FL，胎儿体重依然有10%的误差

即使能够正确测量每个指标，胎儿体重10%的误差也是不能避免的。

误差的主要原因有以下几点。

- 由超声波束引起的反射及衰减产生的误差
- 超声波束入射方向引起的测量误差
- 由检查者测量引起的误差
- 胎儿原因（胎头的形状、腹部软组织的容积比等的个体差异）
- 胎位及压迫引起胎儿躯干部位变形产生的误差

因此，有必要对预计有 ± 10%的误差而计算出的体重进行评估。也就是说，如果计算出胎儿体重为2000 g，那么判断胎儿体重为1800～2200 g，计算出胎儿体重为3000 g的话，则判断胎儿体重为2700～3300 g。

无法显示测量断面的处理方法

- 先观察其他部位，改变母体体位，隔一段时间再检查，等胎儿体位改变后再进行测量。
- 无论如何都无法显示测量断面时，需要在检查记录中记载"测量断面（显示不良，胎儿体重测量不准确）"。

专 栏

关于本书中"畸形""形态异常"等术语的说明

近年来，日本医学会、日本儿科学会就"畸形"这一术语进行了讨论。从"畸形"这个词的特性来看，它被列为可能会给患者和家属带来精神伤害、尊严伤害的词语之一，正在考虑用其他词语来替换。目前的趋势是将其替换为"形态异常"。另外，在临床上"畸形综合征"等术语也在被广泛使用。由于"畸形"是在临床上被广泛使用的术语，所以在本书中使用了这一术语。

参考文献

1） 胎児期水頭症ガイドライン編集委員会：胎児期水頭症診断と治療ガイドライン 改訂2版. 金芳堂, 2010.

2） 馬場一憲, 市塚清健（編）：超音波胎児形態異常スクリーニング 産婦人科医・助産師・臨床検査技師のために. 文光堂, 東京, 2015.

3） Biran-Gol Y, M alinger G, Cohen H, et al: Developmental outcome of isolated fetal macrocephaly. Ultrasound Obstet Gynecol 2010; 36: 147−53.

4） Malinger G, Lev D, Ben-Sira L, et al: Can syndromic macrocephaly be diagnosed in utero? Ultrasound Obstet Gynecol 2011; 37: 72−81.

5） Stoler-Poria S, Lev D, Schweiger A, et al: Developmental outcome of isolated fetal microcephaly. Ultrasound Obstet Gynecol 2010; 36: 154−8.

6） 室月 淳：イラストでみる産婦人科診療 第23回 胎児の骨系統疾患. 産科と婦人科 2014; 81: 919−26.

7） 谷垣伸治, 須山文緒, 芝田 恵, ほか：基礎から学ぶ周産期超音波診断のポイント 胎児計測の基本 妊娠中後期. 臨婦産 2015; 69: 640−7.

8） 日本超音波医学会 平成14・15年度 用語・診断基準委員会：「超音波胎児計測の標準化と日本人の基準値」の公示について. 超音波医学 2003; 30: J415−40.

第四章

羊水测量

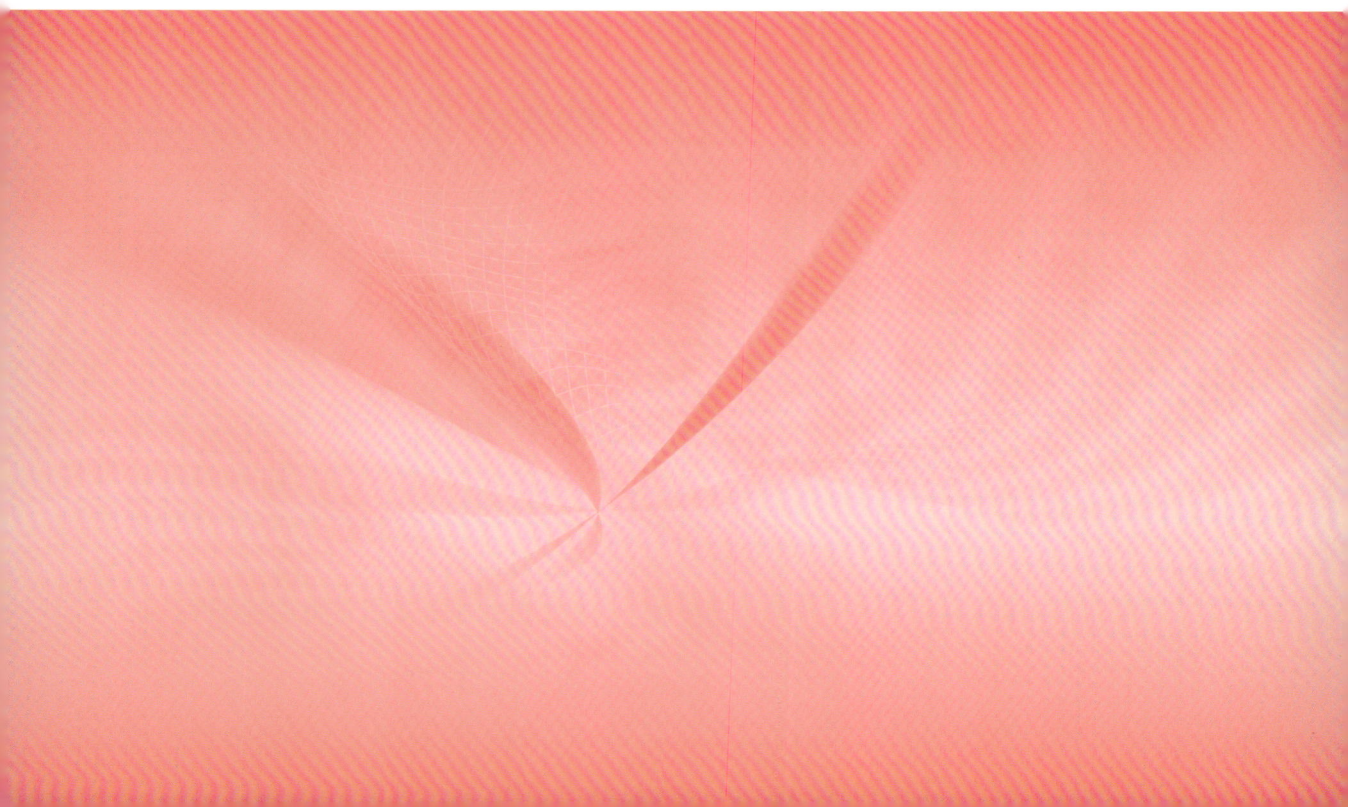

关于羊水

羊水的作用

羊水是充满羊膜腔的液体，对胎儿的发育起着重要作用。

- 对外力的缓冲作用：减少外界对脐带、胎儿的冲击。
- 促进胎儿肺部发育：通过胎儿吸收、排出羊水，促进肺部发育。
- 确保胎儿的运动空间：胎儿有足够的活动空间，促进胎儿的肌肉和骨骼的发育。
- 抗菌作用：可防止侵入子宫内的细菌增殖。

羊水的产生和吸收

羊水产生、吸收不断地交替进行

- 胎儿吞咽的羊水在小肠中被吸收，进入胎儿的血液循环后形成尿液被排出（图4.1）。

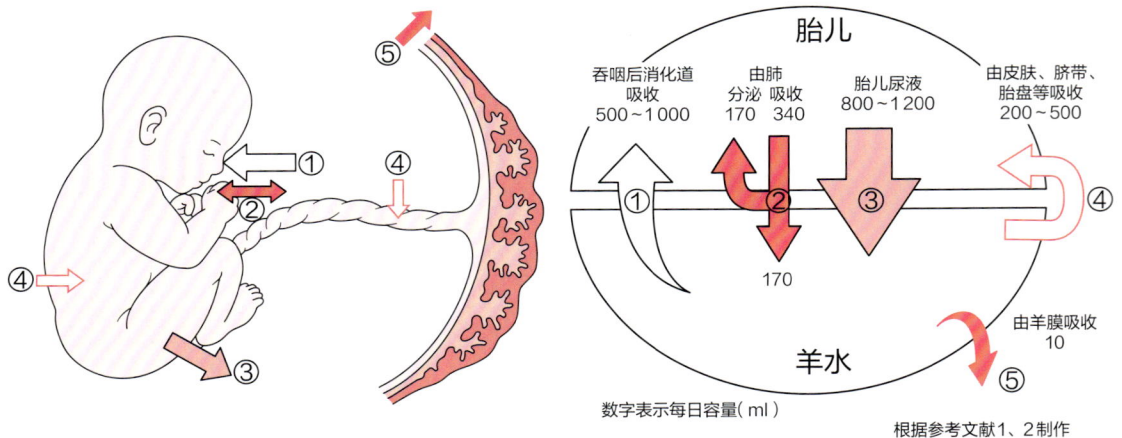

图4.1　妊娠末期的羊水循环
①羊水被吞咽后，在消化道被吸收
②肺部分泌的液体（肺泡液）从呼吸道排入羊水中，从呼吸道进入的羊水被肺部吸收
③产生的尿液，被释放到羊水中
④从胎儿的皮肤、脐带、胎盘吸收羊水
⑤羊水通过羊膜被母体吸收

- 妊娠初期的羊水是由胎儿皮肤绒毛分泌的，但妊娠中期以后胎儿的尿液是羊水的主要成分。
- 羊水量在妊娠30～35周达到峰值（约800 ml），之后逐渐减少，在妊娠晚期在500 ml以下（图4.2）。在妊娠晚期每天约有1000 ml羊水被代谢。
- 妊娠中期以后羊水的主要来源是胎儿尿液，羊水的吸收主要是依靠胎儿的吞咽。妊娠晚期羊水量由于胎儿尿液（每日800～1200 ml）以及肺的分泌液（每日约170 ml）而增加。另外，由于胎儿吞咽以及消化道吸收（每日500～1000 ml），胎儿皮肤、脐带、胎盘表面吸收（每日200～500 ml）以及由羊膜吸收到母体的羊水（每日约10 ml）减少。

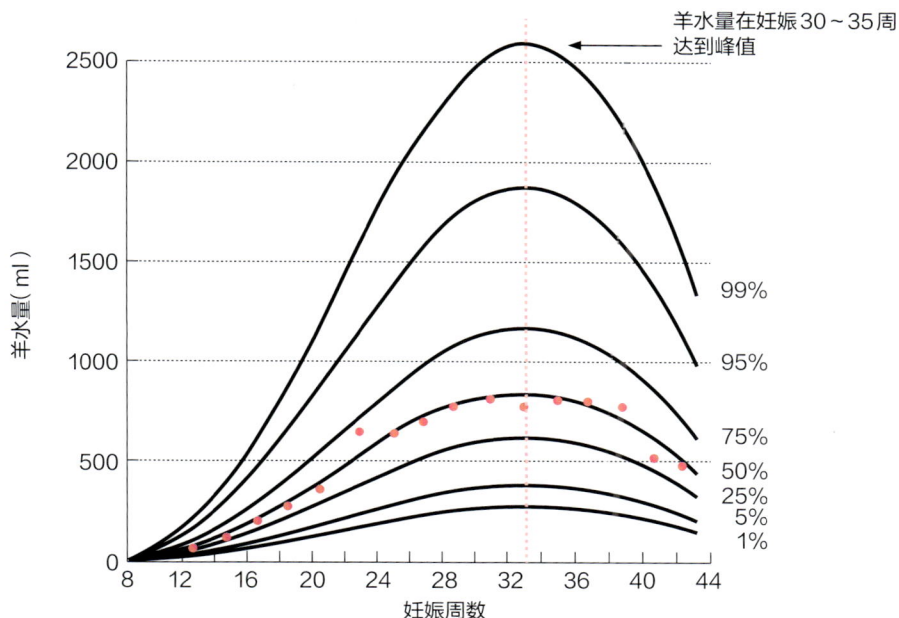

图4.2　妊娠周数与羊水量的变化

羊水量从妊娠中期开始慢慢增加，在妊娠33周左右达到最大量，然后逐渐减少

羊水的测量方法

羊水量能反映胎儿情况、胎盘功能，因此，在孕妇的日常体检时正确评估羊水量是非常重要的。目前，测量羊水（半定量法）主要使用"最大羊水深度""羊水池""羊水指数（amniotic fluid index，AFI）"等指标。

最大羊水深度

测量方法（图4.3）

①探头与母体长轴平行，与诊床垂直地放在母体腹壁上。

②测量子宫内的最大羊水深度。

注意：测量断面内不包含脐带、胎儿。

a. 母体腹部横断面
探头与母体的长轴平行，与诊床垂直，放在母体的腹壁上

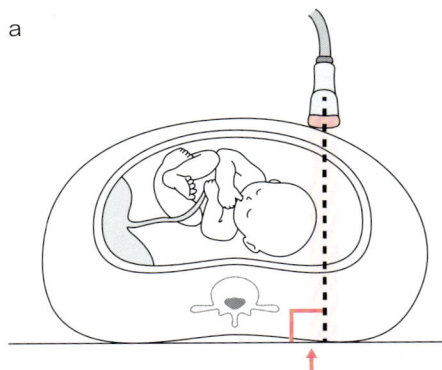

b. 最大羊水深度测量断面（正常范围2~8cm）
子宫内最大羊水深度的测量断面内不包含脐带、胎儿

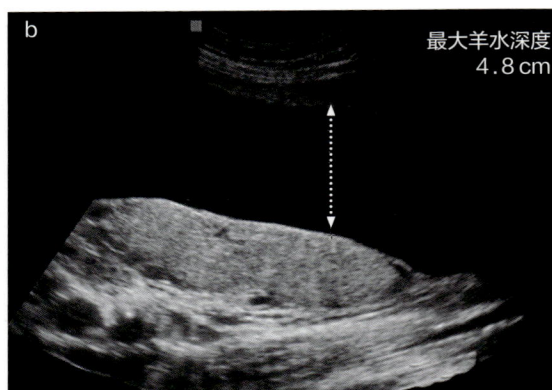

图4.3　最大羊水深度

正常范围

2~8 cm（不足1 cm→羊水过少，1~2 cm→临界值，8 cm以上→羊水过多）

- 双胎/多胎时本方法适用。用每个胎儿的最大羊水深度进行评估。
- 根据文献，也有将本方法称为最大垂直羊水池（maximum vertical pocket，MVP）、单一最大羊水池（single deepest pocket，SDP）的报道。需要注意与下面的"羊水池"进行区别。

羊水池

测量方法（图4.4）

①使探头垂直于母体的腹壁，显示出羊水腔的最大断面。
②在羊水腔的最大断面画出正圆，这个正圆的直径就是羊水池的数值。
注意：测量断面内不包含脐带、胎儿。

正常范围

2~8 cm（不足1 cm→羊水过少，8 cm以上→羊水过多）

- 在用评估胎儿状态的生物物理相评分（BPS）评估羊水时，使用本方法。

a. 母体腹部横断面
探头与母体的腹壁垂直

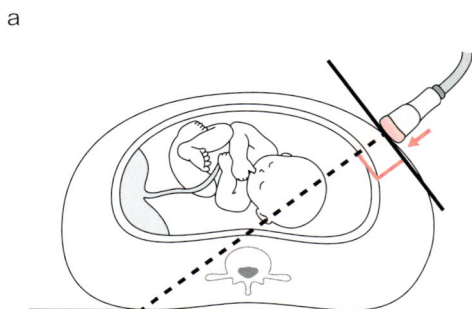

b. 羊水池测量断面（正常范围2~8 cm）
显示出羊水腔最大的断面后画出正圆，这个正圆的直径就是羊水池的数值，测量断面内不包含脐带、胎儿

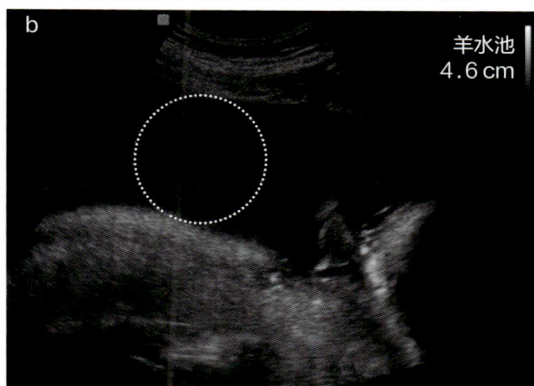

羊水池
4.6 cm

图4.4　羊水池

羊水指数

测量方法（图4.5）

①探头与测量羊水最大深度时一样与母体的长轴平行，与诊床垂直，放在母体的腹壁上。

②将母体的腹部分为上、下、左、右四部分，测量各个部分的羊水最大深度，四个部分的最大深度之和就是羊水指数，通常以"cm"为单位。

注意：测量断面内不包含脐带、胎儿。

a. 母体腹部横断面

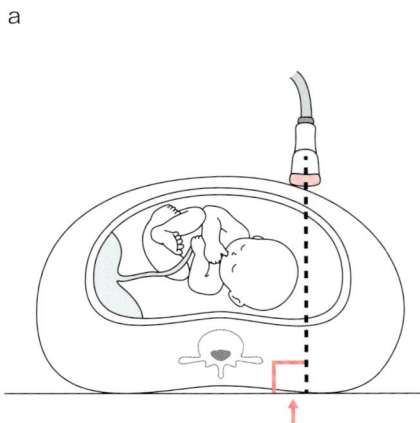

b. 羊水池测量断面（正常范围2~8 cm）

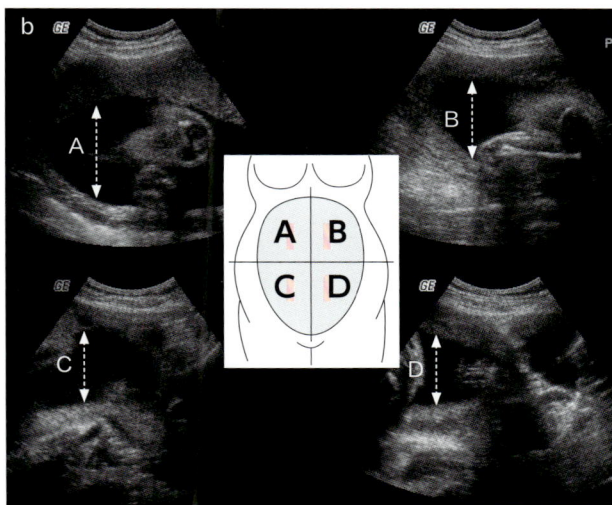

$$A(cm) + B(cm) + C(cm) + D(cm) = AFI(cm)$$

图4.5　羊水指数

正常范围

5～24 cm（不足5 cm→羊水过少，24 cm以上→羊水过多）。

羊水测量时的注意事项

探头放置的方法

需要注意的是测量方法不同，放置探头的方法也不同（图4.6）。另外，探头放置在母体腹壁时过度倾斜，也是引起测量误差的原因，需要注意（图4.7）。无论采用哪种测量方法，探头都要垂直于床或母体腹壁[*]。

> * 关于测量最大羊水深度时探头的放置方法在Manning等的论文中没有明确的记载，本文以多篇文献的记载为基准，在测量羊水指数时探头同样与诊床垂直。

a. 最大羊水深度，羊水指数的测量
探头与诊床垂直

b. 羊水池的测量
探头与母体腹壁垂直

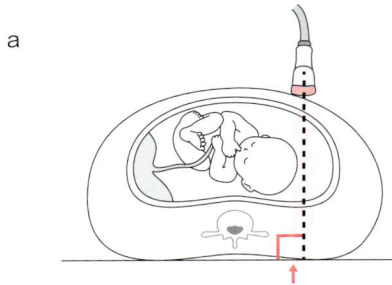

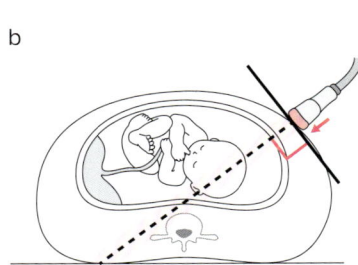

图4.6　测量方法不同，放置探头的方法也不同

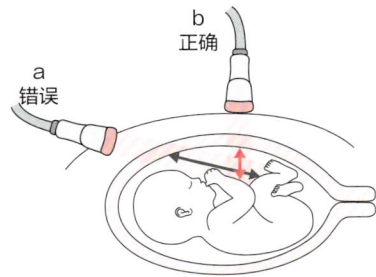

a. 错误

b. 正确

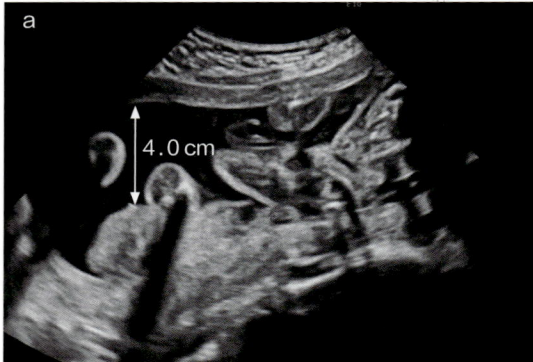

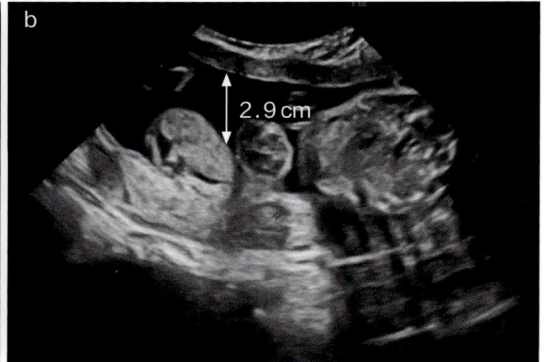

图4.7　探头的放置方法
探头过度倾斜是错误评估羊水量的主要原因

羊水腔内的多重反射

多重反射是在羊水腔内出现的一种伪像，在羊水测量时经常会遇到"子宫壁到底在哪儿"这样的困惑（图4.8）。在这种情况下，减轻探头对腹部的压迫或者使探头的方向稍微倾斜，改变探头的位置后多重反射就会消失，此时比较容易辨别子宫壁。

腹壁、子宫壁与多重反射

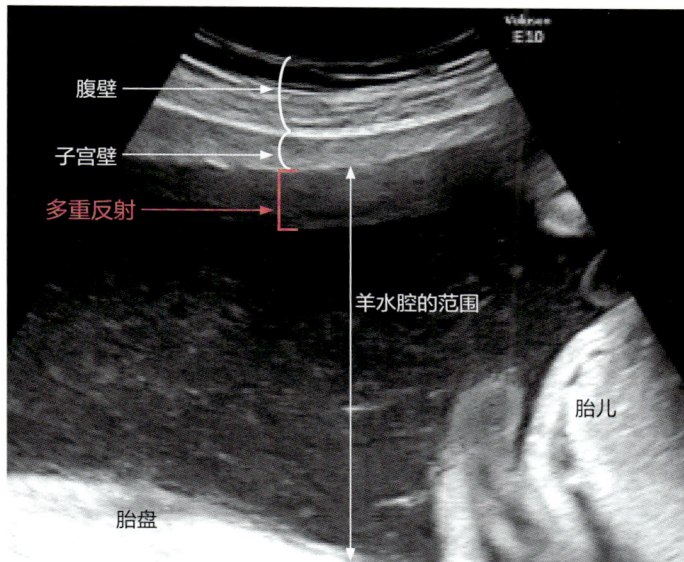

图4.8　羊水腔内的多重反射

在探头与羊水腔之间，有垂直于超声波束的母体腹壁、子宫壁等。因此，在羊水腔中容易产生由多重反射引起的伪像

测量断面中不包含胎儿及脐带

无论是哪种羊水测量方法，最好是在不包括脐带和胎儿部分的断面进行测量。因此，使用彩色多普勒超声（能量多普勒超声），确定测量的断面内不包括脐带（图4.9）。这样可以提高测量值的准确性，减少操作引起的误差。特别是在有羊水过少倾向的病例中，需要注意的是判断为羊水腔的区域，实际上有脐带聚集的低回声。

母体膀胱与羊水腔的鉴别

当探头位于母体耻骨联合的上方时，如图4.10所示可看到母体膀胱，要注意有时其图像与羊水腔类似。在胎头处可见膀胱壁及子宫壁所组成的间隔结构。

其他注意事项

如果在羊水测量上花费过多时间，有时由于胎儿移动而不能进行正确的测量，所以应尽可能在短时间内进行测量。

a. 妊娠26周（B型/彩色多普勒双图像显示）

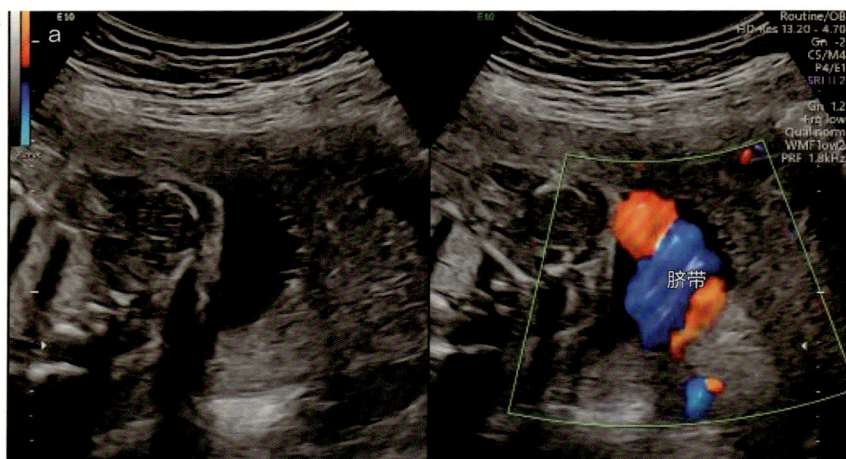

b：妊娠34周（B型/彩色多普勒双图像显示）

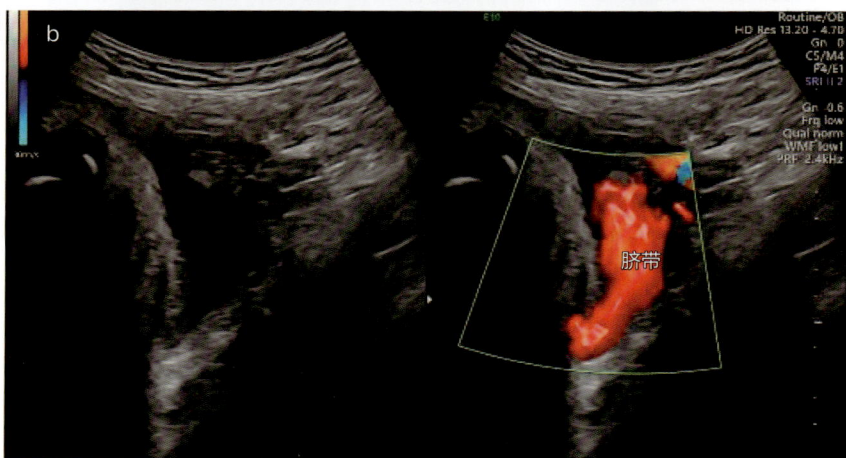

图4.9　用彩色多普勒超声鉴别脐带
B型超声图像看上去像是羊水腔。使用彩色多普勒会发现是脐带不是羊水

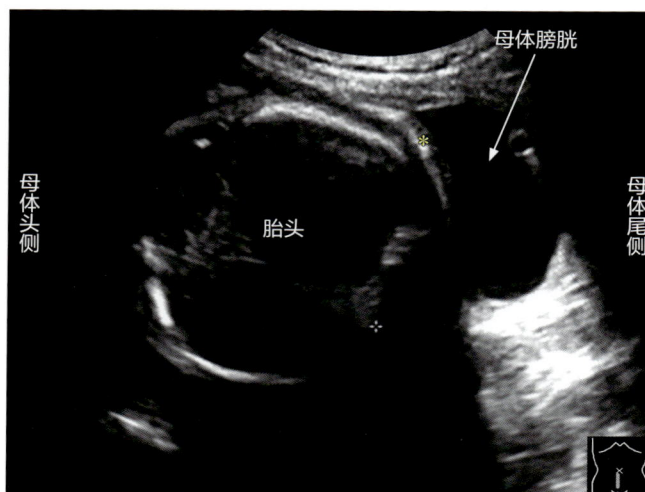

图4.10　母体膀胱与羊水腔
母体的纵断面图像，右侧是母体尾侧。靠近尾侧的黑色部分，有时乍一看像羊水腔。但胎头处可见膀胱壁及子宫壁所组成的间隔结构（＊），可以判断尾侧的黑色部分为母体膀胱。注意不要混淆母体膀胱与羊水腔

另外，如果探头在母体腹壁过于用力压迫，则有可能引起羊水腔变形而诱发胎儿活动，这点也要注意。

羊水量的异常

羊水过多

羊水过多是指羊水的吸收减少（胎儿物理性/功能性的吞咽障碍、上消化道闭锁引起的吸收障碍等），或者羊水产生增加（脑脊液及腹腔积液渗出、胎儿尿液增加等）引起的羊水量增加。约有半数以上的羊水过多原因不明，有部分病例分娩后也原因不明。羊水过多可能自然缓解。

羊水过多的原因

羊水过多的主要原因及病理见表4.1。

表4.1　羊水过多的主要原因及病理

	原因	病理
①胎儿疾病	中枢神经系统疾病：脑积水、无脑儿、脊髓脊膜膨出/脊膜膨出等	脑脊液流出/羊水吞咽功能障碍
	消化系统疾病：食管闭锁、十二指肠闭锁、腹壁破裂、脐带疝等	羊水的物理性通过（吸收）障碍/腹腔积液及分泌物流出、漏出
	胸腔内疾病：膈疝、先天性肺及气道畸形等	羊水的物理性通过（吸收）障碍
	肌肉、骨骼系统疾病：骨骼系统疾病、肌强直性营养不良、肌无力等	羊水的功能性吞咽障碍
	免疫性、非免疫性胎儿水肿（胎儿贫血）等	胎儿尿量增加
	心血管系统疾病：心律不齐、心脏畸形等	
	染色体异常：18-三体综合征、21-三体综合征	
	肿瘤：骶尾部畸胎瘤等	肿瘤表面的漏出
②胎儿附属物异常	胎盘肿瘤：绒毛膜血管瘤	高输出性心功能不全伴胎儿尿量增加
③母体疾病	妊娠糖尿病	胎儿高血糖引起的渗透压利尿/巨大儿的肾脏增大引起的尿量增加
	感染性疾病（梅毒等）	
	血型不合	溶血性贫血、胎儿水肿引起的胎儿尿量增加

羊水过少

羊水过少的原因

羊水过少的原因如表4.2所示。除了胎膜早破以外，大部分都是由于胎儿尿量减少所致。如果羊水减少持续时间较长，会导致肺部发育不良等并发症（图4.11）。

表4.2 羊水过少的原因

	原因
①胎儿疾病	泌尿系统疾病：肾发育不全、下尿路闭锁
	胎儿生长受限
	胎儿功能不全
	双胎输血综合征的供血儿
②母体疾病、母体用药	脱水、循环功能不全
	胎膜早破
	过期妊娠
	妊娠高血压综合征
	胶原病合并妊娠、抗磷脂综合征
	药物性（吲哚美辛、ACE抑制剂等）

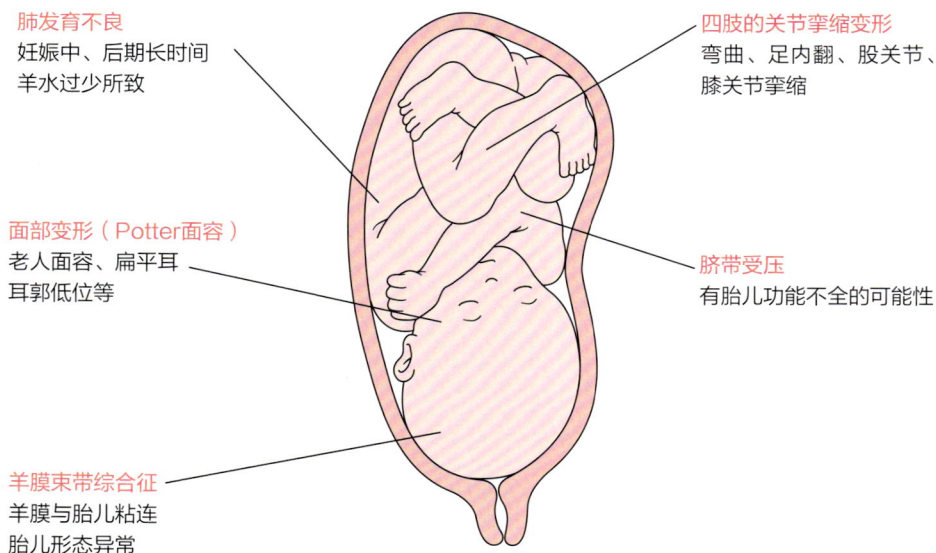

肺发育不良
妊娠中、后期长时间羊水过少所致

四肢的关节挛缩变形
弯曲、足内翻、股关节、膝关节挛缩

面部变形（Potter面容）
老人面容、扁平耳耳郭低位等

脐带受压
有胎儿功能不全的可能性

羊膜束带综合征
羊膜与胎儿粘连胎儿形态异常

图4.11 羊水过少的并发症

羊水量与胎儿发育

羊水量的异常与胎儿的发育有着密切的关系。以羊水过多时伴有巨大儿，羊水过少时伴有胎儿生长受限的情况最常见。但是，有时尽管胎儿很小，羊水却过多，这时要考虑合并包括18-三体综合征在内的染色体异常的可能性，并进行详细的胎儿筛查。

在日常检查中易混淆的图像

羊膜片

羊膜片（amniotic sheets）是宫腔内（羊膜腔内）横穿子宫的膜状或叶状结构，也被称为宫腔粘连（uterine synechiae）。

形成原因

- 虽然羊膜片的形成原因并不完全清楚，但多数学者认为是羊膜、绒毛膜覆盖子宫内粘连处或相邻部位而形成（图4.12）。

- 有学者认为可能是由于某种原因引起的胎盘表面凹凸不平形成的，也有学者认为可能是绒毛膜下血肿等剥离后残余的卵膜形成的。总之，其发病的机制并不十分清楚。

- 与子宫腔内的机械操作、外科治疗、感染等相关联，许多病例有刮宫、剖宫产、盆腔内炎性疾病的病史。

发病率

- 有报道发病率为0.5%～1.0%。

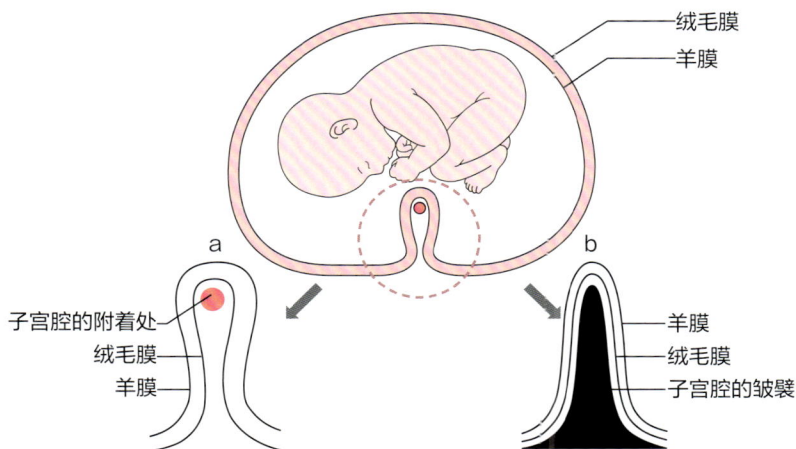

图4.12　羊膜片的成因
羊膜片的成因并不十分明确，多数学者认为是羊膜、绒毛膜覆盖子宫内粘连处或相邻部位而形成

- 多数是在妊娠中期的超声检查中偶然发现。
- 在妊娠后期由于胎儿的压迫，子宫增大，羊膜片变得菲薄、断裂而不易辨认。

超声所见（图4.13）

- 在羊水腔内可见较厚的（2 mm以上）膜状结构。
- 可与胎儿接触但并不附着，不影响胎儿的活动。
- 有时一端附着在子宫壁，另一端游离。
- 有时附着在胎盘，或接触胎盘。

a. 病例1（妊娠20周）
羊膜腔内可见膜状结构，一侧起始于胎盘边缘。a_1、a_2是不同时间的图像，都可以在羊水腔内看到胎儿足。胎儿在膜状结构的周围活动不受影响

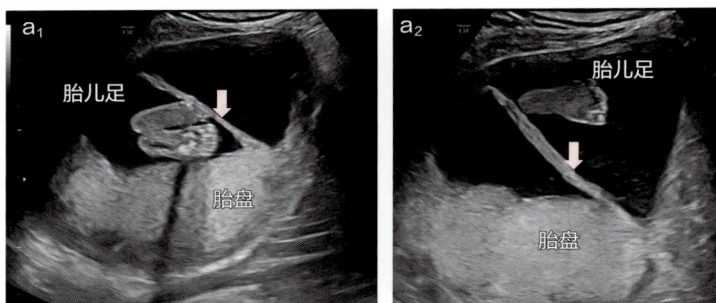

b. 病例2（妊娠21周）
羊膜腔内可见较厚的膜状结构，位置离胎盘较远

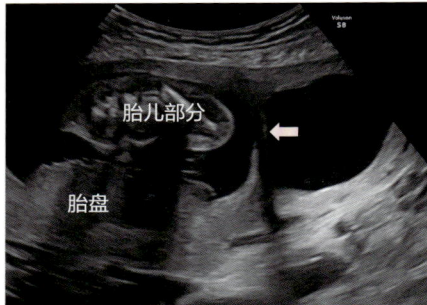

c. 病例3（妊娠19周和25周）
妊娠19周（c_1）可见较厚的膜状结构附着在胎盘上。妊娠25周（c_2）随着子宫的增大膜状结构离开胎盘，其厚度变薄

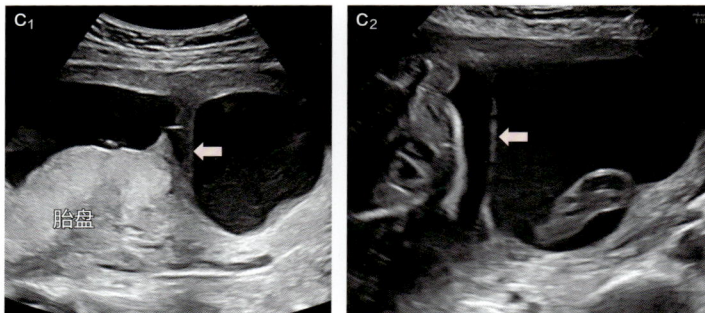

图4.13　羊膜片的超声表现

鉴别诊断

需要与羊膜束带综合征、轮廓胎盘、纵隔子宫等相鉴别。

- 羊膜束带综合征是指部分羊膜破裂产生的束状物，缠绕胎儿由此发生的各种胎儿形态异常。另外，由于羊膜束带是一片羊膜产生所以非常薄，与羊膜、绒毛膜、粘连的组织、绒毛膜、羊膜五层结构组成的羊膜片厚度明显不同。
- 如果胎盘的边缘部分有条索状结构附着的情况下，羊膜片有时与轮状胎盘的皱褶表现类似。在轮状胎盘可见条索状结构与胎盘表面平行，而不附着于子宫壁。

预后

- 一般情况下预后良好，但是据报道有时会伴有臀位或横位等胎位异常。
- 最近也有报道显示，出现胎膜早破、早产、胎盘早剥等病例，以及发生频率不高的胎儿生长受限和胎儿宫内死亡的病例。

但是，目前还没有得到足以改变产科管理方针的证据。

羊水中的细颗粒状回声

在妊娠中、后期，经常会遇到羊水中漂浮的细颗粒状或泥沙状回声（图4.14）。这些所见到底是什么呢？有各种说法，比如来自胎儿的皮肤脱落的上皮细胞、胎便、感染性细胞等，要鉴定其来源是非常困难的。

a. 病例1（妊娠19周）　　　　　　b. 病例2（妊娠38周）

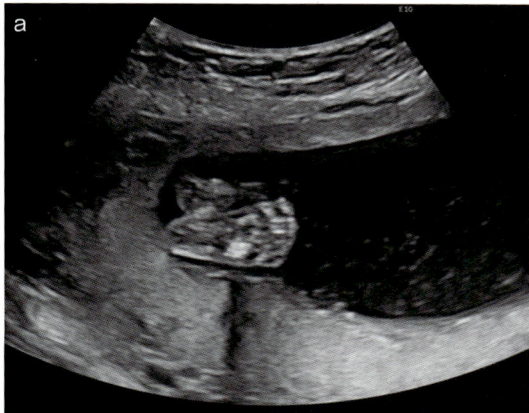

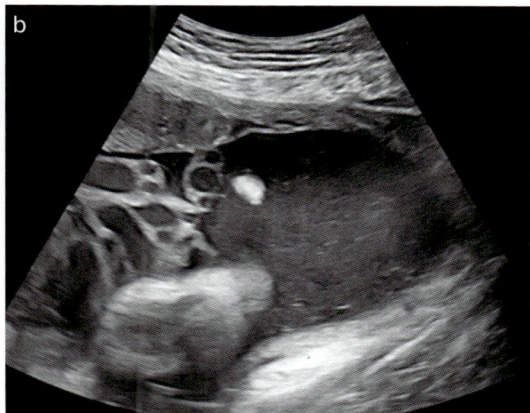

图4.14　羊水中的细颗粒状回声
在妊娠中、后期，经常会遇到羊水中漂浮的细颗粒状或泥沙状回声，要鉴定其来源是非常困难的

羊膜囊突出

图4.15 是刊登在日本超声检查学会杂志上的图像。可以看到宫口开大并且胎儿头部凸向阴道。随着宫口开大，羊水和羊膜突向阴道内形成羊膜囊，此为羊膜囊突出*的表现。

这时马上终止了检查，以免造成额外的刺激，并将孕妇放在担架车上，紧急入院、绝对静养，3天后，该孕妇在妊娠24+4周时分娩了750 g的女婴。

实际上，笔者在产科诊所工作期间，经历了与其极其相似的病例。多亏事先看了这个图像，才能迅速地将情况传达给主治医生。

对于笔者来说，这个超声图像是看过一次就绝不可能忘记的图像之一。

妊娠24+1周 母体纵断面

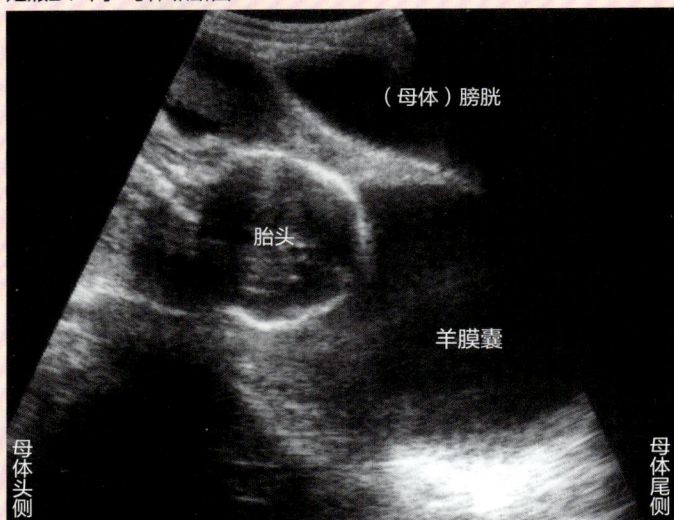

（参考文献14作者许可转载）

图4.15 超声检出的羊膜囊突出

---

* 羊膜囊突出

在分娩过程中，随着宫口的开大，一部分羊膜与羊水突向阴道内，被称为羊膜囊突出。在妊娠过程中，羊膜囊与子宫内壁紧密接触，但发生阵痛（子宫收缩）时，子宫颈管逐渐开大，原本附着在子宫下方的羊膜发生剥离（其中包含羊水），从子宫颈口向外膨出。子宫颈管在阵痛（子宫收缩）的间隙松弛。这个过程反复进行，膨出的羊膜囊逐渐增大，促使子宫颈管伸展和子宫口开大。

另外，随着分娩过程的进展，胎儿在产道（子宫颈管及阴道）内逐渐下降，到达骨盆底，在产道出口时隐时现。这时阵痛（子宫收缩）发作时，可以从阴道口看到胎儿最先露出的部分膨隆出来，在阵痛间隙，就看不到这种情况。这个状态称为"突出"，羊膜囊的突出状态就称为"羊膜囊突出"。

专栏

羊水沉渣

在进行经阴道超声检查时，在子宫内口附近有时可以看到高回声的沉淀物，被称为羊水沉渣（amniotic fluid sludge，AFS）。近年来，有报道认为其是子宫内炎症的风险因子之一。AFS本身并不表示病原微生物的存在，而是反映了羊水内感染的炎症过程。有报道显示，在有AFS的病例中，发生子宫内细菌感染、绒毛膜羊膜炎、先兆流产的风险会增加。

参考文献

1） Brace RA: Progress toward understanding the regulation of amniotic fluid volume: water and solute fluxes in and through the fetal membranes. Placenta 1995；16：1−18．

2） Gilbert WM, Moore TR, Brace RA: Amniotic fluid volume dynamics. Fetal Med Rev 1991；3：89−104．

3） Brace RA, Wolf EJ: Normal amniotic fluid volume changes throughout pregnancy. Am J Obstet Gynecol 1989；161：382−8．

4） 長谷川潤一，倉崎昭子，鈴木　直：11. 胎盤・臍帯・羊水. 産科と婦人科 2019；86：1099−105．

5） Manning FA, Hill LM, Platt LD: Qualitative amniotic fluid volume determination by ultrasound: Antepartum detection of intrauterine growth retardation. Am J Obstet Gynecol 1981；139：254−8．

6） 藤森敬也，伊藤史浩，河村　真，ほか：9. 羊水量. 特集 胎児評価の新展開. 産科と婦人科 2013；80：1191−96．

7） 森　巍（監修）：胎児診断・管理のＡＢＣ 改訂6版. p.190，金芳堂，京都，2019．

8） Nyberg DA, McGahan JP, Pretorius DH, et al: Diagnostic Imaging of Fetal Anomalies. p.121, Lippincott Wiliams & Wilkins, 2003．

9） 佐藤賢一郎，水内英充：Amniotic sheets. 特集 妊婦と胎児の画像診断 Up-to-date. 産婦人科の実際 2008；57増刊号：465−74．

10） Norton ME, Scoutt LM, Feldstein VA Callen's Ultrasonography in Obstetrics and Gynecology. 6th Ed. Elsevier, 2016．

11） Sistrom CL, Ferguson JE: Abnormal membranes in obstetrical ultrasound: incidence and significance of amniotic sheets and circumvallate placenta. Ultrasound Obstet Gynceol 1993；3：249−55．

12） Tan KBL, Tan TYT, Tan JVK, et al: The amniotic sheet: a truly benign condition? Ultrasound Obstet Gynecol 2005；26：639−43．

13） Nelson LD, Grobman WA: Obstetric morbidity associated with amniotic sheets. Ultrasound Obstet Gynecol 2010；36：324−7．

14） 岩崎昭宏：超音波検査士認定試験対策セミナー 産婦人科. 超音波検査技術 2002；27：596−7．

15） 深見武彦：切迫早産管理における羊水スラッジの意義. 産婦人科の実際 2017；66：865−71．

16） 米田徳子，伊東雅美，齋藤　滋：amniotic fluid sludge と早産予知. 臨床婦人科産科 2015；69：296−300．

第五章

胎　盘

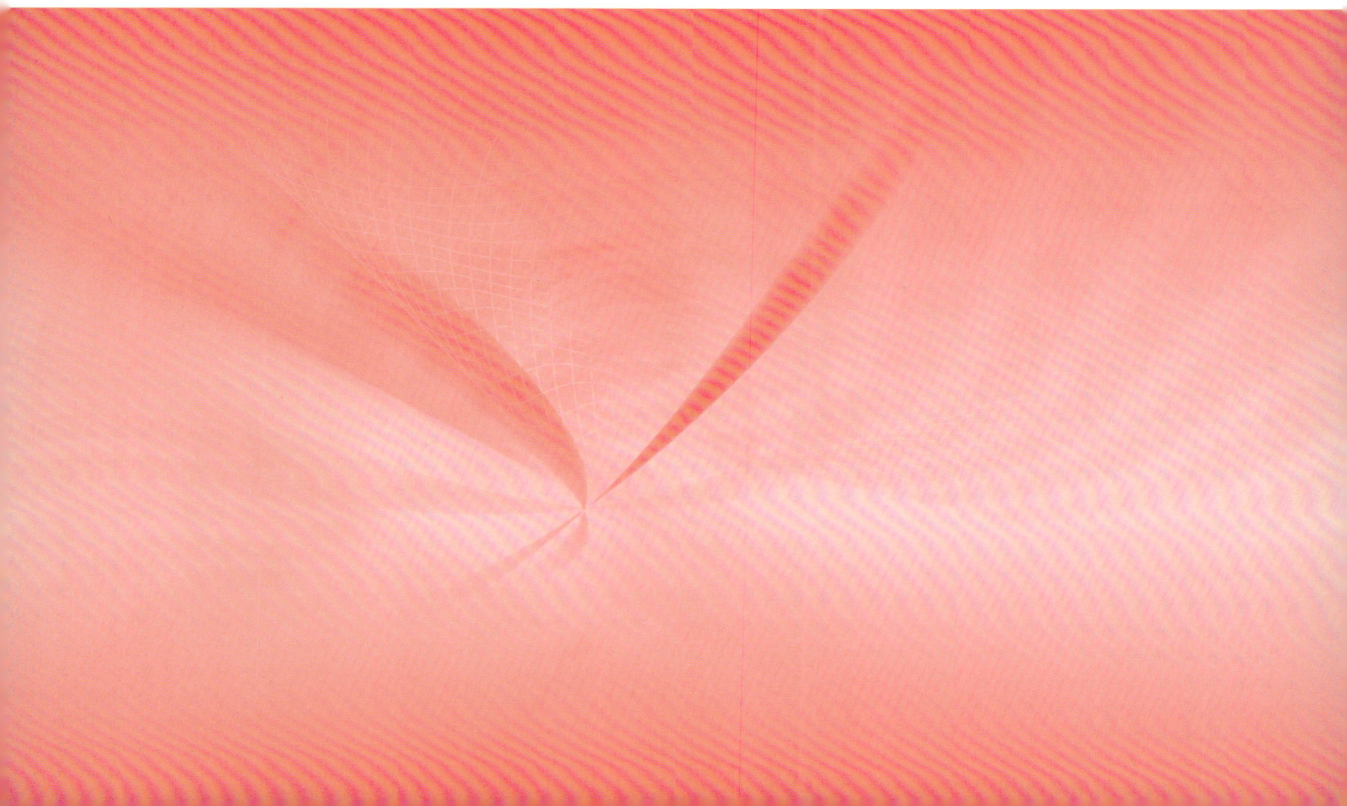

什么是胎盘

胎盘的形成

受精卵到达子宫后，子宫内膜增厚蜕膜样改变形成蜕膜。受精卵在蜕膜处着床。受精卵着床处的蜕膜称为底蜕膜，子宫腔一侧的蜕膜称为包蜕膜。着床之后，在胎芽向胎儿发展的过程中形成绒毛，子宫腔一侧缺乏绒毛组织，称为平滑绒毛膜，受精卵着床一侧的绒毛组织丰富发育良好，称为叶状绒毛膜（图5.1a）。

胎盘由胎儿部分的叶状绒毛膜及母体部分的底蜕膜共同构成，并由羊膜与绒毛膜相融合在妊娠13～14周完全形成（图5.1b）。

胎盘的外观

足月妊娠的胎盘，呈直径约20 cm的圆形或椭圆形的薄圆盘状，重量为400～500 g。与羊水腔接触的一面（胎儿面）有羊膜覆盖，其下方有绒毛膜板，绒毛膜板内有由脐动、静脉分出的绒毛膜板动、静脉走行。从胎盘的另一侧母体面看，由底蜕膜产生的蜕膜中隔将胎盘分成多个小叶（胎盘小叶）（图5.2）。各小叶的中心部分可看到来自子宫螺旋动脉的流入部分。

胎盘的内部结构（图5.3）

■ 胎盘的胎儿侧被绒毛膜板包围，母体侧被底蜕膜包围。胎盘内部有被母体血液充满的绒毛间隙，其内有像树枝一样伸展的"绒毛"。

a. 妊娠10周（胎龄8周）

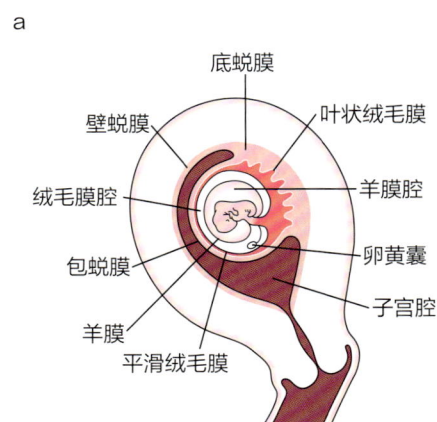

b. 妊娠14周（胎龄12周）

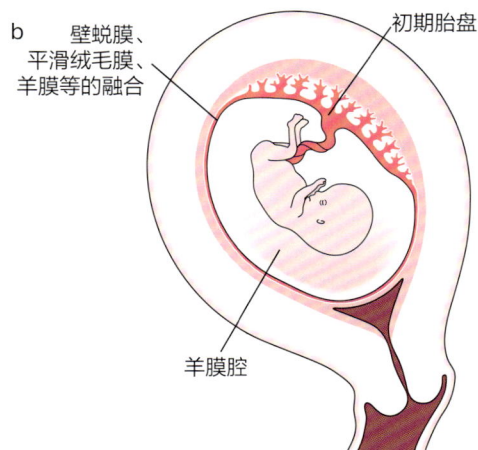

图5.1 胎盘的形成

初期胎盘→叶状绒毛膜（胎儿来源）+底蜕膜（母体来源）

- 从胎儿一侧的脐带来看，脐带内包括胎儿一侧的血管（两根脐带动脉和一根脐带静脉）。这些血管在脐带的附着处分支，成为绒毛膜板动、静脉在胎盘表面的绒毛膜板内走行，进入绒毛内部。此后进一步分支，由小动、静脉变为毛细血管，血液围绕在末梢的绒毛内部。

- 在母体一侧，子宫肌层的弓状动脉分支为螺旋动脉穿过底蜕膜，在胎盘内部的绒毛间隙内开口，从这个开口部位，在绒毛膜腔内呈葡萄串样朝向绒毛漂浮，母体动脉血流像喷射流一样猛烈喷出（图5.2b）。在绒毛间隙内有数个这样的母体动脉血流喷出口。

a. 胎盘胎儿面
胎盘的胎儿面有羊膜覆盖，透过覆盖的羊膜可以看到从脐带分支的血管。这些血管是在绒毛膜板内走行的绒毛膜板动、静脉

b. 胎盘母体面
胎盘的母体面被分成多个小叶，每个小叶的中心部分可看到来自子宫螺旋动脉的流入部分（箭头）。母体血从这里流入绒毛膜腔

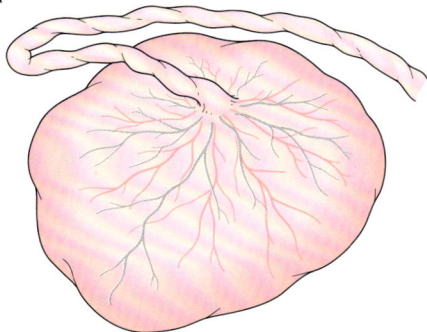

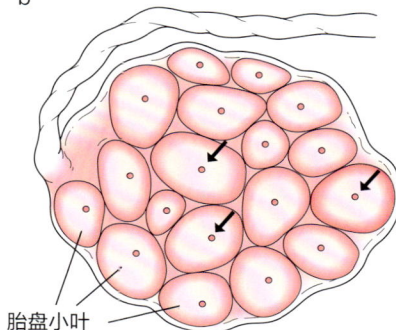

胎盘小叶

图5.2 妊娠初期的胎盘

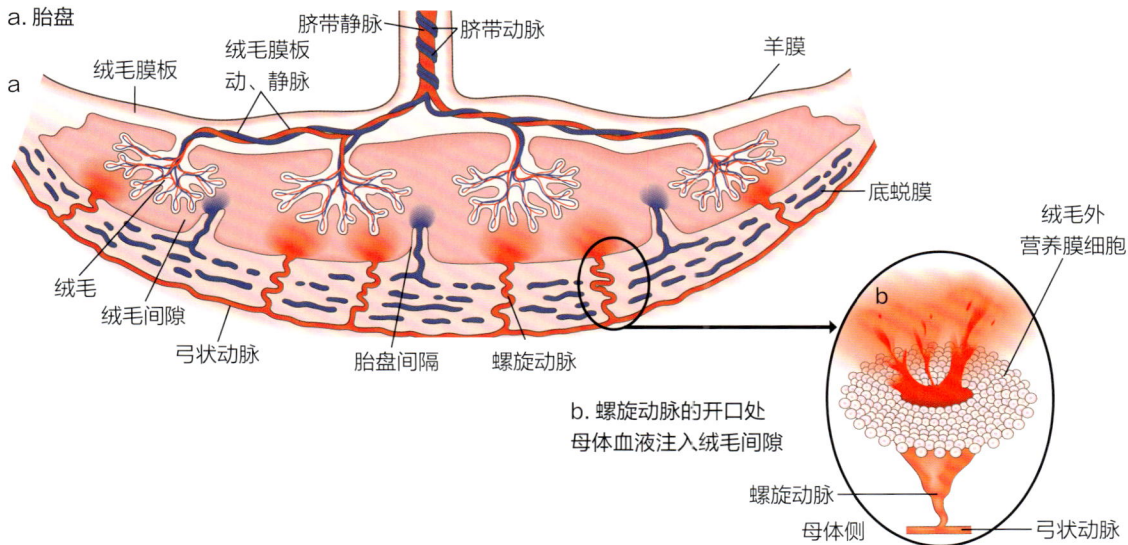

图5.3 胎盘的结构
绒毛间隙充满母体血液，绒毛内充满胎儿血液。母体血与胎儿血没有互相混合。绒毛膜是母子之间进行物质交换的场所

- 绒毛间隙内充满母体血液，通过覆盖绒毛表面的膜（绒毛表面的营养层及周围组织）（进行绒毛内的循环）与胎儿血液进行接触，在母体与胎儿之间进行各种物质交换。从母体向胎儿输送氧气和各种营养物质，而胎儿体内的二氧化碳及代谢物质交换到母体。在这里母体与胎儿血液在不混合的情况下，完成了物质交换。
- 在成熟胎盘的绒毛间隙充满约150 ml的母体血液，每分钟更换3~4次。为了胎儿的顺利发育，绒毛需要充分地浸入母体血液中，子宫、胎盘的血液循环量减少，可能会导致胎儿缺氧及胎儿生长受限，甚至胎儿死亡。另外，如果子宫收缩，螺旋动脉受到压迫，进入绒毛间隙的母体血液就会减少。

胎盘的功能

胎盘有以下功能，对胎儿发育及妊娠维持起着重要作用。

母儿之间的气体交换

胎儿通过胎盘与母体进行气体交换起到呼吸的作用。胎儿的血液经过脐带内的脐动脉输送到胎盘，进行气体交换，氧化后的血液经脐静脉返回胎儿。

母儿之间的物质交换

通过胎盘碳水化合物、脂质、蛋白质、氨基酸、维生素从母体输送到胎儿。另外，各种代谢的废物也会通过胎盘从胎儿传输到母体。胎儿的发育依赖于胎盘的营养运输功能。

激素的产生

胎盘的绒毛表面（绒毛表面的营养层）具有活跃的内分泌功能。可产生人绒毛膜促性腺激素（human chorionic gonadotropin，hCG）、人体胎盘乳糖原（human piacental lactogen，hPL）、雌激素、孕酮等激素。hCG有维持妊娠、刺激甲状腺、促进胎儿睾丸产生睾酮等作用；hPL有调整胎儿营养供给的作用。雌激素、孕激素有维持妊娠、促进分泌乳汁等作用。

正常胎盘的超声所见

妊娠初期的胎盘表现为均匀的内部回声，随着妊娠周数的增加，胎盘内部出现低-无回声的区域及点状高回声（钙化）表现，胎盘的胎儿面可见分叶状凹凸不平的表现。

胎盘形态的Grannum分级

- Grannum等将胎盘的超声表现分为0~Ⅲ级（图5.4），并报告了其与肺成熟度的相关性。妊娠30周以后由0级逐渐增加，随着等级的增加，胎儿的肺成熟度也会提高。

- 目前，这种分类方法在临床上应用的机会很少。这是为了间接地评估胎儿成熟度而设计的，虽然适用于正常妊娠过程的胎儿成熟度的评估，但主流意见认为不适用于胎盘功能不全的评估和妊娠预后的判断。另外，妊娠旦期出现Ⅲ级的表现，也提示与妊娠高血压综合征（hypertensive disorders of pregnancy，HDP）和胎儿生长受限有关。

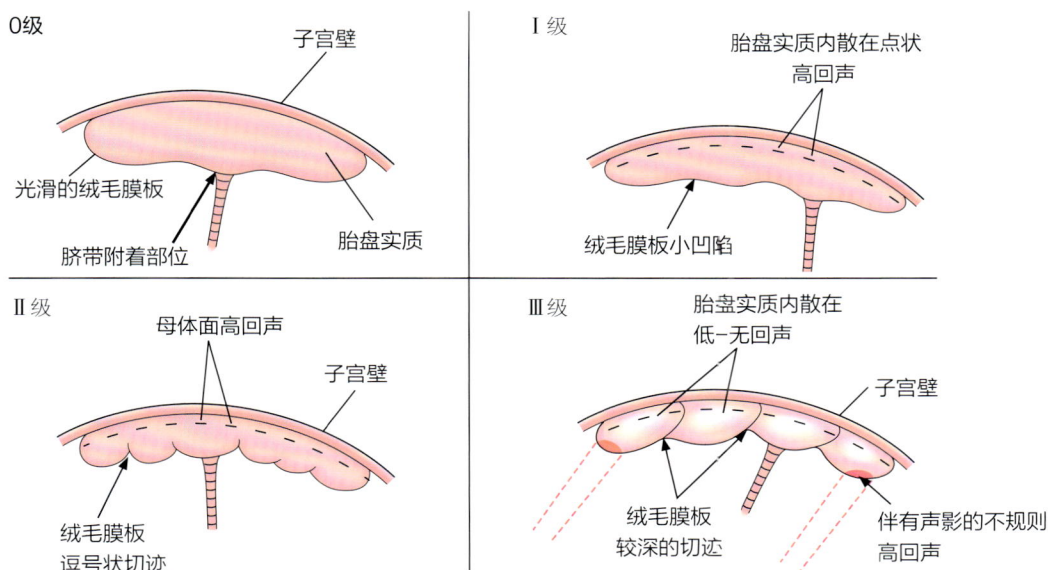

图5.4 胎盘形态的Grannum分级

胎盘的观察方法

一般来说，在子宫的纵断面来观察胎盘。纵向持探头，在母体腹壁滑动，从一侧胎盘的边缘到另一侧胎盘的边缘进行扫查（图5.5）。

胎盘检查的注意事项

- 避免膀胱过度充盈

如果膀胱内尿液过多，子宫下部的前壁和后壁会贴近，就很难判断胎盘的位置。在膀胱适当充盈的状态下进行检查，这一点很重要。

- 探头不要过度压迫腹壁

如果探头过度压迫腹壁，也有可能难以判断胎盘的位置。另外，过度压迫可能使胎盘变形，要注意避免。

子宫矢状面观察

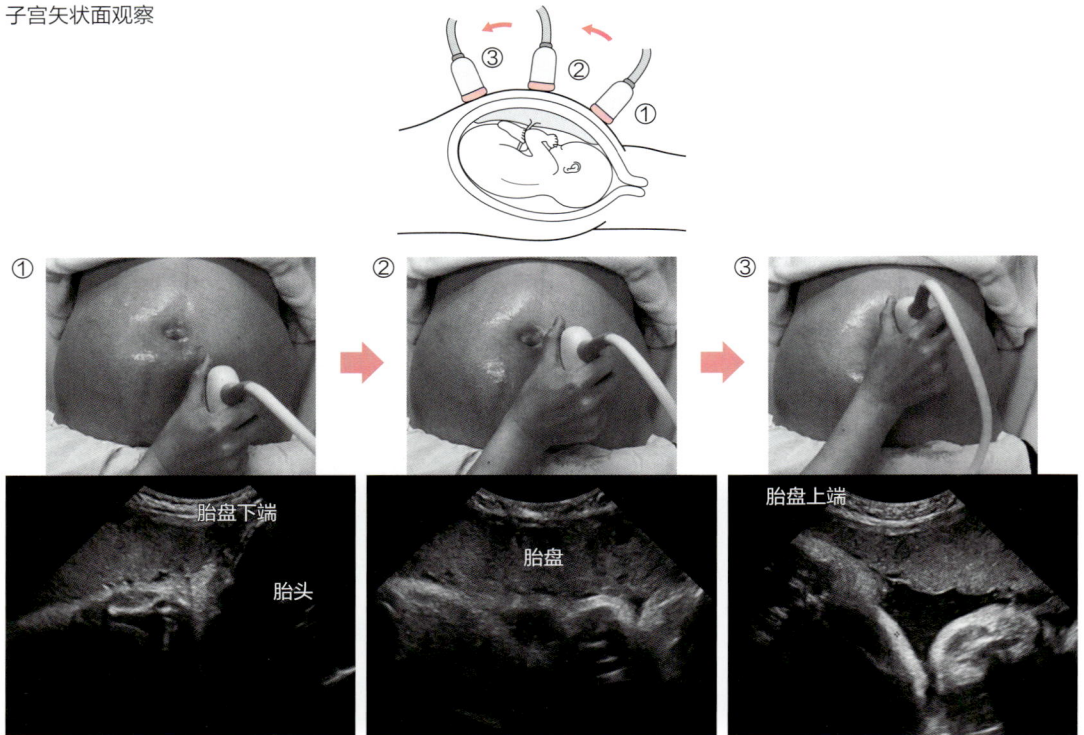

图5.5　胎盘的观察方法

关于子宫肌层局部增厚的表现

在妊娠中期的检查中，有时会遇到子宫肌层局部增厚的情况（图5.6）。其特征是随着时间的推移其形状会发生变化，表现为高回声，形状也会变成近似椭圆形。需要注意

a. 子宫肌层局部增厚的表现（＊）　　　　　　b. 子宫肌瘤（＊＊）

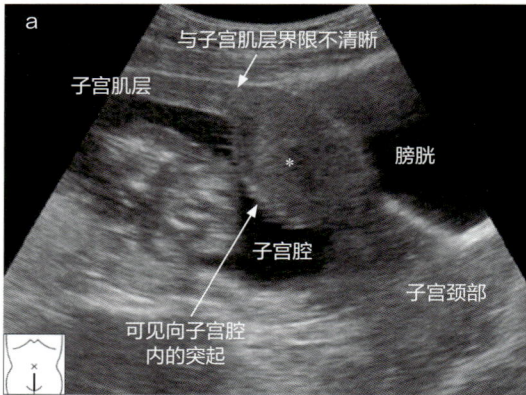

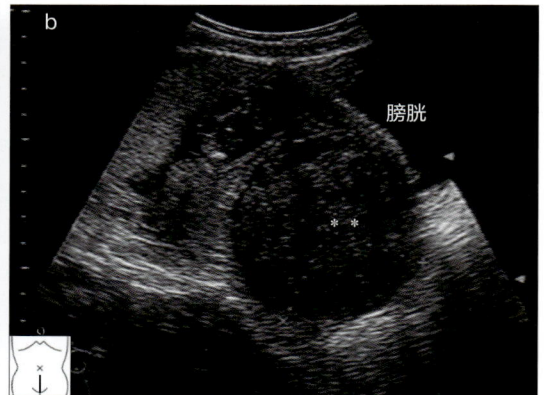

图5.6　子宫肌层局部增厚的表现（母体下腹部纵断面）

子宫肌层局部增厚的表现，有以下特点

①随着时间的推移其形状会发生变化

②子宫腔与子宫肌层（未增厚的部分）界限不清晰

③多数情况下向子宫腔一侧突起

注意不要误认为是胎盘或子宫肌瘤。整体观察子宫对判断真正的胎盘是非常重要的。另外，即使在不同的时间检查，在相同的部位都能看到的情况下，有必要考虑到子宫肌瘤等肿瘤样病变

的是，有时乍一看会认为是胎盘或者子宫肌瘤。

■ 整体观察子宫对判断真正的胎盘是非常重要的。另外即使在不同的时间检查，在相同的部位都能看到的情况下，有必要考虑到子宫肌瘤等肿瘤样病变。

■ 子宫肌层局部增厚多见于子宫下部（靠近尾侧），与胎盘相比，与未增厚的子宫肌层部分分界不明显，多数情况下向子宫腔一侧突出。

■ 也有在胎盘附着部位的子宫肌层局部增厚的情况，有时会被认为是肥厚的胎盘，要注意鉴别。

胎盘的观察项目

胎盘和脐带的因素为胎儿宫内死亡（intrauterine fetal death，IUFD）和紧急剖宫产手术所治疗疾病的主要原因（占50%以上）。正常位置胎盘早剥及前置胎盘等胎盘异常占紧急剖宫产手术适应证的30%以上。本节介绍在日常检查中为了有效筛查胎盘异常所应了解的项目。

胎盘位置有无异常

胎盘附着在哪里（图5.7）

■ 观察胎盘附着在子宫的哪个位置（前壁、后壁、侧壁、底部）。

a. 前壁附着

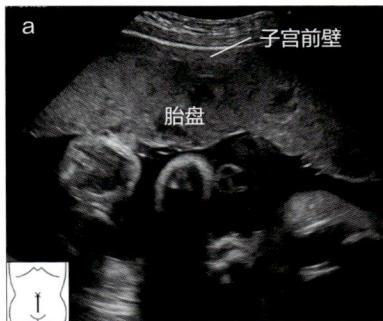

b. 后壁附着

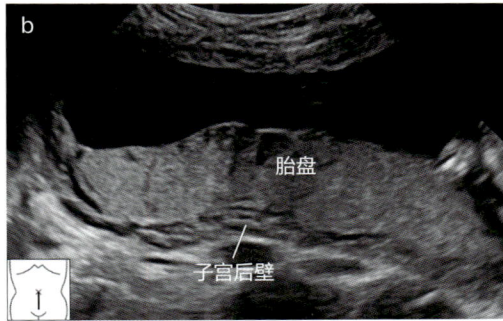

c. 左侧壁附着：病例1

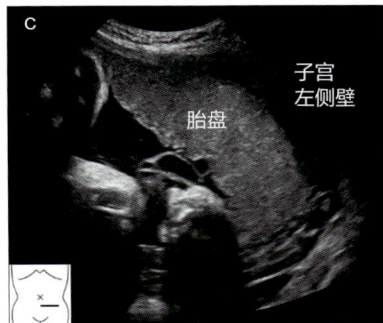

d. 左侧壁附着：病例2
前壁（＊）及左侧壁（＊＊）附着的胎盘

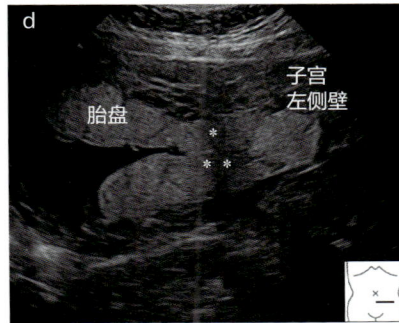

图5.7　胎盘的附着部位

- 附着在侧壁时，只在矢状面检查有时很难判断其位置，需要从各个方向来判断。

有无前置胎盘

探头纵向放在耻骨联合上方，观察胎盘实质的下端在哪里，在子宫内口附近是否有胎盘回声（图5.8）。如果胎盘下端位于子宫内口附近或者看起来有胎盘覆盖子宫内口的情况下，需要使用经阴道超声检查来确认。

a. 探头放置的方法
观察子宫内口处有无胎盘时将探头纵向放在耻骨联合上方

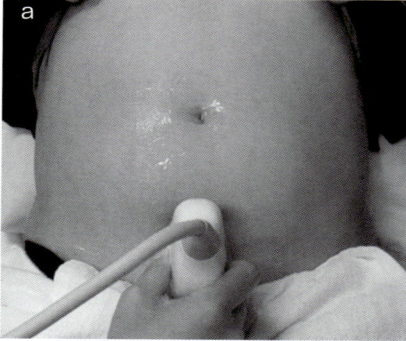

b. 正常位置胎盘（妊娠31周）
胎盘下端离开子宫内口，也就是胎盘附着位置正常

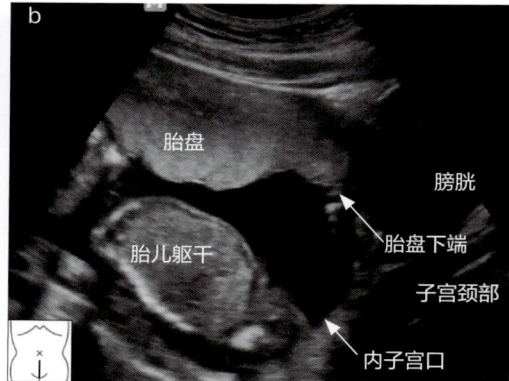

图5.8　确认胎盘的下端

有无胎盘肥厚

胎盘厚度的测量（图5.9）

测量方法

- 显示胎盘中央附近或者脐带附着处附近，探头与胎盘（或子宫壁）垂直，测量胎盘附着处至胎盘胎儿面（绒毛膜板）的垂直距离。
- 在多数情况下，胎盘的中央附近，或者脐带附着处是胎盘最厚的部位。在胎盘最厚的位置测量胎盘的厚度。

评估方法

- 胎盘随着妊娠周数的增加而变厚。胎盘厚度的平均值（mm）与妊娠周数基本一致（例如：妊娠30周，胎盘的平均厚度约为30 mm），其厚度基本不超过50 mm。
- 妊娠周数+10 mm以上就应怀疑胎盘肥厚。
- 虽然有时可以看到局部胎盘肥厚，但大多没有什么临床意义。胎盘整体肥厚具有较大临床意义。
- 当胎盘附着于侧壁时，胎盘的前壁与后壁有时表现为折叠的薄饼状，有时易被误认为胎盘肥厚，这一点要注意（图5.7d）。

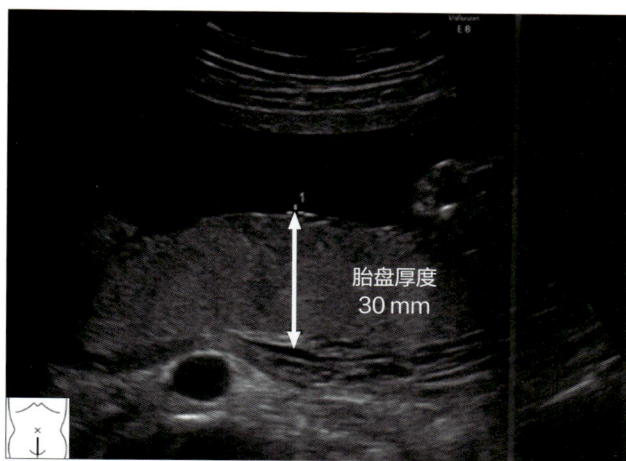

图5.9　胎盘厚度的测量：正常，妊娠26周
显示胎盘中央附近或者脐带附着处附近，探头与胎盘（或子宫壁）
垂直，测量胎盘附着处至胎盘胎儿面（绒毛膜板）的垂直距离。通
常胎盘的厚度大约是"妊娠周数mm"，如果超过妊娠周数+10 mm
时要怀疑是否为胎盘肥厚

与胎盘肥厚相关联的疾病

- 胎盘肥厚是由于胎盘的炎症、绒毛浮肿、代偿性增生等原因引起的。相关疾病有母体的糖尿病、胎儿水肿、先天性梅毒、胎儿生长受限等。

- 在正常位置的胎盘发生早期剥离时，由于血肿的形成看起来与胎盘肥厚的表现类似。这时胎盘的表现与上述疾病中发生的胎盘肥厚的表现在发病机制上不同。前者可以看到子宫壁与胎盘之间潴留的胎盘后血肿引起的继发性改变。

- 如上所述有学者认为胎盘肥厚与各种疾病有相关性。当胎盘看起来比通常要厚，比较圆、有隆起等就需要报告。

专栏

判断胎盘位置时要注意时期

　　子宫峡部开大与胎盘位置的变化如图C.8所示。

　　在判断胎盘位置时，妊娠的时期是很重要的。子宫体部与颈部的移行部分称为子宫峡部*。子宫峡部是解剖学的子宫内口**，与组织学（产科学）的子宫内口***是同一位置，非妊娠时期

* 子宫峡部：妊娠期间称
为子宫下部、子宫下段。
** 解剖学的子宫内口：
子宫腔与子宫颈管的肉眼界限。
*** 组织学（产科学）的子宫内口：
子宫内膜、子宫颈管内膜的界限。

及妊娠初期呈闭锁状态与子宫颈部一体，而妊娠中期以后子宫峡部开大，与子宫腔成为一体，子宫的增大伴有肌层的伸展形成子宫下段。于是在非妊娠期及妊娠早期长约1 cm的子宫峡部，在妊娠后期开大、伸展长度变成7～10 cm。

　　由此可见，在妊娠早期子宫内口附近有胎盘，看起来像前置胎盘，随着子宫峡部的开

大、伸展，前置胎盘的表现就会消失。因为胎盘从子宫内口离开，所以称为胎盘移动。

根据以上所述，即使在妊娠早期胎盘的位置看起来很低，也不能诊断前置胎盘。需要进行病程观察。前置胎盘的诊断最好等到妊娠28～30周再慎重进行。

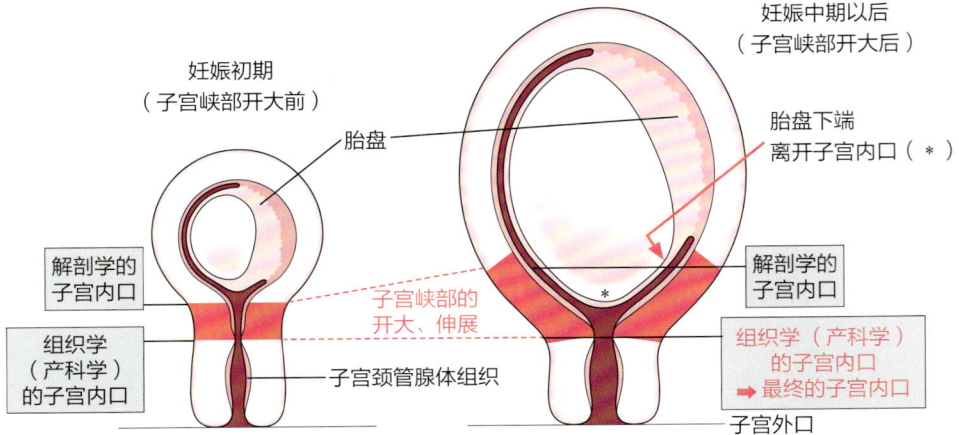

图C.8　子宫峡部开大与胎盘位置的变化
随着子宫峡部的开大、伸展，胎盘下端向上方移位

是否有肿瘤样病变

胎盘内可能发生的肿瘤样病变如表5.1所示。这里介绍在临床上妊娠中期以后发生概率比较高的绒毛膜血管瘤及血肿。

绒毛膜血管瘤

概述

- 来源于绒毛间质及毛细血管的良性肿瘤，多数有包膜。
- 在组织学上并不是真正的肿瘤而是错构瘤。

发生频率

对胎盘进行详细的组织学检查时发现，包括小的肿瘤在内发生频率约为1%。临床上的诊断频率为1/50 000～1/8000，非常罕见。

超声表现（图5.10）

- 可见边界清晰的肿瘤，通常向胎盘的胎儿面凸出。
- 由于内部由微小的血管构成，肿瘤多表现为内部均匀的低回声。
- 往往与胎盘血肿表现类似。使用彩色多普勒超声/能量多普勒超声检查病变若看到血流，则绒毛膜血管瘤的可能性较大，这点可与血肿相鉴别。
- 可能出现的并发症。肿瘤内动静脉分流引起胎儿高输出性心力衰竭及胎儿水肿、胎儿生长受限、胎儿贫血、羊水过多、早产等。

- 肿瘤直径在2 cm以上、肿瘤内血流丰富伴有动静脉分流时，出现上述并发症的可能性增大。要注意动态观察胎儿发育及胎儿心功能、羊水量的变化。

表5.1　胎盘肿瘤的分类

肿瘤性疾病		
绒毛膜肿瘤	葡萄胎	完全性葡萄胎
		部分性葡萄胎
		胎儿葡萄胎共存
	胎盘间质发育不良	
	侵袭性葡萄胎（绒癌）	
	胎盘滋养细胞肿瘤（placental site trophoblastic tumor，PSTT）	
非绒毛膜肿瘤	绒毛膜血管瘤	
	畸胎瘤	
	转移性肿瘤	
非肿瘤性疾病		
血肿		
绒毛周围肌蛋白沉积		
胎盘梗死		
胎盘小叶腔隙		
胎盘血池		

引用参考文献8并有所修改

a. B型超声图像
可见直径为10 cm的巨大胎盘肿瘤

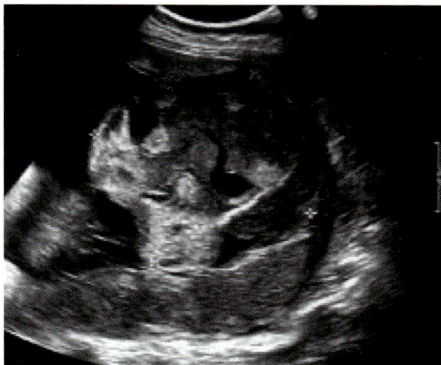

b. 彩色多普勒超声图像
胎盘肿瘤内可见丰富血流

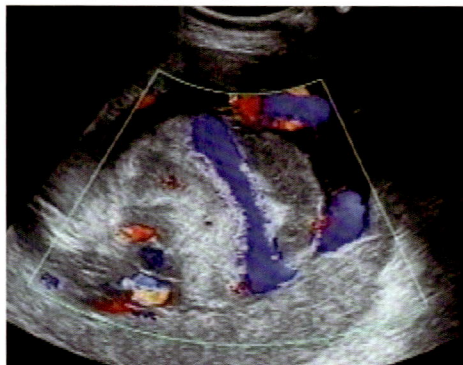

c. 彩色多普勒超声/脉冲多普勒超声图像
肿瘤内有搏动性血流信号，怀疑存在动静脉瘘

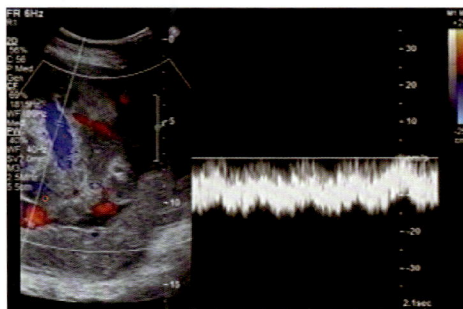

图5.10　绒毛膜血管瘤病例，妊娠34周

血肿

- 根据胎盘血肿存在的部位，分为边缘性血肿、绒毛膜板下血肿、胎盘后血肿、羊膜下血肿（图5.11）。

  - 边缘性血肿：绒毛膜与胎盘边缘的蜕膜之间形成的血肿。临床上称为绒毛膜下血肿（subchorionic hematoma，SCH），本质上是来自胎盘边缘的出血，应与病理学上所述的绒毛膜板下血肿相鉴别。

  - 绒毛膜板下血肿：在胎盘内的绒毛膜板的正下方形成的血肿（血栓）。也有报告称，包括小血肿在内在10%～15%的孕妇中可以见到，通常缺乏临床意义，很少成为问题，较大的血肿可能对胎儿产生影响。尤其是厚度超过1 cm的巨大绒毛膜板下血肿被称为血肿性胎块，已知的预后不良的病例也有很多。

血肿性胎块

所谓血肿性胎块（Breus，mole），是指发生在绒毛膜板正下方的厚度在1 cm以上的巨大绒毛膜板下血肿，胎盘高度肥厚，肉眼可见的胎盘胎儿面的血肿。

- 发生率：据报道日本为0.1%，欧美为0.05%。
- 超声表现：胎盘的胎儿面膨出。根据血肿的状态，超声图像会发生变化。随着出血时间的推移，超声图像发生无回声→高回声→无回声的变化。
- 预后：由于胎儿-胎盘的循环障碍，导致胎儿生长受限、宫内胎儿死亡的发生率较高，围产期的胎儿死亡率也较高。

- 胎盘后血肿：胎盘与基底蜕膜之间形成的血肿。胎盘后血肿占所有胎盘的4.5%，有报道指出胎盘后血肿与妊娠高血压综合征和母体的血栓有关。较小的胎盘后血肿在临床上没有重要意义，当胎盘后血肿占整个胎盘的40%以上时就会影响胎儿。另外，并不是所有的胎盘后血肿都发生胎盘早剥。毕竟正常位置的胎盘早剥都是临床上诊断的。

- 羊膜下血肿：绒毛膜胎儿侧与羊膜之间形成的血肿。胎盘表面的血管，也就是胎儿血液来源的血肿。多数是由于分娩时脐带的牵拉，脐带附着处附近的血管破裂而形成。超声表现为由胎盘的胎儿面抬起的薄膜覆盖的血肿。通常非常小，没有什么临床意义。如果血肿巨大也可能成为胎儿生长受限和宫内胎儿死亡的原因。

- 超声表现

  - 血肿的超声表现，根据血液的凝固、溶解过程发生变化。

  - 出血的初期内部表现为无回声-低回声；之后随着纤维蛋白的析出血液开始凝固，内部整体变为高回声（与子宫肌层、胎盘回声水平相同）。进而如果发生纤维溶解，凝血块破裂，则回声变低，再次变为无回声后被吸收进而消失。

脐带
绒毛膜板下血肿
羊膜下血肿
羊膜
绒毛膜板
边缘性血肿
胎盘后血肿
绒毛膜

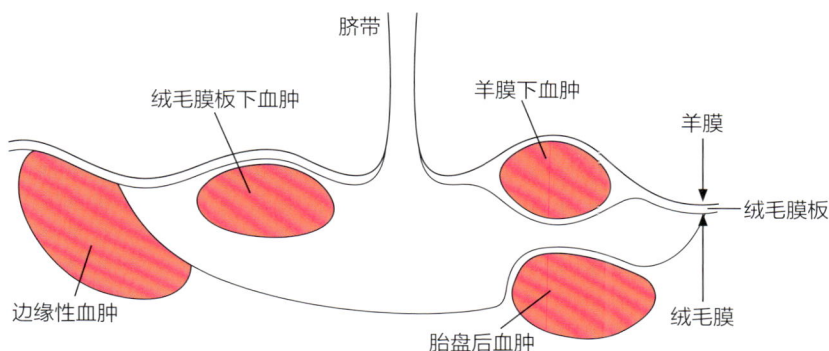

图5.11　胎盘血肿

据参考文献10制作

根据胎盘血肿存在的部位，分为边缘性血肿、绒毛膜板下血肿、胎盘后血肿、羊膜下血肿

专栏

绒毛膜下血肿

- 见于妊娠早期（第6~15周），早期胎盘的边缘剥离呈血块状，在绒毛膜与胎盘边缘的蜕膜之间形成的边缘性血肿，在临床上被称为绒毛膜下血肿（图C.9）。

- 在病理学上定义为绒毛膜板与基底蜕膜的剥离，沿胎盘边缘形成的、母体血液来源的血肿。

- 由于定义、诊断时期、人种及使用的仪器不同，报告发生频率跨度较大，在4%~22%。

症状及经过

- 大多数绒毛膜下血肿，在妊娠早期的超声检查时可见新月形低回声区，在妊娠中期自然消失。

- 绒毛膜下血肿典型的临床表现为阴道出血和子宫收缩。

- 下列情况的绒毛膜下血肿被认为可能导致早产的风险增加。

　　①妊娠中期以后血肿持续存在，阴道出血和子宫收缩的症状也持续出现。

　　②绒毛膜下血肿合并绒毛膜羊膜炎。

　　③血肿增大或有增大的趋势。

- 绒毛膜下血肿的并发症，妊娠高血压综合征、正常位胎盘早剥、早产、胎儿生长受限等。尤其是正常位胎盘早剥的发生率可上升3~5倍，在血肿消失后也要特别注意。

子宫腔潴留的绒毛膜下血肿（白箭头）：妊娠14周

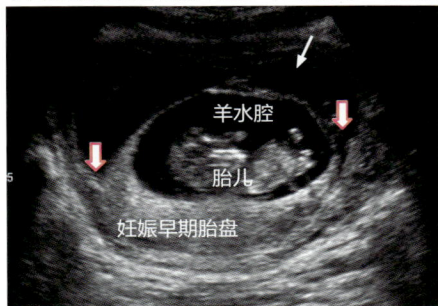

羊水腔
胎儿
妊娠早期胎盘

壁侧蜕膜
包蜕膜
子宫腔
绒毛膜
羊膜
妊娠早期胎盘
基底蜕膜

空心箭头指向妊娠早期胎盘的边缘部分

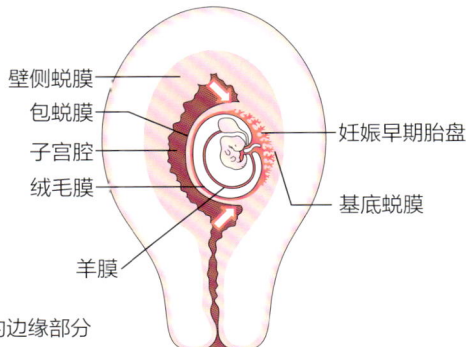

图C.9　绒毛膜下血肿

绒毛膜下血肿是妊娠早期胎盘的边缘出血（边缘性血肿），在子宫内潴留

正常胎盘内的无回声区

在正常胎盘中，经常可以看到大小不等的无回声区（图C.10），称为胎盘血池（placental lake），被认为是正常胎盘的变异。这是由于绒毛间的血栓或绒毛腔的扩张（胎盘绒毛部分缺损，这部分表现为空洞样改变）所致。

● 发生率：占妊娠中期胎盘的2%～18%，妊娠末期胎盘的25%～40%。

● 超声表现如下。

　● 有时可以观察到形状随时间的变化而改变。另外，由于母体的体位变化和子宫肌层的收缩其形状也可发生变化。

　● 用B型超声联合彩色多普勒超声或能量多普勒超声观察，有时在内部可见缓慢的血流信号。

● 需要鉴别的疾病：正常位胎盘早剥、绒毛膜疾病、绒毛膜血管瘤等。

● 这些是妊娠后期的超声表现，在胎儿及羊水量都正常的情况下，正常的可能性较大。另外，如果是在妊娠20周之前，发现无回声区大小在2 cm以上或病变在3处以上，最好进行动态观察。在观察的过程中要注意胎儿生长受限、羊水过少、脐动脉出现异常血流波形等情况。

a. 病例1，妊娠26周　　　　　b. 病例21，妊娠33周

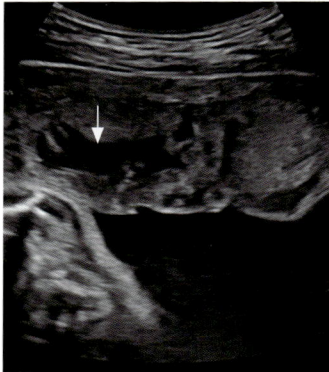

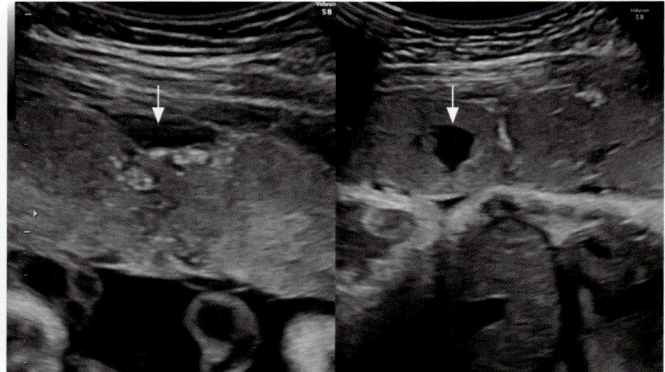

图C.10　正常胎盘内的无回声区

在正常胎盘内，经常可见无回声区（箭头）

这个表现随时间推移形状可发生变化，另外，母体的体位改变及子宫肌层的收缩也能使其形状发生变化

副胎盘

概述

副胎盘（succenturiata lobe/accessory placenta）是指与主胎盘分开存在的"分叶胎盘"，可以看到其与主胎盘的明显的大小差异，副胎盘与主胎盘之间通过脐带血管相连（图5.12）。

通常，脐带附着在主胎盘上，有时可附着在边缘或卵膜上。

发生率

为全部妊娠的1%~3%，双胎或体外受精妊娠时的发生率较高。

风险

虽然有人认为副胎盘在临床上缺乏临床意义，但也有学者指出了以下风险。

- 连接副胎盘的脐带血管破裂，有引起胎儿功能不全（non-reassuring fetal status，NRFS）、胎儿宫内死亡的风险。
- 连接的脐带血管为前置血管（vasa previa）时可能出现的风险。在确认副胎盘后，要注意脐带附着的部位有无异常。
- 主胎盘娩出后，副胎盘的剥离延迟造成子宫内副胎盘残留，有发生产褥期异常出血的风险。产褥期异常出血时需要注意子宫内有无胎盘残留。

a. 母体腹部横断面

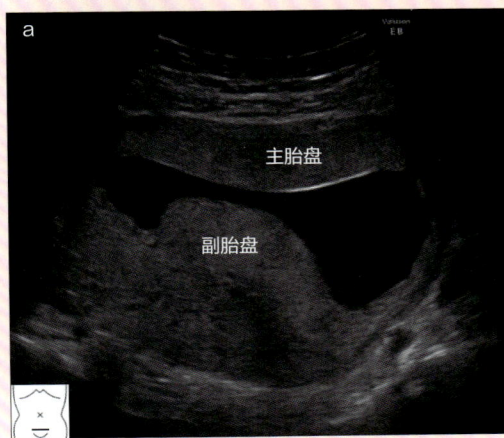

b. 母体腹部矢状面

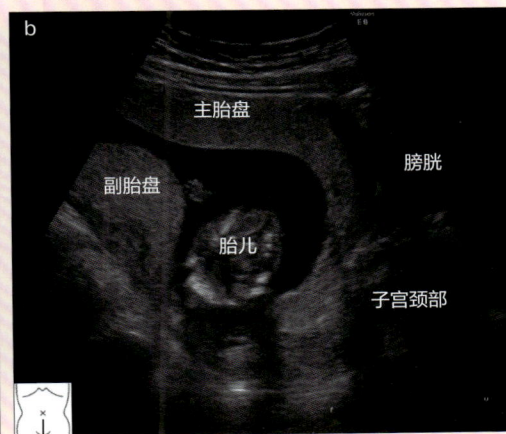

图5.12　副胎盘：病例，妊娠14周

可见胎盘分为前壁的主胎盘和后壁的副胎盘，在本例中，可见从各个胎盘伸展的脐带血管在卵膜上走行，之后在脐带的起始部汇合成脐带血管的一条。另外，从后壁的副胎盘开始的脐带血管在子宫口上走行，超声表现为前置血管

有缘胎盘和轮廓胎盘

病理

胎盘的胎儿侧有由脐带动脉、脐带静脉分出的绒毛膜板动、静脉走行（绒毛膜板），母体侧以基底部蜕膜构成的基底板作为分界。在正常胎盘，绒毛膜板和基底板的长度相同，绒毛膜板比基底板短者称为绒毛膜外性胎盘，分为有缘胎盘（circummarginate placenta）和轮廓胎盘（circumvallate placenta）（图5.13）。从胎儿面看到移行部平坦（没有羊膜的折叠）的胎盘称为有缘胎盘，在移行部看到双重折叠（可见羊膜的折叠）呈堤坝状隆起的胎盘称为轮廓胎盘。隆起的棚状物结构为羊膜及绒毛膜覆盖了变性的蜕膜、凝血块、纤维蛋白沉着，提示与胎盘形成期胎盘边缘部分出血有关。

发生率

在欧美国家为1%～7%，日本报告为0.06%（仅轮廓胎盘）～6.8%（含有缘胎盘）。

轮廓胎盘的超声所见

- 胎盘的边缘部分有明显的隆起、卷曲。这个表现被称为胎盘架（placental shelf），提示为轮廓胎盘。
- 从胎盘边缘起始的板状结构在与胎盘表面平行走行后，再次附着于胎盘表面，而不是附着于子宫壁。

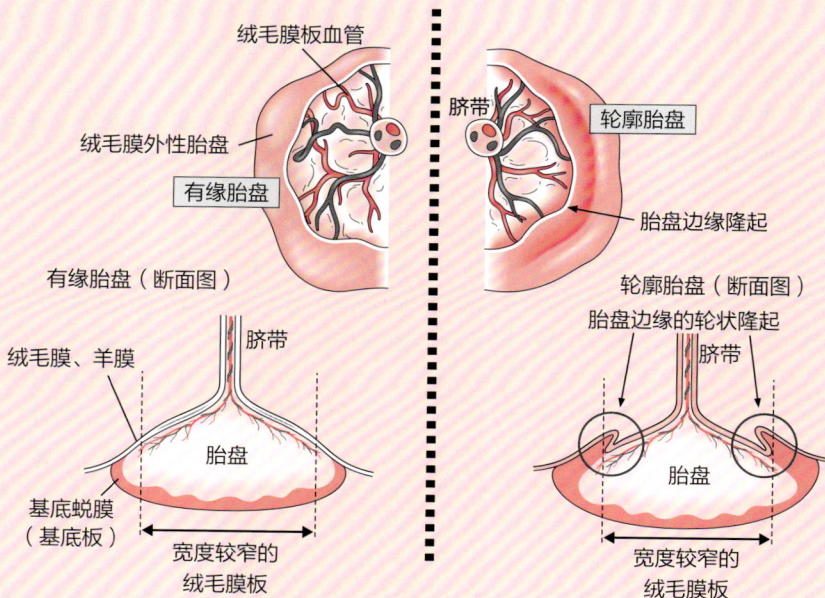

图5.13　有缘胎盘和轮廓胎盘

（胎儿侧的）绒毛膜板比（母体侧的）基底板短时称为绒毛膜外性胎盘，分为有缘胎盘和轮廓胎盘两种。从胎儿面看，胎盘移行部平坦的为有缘胎盘，移行部呈堤坝状隆起的为轮廓胎盘

鉴别诊断

- 羊膜片（amniotic sheets）：膜样结构多数情况下附着于子宫壁。
- 羊膜带综合征（amniotic band syndrome）：较薄的膜样结构附着和缠绕胎儿，可伴有胎儿异常。
- 纵隔子宫：子宫底部的中央，可见隔膜样结构。

预后

- 轮廓胎盘在临床上问题比较少，有报道指出轮廓胎盘与围产期风险相关联。尤其是胎盘全周都有轮廓胎盘表现的完全性轮廓胎盘，正常位胎盘早剥、胎膜早破、早产、胎儿生长受限等风险会上升。
- 有部分性轮廓胎盘或仅有轮廓胎盘表现而无其他异常表现时预后良好。

需要了解的胎盘异常

前置胎盘

定义

　　所谓前置胎盘，是指胎盘附着在子宫壁的位置低于正常胎盘，覆盖组织学的（产科学的）子宫内口，其边缘覆盖子宫内口的状态。另外，低置胎盘在定义上不包含在前置胎盘中，但在临床上要以前置胎盘的标准来注意和应对。

分类（图5.14）

　　前置胎盘的分类*如下。

- 完全性前置胎盘：组织学的子宫内口**到距离其最近的胎盘边缘的距离在2 cm以上。
- 部分性前置胎盘：上述距离在2 cm以下。
- 边缘性前置胎盘：上述距离几乎为0 cm。

> * 本分类，是子宫内口闭合状态下的超声诊断标准。
> ** 组织学的子宫内口，是指超声（通常是经阴道超声）显示的子宫体部、子宫颈管腺体组织的末端部分。

低置胎盘

- 低置胎盘是指胎盘附着在比正常位置低的子宫壁上，但没有覆盖组织学子宫内口的状态，在超声检查时，以子宫内口到距离其最近的胎盘边缘的距离在2 cm以下为标准。
- 随着妊娠的进展，胎盘边缘到子宫内口的距离延长，有报告显示，在分娩1周内胎盘边缘到子宫内口的距离仍在2 cm以下时，明显出现了较多的产科异常。因此，低置胎盘在分娩1周内做出最终诊断才是合适的。

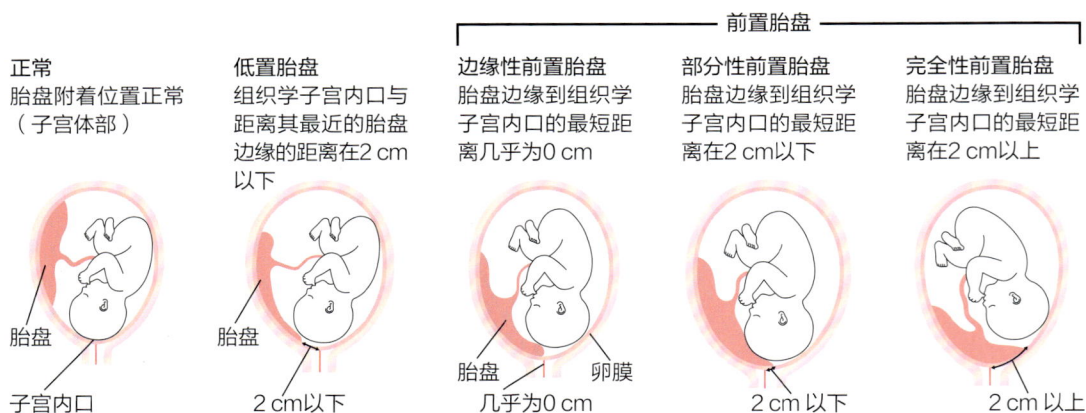

图5.14　前置胎盘和低置胎盘

发病率

- 占全部分娩的0.3%~0.5%。
- 近年来随着产妇的高龄化，剖宫产分娩的数量增加，发病率有上升的趋势。

临床症状

前置胎盘的临床症状如下。

- 出血：妊娠后期（28周以后），突然发生不伴有疼痛的出血（称为警告出血），有时可自然缓解，有时会加重。由于胎盘娩出后子宫下段收缩不良，螺旋动脉不被很好地压迫而导致大出血。
- 胎位异常：由于子宫下段被胎盘覆盖，胎头不能固定，容易发生横位、臀位等胎位异常。
- 伴发胎盘粘连：由于受精卵着床在子宫下段，子宫蜕膜发育不良，绒毛深入子宫肌层造成胎盘粘连，胎儿娩出后胎盘难以剥离。

风险因素

前置胎盘的原因尚未完全明了，频繁的手术操作引起瘢痕形成及萎缩等造成子宫内膜损伤可能是其原因。既往剖宫产史*、既往子宫内手术操作史（包括人工流产手术）、吸烟、多胎、经产妇、母体高龄等均可作为风险因素。

> *　既往剖宫产史
> 随着剖宫产次数的增加，前置胎盘的相对危险程度也相互增加。有报告指出，1次剖宫产的前置胎盘相对危险程度为4.5倍，2次为7.4倍，4次以上为44.9倍。

超声所见（图5.15）

前置胎盘推荐使用经阴道超声检查，如果显示条件良好，经腹超声检查可以显示子宫颈部、子宫内口以及胎盘的位置关系时也可做出诊断。以下是检查的注意事项。

a. 病例1，母体腹部矢状面（妊娠25周）　　　　b. 病例1，母体腹部矢状面（妊娠24周）

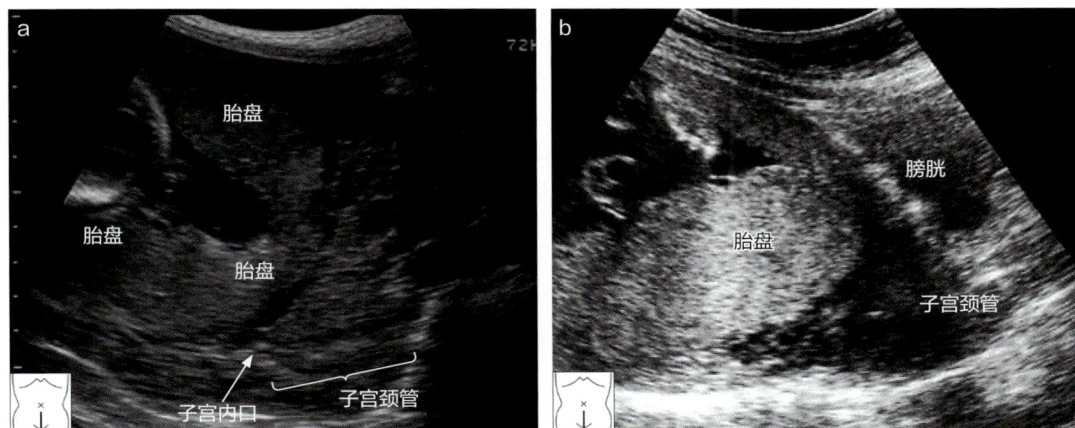

图5.15　前置胎盘的超声表现

在这两个病例中，都可看到胎盘覆盖子宫内口，诊断为完全性前置胎盘。子宫内口呈带状，在子宫颈管的上缘与羊膜腔下端连接的部位

检查的注意事项

确认子宫内口，掌握胎盘边缘与其的关系

- 显示子宫颈管，确定子宫内口。子宫颈管是中央呈线状高回声的颈管腔，其周围为颈管腺体组织，表现为带状（或纺锤状）低回声区。宫颈管上端与羊膜腔下端的接触点可判断为宫颈内口。

- 胎盘边缘有静脉窦存在时，这部分也要作为胎盘的一部分进行观察。

- 在经腹超声检查时，膀胱的适度充盈非常重要，如果膀胱过度充盈会压迫子宫前壁，使子宫下部的前壁与子宫后壁接近。这样会影响子宫内口与胎盘下缘的观察，从而误诊为前置胎盘。

- 妊娠中期经常有子宫下部子宫壁局部增厚的情况。即使是一过性子宫肌层收缩的图像，有时也会与同一部位的前置胎盘相混淆（图5.16）。

胎盘位置的筛查应在妊娠20周左右进行

- 在妊娠20周左右进行胎盘位置的筛查时如果怀疑胎盘附着部异常，要在妊娠30周左右确认是否为前置胎盘。

- 妊娠中期随着子宫增大及子宫下段的伸长，子宫内口与胎盘边缘的位置关系会发生改变。在妊娠早期被诊断为前置胎盘，最终不是前置胎盘的病例也有很多。

要注意边缘前置胎盘、低置胎盘时脐带的附着位置有无异常

- 边缘前置胎盘、低置胎盘是受精卵着床在子宫下段而形成的胎盘。随着妊娠的进

展，胎盘向血流更丰富的子宫体部发育，因此脐带的附着部位最终会向子宫内口处偏移。所以，在边缘前置胎盘、低置胎盘的情况下，发生脐带边缘附着及羊膜附着等并发症的风险上升。

■ 在边缘前置胎盘、低置胎盘的情况下，通常前置血管的发生风险上升，尤其是妊娠中期为前置胎盘而妊娠后期为低置胎盘的情况下，需要观察子宫内口周围有无前置血管。

a. 子宫壁局部表现
在子宫下段可见肌层局部增厚（＊）看上去像胎盘的部分，初看像前置胎盘

b. 过一段时间再观察，局部增厚消失
胎盘下端与子宫内口相隔一段距离

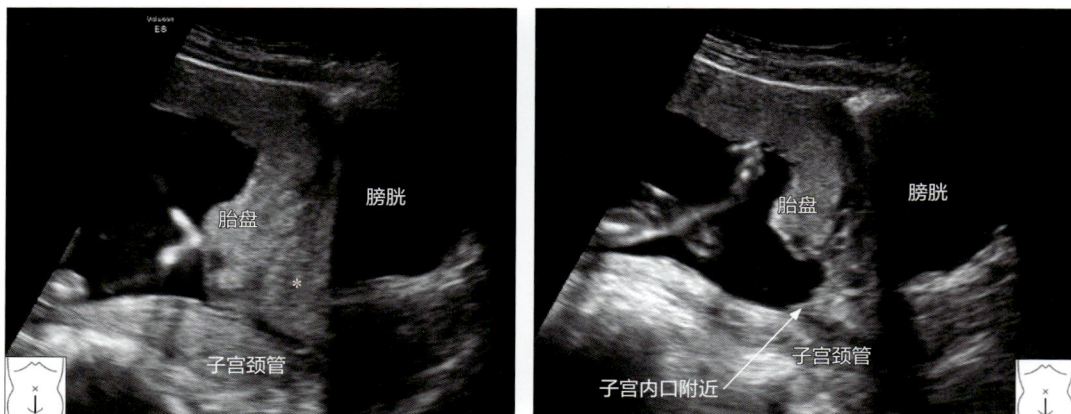

图5.16　类似前置胎盘的子宫下段局部增厚（妊娠19周）
均为母体矢状面

胎盘早剥

定义

附着位置正常的胎盘，在胎儿娩出之前从子宫壁剥离被称为常位*胎盘早期剥离（placental abruption），简称为胎盘早剥。

发生机制

首先是胎盘与子宫内膜面交界处的基底蜕膜中的螺旋动脉破裂引起的出血。其次是子宫肌层发生的基底蜕膜的剥离，剥离部位形成血肿（胎盘后血肿）。这个血肿增大后引起相邻部位的胎盘剥离，导致对周围组织的压迫。这个结果，可能导致胎儿机能不全（non-reassuring fetal status，NRFS）甚至宫内死亡。对于母体，子宫内压力上升引起疼痛，蜕膜和胎盘中含有的组织促凝血酶原激酶流入母体循环，有时会发生弥散性血管内凝血（disseminated intravascular coagulation，DIC）。

---

* 常位指的是正常位置，不包括前置胎盘。

发生率

占全部分娩的0.5%～1.3%，其中重症约0.1%。

临床症状

- 典型症状有阴道出血、下腹部疼痛（子宫压痛，有时出现板状腹）、子宫收缩等。
- 胎盘早剥病例中有约78%的病例有阴道出血，约66%的病例有子宫压痛或背部疼痛，约60%的病例有胎儿功能不全。
- 胎盘早剥分为外出血型及内出血型（图5.17）。
  - 外出血型：这一类型约占80%，剥离后的胎盘后方出血潴留与宫颈管相通引起阴道出血。没有子宫内压力增大，预后较好。
  - 内出血型：这一类型约占20%，剥离后的胎盘与子宫之间有出血潴留，没有外出血。与外出血型相比，由于没有阴道出血，诊断较晚，另外子宫内压力增高，可能引起快速剥离，预后不良。
- 如果剥离面积较大且血肿增大，子宫会变成坚硬的板状，胎儿部分不易触及。另外，子宫膨隆，宫底上升。进一步使母体陷入DIC状态，进而出现休克症状，多数情况下胎儿陷入重度假死状态，甚至死亡。
- 先兆流产的情况下也会出现同样症状，两者的鉴别非常重要。先兆流产的孕妇在胎心监护中发现有阵发性心动过缓等异常情况时，要怀疑胎盘早剥。
- 表5.2中显示了Page等重症度分级。根据重症度分为0～3级。0级是在分娩后诊断的，多因胎盘娩出后血块附着情况而被注意到，临床所遇到的多为1～3级。

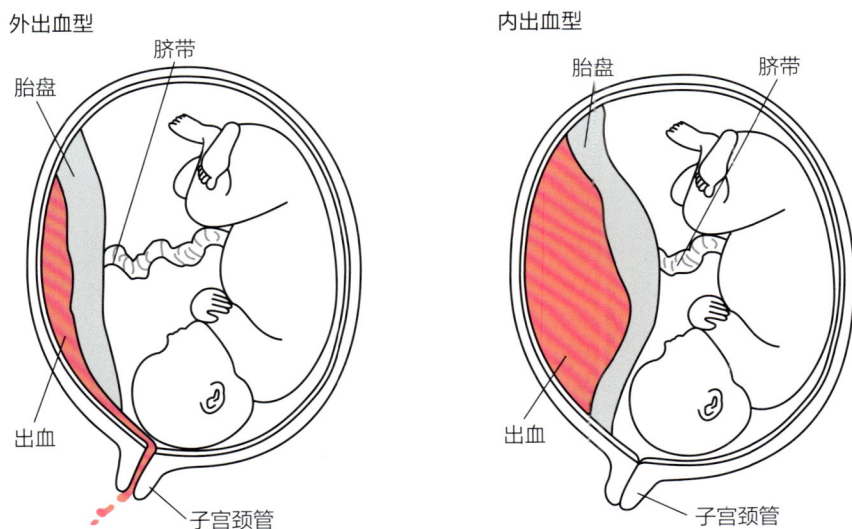

图5.17 胎盘早剥的外出血型与内出血型

在胎盘早剥中，分为剥离的胎盘后方出血潴留与宫颈管相通引起阴道出血的外出血型，以及出血在剥离的胎盘与子宫之间潴留没有引起外出血的内出血型。与外出血型相比，内出血型伴有子宫内压力增高，母体与胎儿的预后不良

表5.2　胎盘早剥的重症度分级（Page分级）

重症分级	症状	母体紧急表现	胎儿所见
0级	无症状（产后诊断）	无	无
1级	子宫轻度压痛、外出血	无	胎儿功能不全或死亡
2级	子宫坚硬、压痛、外出血	无	胎儿功能不全或死亡
3级	子宫坚硬、压痛、外出血	休克、凝血异常	胎儿死亡

引用于参考文献31、33

风险因素

- 尤其要注意的是有无胎盘早剥、妊娠高血压综合征、绒毛膜羊膜炎（chorioamniontis，CAM）、胎膜早破（premature rupture of the membratraes，PROM）。

- 另外，35岁以上高龄孕妇、羊水过多、吸烟、子宫肌瘤、多胎、使用可卡因、血栓性因素等也有一定的风险。

超声表现（图5.18、5.19）

　　早期的典型超声表现有，胎盘后血肿、胎盘肥厚、胎盘内回声不均匀。之后可见胎盘边缘不光滑、隆起。刚刚发生的胎盘早剥超声诊断非常困难，要注意以下几点。

诊断要点

- 并不只是"胎盘早剥的超声所见"="胎盘后血肿（胎盘后方的无回声区*）所见"。

　　说到胎盘早剥的超声表现，容易使人联想到"胎盘后面的无回声区"，这常常提示胎盘血肿，对于胎盘早剥的确诊没有帮助。胎盘早剥根据血肿的大小、位置及发病后的时间不同，可出现各种各样的回声表现。

> * 无回声区（echo free space）是没有看到回声的区域（声影除外）。

a. 彩色多普勒超声所见　　　　b. 能量多普勒超声所见

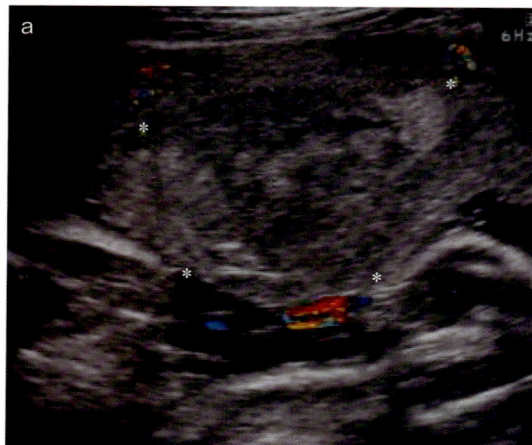

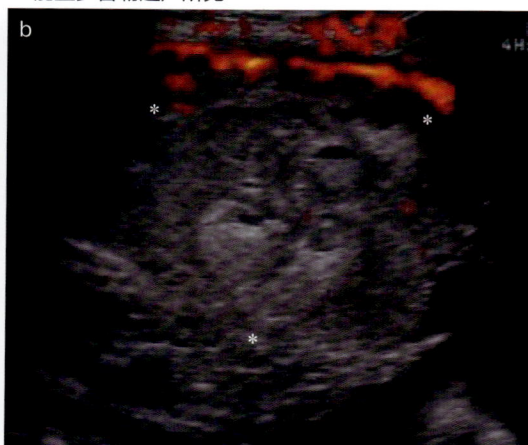

图5.18　胎盘早剥（彩色多普勒超声/能量多普勒超声所见）：病例1，妊娠33周
胎盘的一部分增厚，同一部位回声极不均匀（*包围的部位）。其内未检出血流信号

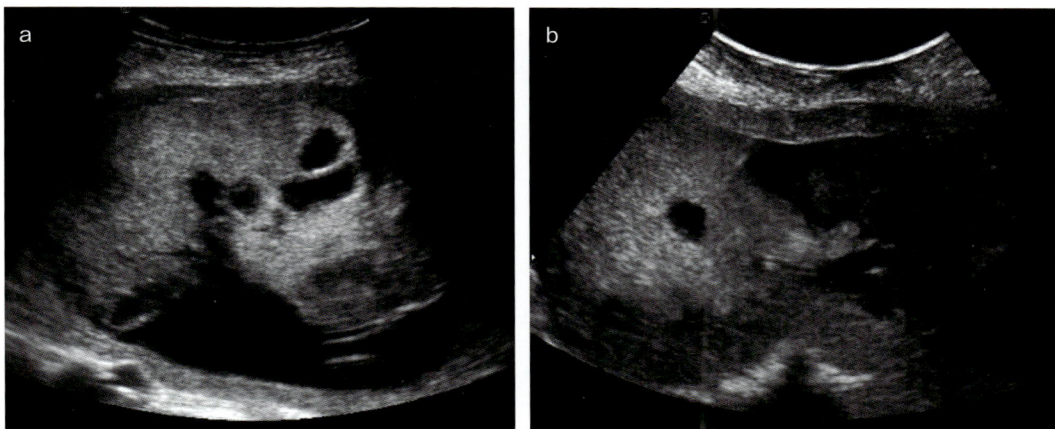

图5.19 胎盘早剥（B型超声图像）：病例2，妊娠20周

胎盘整体明显增厚，内部回声极不均匀

■ 血肿的回声随时间而变化。

- 剥离后不久，由于出血部位与胎盘相比表现为等回声–高回声，血肿与胎盘很难区别，多数情况下被认为是胎盘增厚。正常胎盘的厚度很少超过5 cm。如果胎盘厚度在5 cm以上时，应作为胎盘增厚表现，与胎盘早剥相鉴别。

- 在血肿溶解的过程中可表现为各种各样的回声。剥离后1周内表现为低回声，2周内可表现为无回声。

■ 胎盘附着在子宫后壁时，诊断比较困难。

如果胎盘附着于子宫后壁，由于胎儿的存在（胎盘位于深部）、超声的衰减，有时难以观察。特别是很小的血肿很难识别，多数是在表现出病理性胎盘肥厚时才被发现。另外，没有腹痛及腰痛的主诉时，也要注意容易出现的非典型症状。

■ 即使超声检查没有发现明显异常，也不能排除早剥的诊断。

Glantz等报告，胎盘早剥的超声诊断的阳性准确率约为88%，敏感性约为24%。超声检查时发现提示早剥的胎盘后血肿及胎盘增厚时，胎盘早剥的可能性较大。另外，在4例胎盘早剥中只有1例出现这样的表现，要充分理解在不能确认有血肿时，也不能排除胎盘早剥。

从临床症状怀疑胎盘早剥时超声检查的顺序

①首先确认胎儿心跳。

②确认胎盘附着位置，排除前置胎盘引起的出血。

③观察胎盘。

- 有没有与正常胎盘不同的表现。
  - 病态的胎盘增厚（厚度在5 cm以上）。
  - 胎盘边缘不规则、膨隆。
  - 胎盘内回声不均匀。
- 确定为胎盘后方血肿后，就可以诊断胎盘早剥。

植入性胎盘

形成胎盘时部分绒毛侵入子宫肌层内，胎盘的全部或一部分与子宫肌层紧密粘连，分娩后胎盘不能自然剥离，称为植入性胎盘。

发病机制与症状

- 绒毛原本就有浸润其他组织的性质，另外蜕膜起到防止绒毛侵入子宫的作用。所以，通常胎盘与子宫肌层没有粘连，胎儿分娩后胎盘自然剥离。
- 蜕膜的发育不全及缺损使绒毛直接侵入子宫肌层内，与子宫壁粘连，形成胎盘粘连。
- 由于胎盘粘连，在胎儿娩出后，胎盘很难剥离。另外由于绒毛侵入的部分血管非常丰富，剥离的部分可发生大出血。
- 如果强行剥离胎盘，发生部分剥离就会出现大出血，同时可能引起产妇休克、DIC。

分类

根据绒毛侵入的程度，植入性胎盘的分类*如下（图5.20）。

- 胎盘粘连（plancenta accreta）：绒毛与子宫肌层的表面粘连，未侵入子宫肌层。
- 胎盘植入（plancenta increta）：绒毛侵入子宫肌层内，不易剥离的状态。
- 穿透性胎盘植入（plancenta percreta）：绒毛贯穿子宫肌层，到达子宫浆膜层。

> *胎盘粘连的比例最高，约为80%，胎盘植入约为15%，穿透性胎盘约为5%。从粘连的面积来看，胎盘部分粘连及中心部粘连较多见，全部粘连较少见。

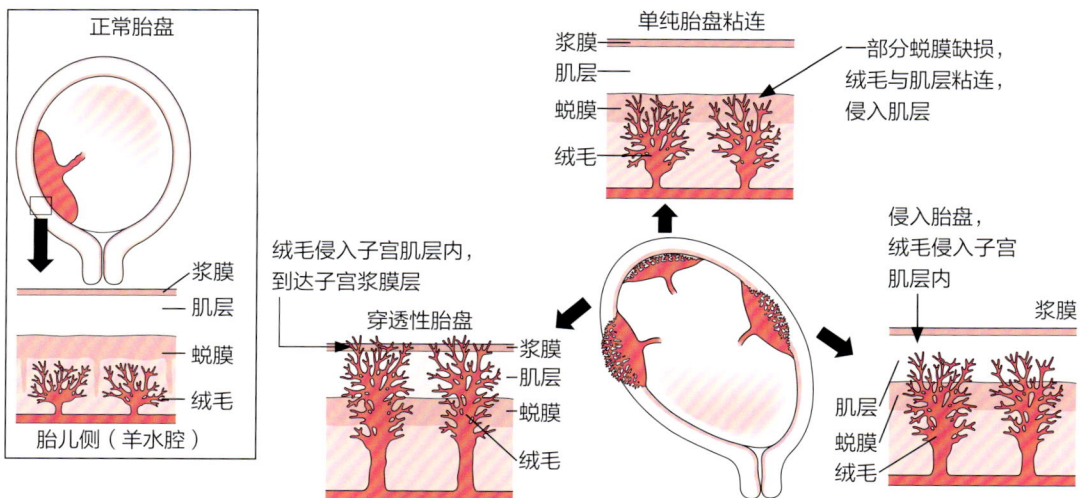

图5.20　植入性胎盘的分类
根据绒毛侵入的程度，分为胎盘粘连、胎盘植入、穿透性胎盘植入

发病率

- 近年来植入性胎盘的发病率有上升的趋势，有报告显示每300～500例妊娠中就有1例植入性胎盘。
- 推测今后植入性胎盘的发病率会继续上升。因为既往有剖宫产手术史和子宫肌瘤剔除手术后的孕妇（由于瘢痕处的蜕膜形成不全所致）、高龄孕妇等具有风险因素的病例数在不断增多。

风险因素

- 胎盘植入最常见的风险因素是前置胎盘、剖宫产手术史、产妇高龄（35岁以上）。其他还有数次妊娠史、子宫内手术操作史（包括人工流产）。
- 有剖宫产手术史的前置胎盘病例，具有胎盘植入的高危因素，在检查中要特别小心。

超声所见

以目前的超声和MRI的图像诊断分辨率，很难直接显示基底蜕膜缺损的图像。所以，在妊娠过程中诊断为胎盘植入的病例并不多。

以下叙述的超声表现是根据植入胎盘伴随的子宫肌层及其血流表现，以及胎盘的继发改变来推断是否存在植入性胎盘。另外，上述的既往有剖宫产手术史的前置胎盘病例发生植入性胎盘的风险较高。在这些病例中，尤其要注意观察胎盘、子宫肌层、膀胱壁。

怀疑为植入性胎盘的超声表现

- 胎盘实质内散在分布的形状不规则的囊性区域（胎盘腔隙）

胎盘内可见散在的不规则无回声区，呈虫食样、奶酪样表现（图5.21）。这个表现是胎盘内丰富的血液潴留及血流表现，称为胎盘腔隙。用彩色多普勒超声观察时，囊性区域内可见丰富的血流信号（腔隙性血流）。这个表现与植入性胎盘高度相关，腔隙越多，发生植入性胎盘的可能性就越大。

- 胎盘后方低回声区消失

正常胎盘与子宫壁之间可见细条状低回声带。这部分称为胎盘后方的低回声区，组织学上对应基底部蜕膜。植入性胎盘发生时基底部蜕膜缺损，胎盘绒毛与子宫肌层直接接触，这部分低回声区消失。虽然这个表现是植入性胎盘重要的直接征象，但在实际工作中，正常胎盘的低回声区的确定有时很困难，所以只靠低回声区消失这一点进行诊断的准确率很低。

> 在观察低回声区时，应该注意的是不要按压探头。尤其是胎盘位于子宫前壁时，低回声区在探头直接压迫时就会消失。在观察低回声区时要让探头轻轻贴住体表。

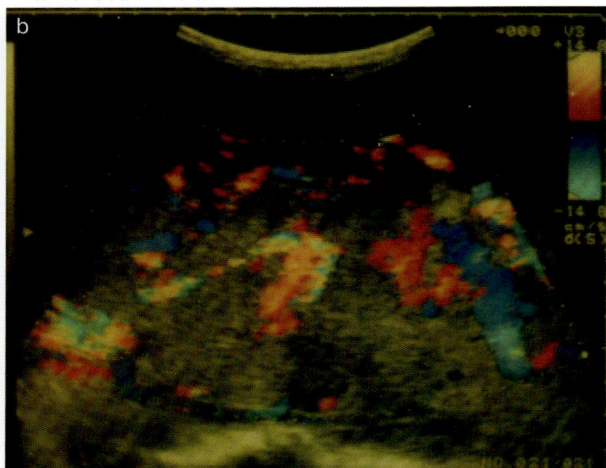

图5.21　植入性胎盘的超声表现

这是既往有2次剖宫产手术史，中央型前置胎盘合并胎盘植入的病例

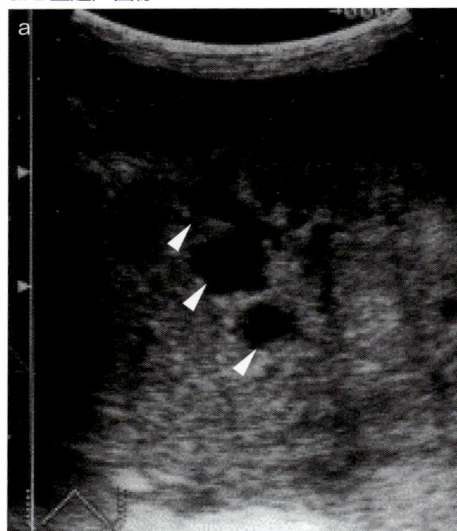

B型超声图像中，胎盘内部回声不均匀，可见多发的囊性区域（三角箭头）；彩色多普勒超声图像中，在这些囊性区域可见丰富的血流

■　子宫/膀胱的相邻部位的异常

　● 膀胱壁不光滑及胎盘向膀胱突出的表现。

　● 子宫与膀胱之间的分界处出现异常血流。

　　子宫颈部与膀胱之间，通常表现为线状平滑的高回声带*。植入性胎盘发生时这条线中断，有时可见胎盘组织向膀胱侧突出。膀胱壁不光滑、胎盘向膀胱突出的表现，提示绒毛穿透子宫肌层，为穿透性胎盘植入的征象。当看到波及膀胱壁的情况时，可能是由于异常增殖的血管向膀胱壁突出所致。使用彩色多普勒超声/能量多普勒超声观察有无血流具有诊断意义。

> ＊ 最好在膀胱内积存尿液的状态下观察膀胱壁的状态及子宫肌层血流。

参考文献

1）　長谷川潤一（編著）：1　胎盤・臍帯.【Ⅰ章 産科の超音波検査 各論 ③胎児付属物の形態評価】産婦人科エコーパーフェクトマニュアル. p.166-92, 日本医事新報社, 東京, 2020.

2）　Moore KL（著）, 瀬口春道（監訳）：ムーア 人体発生学 原著第6版. 医歯薬出版, 東京, 2001（＝Moore KL, Persaud TVN: The Developing Human; Clinically Oriented Embryology. 6th Ed. W.B. Saunders, 1998）.

3）　Grannum PA, Berkowitz RL, Hobbins JC: The ultrasonic changes in the maturing placenta and their relation to fetal pulmonic maturity. Am J Obstet Gynecol 1979; 133: 915-22.

4）　佐世正勝, 田村 功, 吉冨恵子：胎盤形態異常と妊娠予後 胎盤肥厚. 産婦人科の実際 2008; 57: 1981-5.

5）　高橋弘幸：超音波検査ステップアップトレーニング＜2＞トレーニングポイント（2）胎盤の観察. ペリネイタルケア 2013; 32: 837-45.

6）　Chen KH, Chen LR, Lee YH: Exploring the relationship between preterm placental calcification and adverse maternal and fetal outcome. Ultrasound Obstet Gynecol 2011; 37: 328-34.

7）　Hoddick WK, Mahony BS, Callen PW, et al: Placental thickness. J Ultrasound Med 1985; 4: 479-82.

8）　佐世正勝, 高橋弘幸：胎盤と臍帯の臨床 胎盤 2. 腫瘍・類腫瘍と変性. 臨床婦人科産科 2007; 61: 1335-41.

9）　Resnik R, Lockwood C, Moore T, et al: Creasy and Resnik's Maternal-Fetal Medicine: Principles and Practice, 8th Ed. p.465-7, Elsevier, 2018.

10）　三谷 穣, 松田義雄：周産期医療と胎盤―最近の話題 CAOS. 周産期医学 2010; 40: 1137-40.

11）　竹田善治, 坂井昌人, 岡井 崇：妊娠後期の胎盤異常 1. 胎盤血腫・血管腫と胎児管理. 臨床婦人科産科 2000; 54: 26-9.

12）　成田厚子, 傳田こずえ, 小林由嘉理, ほか：巨大絨毛膜下血腫（Breus' mole）の一症例. 超音波検査技術 2008; 33: 434-7.

13）　有澤正義, 若浜陽子, 中山雅弘：Breus' moleの頻度と病理学的特徴について. 臨床婦人科産科 1990; 44: 267-9.

14）　秦 幸吉, 金西賢治, 秦 利之：子宮内環境と周産期管理 絨毛膜下血腫（Breus' mole）, 絨毛膜下血腫. 周産期医学 2008; 38: 1095-99.

15）　関谷隆夫, 木下孝一, 西澤春紀, ほか：2 知っておきたい妊娠の知識. 岩崎昭宏, 髙梨 昇（編）.「Medical Technology」別冊 超音波エキスパート 12 胎児エコー. p.12-23, 医歯薬出版, 東京, 2012.

16）　日本産婦人科医会 編：研修ノート No.99 流産のすべて Ⅳ. 流産のリスク因子とハイリスク症例への対応 3. 絨毛膜下血腫/感染性流産による流産. 2017. https://www.jaog.or.jp/notes/note8514/

17）　深見武彦：周産期管理がぐっとうまくなる！ ハイリスク妊娠の外来診療パーフェクトブック Ⅱ 産科合併症の管理 4. 切迫前期流産・絨毛膜下血腫. 産婦人科の実際 2016; 65: 1225-32.

18）　Woodward PJ, Kennedy A, Sohaey R, et al: Diagnostic Imaging Obstetrics 3rd Ed. Amirsys®, 2016.

19）　Resnik R, Lockwood C, Moore T, et al: Creasy and Resnik's Maternal-Fetal Medicine: Principles and Practice 8th Ed. p.473e9, Elsevier, 2018.

20）　鈴木俊治：胎盤形態異常と妊娠予後 胎盤形態異常―周郭胎盤, 副胎盤など. 産婦人科の実際 2008; 57: 1987-92.

21）　藤田恭之：胎盤・臍帯・羊水を再び考える〈各論：周産期合併症との関連〉胎盤形態異常（分葉胎盤・画縁胎盤・周郭胎盤）と胎児発育. 周産期医学 2019; 49: 47-9.

22）　谷口千津子, 金山尚裕：イラストでみる産婦人科診療 第20回 胎盤―後編―. 産科と婦人科 2013; 80: 1413-20.

23）　佐藤賢一郎, 水内英充：妊婦と胎児の画像診断 Up-to-date Ⅸ. 妊娠後期の異常と画像診断 Amniotic sheets. 産婦人科の実際 2008; 57: 465-74.

24）　McCarthy J, Thurmond AS, Jones MK, et al: Circumvallate placenta: Sonographic diagnosis. J Ultrasound Med 1995; 14: 21-6.

25）　日本産科婦人科学会（編）：産科婦人科用語集 用語解説集 改訂第4版. p.203, 金原出版, 東京, 2018.

26）　市塚清健, 仲村将光, 長谷川潤一, ほか：前置胎盤, 診断基準の変遷. 周産期医学 2013; 43: 695-8.

27）　依岡寛和, 神崎秀陽：産科出血―診断・治療のポイント 前置胎盤. 臨床婦人科産科 2009; 63: 49-51.

28）　小林隆夫：胎盤の基礎と臨床 11. 常位胎盤早期剥離. 産科と婦人科 2007; 74: 835-41.

29）　岡本愛光（監修）：ウィリアムス産科学 原著25版（和訳版）. 南山堂, 東京, 2019（＝Williams Obstetrics 25th Ed. Cunningham FG, Leveno KJ, Bloom SL, et al. eds. McGraw-Hill, 2018）.

30）　東島 愛, 増﨑英明：常位胎盤早期剥離の診断はどこまで可能か？ ・早期診断のポイント. 産婦人科の実際 2011; 60: 543-51.

31）　日本産婦人科医会（編）：研修ノート No.103 産科異常出血への対応.（5）常位胎盤早期剥離. 2017. https://www.jaog.or.jp/notes/

32）　日本産科婦人科学会/日本産婦人科医会（編）：CQ308 常位胎盤早期剥離（早剥）の診断・管理は？ 産婦人科診療ガイドライン―産科編2020. 日本産科婦人科学会, 東京, 2020.

33）　Page EW, King EB, Merrill JA, et al: Abruptio placentae. Obstet Gynecol 1954; 3: 385-93.

34）　医療情報科学研究所（編）：病気がみえる vol.10 産科 第4版. メディックメディア, 東京, 2018.

35）　藤森敬也, 伊藤明子, 園田みゆき, ほか：妊娠中期の異常と画像診断 常位胎盤早期剥離. 産婦人科の実際 2008; 57: 429-34.

36）　Nyberg DA, Cyr DR, Mack LA, et al: Sonographic spectrum of placental abruption. AJR Am J Roentgenol 1987; 148: 161-4.

37）　根津優子, 佐世正勝, 吉永しおり, ほか：常位胎盤早期剥離の超音波所見の検討. 産婦人科の実際 2011; 60: 781-5.

38）　Glantz C, Purnell L: Clinical utility of sonography in the diagnosis and treatment of placental abruption. J Ultrasound Med 2002; 21:

837−40.

39） 澤倫太郎：癒着胎盤. 産科と婦人科 2007；74：848−57.

40） 関　博之：周産期医療と胎盤—最近の話題—胎盤と疾患—癒着胎盤. 周産期医学 2010；40：1095−9.

41） 鮫島　浩：前置胎盤症例における癒着胎盤の画像診断. 産婦人科の実際 2008；57：899−903.

42） 吉田　敦，増﨑英明：癒着胎盤の術前診断に関する検討. 産婦人科の実際 2008；57：2021−6.

43） 桑田知之，松原茂樹：Ⅳ産科における超音波診断—妊娠中・後期［胎盤異常の診断］）2. 癒着胎盤. 臨床婦人科産科 2010；64：700−3.

第六章

脐　带

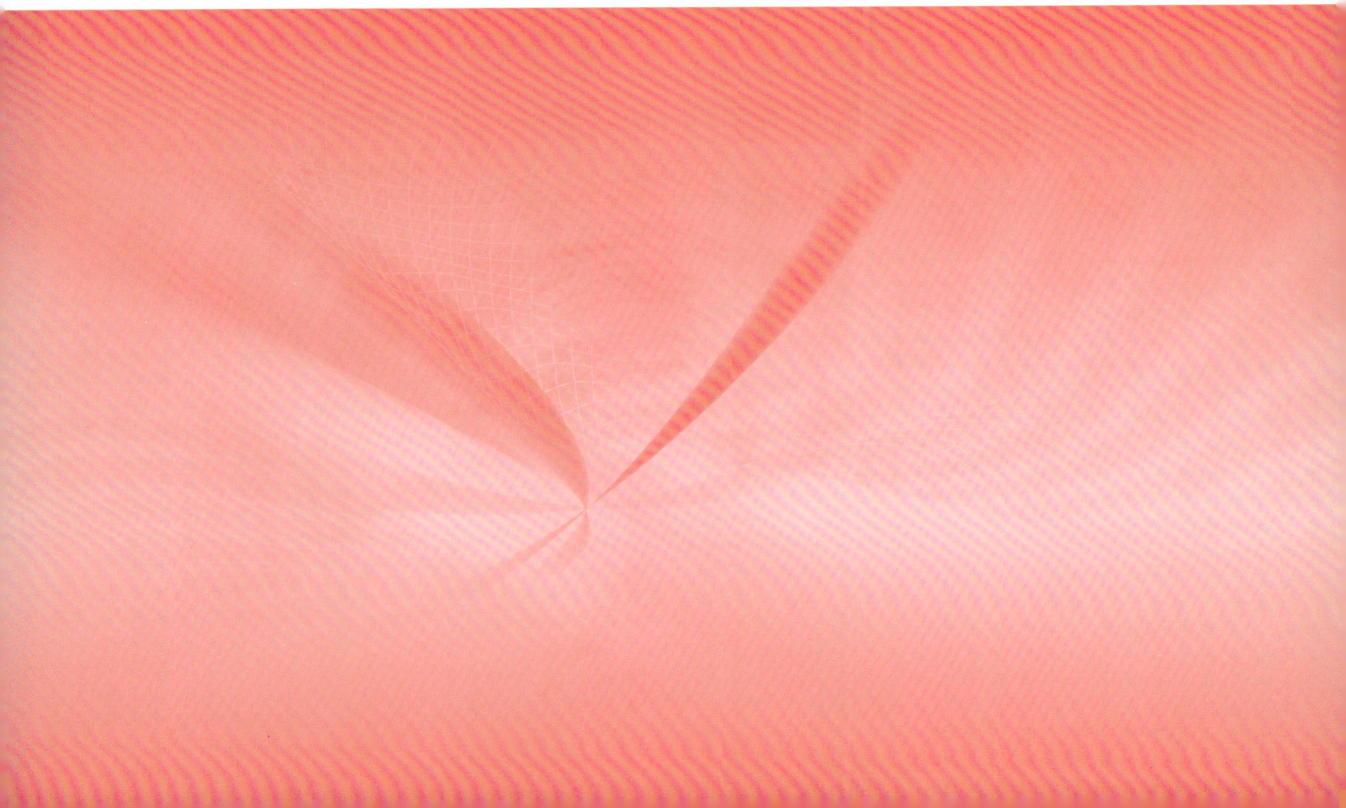

什么是脐带

脐带的结构

> * 在本书中，将位于脐带中的血管写为脐带动脉和脐带静脉，将位于胎儿体中的血管写为脐动脉和脐静脉。

脐带与胎儿一起发育，在妊娠末期直径约1.5 cm，长约50 cm。脐带呈螺旋状扭转，表面有羊膜覆盖。其内部被脐带胶质（Wharton jelly）这种凝胶状物质包裹，有2根脐带动脉和1根脐带静脉* 通过（图6.1）。

脐带的安全结构

位于脐带内部的血管（脐带动脉/脐带静脉）所起的作用，不言而喻就是连接胎儿与胎盘的血液循环。为了保护这一重要的循环路径——脐带血管，脐带中存在以下生理性的安全结构。如果这些结构出现问题，胎儿出现某些异常的可能性就会增加。

脐带胶质

如果脐带仅由这些血管构成，则由于弯曲、扭转、压迫等容易出现血流障碍。脐带胶质对脐带进行加固，预防脐带血流被阻断。

螺旋

脐带呈螺旋状扭转，多为左螺旋，全程可扭转7～14次。在妊娠10周左右可形成脐带螺旋。脐带通过螺旋，可在不影响其活动性的情况下，缓解外力对其牵拉和压迫等造成的对其内血流的影响。

羊水中漂浮

胎儿/脐带在羊水中漂浮，能够保持良好的活动性，可以有效避免受压。

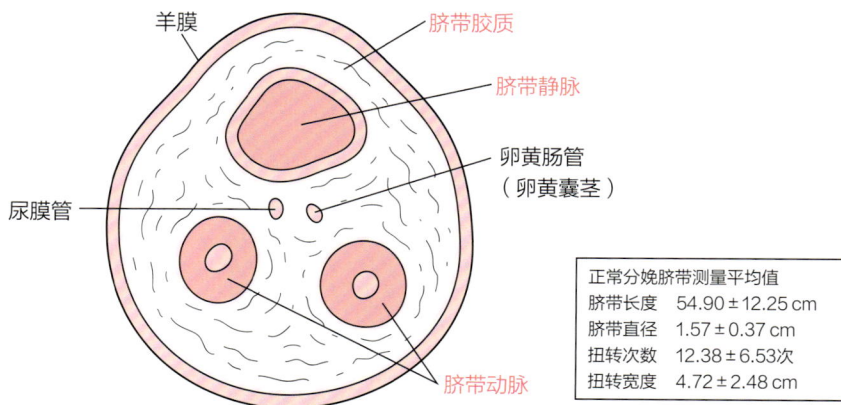

正常分娩脐带测量平均值	
脐带长度	54.90±12.25 cm
脐带直径	1.57±0.37 cm
扭转次数	12.38±6.53次
扭转宽度	4.72±2.48 cm

图6.1　脐带的结构

有2根脐带动脉

有2根脐带动脉存在被认为是为了保证胎儿与脐带之间的血液循环。即使2根脐带动脉中的1根闭锁，只要另一根脐带动脉通畅，作为脐带动脉的功能就没有问题。

在附着于胎盘的部位2根脐带动脉交通（或吻合）

通常，2根脐带动脉多数在即将进入胎盘之前交通（或吻合），这被称为Hyrtls吻合。据推测，这有助于稳定胎儿与胎盘之间的血液循环。

> 沟口等人报告，2根脐带动脉吻合是常见的。在118例中有116例存在脐带动脉交通，有80%是以交通支的形式吻合，20%为血管壁的吻合，半数以上吻合在胎盘附着部位被发现。

脐带异常

如前所述，脐带具有各种生理上的安全机制。尽管如此，偶尔也会发生胎儿与子宫壁之间挤压、屈曲、扭转、牵引等引起的脐带血流障碍的情况。在胎儿健康的情况下，只是发生一过性血流阻断，很少引起胎儿异常。但在羊水过少、胎膜早破（premature rupture of the membranes，PROM）、绒毛膜羊膜炎（chorioamnionitis，CAM）、早产等子宫内异常的情况下，可发生胎儿生长受限（fetal growth restriction，FGR）及胎儿低氧血症、脑瘫等脑部障碍，甚至导致胎儿死亡。主要的脐带异常如表6.1所示。

表6.1　主要的脐带异常

附着部位异常	边缘附着、胎膜附着（包括前置血管）
形态异常	单一脐带动脉、脐带囊肿、假性结节、脐疝、血肿、血管瘤、畸胎瘤、浮肿
螺旋异常	过度螺旋、过少螺旋（低螺旋、无螺旋）
位置、走行异常	脐带绕颈、脐带下垂、脐带脱出、真性结节
长度异常	脐带过长、脐带过短

根据参考文献4制作

脐带在哪里，怎么观察

脐带以一定长度漂浮在羊水中，将探头放在母体的腹壁上，可显示在羊水腔中的脐带长轴及横断面图像。由于脐带有血流信号，使用彩色/能量多普勒超声很容易识别。脐带异常会给胎儿带来各种各样的影响，因此最好尽早进行诊断和管理。将脐带血管数目和脐带附着位置等加入妊娠中期的筛查项目，有助于发现关于脐带异常的线索。

脐带附着部位的观察

脐带附着于胎盘的部位如图6.2所示，附着部位可分为胎膜、中央、侧方、边缘。侧方附着最多见，其次为中央附着、边缘附着、胎膜附着。边缘附着及胎膜附着被认为会增加产程风险，在临床上尤其会造成问题的是胎膜附着。

脐带-胎盘附着部位的观察方法（图6.3）

①大幅度移动探头，主要通过矢状面观察整个胎盘，观察脐带是否与胎盘相连。或者追踪漂浮在羊水中的脐带，判断其附着的胎盘部位。在观察脐带时使用彩色/能量多普勒超声是非常有效的。

在胎盘上无法判断脐带的附着部位时，就应怀疑为边缘附着或胎膜附着，要在胎盘周围大范围观察，确定脐带附着在胎盘边缘还是子宫壁。

②在区别是脐带附着部位还是在胎膜上走行的血管时，试着轻摇子宫壁观察，确认脐带没有从此分离或移动。从多个方向观察脐带附着部位是非常重要的。

注意事项

①在脐带附着部位不易确定的情况下，改变一下母体的体位再进行检查，或者过一段时间再检查。由于观察结果不会因妊娠的周数而变化，所以，即使是第一次观察也要注意准确地确定附着部位并记录下来。

②在妊娠中期之前确认准确的附着位置，到了妊娠后期，如胎盘位于子宫后壁时脐带附着部位的判断就会变得困难。所以脐带的附着部位要在妊娠中期（妊娠20周）之前确认。

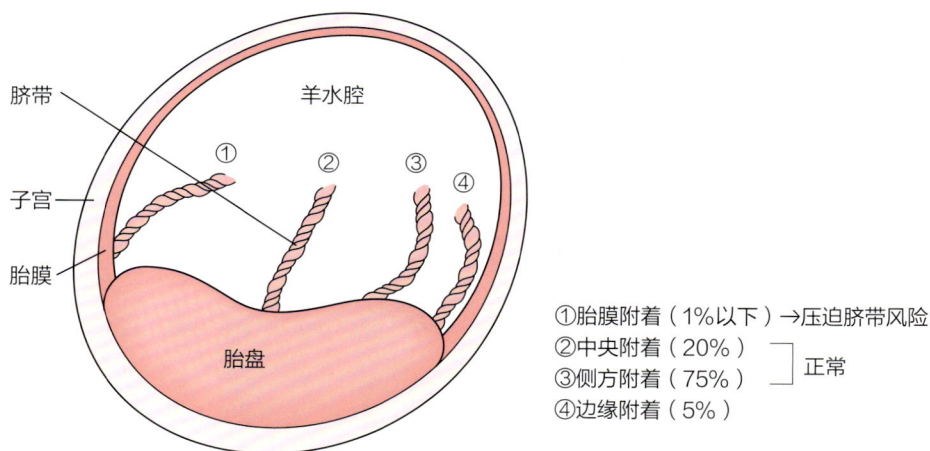

①胎膜附着（1%以下）→压迫脐带风险
②中央附着（20%）
③侧方附着（75%）〕正常
④边缘附着（5%）

图6.2 脐带-胎盘附着部位分类

a. B型超声图像

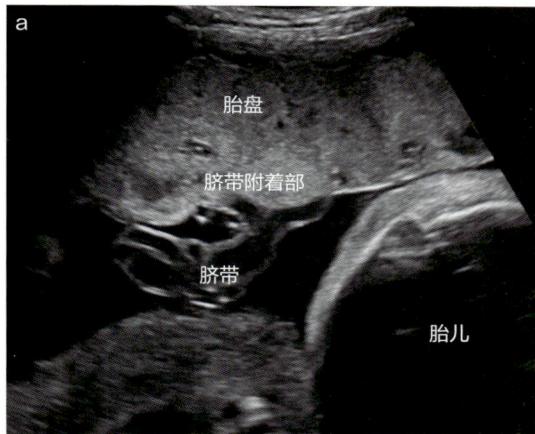

b. 彩色多普勒超声图像

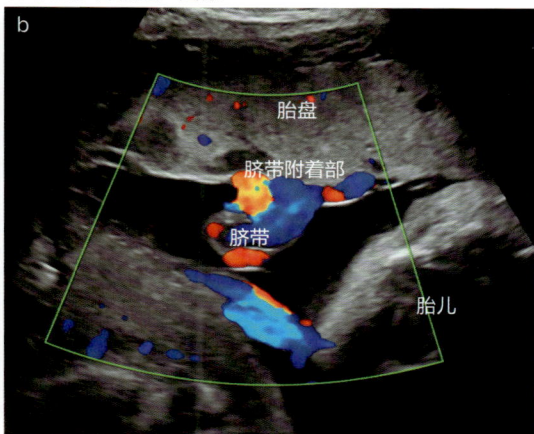

图6.3　脐带附着部位的观察

在妊娠中期之前，诊断脐带附着部位有无异常

判断脐带附着位置时同时使用彩色/能量多普勒超声进行观察，b是脐带附着位置正常的图像

脐带血管的观察

脐带血管的观察方法（图6.4）

①观察在羊水中漂浮的脐带。显示脐带的长轴切面或短轴切面，确认2根较细的脐带动脉和1根较粗的脐带静脉。

②在胎儿下腹部的横断面观察。扫描出膀胱，使用彩色多普勒超声，确认在膀胱两侧走行的脐带动脉。

a. 观察在羊水中漂浮的脐带

确认2根较细的脐带动脉和1根较粗的脐带静脉

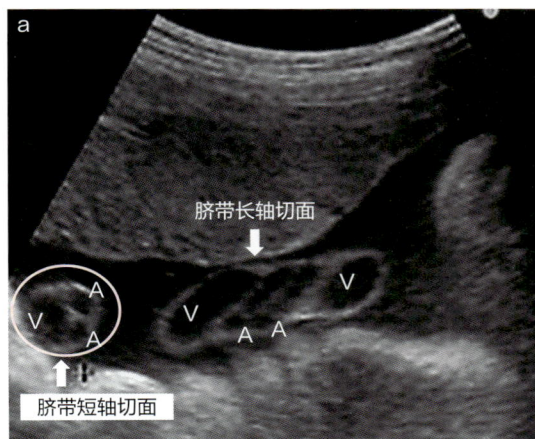

b. 胎儿下腹部的横断面

使用彩色多普勒超声，确认在膀胱侧走行的2根脐带动脉（A）

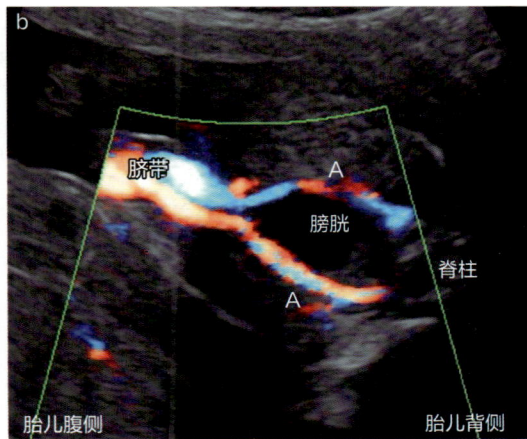

图6.4　脐带血管的观察

可以显示2根脐带动脉（A）和1根脐带静脉（V）

脐带螺旋的观察

脐带螺旋程度的评估（图6.5）

通常有脐带的螺旋程度比较强或比较弱的印象时，可以使用间距法或脐带螺旋指数（antenatal coiling index）来评估。

间距法

■ 1次螺旋的长度除以脐带的直径得出的数值。这个数值反映螺旋密集程度。
■ 数值在2.0以下时为螺旋密集。

脐带螺旋指数

■ 1次螺旋的长度（cm）的倒数。这个数值越大，提示螺旋越密集。
■ 螺旋指数0.6以上（1次扭转的长度不足1.7 cm），为螺旋密集。
■ 螺旋指数0.2以下（1次扭转的长度超过5.0 cm），为螺旋稀疏。

注意事项

①进入妊娠中期，脐带的螺旋程度基本恒定，而且羊水腔羊水充足，容易评估。最好是在妊娠中期进行评估。

②脐带胎儿侧与胎盘侧相比有螺旋较密的倾向。最好通过改变测量部位多次测量来进行评估。

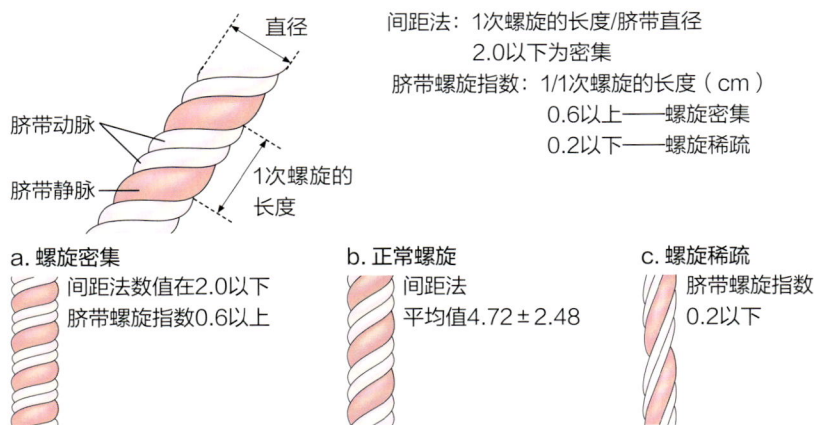

间距法：1次螺旋的长度/脐带直径
2.0以下为密集
脐带螺旋指数：1/1次螺旋的长度（cm）
0.6以上——螺旋密集
0.2以下——螺旋稀疏

直径
脐带动脉
脐带静脉
1次螺旋的长度

a. 螺旋密集
间距法数值在2.0以下
脐带螺旋指数0.6以上

b. 正常螺旋
间距法
平均值4.72±2.48

c. 螺旋稀疏
脐带螺旋指数
0.2以下

图6.5 脐带螺旋程度的评估

脐带的异常

脐带−胎盘附着部位的异常

边缘附着（图6.6）

边缘附着是指脐带附着于胎盘边缘。从多个方向观察，如果附着部位距胎盘边缘不到2 cm，就要怀疑边缘附着。由于脐带本身有脐带胶质包绕，因此边缘附着在临床上很少成为问题。但有的病例不同，很难区别是胎膜附着还是边缘附着，在这种情况下，需要考虑胎膜附着的可能性来进行管理。

胎膜附着（velamentous cord insertion，帆状胎盘）

胎膜附着是指脐带附着在胎盘实质之外的胎膜上（图6.7）。脐带由胎膜起始，3根脐带血管在缺少脐带胶质的状态下一直走行至胎盘。因此，即使是子宫和胎儿的轻微压迫，也容易引起脐带血管的血流障碍，这表明胎儿生长受限，分娩时有胎儿心率异常的风险。在诊断为胎膜附着后，有必要进行严格的围产期管理。

a. 妊娠24周，B型超声图像　　b. 妊娠24周，超声多普勒超声图像　　c. 娩出后胎盘

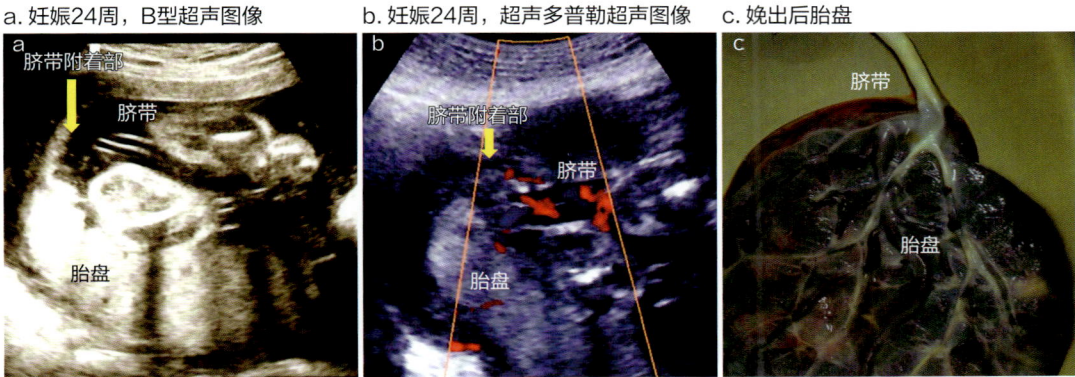

图6.6　脐带附着位置异常：边缘附着

脐带附着于胎盘的边缘位置。3根脐带血管，都起始于胎盘的边缘

a. 胎膜附着的彩色多普勒超声所见　　　　　　　　　　　b. 示意图

附着于胎膜的脐带血管，没有脐带胶质覆盖时的走行部分

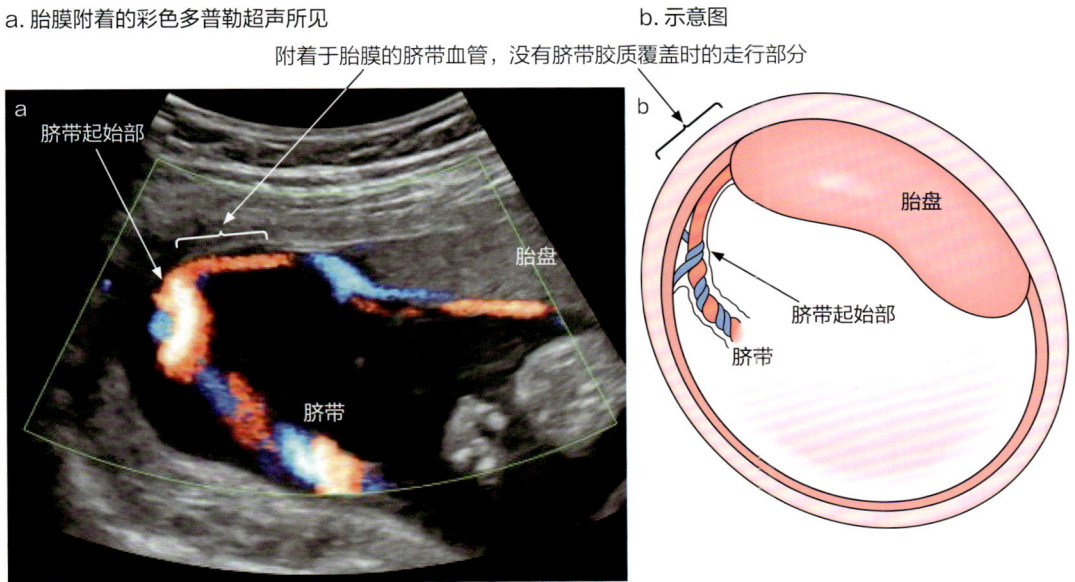

图6.7　胎膜附着

脐带起始于子宫壁。由脐带的起始部开始3根脐带血管呈分支状向胎盘方向走行

发病率

- 为0.5%~1.7%。
- 据报道双胎的胎膜附着发病率比单胎高将近10倍，在检查双胎时要想到胎膜附着，进行脐带观察是非常重要的。

超声表现

- 脐带起始于子宫壁。从脐带的起始部3根血管呈分支状向胎盘走行。使用彩色/能量多普勒超声可更准确地判断脐带血管在到达胎盘之前的分支走行情况。另外，关于血流方向，2根脐带动脉由胎儿流向胎盘方向，不言而喻，1根脐带静脉由胎盘流向胎儿。
- 正常附着和边缘附着时3根脐带血管同时起始于胎盘。胎膜附着时3根脐带血管分别从胎盘发出，在子宫壁走行，在脐带的起始部汇合。

观察要点

- 尽管可以充分地观察整个胎盘，但在没有观察到脐带附着位置的情况下，则可认为是脐带附着部位异常而进行检查。
- 在胎膜附着时，显示出脐带血管沿着子宫壁走行，由于胎动和母体的体位改变引起脐带飘动时，可以显示脐带附着部固定在子宫壁上。改变母体的位置，隔一段时间再次检查，并同时使用彩色/能量多普勒超声，在脐带附着部位中心仔细进行检查。
- 如果能够确认3根脐带血管分开并与胎盘相连，则胎膜附着诊断的准确性增加。当3根血管同时与胎盘相连时，诊断为边缘附着。
- 在检出胎膜附着或边缘附着的情况下，用彩色多普勒超声判断脐带血管是否在子宫内口附近走行，即是否合并血管前置（vssa previa）。

血管前置

　　血管前置是与胎膜附着相关的重要疾病。血管前置是指附着在胎膜上的脐带血管在子宫内口或接近子宫内口（2 cm以内）走行的病理状态（图6.8）。由于没有脐带胶质的保护，脐带血管在子宫内口附近走行，以破水为契机可引发脐带血管破裂，则有可能引起急性胎儿机能不全导致胎儿死亡。

发病率

　　据报道发病率为1/2 500~1/1 275。体外受精妊娠的发病率约为1/260。

风险因素

- 妊娠中期怀疑前置胎盘的病例，以及低置胎盘时发现脐带胎膜附着的病例，由于合并血管前置的风险增加，因此需要更仔细地进行检查。

■ 另外，风险因素有多胎妊娠、分叶胎盘、副胎盘、胎膜附着、体外受精等。

预后

分娩时，由于脐带血管破裂，导致胎儿失血。如果未在产前确诊是围产期胎儿死亡率很高的疾病。

Oyelese等报道，血管前置在分娩前被诊断的新生儿的生存率约为97%，血管前置未在分娩前被诊断的新生儿的生存率约为44%。

超声表现

■ 在妊娠中期，遇到具有上述风险因素的病例时，要留意该疾病，并用彩色/能量多普勒超声观察脐带血管。

■ 在胎膜上走行的血管在子宫内口附近显示出来时，要怀疑血管前置，有必要进一步检查。

■ 尤其是头位时，随着妊娠周数的增加，经腹超声观察变得很困难。因此，在妊娠中期诊断出该疾病，对于降低围产期的风险有很大意义。

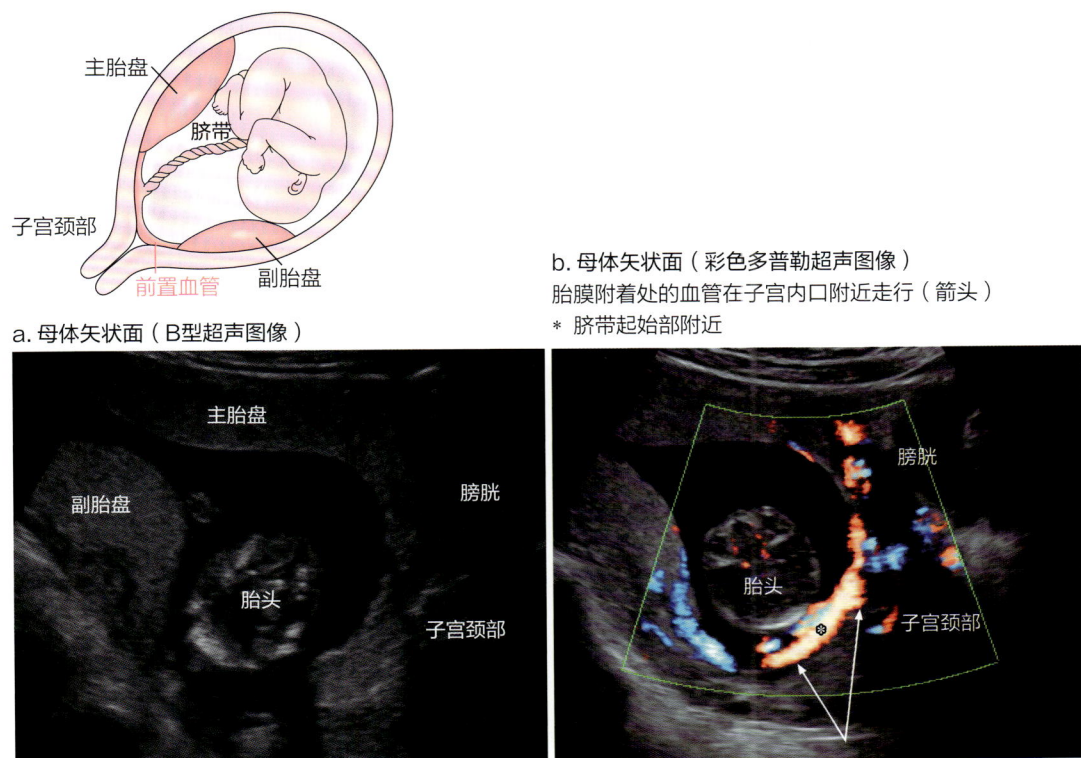

a. 母体矢状面（B型超声图像）

b. 母体矢状面（彩色多普勒超声图像）
胎膜附着处的血管在子宫内口附近走行（箭头）
＊脐带起始部附近

图6.8　副胎盘伴发胎膜附着、血管前置病例，妊娠14周
〇副胎盘为胎膜附着同时合并血管前置的病例
〇胎盘分为前壁的主胎盘、后壁的副胎盘（a）
〇主副胎盘伸展出的血管在胎膜上走行，之后汇合成为脐带的起始部（b）
〇从后壁的副胎盘伸展出的脐带血管在子宫内口处走行，表现为血管前置（b）
该患者在妊娠36周选择剖宫产，诞下新生儿

脐带下垂和脐带脱垂

在破水前，在胎儿先露部位的下方有脐带长轴的状态称为脐带下垂。破水后，脐带越过胎儿先露部从子宫口脱出，进入阴道或外阴的状态称为脐带脱垂。这样脐带会受到胎儿先露部位及周围的母体软组织挤压，使胎儿陷入胎儿机能不全的状态。

发病率

脐带下垂为0.5%~1%，脐带脱垂为0.5%~0.8%。

病因、风险因素、病情进展

- 在胎儿先露与子宫下部之间的间隙较大时发生。原因多为横位，其次为臀位。另外，在颜面位、骨盆狭窄、骨盆过宽、双胎、羊水过多、脐带过长等情况下较多发生。
- 羊水过多的情况下，即使是成熟的胎儿，其躯干、头部与子宫壁的间隙也会变大，脐带进入其中容易引起脐带下垂。另外，在胎膜早破的情况下，羊水快速流出时将脐带冲出容易引起脐带脱垂。
- 脐带下垂的高危病例破水后立即出现胎儿机能不全时，要考虑脐带脱垂的可能。

经过、预后

- 脐带下垂：诊断后，期待其自然复位。有时也采取骨盆高位或膝胸位。如果不能自然复位，有可能转为脐带脱垂，引起胎儿机能不全，应予择期剖宫产。
- 脐带脱垂：如果不紧急使胎儿娩出，则胎儿的预后不良。为了挽救胎儿的生命，需要进行紧急剖宫产手术。

超声所见

使用经阴道超声检查，在胎儿先露部位与子宫内口之间显示脐带的回声，同时使用彩色/能量多普勒超声，可以确诊脐带下垂。另外，妊娠末期对于臀位及胎儿先露部位未固定的病例，要检查有无脐带下垂。

破水后，在胎儿先露部位的下方可触及搏动性条索样物时，考虑为脐带脱垂。之后，由于接触脐带会使血流减少，在必须要进行超声检查时，要注意检查时探头不要触及脐带。

脐带血管的异常

单脐动脉

发生机制

从病理学的角度来看，单脐动脉（single umbilical artery，SUA）分为从发生阶段就缺损的无形成型（或器质型）和继发于血管闭塞的闭锁型（或功能型）。

- **无形成型**：1根动脉原本就缺如的类型，有时合并其他先天异常。有与染色体异常及胎儿形态异常相关联的报道。
- **闭锁型**：既往正常的动脉出现继发性闭塞或萎缩的类型，被认为是由胎盘和脐带异常而引发的。有报道显示其与分娩时的胎儿机能不全有相关性。

发病率

- 据报道占全部分娩的0.2%～1.5%。
- 70%为左脐动脉缺损，30%为右脐动脉缺损。

超声表现（图6.9）

- 观察羊水中的脐带，不能显示在正常时可见的脐带血管（2根较细的脐带动脉，1根较粗的脐带静脉），只能确认2根血管。
- 同时使用彩色多普勒超声观察胎儿下腹部的横断面，由脐带附着部连续扫查至膀胱两侧，有一侧的脐动脉不能显示。

> - 在闭锁型SUA，随着妊娠的过程脐带动脉变窄、闭塞。在多次超声检查中脐带动脉的数量从一开始的2根变成1根时，提示有闭锁型SUA的可能。在这种情况下，有必要进行胎心监护（注意胎儿机能不全）。
> - 在2根脐带动脉的管径不一致时，可视为轻度的闭锁型SUA，同样需要进行慎重的观察。

a. 羊水中的脐带（长轴切面）
只能显示2根脐带血管

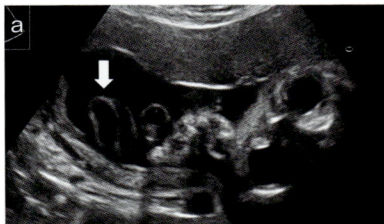

c. 羊水中的脐带（短轴切面）
只能显示2根脐带血管

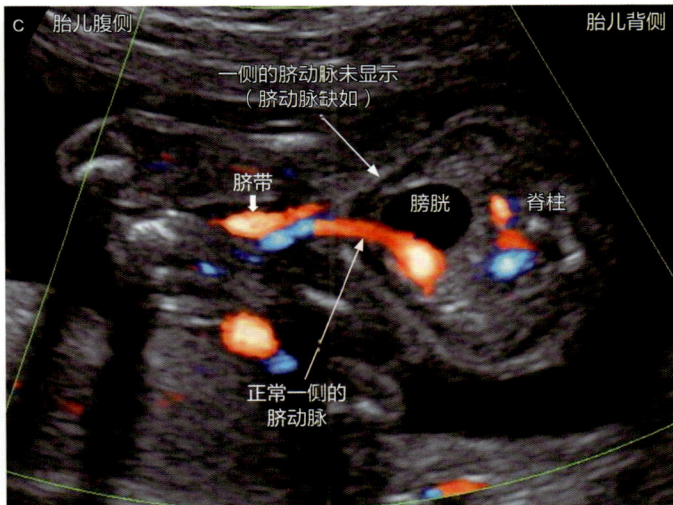

b. 胎儿下腹部膀胱水平的横断面（能量多普勒超声图像）
通常，膀胱的两侧可显示脐带动脉，这个病例一侧脐带动脉未显示

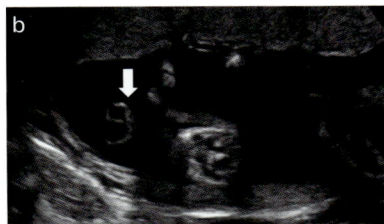

图6.9　单脐动脉（SUA）的超声表现
正常的脐带由2根脐带动脉及1根脐带静脉构成，1根脐带动脉闭锁或缺如（左侧缺如情况较多）的SUA的发生率约为1%。在检出SUA时，如果没有胎儿生长受限、胎儿异常，要仔细进行胎儿筛查。另外，在胎心监护中注意胎儿功能不全

合并异常

- 合并胎儿生长受限。
- 合并染色体异常，有报告显示在染色体异常的病例中SUA的发生率为9%~11%。
- 合并尿路系统异常及心脏异常。

脐带囊肿（图6.10）

- 脐带发生的囊肿称为脐带囊肿，分为真性囊肿和假性囊肿。
  - 真性囊肿，多由尿囊管或卵黄管等胚胎时期的残留组织引起，囊肿壁上有上皮细胞覆盖。主要有尿囊管囊肿、卵黄肠管囊肿。
  - 假性囊肿，是由脐带胶质局部发生变性、水肿等原因所致，囊肿壁上没有上皮细胞。
  - 产前超声检查两者很难鉴别，由分娩后的组织病理学检查诊断。假性囊肿的发病率远高于真性囊肿。

a. 妊娠19周，胎儿矢状面B型超声图像

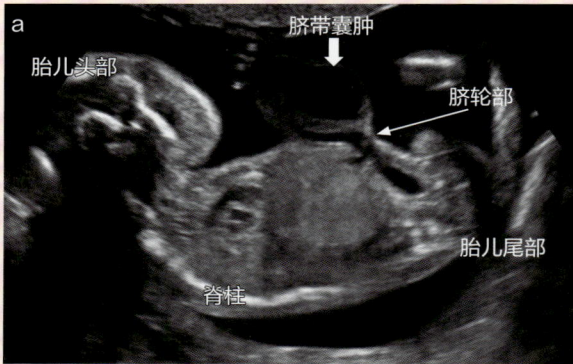

b. 妊娠19周，胎儿矢状面（脐轮部）能量多普勒超声图像

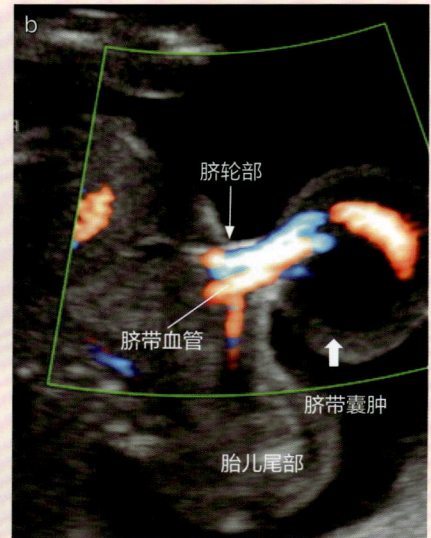

c. 妊娠30周，胎儿腹部横断面B型/能量多普勒超声图像

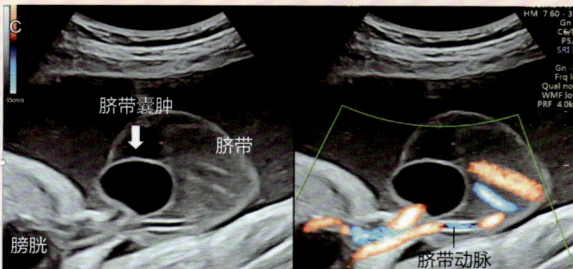

图6.10 脐带囊肿病例

胎儿期：妊娠19周，距脐轮部约1 cm的位置可见直径为2 cm的脐带囊肿（a、b）。之后，囊肿呈增大的趋势。妊娠末期达到7.5 cm×4 cm。在胎儿期，没有发现其他需要特别记载的观察结果，进展顺利

出生后：脐带的病理所见，除了明显的水肿改变，还发现部分囊肿形成。小儿外科怀疑尿囊管残留，此外无异常发现

- 脐带囊肿几乎不会对胎儿的发育和健康造成特别的影响。由于囊肿的大小和位置不同，也有报道显示脐带血流受阻，成为胎儿宫内死亡及胎儿生长受限的原因。
- 在近年的报告中，也指出了假性囊肿与胎儿的先天性异常和染色体异常之间的相关性。
  - Sepulveda报告，妊娠中发现假性囊肿的病例有10例进行染色体检查，发现18-三体综合征5例，13-三体综合征1例，21-三体综合征1例。
  - Kuwata氏等报告1例伴有假性囊肿的18-三体综合征病例。
  - 染色体正常的情况下，也有合并脐疝、尿囊管残留等先天性异常的零星报告。
- 在发现脐带囊肿时，需要考虑有无合并胎儿形态异常，有无脐带血流受阻的可能性。

脐带的螺旋异常

　　脐带的生理性螺旋，是在不影响脐带可动性的情况下，防止因外力的牵拉及压迫，引起脐带的折叠、扭曲、破溃。通过适度的螺旋，防止外力对脐带血管的影响。脐带螺旋的密度超过正常即"螺旋密集"或少于正常即"螺旋稀疏"时，脐带血管易受外力影响，可导致胎儿机能不全。

脐带螺旋密集

- 在脐带螺旋密集时，由于脐带血流障碍引起胎儿胎盘循环衰竭，可导致胎儿宫内死亡和胎儿生长受限。有报告显示，妊娠中期以后胎儿宫内死亡的原因以脐带异常最多，其中以脐带螺旋密集及其伴发脐轮部狭窄/绞窄最为多见。
- 脐带螺旋密集的主要原因见表6.2。
- 如果脐带的一部分狭窄脐带静脉就会瘀滞，有时在脐带静脉中可看到与脐带动脉一致的脉冲多普勒波形。
- 脐轮部（胎儿侧）与脐带-胎盘附着处的脐带直径存在差异，或者可以观察到脐带静脉的血流波形，可能会增加胎儿机能不全的风险。但是在临床上，从即使发生脐带过度螺旋也没有显示胎儿异常的病例到发生胎儿宫内死亡的病例，预后存在很大差异。因此，对脐带螺旋密集的管理方针尚无一致的意见。

脐带螺旋稀疏

- 即使是程度较轻的脐带螺旋稀疏，由于脐带对弯曲和压迫的抵抗力较弱，也容易发

表6.2　脐带螺旋密集的主要原因

异常的偏向型胎动	无脑儿、中枢神经异常儿、染色体异常等
子宫内腔的变形	子宫肌瘤、子宫畸形等
脐带发育异常	脐带炎、脐带囊肿等
其他	双胎输血综合征（twin-twin transfusion syndrome，TTTS）、胎盘血肿等

根据参考文献19制作

生脐带血流障碍，其结果可能成为胎儿机能不全和胎儿宫内死亡的原因。

脐带缠绕

脐带缠绕在胎儿身体的某一部分（颈部、四肢、躯干）的状态称为脐带缠绕。

发病率

- 约占全部分娩的30%。
- 脐带缠绕位置以颈部最多见，约占90%。
- 多数缠绕1周。
- 可导致胎儿宫内不全的异常严重的脐带缠绕病例，约占全部脐带缠绕病例的10%。

风险因素

- 多见于羊水过多。

超声表现（图6.11）

- 妊娠后期诊断。在羊水量较多且胎儿活动的妊娠中期之前，可能出现新的脐带缠绕，因此保留诊断。一般认为在胎动受到限制的妊娠34~37周进行诊断比较合适。
- 脐带缠绕可发生在颈部、躯干、四肢，发生在颈部以外部位的脐带缠绕诊断困难。

a. 脐带绕颈2周，胎儿纵断面可见脐带，并伴有2个不自然的压迹（箭头），判断为脐带绕颈2周

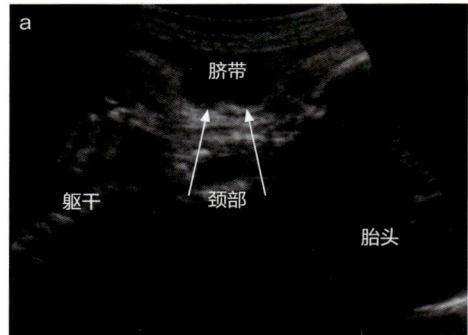

b. 脐带绕颈2周，使用能量多普勒超声
b₁为胎儿横断面
b₂为胎儿纵断面

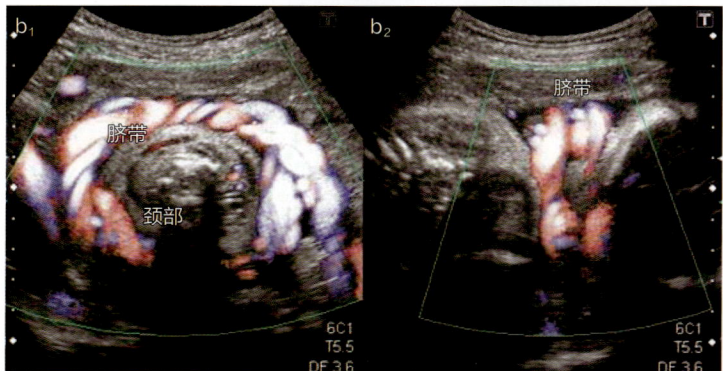

图6.11 脐带绕颈的超声表现
脐带绕颈处表现为胎儿纵断面可见皮肤压迹（a）。在颈部横断面，彩色/能量多普勒超声可显示脐带绕颈2周

脐带绕颈的诊断方法

①扫描出胎儿疾病的纵断面。

②观察胎儿颈部的背侧（颈部），观察颈部有无凹陷（胎儿颈部皮肤凹陷表现为小的无回声区）[*]。这个凹陷的数量与脐带绕颈的周数一致。也就是1个凹陷时脐带绕颈1周，2个凹陷时脐带绕颈2周。

③使用彩色/能量多普勒超声观察颈部的纵断面、横断面，确认脐带在颈部整周缠绕。

> * エコーフリースペース（echo free space）：エコーが見られない領域をさす（音響陰影を除く）。「無エコー域」と同義語。

对妊娠和分娩的影响

- 妊娠过程中的脐带缠绕，不一定会使胎儿的预后恶化。分娩时，脐带的高度压迫会引起流向胎儿的血流发生障碍，虽然也有发生胎儿机能不全的情况，但是大多数是无症状的。

- 脐带绕颈1周很少成为临床上的问题，由此引起胎儿心率异常的例子也很少。但是，有报告缠绕的周数较多时，发生胎儿生长受限、胎动减少、胎儿宫内死亡、剖宫产的风险上升。

- 大濑等人报道，根据脐带绕颈的周数不同，需要紧急分娩的比例见表6.3。初产妇脐带绕颈2周，经产妇脐带绕颈3周，紧急分娩的发生率升高。

- 也有报道指出，脐带绕颈与低体重新生儿有关，慢性中等程度的脐带压迫引起低氧状态可能是胎儿生长受限的原因。

- 躯干及四肢脐带缠绕时，脐带血流障碍的风险增加。这可能是由于没有像颈部那样有保护脐带的空间，脐带在躯干、四肢与子宫壁之间更容易受到压迫。

> * 紧急分娩
> 胎儿状态或母体状态恶化，或者由于分娩过程中的不良事件等，有时希望尽早娩出胎儿。此时，通过宫口的状态和胎儿下降的程度来判断最佳的分娩方式。考虑的手段有胎头吸引、产钳协助分娩，甚至紧急剖宫产手术，这些总称为紧急分娩。

表6.3　脐带绕颈的周数与需要紧急分娩[*] 的发生率

	初产妇	经产妇
没有脐带绕颈	13.3%	5.7%
1周	13.3%	6.6%
2周	20.9%	7.0%
3周	30.8%	25.0%

根据参考文献32制作

需要分娩管理的脐带缠绕病例

比起其他的脐带异常，脐带缠绕的发生率要更高，分娩时必须进行医疗介入和特别管理的病例并不多见。要注意不要给孕妇带来不必要的担心。但是，在以下脐带缠绕的病例中，需要进行严格的分娩管理。

- 多周数的脐带绕颈。
- 脐带血流异常及伴有胎儿生长受限的情况。
- 合并其他脐带、胎盘异常的情况。

专栏

代谢综合征的起源

　　胎儿生长受限的结果表明，低体重新生儿在成人期患糖尿病及高血压、高血脂等所谓的代谢综合征（metabolic syndrome，MS）的风险很高。其原因为，"在子宫内只依赖脐带，暴露在低营养环境的胎儿变成了想要积蓄能量的体质，由于出生后通过外部的营养补充改善环境时，会处于相对过剩的营养状态，因此MS的发病率升高"。

　　另外，由于现在是饱食时代，MS患者数量激增。其实这个原因起源于人类历史，人类在20万年间多数生活在饥饿年代。由于是在低营养的环境中，只有具有即使暴露在低营养的环境中也能积蓄能量的体质的个体才能留下下一代，在饥饿中有利的遗传因子被继承。也就是说，在基因组水平上现代人有患MS的风险，而且胎儿生长受限的结局在基因组水平上也会增加该风险。如果注意饮食习惯，MS也是可预防的。

参考文献

1）宇津正二：捻転の異常.臍帯，臍帯と胎盤の臨床.臨床婦人科産科 2007；61：1382-7.

2）長谷川潤一，清水華子，仲村将光，ほか：単一臍帯動脈の発生機序の違いによる妊娠・分娩背景の検討.日本周産期・新生児医学会誌 2009；45：1424-8.

3）溝口一枝，森　定一，星野玄伸：臍動脈の交通形態.昭和医学会雑誌 1960；19：1102-5.

4）金井雄二，海野信也：臍帯のスクリーニング.特集 産婦人科でのスクリーニングの実際.産婦人科の実際 2006；55：1733-40.

5）Hasegawa J, Matsuoka R, Ichizuka K, et al: Ultrasound diagnosis and management of umbilical cord abnormalities. Taiwan J Obstet Gynecol 2009；48：23-7.

6）Degani S, Lewinsky RM, Berger H, et al: Sonographic estimation of umbilical coiling index and correlation with Doppler flow characteristics. Obstet Gynecol 1995；86：990-3.

7）新垣達也，仲村将光，関沢明彦：臍帯捻転異常の診断方法は？ 産婦人科画像診断トレーニング-この所見をどう読むか？ 周産期 症例：胎児付属物.臨床婦人科産科 2017；71 増刊号：S175-8.

8）芹沢麻里子：臍帯捻転異常.長谷川潤一（編）.臨床産科学テキスト.p.188-92，メディカ出版，大阪，2019.

9）Woodward PJ, Kennedy A, Sohaey R, et al: Diagnostic Imaging Obstetrics 3rd Ed. Amirsys®, 2016.

10）長谷川潤一：卵膜付着・前置血管の早期診断.特集 胎盤・臍帯・羊水を再び考える 周産期合併症との関連：臍帯異常.周産期医学 2019；49：76-9.

11）Resnik R, Lockwood C, Moore T, et al: Creasy and Resnik's Maternal-Fetal Medicine: Principles and Practice. 8th Ed. Elsevier, 2018.

12）Hasegawa J, Nakamura M, Ichizuka K, et al: Vasa previa is not infrequent. J Matern Fetal Neonatal Med 2012；25：2795-6.

13）長谷川潤一：卵膜付着・前置血管.長谷川潤一（編）.臨床産科学テキスト.p.184-7，メディカ出版，大阪，2019.

14）和田誠司，横須賀治子，山本瑠伊，ほか：前置血管.特集　胎児付属物（羊水・臍帯・胎盤）の異常.産婦人科の実際 2008；57：1951-5.

15）Oyelese Y, Catazarite V, Prefumo F, et al: Vasa previa: the impact of prenatal diagnosis on outcomes. Obstet Gynecol 2004；103：937-42.

16）医療情報科学研究所（編）：病気がみえる vol.10 産科 第4版.メディックメディア，東京，2018.

17）砂川空広，菊池昭彦：4.下垂・脱と巻絡.胎盤と臍帯の臨床　臍帯.臨床婦人科産科 2007；61：1389-93.

18）嶋田未知，大槻健郎，星合哲郎，ほか：機能性単一臍帯動脈2症例の臍帯・胎盤病理の検討.仙台市立病院医誌 2016；36：21-8.

19）長谷川潤一，清水華子，御子柴尚郎，ほか：臍帯の異常-臍帯過捻転，単一臍帯動脈-.特集　胎児付属物（羊水・臍帯・胎盤）の異常.産婦人科の実際 2008；57：1947-50.

20）渡辺　博：1腫瘍・嚢胞.胎盤と臍帯の臨床　臍帯.臨床婦人科産科 2007；61：1373-7.

21）堀越嗣博：臍帯嚢胞および臍帯潰瘍.周産期医学 2019；49：95-7.

22）Nyberg DA, McGahan JP, Pretorius DH, et al: Diagnostic Imaging of Fetal Anomalies. Lippincott Williams & Wilkins, 2003.

23） Sepulveda W, Gutierrez J, Sancheet J, et al: Pseudocyst of the umbilical cord: prenatal sonographic appearance and clinical significance. Obstet Gynecol 1999；93：377−81.

24） Kuwata T, Matsubara S, Izumi A, et al: Umbilical cord pseudocyst in a fetus with trisomy 18. Fetal Diagn Ther 2003；18：8−11.

25） 岩本豪紀，藥袋牧子，渡邊直子：胎児期に臍帯仮性嚢胞を合併した新生児尿膜管遺残の1例. 産婦人科の実際 2006；55：877−80.

26） 仲村将光：治療困難症例に学ぶ　臍帯過捻転症例の予後を向上させるために. 日本周産期・新生児医学会雑誌 2014；50：144−7.

27） 宇津正二：脳性麻痺のハイリスク因子としての臍帯異常. 周産期医学 2008；38：1119−24.

28） 村越　毅：胎児機能不全【胎児機能不全の原因】4. 臍帯因子. 臨床婦人科産科 2008；62：1536−41.

29） 瀧田寛子，関沢明彦：臍帯巻絡・臍帯真結節. 長谷川潤一（編）臨床産科学テキスト, p.181−3, メディカ出版, 大阪, 2019.

30） Hinkson L, Pahlitzsch T, Henrich W: Picture of the Mouth. Sextuple loops of nuchal ccrd in breech presentation. Ultrasound Obstet Gynecol 2019；54：843−4.

31） Schreiber H, Daykan Y, Arbib N, et al: Adverse pregnancy outcomes and multiple nuchal cord loops. Arch Gynecol Obstet 2019；300：279−83.

32） 大瀬寛子，長谷川潤一，仲村将光：臍帯巻絡の分娩経過に与える影響の部位・回数別検討. 日本周産期・新生児医学会雑誌 2013；49：256−60.

33） 長谷川潤一，松岡　隆，市塚清健，ほか：臍帯, 胎盤の異常. 妊婦と胎児の画像診断Up-to-date　妊娠後期の異常と画像診断. 産婦人科の実際 2008；57：457−63.

第七章

胎儿筛查：
脑部

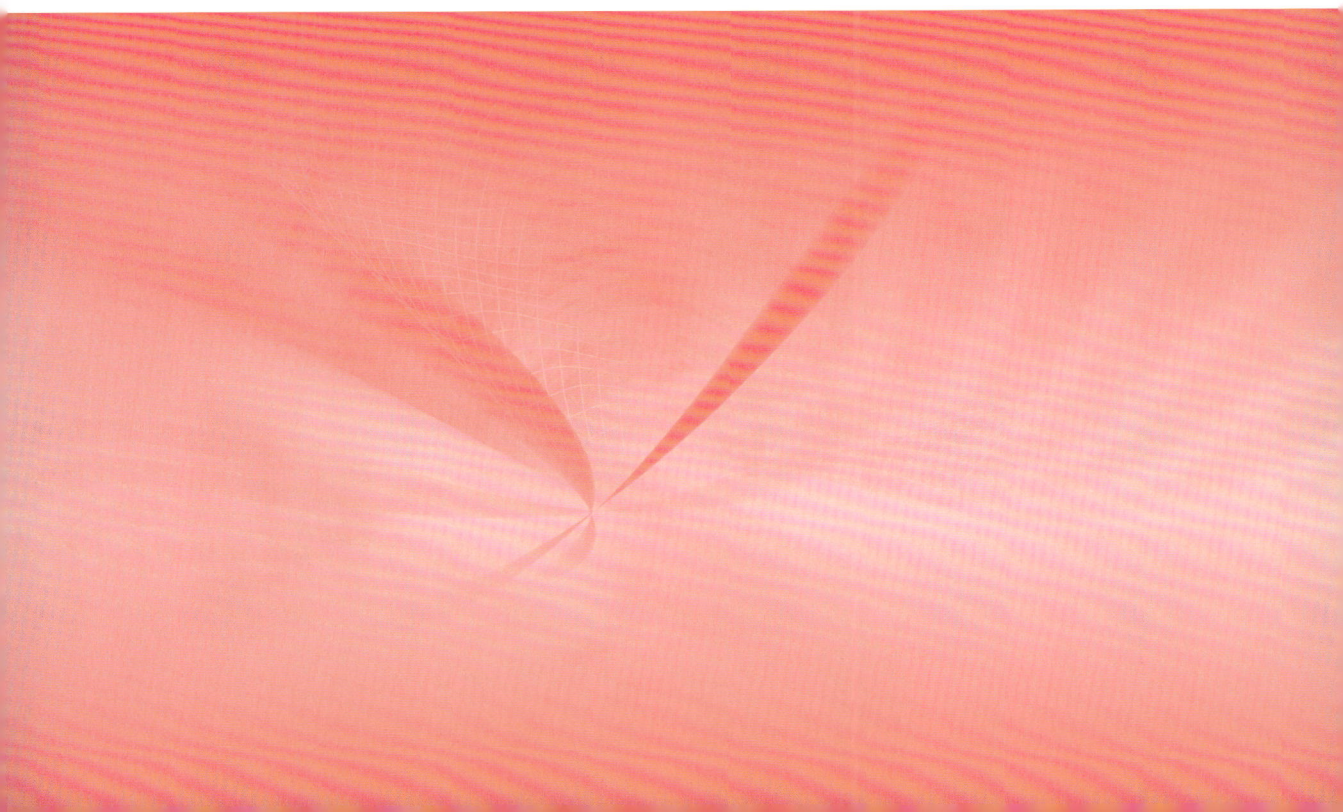

胎儿脑部的变化（图7.1）

妊娠期间，胎儿脑部伴随着发育会有显著的形态变化。在妊娠中期基本的大脑形态发育完成，并进一步发育。为了更好地观察胎儿脑部的情况，随着胎儿的发育，观察胎儿脑部的方式也会发生变化。

发育初期

在发育的初期，神经管的顶端形成初级脑泡（前脑、中脑、后脑）。随后进一步发育，形成二级脑泡（端脑、间脑、中脑、后脑、髓脑）。如图7.2所示，从前脑分化成端脑和间脑，从后脑分化出后脑和端脑。之后，脑泡壁部分分化为大脑半球及丘脑等脑实质，内腔部分分化为脑室，这样就完成了中枢神经系统的基本结构建立。

妊娠初期

- 在妊娠7～9周，胎儿脑部有时看起来像颅内病理性囊肿这点要特别注意。这是由于在发育初期后脑部的形成过程中，后颅窝相当于第四脑室的部分看起来像囊肿。这是正常表现，而不是脑积水等异常所见。

- 妊娠9～10周，可见左右大脑分离，也就是说可显示正中线。

- 妊娠11～13周，左右脑半球内的侧脑室有白色的脉络丛（图7.3）。

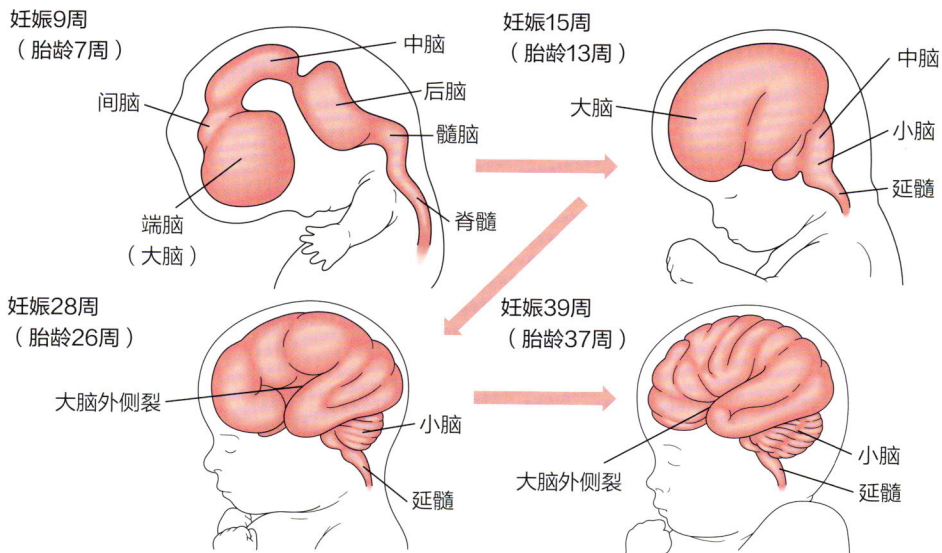

图7.1 胎儿大脑的变化

壁的部分	内腔部分
大脑半球	①侧脑室
间脑	②第三脑室
中脑	③中脑导水管
脑桥	④第四侧脑室（上部）
小脑	
延髓	⑤第四侧脑室（下部）

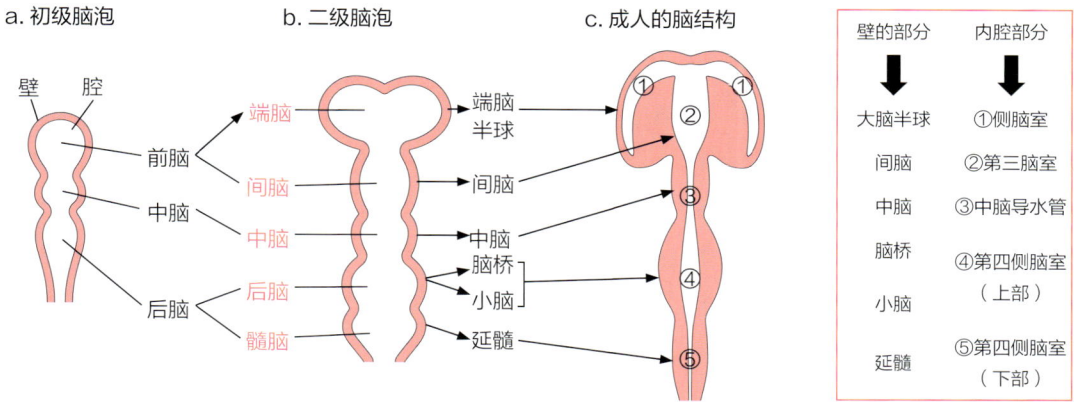

图7.2　人脑的发育

a.妊娠12周（胎龄10周，胎儿头部横断面）

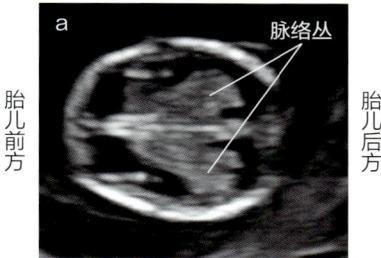

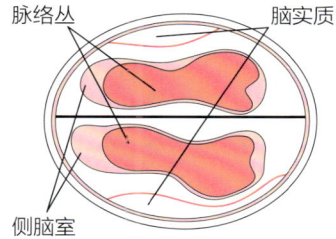

b.妊娠26周（胎龄23周，胎儿头部横断面）

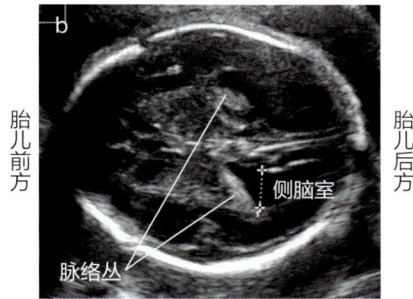

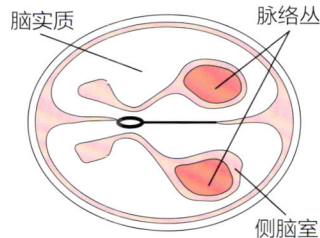

图7.3　妊娠初期−中期胎儿脑部超声表现的变化

妊娠中期−后期

- 在横断面，正中线的两侧可显示左右对称的侧脑室。左右侧脑室的中央至后方可显示脉络丛，呈高回声（图7.3）。

- 包括小脑蚓部在内的小脑在妊娠18周左右基本发育完成。所以，小脑及后颅窝池的观察需要在18周以后进行。

- 在妊娠16周以后可以观察到透明隔腔。到妊娠后期透明隔腔两侧膜（透明隔腔叶）愈合，透明隔腔变成了透明隔。

- 胼胝体（见第148页专栏）在妊娠18周以后可以观察到。

- 在妊娠后期，大脑表面可看到脑沟、脑回（见第149页专栏）。另外，由于大脑发育，侧脑室前角与妊娠中期相比更难确认。

通过3个基本横断面理解脑部解剖

根据国际妇产科超声学会（International Society of Ultrasound in Obstetrics and Gynecology，ISUOG）的指南，作为脑部筛查的断面如图7.4所示，推荐丘脑（背侧丘脑）水平、侧脑室水平、小脑水平3个基本断面。首先要知道通过这3个基本断面可以看到大脑的哪些部位，然后要知道每个断面的标志部位。

丘脑（背侧丘脑）水平的横断面

这个断面是测量双顶径的断面，是最常用的3个基本断面之一。首先在这个断面，能够看到大脑内的结构。理解本断面的结构，应该是理解复杂的大脑内解剖的第一步。

■ 本断面的标志部位：透明隔腔、丘脑、四叠体池（图7.5）。

　● 在正中线回声的前方1/3透明隔腔显示为四边形的黑色的腔。

透明隔腔的3个特征
- 四边形。
- 在正中线前1/3位置。
- 位于左右侧脑室前角之间。

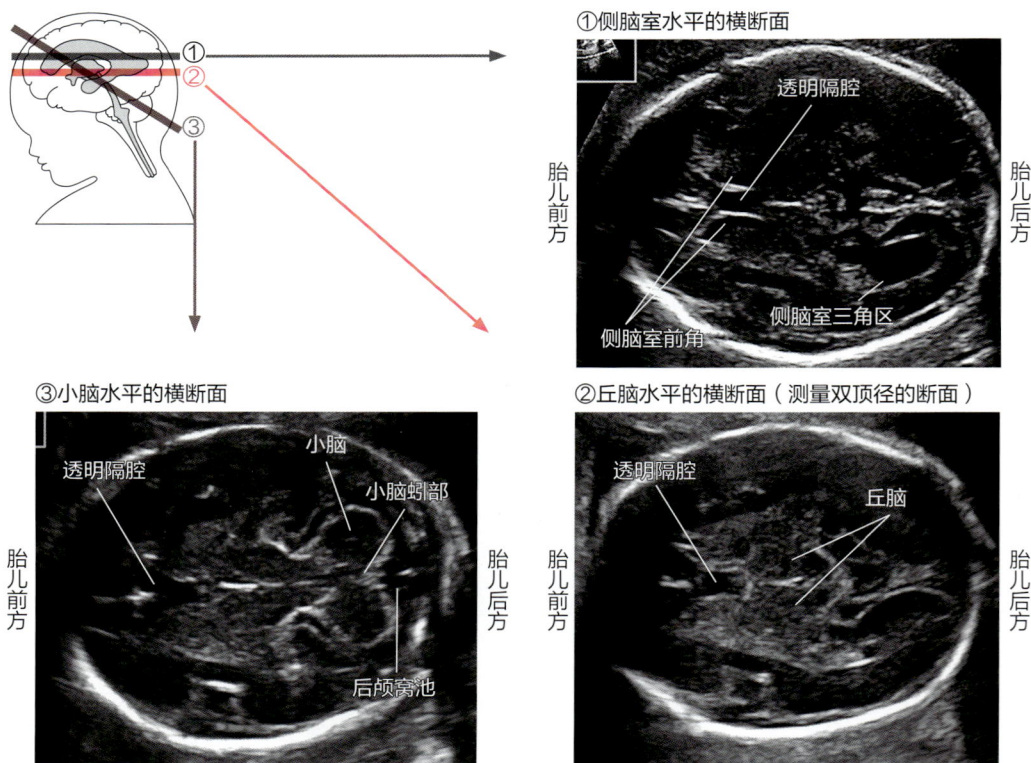

①侧脑室水平的横断面

透明隔腔

胎儿前方　　胎儿后方

侧脑室前角　　侧脑室三角区

③小脑水平的横断面

透明隔腔　　小脑

小脑蚓部

胎儿前方　　胎儿后方

后颅窝池

②丘脑水平的横断面（测量双顶径的断面）

透明隔腔　　丘脑

胎儿前方　　胎儿后方

图7.4　胎儿脑部筛查的3个基本断面

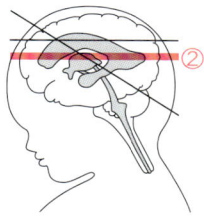

②丘脑水平的横断面（测量双顶径的断面）

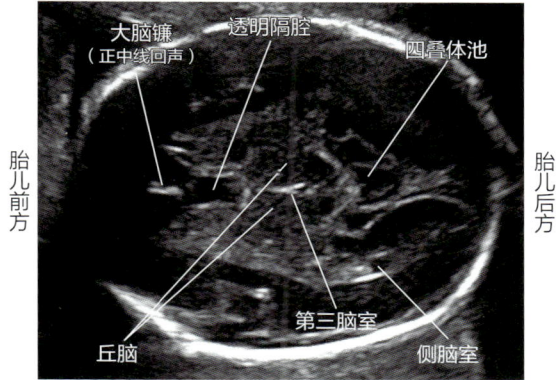

图7.5　丘脑（背侧丘脑）水平的横断面
标志结构：透明隔腔、丘脑、四叠体池

- 透明隔腔的后方，丘脑表现为左右对称的结构。
- 左右丘脑正中间的部分，为第三侧脑室。通常，第三侧脑室的内腔宽1～2 mm。
- 丘脑的后方，四叠体池表现为黑色细条状。
- 在后方位置可见左右对称的侧脑室，侧脑室内部有脉络丛，显示为白色。

侧脑室水平的横断面

比测量双顶径的断面稍靠近头顶部的，为显示出侧脑室的前角与后角的断面。

■ 本断面的标志结构：透明隔腔、侧脑室三角区（atrium）（图7.6）

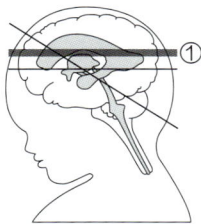

①侧脑室水平的横断面

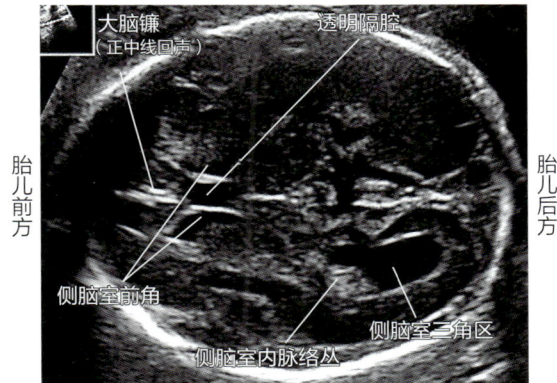

图7.6　侧脑室水平的横断面
标志结构：透明隔腔、侧脑室三角区

小脑水平的横断面

比测量双顶径的断面稍向后下方倾斜的，为显示后颅窝的断面。

■ 本断面的标志结构：透明隔腔、小脑、后颅窝池（图7.7）

小脑可显示左右小脑半球及正中央位置连接左右半球的小脑蚓部（显示为稍高回声）。后颅窝池是在小脑的后方表现为黑色的区域。

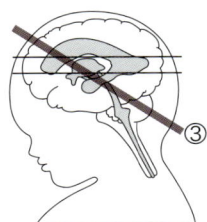

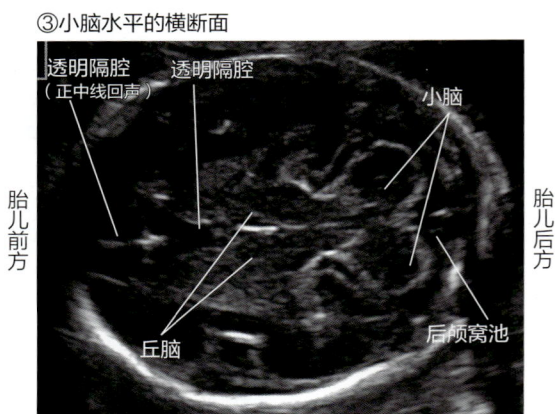

③小脑水平的横断面

图7.7　小脑水平的横断面
标志结构：透明隔腔、小脑、后颅窝池

胎儿脑部的观察

观察方法

3个基本断面的扫查方法

首先确定胎头位置。如果是头位，探头在母体耻骨上方横扫，可显示胎头的横断面。如图7.8所示，可以在双顶径的测量断面稍微移动探头来显示3个基本断面。

注意要点

在观察胎儿脑部时，探头放置的位置不正确就会使胎儿头部的断面倾斜，即使是正常胎儿也会出现脑部左右不对称的情况。在观察时要注意以下2点。另外，以下注意点与正确显示双顶径测量断面时的注意点相同。正确显示双顶径测量断面，是为了正确观察胎儿脑部的一个训练。

①扫描时应尽量将脑正中线置于切面正中央。正中线不能显示在切面的正中央时，应将探头稍微向胎儿头侧或尾侧倾斜，以尽可能地将正中线回声调整至胎儿头部

a. 侧脑室水平
从双顶径测量断面将探头向
胎儿头部方向移动

b. 丘脑水平

c. 小脑水平
从双顶径测量断面将探头向胎儿尾侧
方向移动

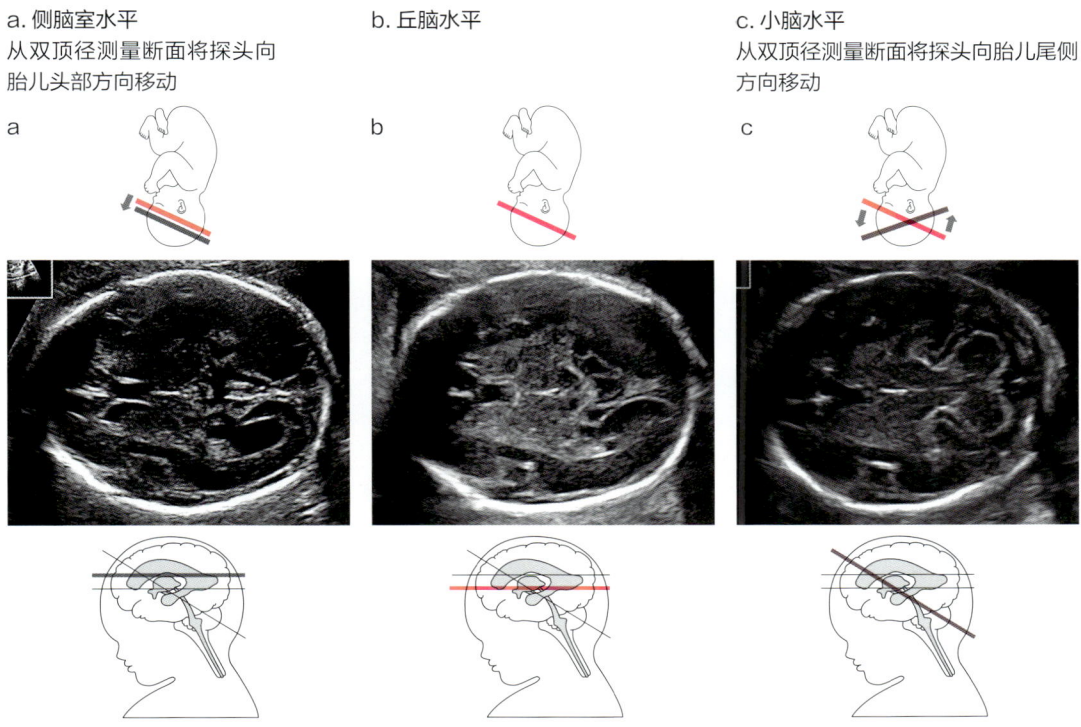

图7.8　3个基本断面的显示方法

的正中央。

②观察颅内时正中线回声应尽可能与画面保持平行。正中线回声在画面中不是水平状态而是倾斜状态时，探头向正中线位置较低的一侧按压、倾斜，将正中线回声调整至尽可能与画面保持平行。

进行胎儿脑部筛查需要知道的知识点

随着妊娠周数的增加，胎儿颅内结构的外观也会发生变化（图7.9）。尤其要注意以下2点。

■ 妊娠20周左右的胎儿大脑的实质显示为黑色，乍一看好像是液体留存，不要认为这是脑室扩张的表现。

对策：提高增益，降低探头的频率。

■ 妊娠后期随着颅骨的发育，靠近探头一侧的颅内结构观察变得困难。相反，远离探头一侧的则比较容易观察。这是由于妊娠后期胎儿颅骨骨化，距探头较近的浅层部位受到声影及多重反射等骨骼引起的伪像影响所致。

对策：降低探头的频率；改变探头的位置，从而改变超声波束的入射方向；等待胎儿活动，改变体位后再查。

a. 妊娠21周

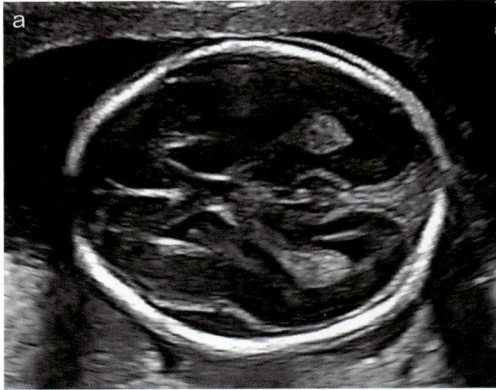

b. 妊娠32周

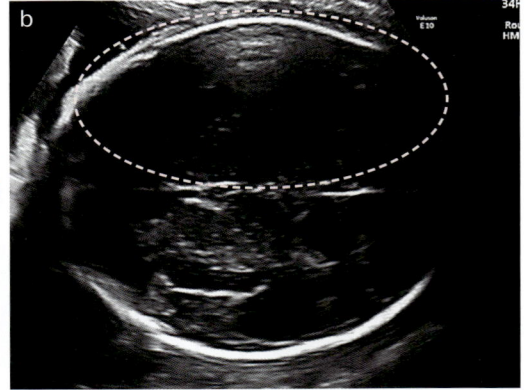

图7.9　随着妊娠周数而变化的胎儿颅内结构外观

随着妊娠周数的增加，观察靠近探头一侧的颅内结构变得困难，颅内结构显示不全（b中虚线包围的部分）

检查项目

妊娠初期（妊娠11~13周）

　　妊娠初期（11周~13⁺⁶周）的胎儿头部主要观察要点是颅骨、正中线回声、左右侧脑室（图7.10）。以下是2013年国际妇产科超声学会（ISUOG）发表的妊娠初期超声检查的指南中，推荐的胎儿头部观察要点。

　　√胎儿头部存在吗？

　　√颅骨的形状正常吗？正常胎儿在妊娠11周可见颅骨的骨化。通过横断面观察颅骨的轮廓。

　　√确认正中线回声：确认将大脑分成左右对称的两部分的正中线回声。

　　√观察左右侧脑室内脉络丛：在妊娠11周，胎儿左右侧脑室占据了头部的大部分。侧脑室后方的2/3可见呈高回声的脉络丛。

　　※脑桥、小脑此时还没发育完全，不能正确评估。

a. 妊娠13周，头部矢状面
可见光滑的头部轮廓

b. 妊娠12周头部横断面

c. 妊娠12周头部横断面

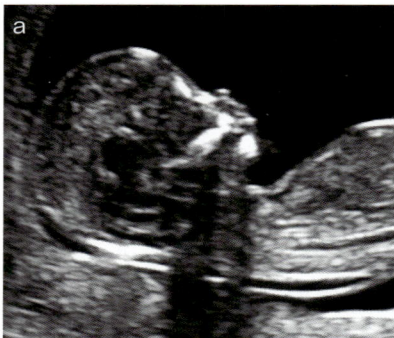

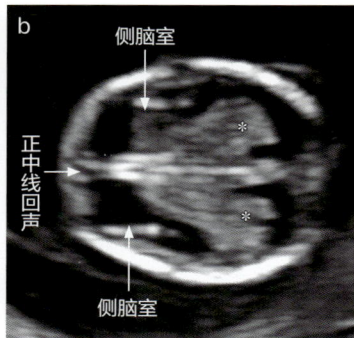

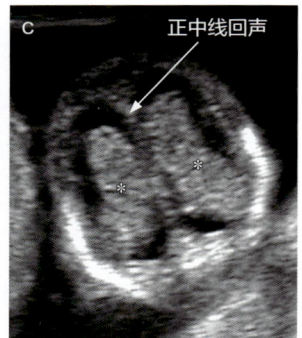

图7.10　妊娠初期胎头内部观察项目

妊娠11~13周的胎儿头部观察要点：能否看到颅骨的轮廓（a~c）；能否确认正中线回声（b、c）；在左右侧脑室内部能否看到高回声的脉络丛（＊b、c）

妊娠中期以后

妊娠中期胎儿筛查，通过观察透明隔腔、侧脑室三角区、后颅窝池这3个部位，可检出80%的颅内病变。在各个基本断面，着眼于这3个部位，确认颅内的结构是否左右对称、有无异常的囊性结构等。下面围绕需要特别关注的部位，对筛查的要点进行说明。

关注正中部分：正中线回声、透明隔腔、四叠体池

■ 正中线回声

在头部的正中部位确认正中线回声，被认为是解剖学上的大脑镰*（图7.11）。正中线确认以后，要观察颅内的结构是否左右对称。

> * 髓膜（硬脑膜、蛛网膜、硬脑膜）是在大脑纵裂内将大脑半球左右隔开的纵隔，进入左右大脑半球之间。这部分髓膜，看起来就像分割大脑左右半球的镰刀一样，故称为大脑镰（cerebral falx）。

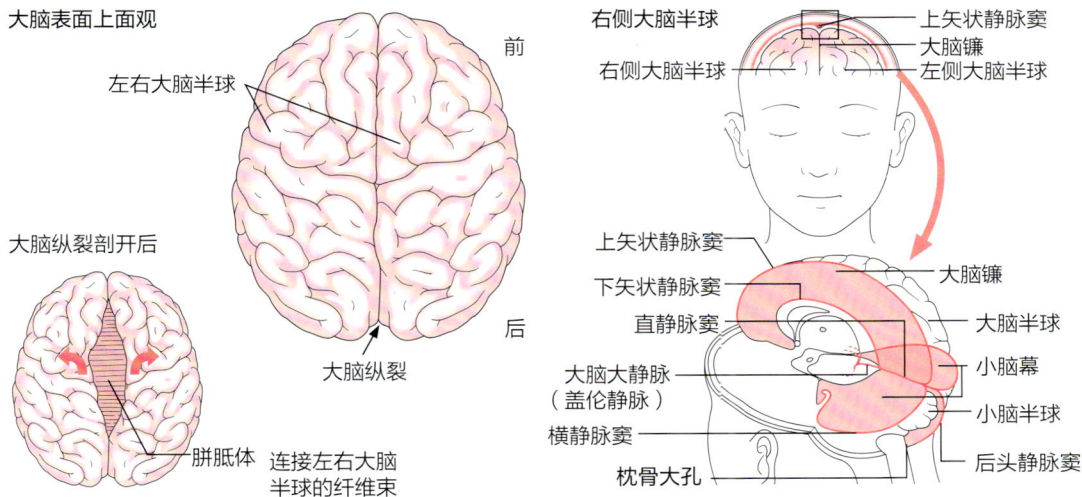

大脑表面上面观
左右大脑半球
前
大脑纵裂剖开后
胼胝体　连接左右大脑半球的纤维束
大脑纵裂
后

右侧大脑半球
右侧大脑半球
上矢状静脉窦
大脑镰
左侧大脑半球

上矢状静脉窦
下矢状静脉窦
直静脉窦
大脑大静脉（盖伦静脉）
横静脉窦
枕骨大孔
大脑镰
大脑半球
小脑幕
小脑半球
后头静脉窦

图7.11　大脑镰和大脑纵裂

■ 透明隔腔（图7.12～7.14）

透明隔腔（cavum septi peliucidi，CSP）位于正中线回声的前1/3，表现为四边形的黑色无回声区，是左右侧脑室前角之间的腔隙，与脑室之间没有交通。在脑正中部分的疾病（脑桥缺损、脑室重度扩张、全前脑畸形、视-隔发育不良等）中透明隔腔的外观表现异常。在头部筛查中加入透明隔腔的观察是非常重要的。

- 透明隔腔是胎儿时期特有的存在于大脑正中部分的腔隙。
- 靠近左右侧脑室前角的壁形成的结构是透明间隔小叶，其中的间隙就是透明隔腔。左右的透明间隔小叶及透明隔腔一起被称为透明间隔（septum pellucidum，SP）。

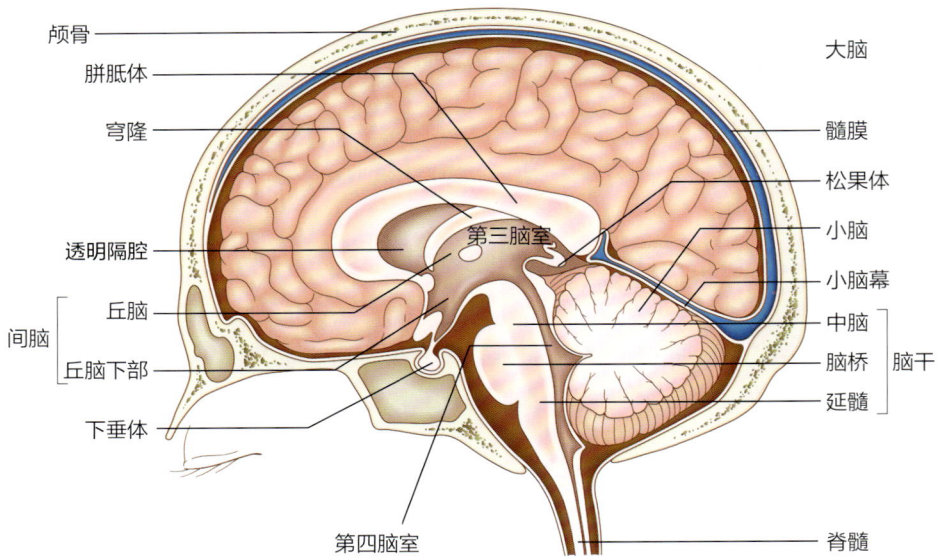

图7.12　脑部正中矢状断面示意图

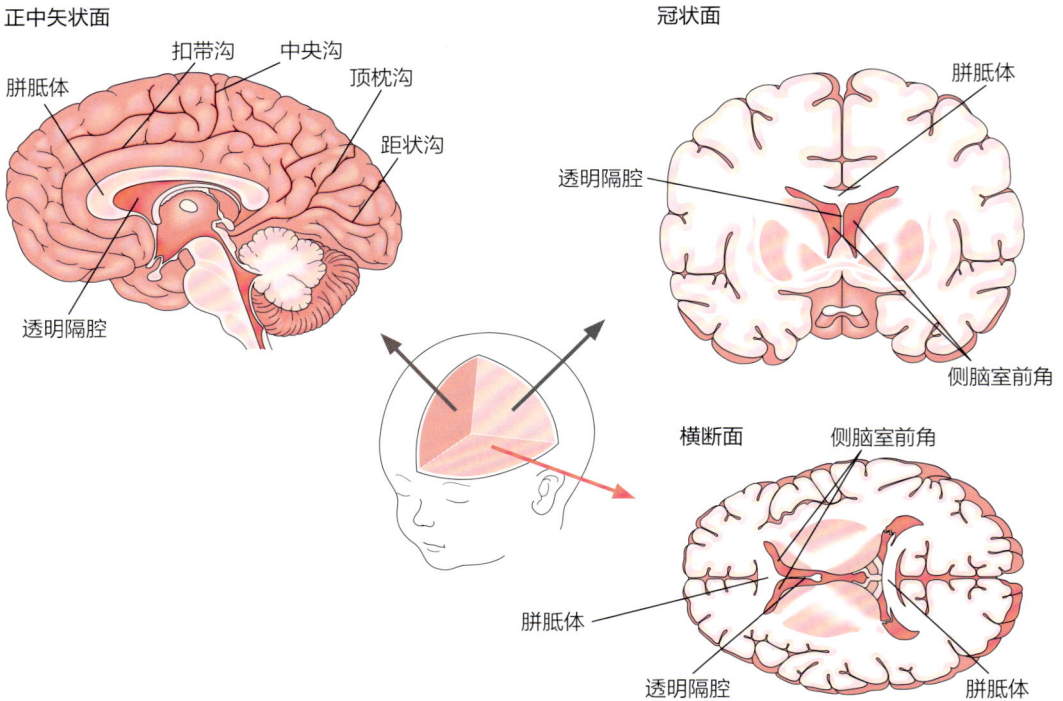

正中矢状面

胼胝体　　扣带沟　中央沟
顶枕沟
距状沟
胼胝体

透明隔腔

透明隔腔

冠状面

胼胝体

透明隔腔

侧脑室前角

横断面　　侧脑室前角

胼胝体

透明隔腔

胼胝体

图7.13　各断面看到的透明隔腔示意图

- 透明隔腔的头侧为胼胝体，尾侧为穹隆。
- 胎儿时期透明隔腔宽度的正常范围多为8 mm以下（最大不超过9 mm）。
- 透明隔腔在妊娠17～20周可以显示，妊娠末期多数情况下不易辨认。妊娠16周以前及妊娠37周以后，透明隔腔不易确认的情况是正常的。

a. 正中矢状面

胼胝体

胎儿前方

胎儿后方

透明隔腔

b. 冠状面

胎头的顶部

胼胝体

穹隆

透明隔腔

c. 横断面

透明隔腔

胎儿前方

胎儿后方

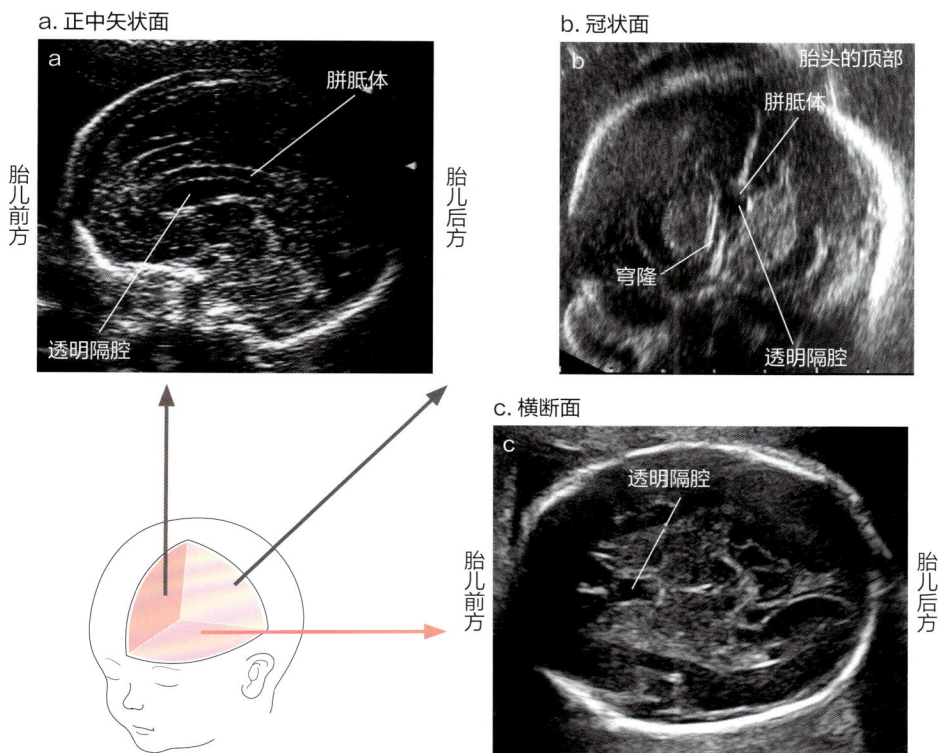

图7.14 透明隔腔（胎儿超声图像）

　　注意要点：不要混淆透明隔腔与穹隆。

　　穹隆位于透明隔腔尾部的位置（图7.15）。在显示透明隔腔的断面（图7.16a）将探头稍微向胎儿尾部方向移动后，如图7.16b所示穹隆显示为三线状（正中线及其两侧线内的黑色区域就是穹隆）。透明隔腔表现为四边形的腔，穹隆表现为三线状，两者表现不同，平时认识到这一点很重要。

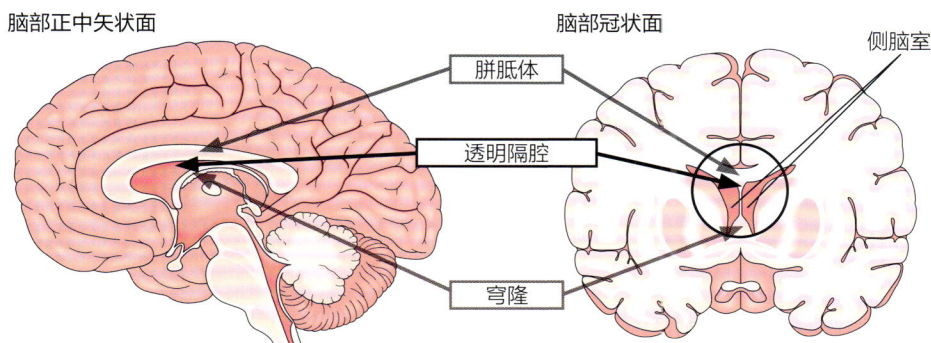

脑部正中矢状面

脑部冠状面

侧脑室

胼胝体

透明隔腔

穹隆

图7.15 透明隔腔与穹隆

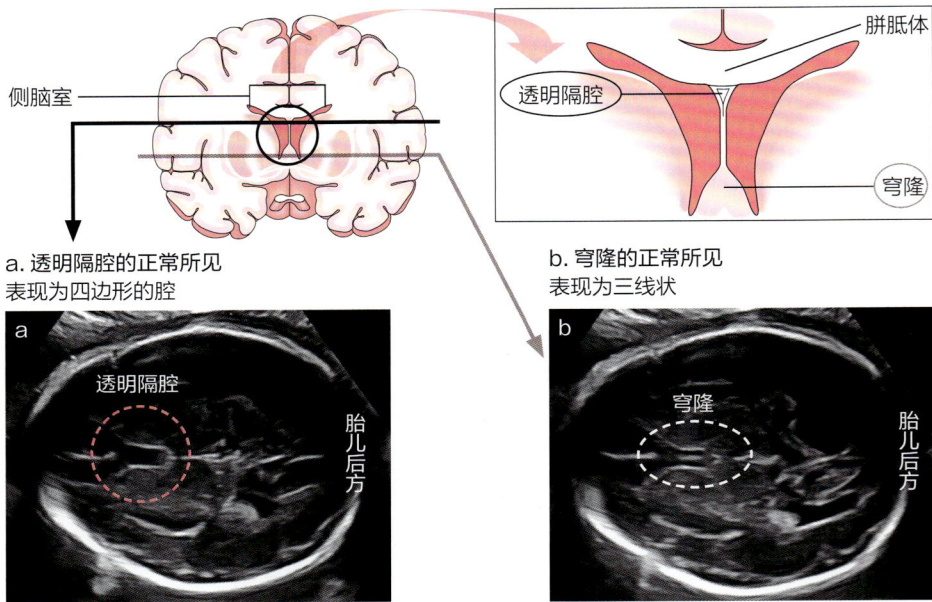

a. 透明隔腔的正常所见
表现为四边形的腔

b. 穹隆的正常所见
表现为三线状

图7.16　透明隔腔与穹隆的区别方法

　　例如在胼胝体缺损时，透明隔腔不能显示，正中线回声前后连续存在，侧脑室前角的内壁的单线状回声变成了三线状回声（图7.17）。这个表现，如果不了解透明隔腔和穹隆外观的不同，就可能会漏诊。

a. 妊娠24 周
透明隔腔不能显示。另外，正中线表现为三线状

b. 妊娠26 周
可见侧脑室扩大

c. 妊娠26 周
左右侧脑室前角见分离

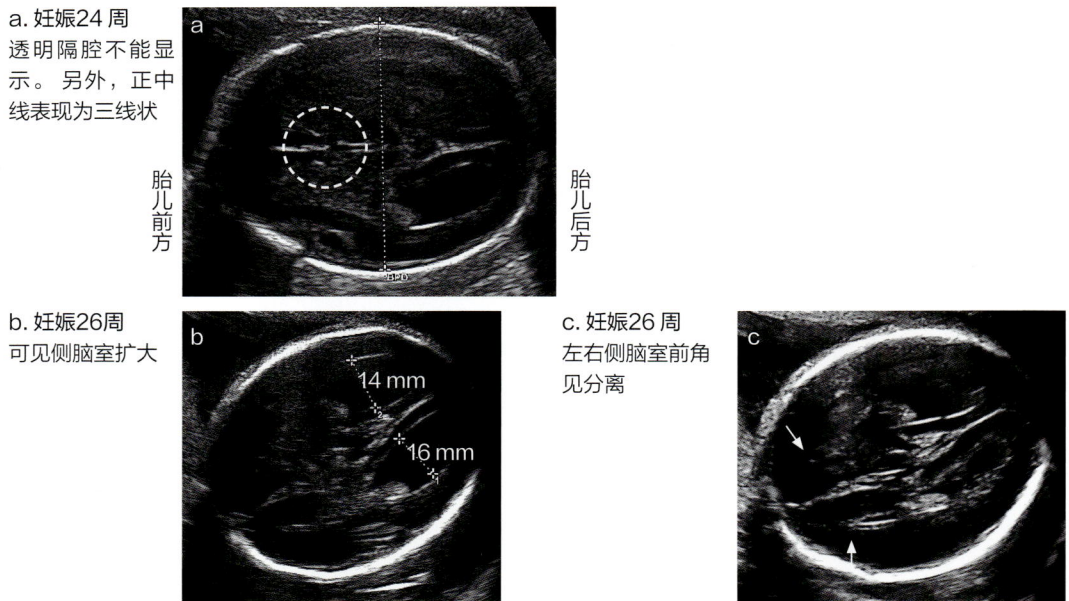

图7.17　全胼胝体缺损病例

韦氏腔

　　在双顶径测量的断面，将探头稍向上方平行移动，可以看到透明隔腔向胎儿的后方延伸。这个部位被称为韦氏腔（cavum Vergae）（图C.11）。透明隔腔是越过室间孔向后方延伸的部分。也就是说，室间孔的前方为透明隔腔，后方是韦氏腔，都位于脑桥的下面。透明隔腔及韦氏腔都是除正常的脑室结构之外储存脑脊液的部位，是胎儿时期特有的腔隙。

- 韦氏腔在妊娠期间的宽度通常小于10 mm。
- 通常，后方的韦氏腔比透明隔腔关闭得更早。
- 通常，在成年人透明隔腔、韦氏腔均关闭。

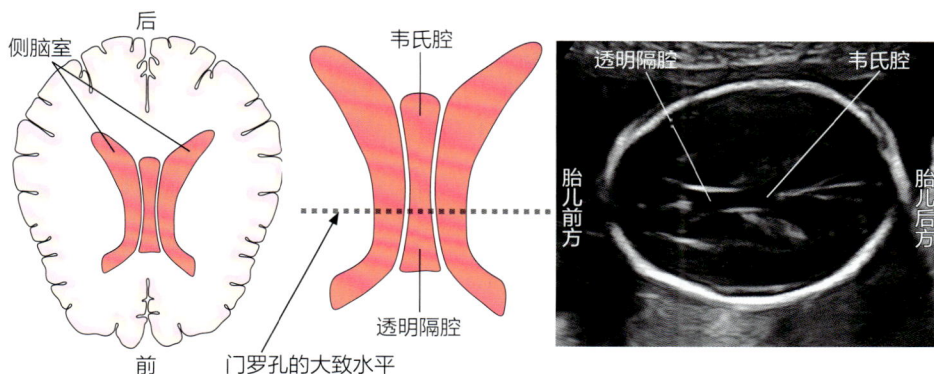

图C.11　透明隔腔与韦氏腔

- ■ 四叠体池（cisterna quadrigeminalis[*]）（图7.18、7.19）
  - 四叠体池是双顶径断面的测量指标之一，是储存脑脊液的蛛网膜下腔。它位于稍稍靠近丘脑尾侧、小脑蚓部头侧的位置，是稍微扩大延伸的蛛网膜下腔。
  - 又称为大脑大静脉池。
  - 在横断面扫描出小脑后，探头稍微向头侧移动，就可以看到四叠体池，表现为狭缝状的腔隙（黑色的细条状间隙）。不能像透明隔腔那样明确显示为黑色腔的情况也不少见。

> ＊ cisterna/cistern是指脑脊液池。脑脊液池是脑脊液循环的蛛网膜下腔。

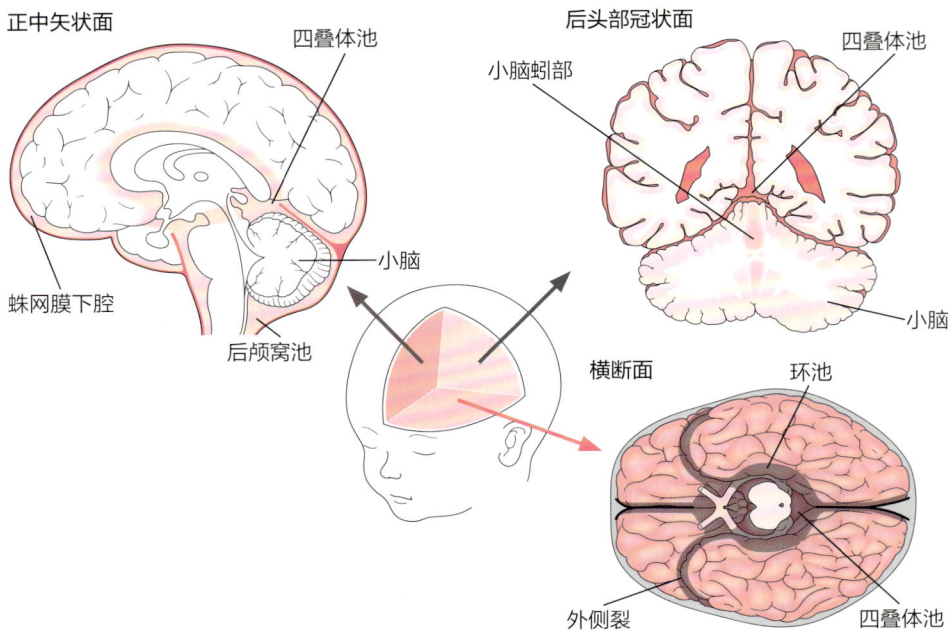

正中矢状面　　　　四叠体池　　　　　　　　后头部冠状面

小脑蚓部　　　　　四叠体池

蛛网膜下腔　　　　小脑　　　　　　　　　　小脑

后颅窝池

横断面

环池

外侧裂　　　　　　四叠体池

图7.18　四叠体池

a. 妊娠19周　　　　　　　b. 妊娠22周　　　　　　　c. 妊娠29周

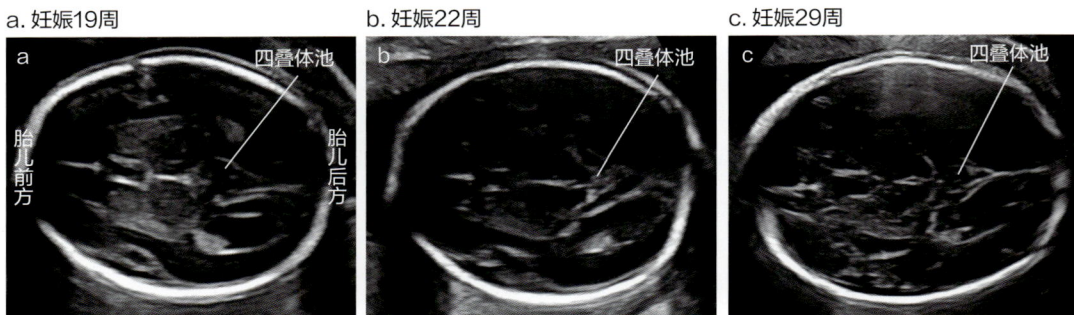

四叠体池　　　　　　　四叠体池　　　　　　　四叠体池

胎儿前方　　胎儿后方

图7.19　四叠体池（胎儿头部超声图像）
四叠体池表现为狭缝状的腔隙

备忘录

头部异常所见：以正中部分为中心的异常所见（图7.20）

颅骨内的正中部分周边，要注意有没有明显不同于正常的部分。比如要确认有没有不常见的黑色部分（液体潴留）。作为异常表现，图7.20提示大静脉瘤、脑积水。

另外，妊娠20周左右的胎儿大脑实质，有时乍一看像液体潴留的黑色区域，这时需要通过提高增益或降低频率调整图像后再进行观察。注意不要与脑室扩张等异常表现相混淆。

盖伦静脉瘤

盖伦静脉即大脑大静脉，是位于胼胝体膨大处（胼胝体后方部分）下方的静脉（图7.11、7.25）。盖伦静脉瘤是发生在静脉本身的脑动静脉畸形，在胎儿头部横断面的超声图像中，在正中的丘脑后方可见囊性肿瘤表现，用彩色多普勒超声观察可看到内部由动静脉分流引起的丰富的血流信号。动静脉分流可引起心脏扩大（高输出性心功能不全）。

脑积水

脑积水是脑室和蛛网膜下腔异常存积脑脊液，可导致脑室扩大，颅内压增高。表现为侧脑室增宽及脉络丛漂浮（悬挂状态）。

a. 盖伦静脉瘤，妊娠32周
与正中部分相接处，可见囊性肿瘤图像（a₁）。彩色多普勒超声（a₂）中，在囊性肿瘤内可见血流信号

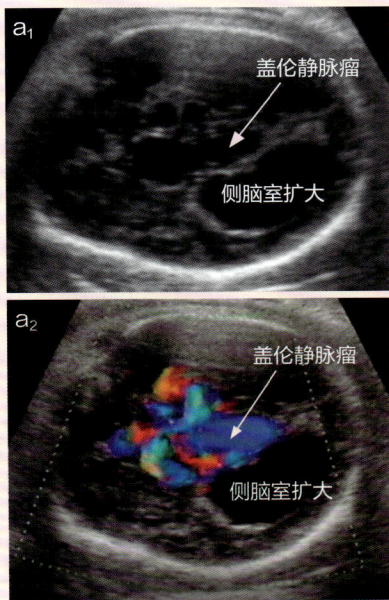

b. 脑积水，妊娠22周
双侧的侧脑室明显扩大，并伴有正中线偏移。透明隔腔呈开放状态

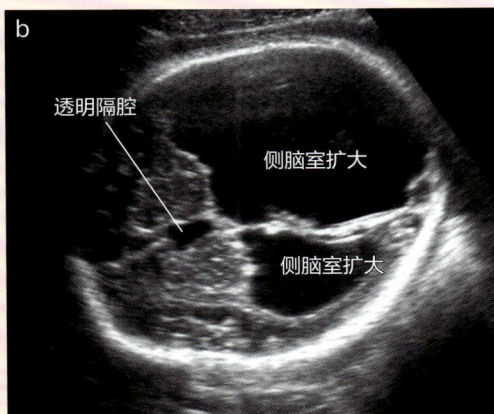

图7.20 头部异常所见：以正中部分为中心的异常表现

关注侧脑室：侧脑室三角区

- 脑室的解剖（图7.21、7.22）

  - 观察胎儿大脑时，了解脑室解剖是很重要的（图7.21）。沿着脑脊液的循环路径看解剖图就容易理解了。首先，在左右侧脑室内的脉络丛中产生脑脊液。随后通过室间孔又称门罗孔（Monro孔）进入第三脑室，然后经中脑水管进入第四脑室，通过第四脑室正中孔（Magendie孔）及其左右外侧孔（Luschka孔）流向蛛网膜下腔，在大脑表面和脊髓的蛛网膜下腔循环后，在上矢状静脉窦（图7.11、7.25）被吸收。

- 侧脑室前角靠近正中的壁是隔开蜕膜隔腔的壁，被称为蜕膜隔小叶。左右侧脑室的前角靠近正中的位置，几乎与正中线相连接（图7.22）。

■ 侧脑室三角区

　　侧脑室三角区是指侧脑室中央部与下角、后角汇合的位置。在怀疑侧脑室扩大时，可通过测量侧脑室三角区的宽度进行评估。

- 脑积水时的脑室扩大是从侧脑室三角区开始，向后角–下角（向后方扩大），中央部–前角（向前方扩大）扩大。

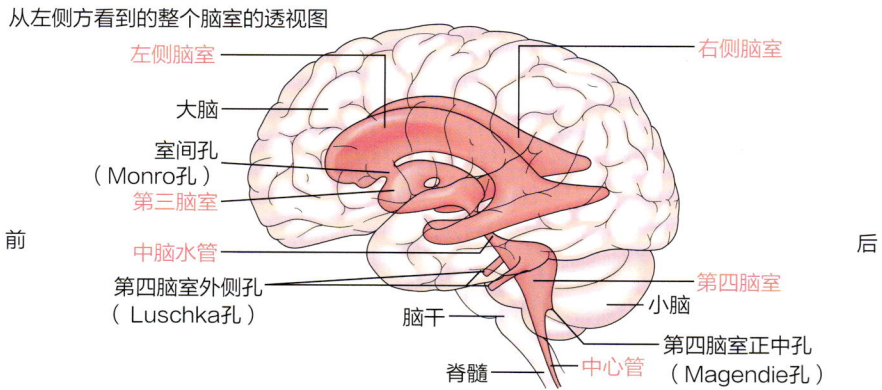

从左侧方看到的整个脑室的透视图

左侧脑室
右侧脑室
大脑
室间孔
（Monro孔）
第三脑室
前
后
中脑水管
第四脑室
第四脑室外侧孔
（Luschka孔）
脑干
小脑
第四脑室正中孔
（Magendie孔）
脊髓
中心管

图7.21　脑室的解剖：从侧方看脑室

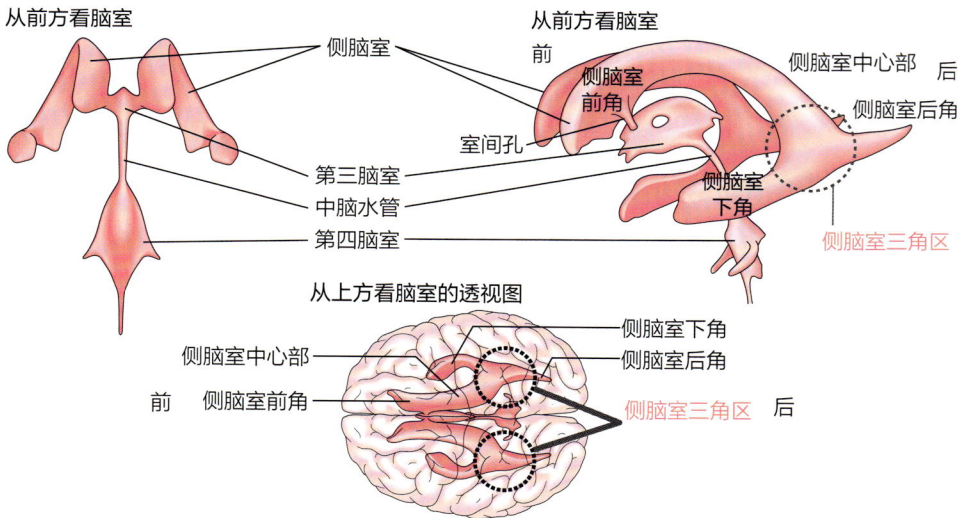

从前方看脑室

从前方看脑室
前
侧脑室中心部
后
侧脑室
侧脑室前角
侧脑室后角
室间孔
第三脑室
中脑水管
侧脑室下角
第四脑室
侧脑室三角区

从上方看脑室的透视图

侧脑室下角
侧脑室中心部
侧脑室后角
前
侧脑室前角
侧脑室三角区
后

图7.22　脑室的解剖图：从各个方向看到的脑室

■ 侧脑室三角区的测量

- 测量方法（图7.23）：在同时显示侧脑室的前角及后角的侧脑室水平的横断面中，扫描出脉络丛的断面（脉络丛发育良好的部位），在脉络丛的两侧测量侧脑室的内径。应将测量标尺放置在侧脑室的内侧，垂直于侧脑室的长轴方向。

- 在妊娠14～40周，测量值小于10 mm是正常的（10 mm规则）。测量值在10 mm以上时提示为异常表现。

a. 测量断面
在侧脑室水平的横断面，脉络丛显示为最大的断面

b. 测量位置
将测量标尺放置在脉络丛的两侧，侧脑室的内侧，垂直于侧脑室的长轴方向

c. 正确与错误的测量位置
〇：正确的测量标尺位置
✕：错误的测量标尺位置

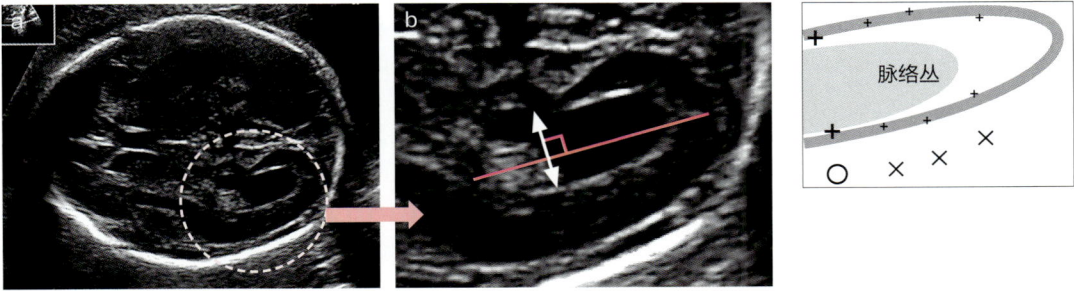

脉络丛

图7.23　侧脑室三角区的测量

专栏

脑室扩大与脑积水

脑室扩大与脑积水这两个术语与其说是疾病名称，不如说是体征的名称。更重要的是找到引起它们的疾病是什么。

脑室扩大

- 狭义上是指脑脊液的路径没有闭塞的部位，表现为不伴有颅内压升高的单纯的脑室扩大。广义上也包括脑积水。

- 狭义上的脑室扩大与脑积水不同，蛛网膜下腔及脉络丛通常情况下是可以显示的。

- 有必要考虑闭塞性脑积水以外的原发疾病（胼胝体缺损、大脑发育不良等）。

- 随着脑室扩大的进展，侧脑室内的脉络丛离开脑室壁向重力方向下垂（悬挂状态*）。其程度随脑室扩大的加重而变得明显。

脑积水

- 是指脑脊液流经的某处有闭塞的部位，脑室内脑脊液潴留的病理状态。因此，除了脑室扩大外，还伴有颅内压升高的表现。即蛛网膜下腔消失和脉络膜受压，这些征象提示颅内压升高。

- 多伴有胎儿头部增大。

- 代表性的疾病有脑脊髓膜瘤（脊柱裂）。

> * 脉络丛的悬挂状态（dangling choroid piexus）也称为悬挂脉络丛，由于脑室扩张，脉络丛被重力牵引，原脉络丛球（侧脑室三角区附近脉络丛最发达的部分）向重力侧的侧脑室壁侧下垂的表现。

头部异常所见：侧脑室扩大表现（图7.24）

当侧脑室内径大于10 mm时，应怀疑侧脑室扩大。侧脑室扩大是由于某种原因导致脑室内脑脊液潴留引起的，有这个表现的代表性疾病如脊髓脊膜膨出、脑梁缺损、全前脑畸形、丹迪-沃克综合征、染色体异常（13/18/21-三体综合征等）、巨细胞病毒（cytomegalovirus，CMV）感染等。图7.24 作为异常所见的病例，提示13-三体综合征、脊髓脊膜膨出。

13-三体综合征

13-三体综合征是继21-三体综合征和18-三体综合征之后的发病率第3位的染色体异常。全身多发各种各样的结构异常，已知的脑部异常有全前脑畸形、脑室扩大、丹迪-沃克综合征等。另外，侧脑室轻度扩大是妊娠中期21-三体综合征的超声的标志性表现。

脊髓脊膜膨出

随着脑室的扩大，可见脉络丛由侧脑室的正中线向重力方向下垂（悬挂状态）。另外，在侧脑室扩大的情况下，不能排除脊髓脊膜膨出和髓膜膨出，最好对脊柱进行检查。

a. 13-三体综合征
侧脑室轻度扩大（侧脑室内径14 mm）

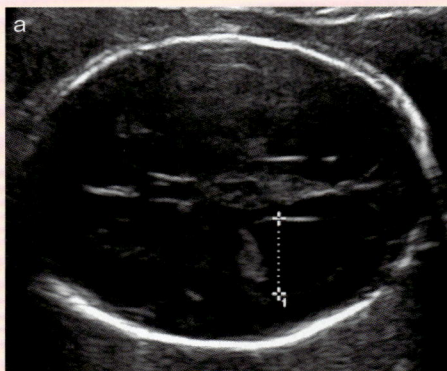

b. 脊髓脊膜膨出
可见侧脑室扩大。脉络丛向重力方向，呈悬挂状态下垂

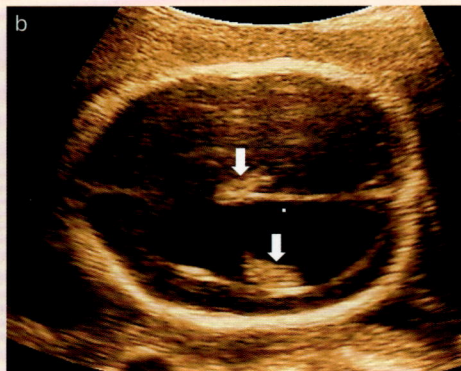

图7.24　头部异常所见：侧脑室扩大的病例

关注后颅窝：小脑、后颅窝池（图7.25）

- 小脑
  - 左右突出的部分称为小脑半球，向脊柱骨一样位于正中的隆起部位称为小脑蚓部。
  - 小脑蚓部在妊娠18周左右发育完成。

后颅窝（矢状面）

上矢状静脉窦

大脑大静脉
（盖仑静脉）

四叠体池

小脑

第四脑室
第四脑室正中孔
（Magendie孔）

后颅窝池

透明隔腔

后颅窝

小脑（后视图）

小脑蚓部

小脑半球

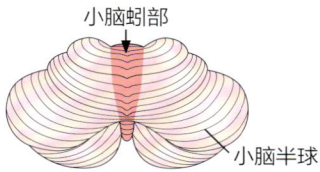

图7.25　后颅窝的解剖

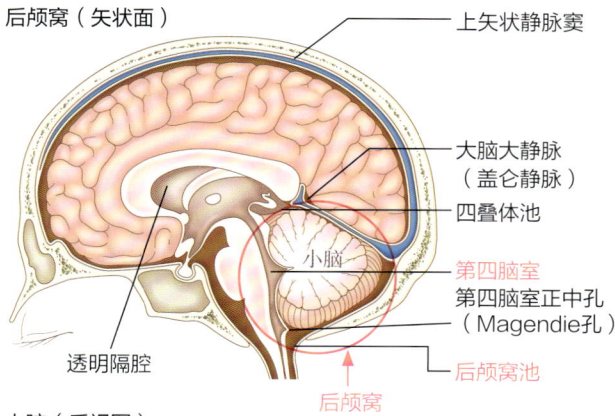

胎儿头部横断面超声图像（妊娠25周）

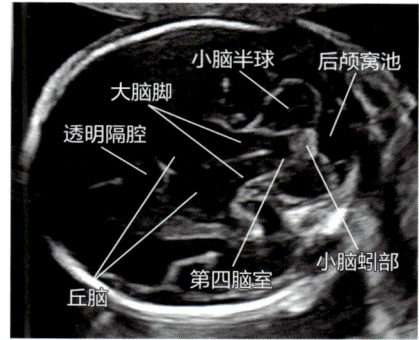

小脑半球　后颅窝池

大脑脚

透明隔腔

丘脑　第四脑室　小脑蚓部

- 后颅窝池（cistema magna，CM）
  - 后颅窝池是蛛网膜下腔（储存脑脊液的部分）中最大的腔。
  - 扫描出小脑水平的横断面后，可以看到枕部（后颅窝）的小脑后方的黑色部分。

- 小脑的观察与测量
  - 双侧的小脑半球呈大致的类圆形左右对称显示出来。
  - 确认在小脑半球之间呈稍高回声的小脑蚓部。
  - 妊娠18～24周时，小脑横径基本上与妊娠周数相同（例如，妊娠20周时的小脑横径的中间值约为20 mm）（图7.26）。也可用其推断妊娠周数。

小脑横径的正常值：妊娠18～24周基本
与妊娠周数相同（mm）
后颅窝池径的正常值：10 mm以下，在
小脑蚓部背侧–后颅骨内侧测量

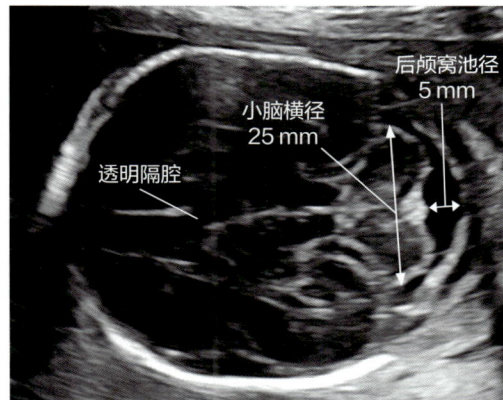

后颅窝池径
5 mm

小脑横径
25 mm

透明隔腔

图7.26　小脑横径、后颅窝池径的测量
正常，妊娠22周

■ 后颅窝池的测量（图7.26）

　　● 以在前方正中显示出透明间隔为标记扫描出小脑横断面，测量从小脑蚓部（小脑的正中央部分）的背侧到后颅骨内侧的距离。

　　● 后颅窝池径（前后径）10 mm以下为正常。

注意要点

注意测量后颅窝池时探头的位置（图7.27）

　　要注意探头的位置过于向纵向（胎儿的长轴方向）倾斜时，是造成后颅窝池测量值偏大的原因。在正中扫描第四脑室*腔时，有探头过于向纵向倾斜的可能，要注意调整探头的位置。

> ＊ 第四脑室：位于小脑蚓部的前方，正中线上显示为无回声。如果注意观察，几乎所有病例均可见。

a. 探头位置a的断面→正确

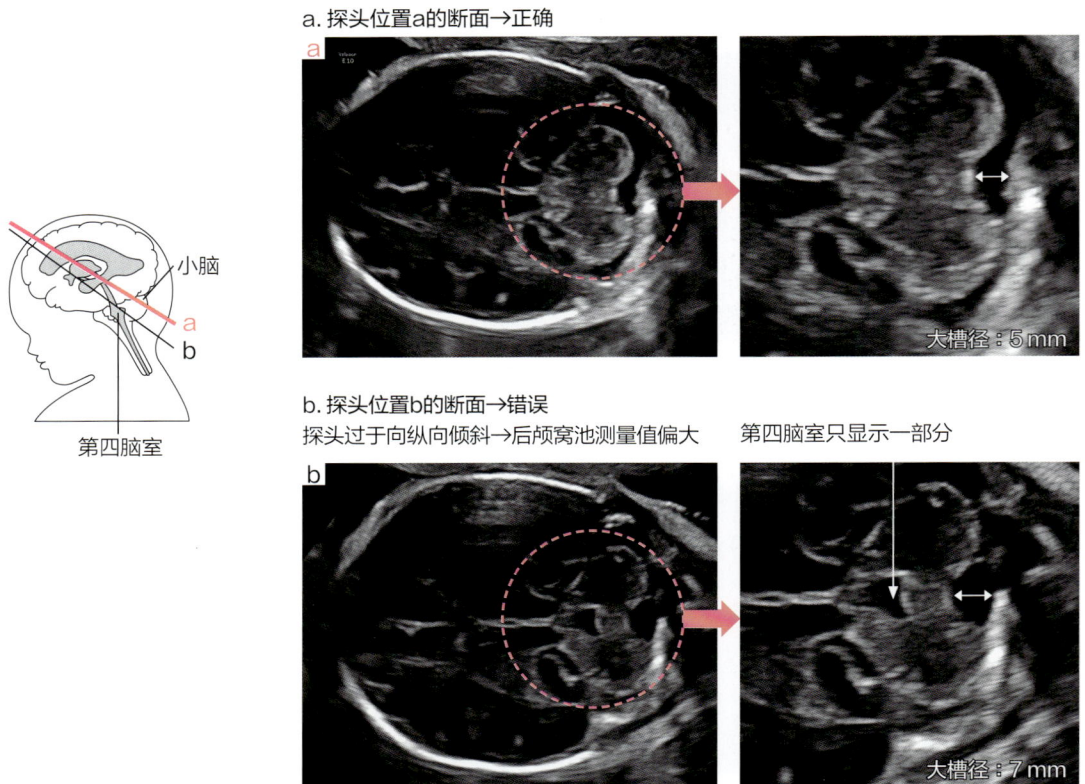

小脑

第四脑室

大槽径：5 mm

b. 探头位置b的断面→错误
探头过于向纵向倾斜→后颅窝池测量值偏大

第四脑室只显示一部分

大槽径：7 mm

图7.27　后颅窝池测量的注意要点
探头过于向胎儿身体长轴倾斜，是后颅窝池测量值偏大的原因。由于在正中扫描第四脑室腔时，有探头过于向纵向倾斜的可能，要注意调整探头的位置

后颅窝的观察要在妊娠18周后进行

　　包括小脑蚓部在内的小脑发育完成是在妊娠18周左右。要注意的是，如果在更早的周数进行检查，由于小脑蚓部发育不完全，在小脑的下部有时会出现左右小脑半球分离的情况。

头部异常所见：后颅窝的异常所见

作为后颅窝异常疾病已知的有丹迪-沃克综合征、小脑蚓部缺损/发育不良、小脑发育不良、蛛网膜囊肿等。图7.28显示的是并发小脑发育不良、小脑蚓部缺损的18-三体综合征的病例图像。无论哪个病例，首先看到的都是后颅窝池的扩大，通过观察、测量小脑，可以确认小脑发育不良、小脑蚓部缺损。

a. 小脑发育不良、后颅窝池扩大（18-三体综合征，妊娠39周）

后颅窝池为14 mm，有扩大的倾向，小脑横径为41 mm，发育不全（妊娠39周时小脑横径的中间值为52 mm）

b. 小脑蚓部缺损、后颅窝池扩大（18-三体综合征，妊娠后期）

小脑蚓部缺损，第四脑室与后颅窝池相连续（箭头）

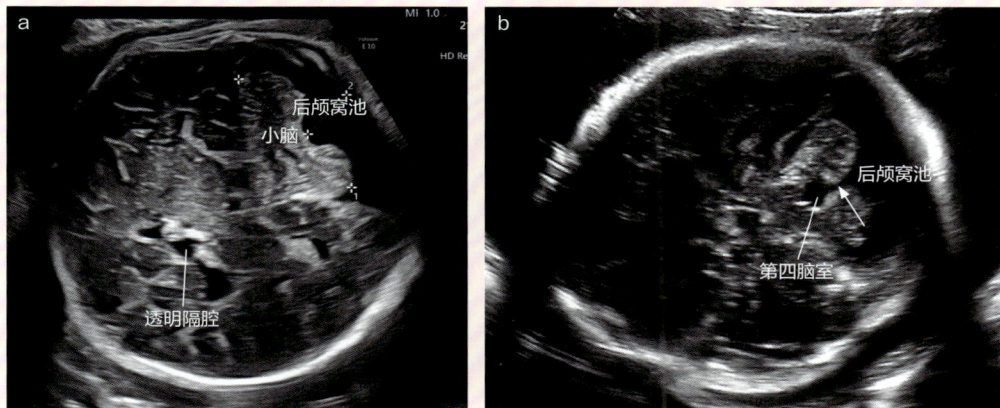

图7.28　头部异常所见：后颅窝的异常所见

日常检查中经常遇到的临界表现

侧脑室轻度扩大

在日常检查中，经常能够遇到仅侧脑室轻度扩大，无其他结构异常的病例，检查者往往为是否应该进一步进行检查而苦恼。正常侧脑室内径在10 mm以下，10～12 mm为轻度扩大，12（不含）～15 mm为中度扩大，15 mm以上为重度扩大。轻度和中度侧脑室扩大作为轻度侧脑室扩大处理。因此，在此将内径10～15 mm视为侧脑室轻度扩大。

发病率及预后

■　有报告显示，侧脑室轻度扩大的发病率约为0.7%，与女胎相比男胎的发病率要高。

■　在确定侧脑室扩大时，要考虑染色体异常（21/18/13-三体综合征）、颅内代表性的结构异常（胼胝体缺损、脊髓脊膜膨出、颅内出血、丹迪–沃克综合征等）、胎内感染（巨细胞病毒感染、弓形虫感染等），以及出生后合并神经发育障碍等各种各样的可能病因。如果确认有轻度的侧脑室扩大，一定要进行颅内及全身的详细筛查。

- Pagani等对此前报道的20篇文献进行了系统的综述。对699例轻度侧脑室扩大（侧脑室径10～15 mm）的病例进行了汇总分析。其中有1/3合并异常。单纯的轻度侧脑室扩大合并神经发育障碍的发病率为7.9%，与通常的发病率没有显著的差异。
- Gaglioti等对176例发现侧脑室扩大的病例（内径10～12 mm为轻度、12（不含）～15 mm为中度、15 mm以上为重度）进行了研究。不伴有形态异常及染色体异常，仅发现侧脑室扩大的为轻度59%、中度24%、重度40%。另外，据报道在未发现合并其他异常，只有侧脑室扩大表现的病例中，轻度的93%、中度的75%、重度的62.5%神经发育正常。

后颅窝常见的异常表现

巨大后颅窝池

在正常情况下后颅窝池径在10 mm以下，在日常检查中经常遇到后颅窝池径10～15 mm的轻度扩大。小脑及小脑蚓部没有发现异常，仅仅表现为后颅窝池扩大，称为巨大后颅窝池（mega cisterna magna）。这是在正常胎儿中也能见到的临界表现，主流观点认为其预后良好。

Dantonio等报道，分析了144例巨大后颅窝池病例，其中有先天性中枢神经系统疾病的占12.6%，有中枢神经系统以外先天性疾病的占16.6%，无染色体异常。

Blake囊肿

- Blake囊肿（Blake's pouch cyst，BPC）是在小脑水平的横断面，在后颅窝池内有2条隔膜样结构或类圆形囊肿表现（图7.29）。常常在妊娠20周左右的头部筛查中发现。
- Blake囊肿，第四脑室正中孔（图7.21）在开口之前的阶段显示为Blake袋并残留、扩张。通常，在发育过程中Blake袋穿透形成第四脑室正中孔。如果第四脑室正中孔未开口或开口延迟，脑脊液在Blake袋内潴留并呈囊状，在后颅窝池内就可见Blake囊肿。
- Blake囊肿与第四脑室相连，与周围的蛛网膜下腔（后颅窝池）并无交通。小脑蚓部发育正常。小脑幕（图7.12）向上方稍稍偏移，未发现后颅窝池扩张。
- 据报道约半数的Blake囊肿在妊娠24～26周自然消失（即第四脑室正中孔自然开放）。如果其大小不足以引起闭塞性脑积水而且是单独发现的异常，则预后良好。

a. Blake囊肿超声图像（妊娠19⁺¹周）
后颅窝池内可见隔膜。后颅窝池未见扩大

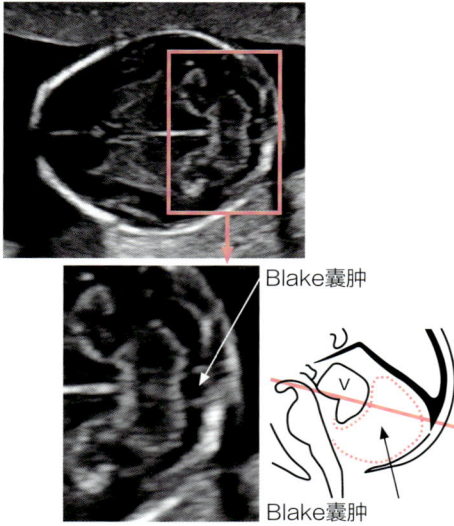

Blake囊肿

Blake囊肿

b. 后颅窝正中矢状面
可见囊肿从第四脑室向后颅窝池内突出。小脑蚓部发育正常，小脑幕轻微向上移位

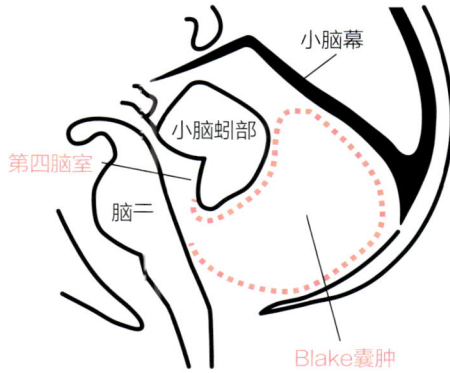

图7.29　Blake囊肿

脉络丛囊肿

在超声图像中脉络丛显示为高回声椭圆形，在侧脑室内较大且左右大致对称。脉络丛囊肿（choroid plexus cyst，CPC）是在脉络丛内发现的囊肿，如图7.30所示，有的是单侧发生，有的是双侧发生，单发或多发，形态各种各样。

■ 脉络丛囊肿可以在正常胎儿中发现。妊娠中期2%~4%的胎儿中可见，多数在妊娠后期消失。

a. 病例1

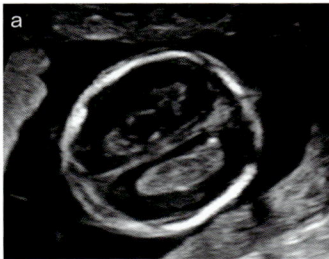

b. 病例2

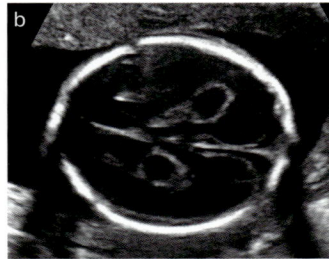

c. 病例3

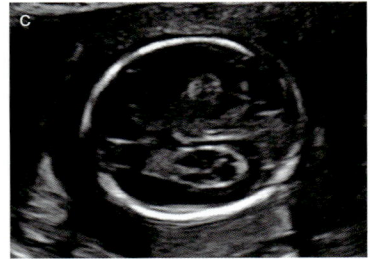

d. 病例4

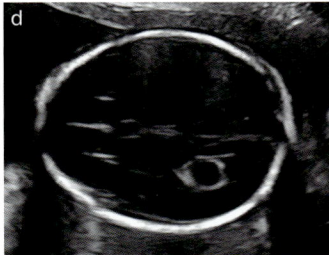

e. 病例5

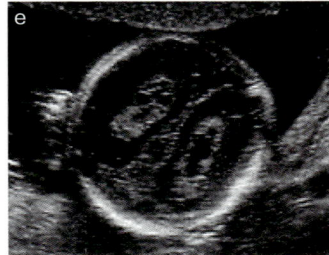

f. 病例6

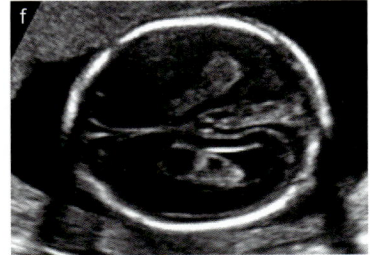

图7.30　脉络丛囊肿
脉络丛囊肿，有的是单侧发生，有的是双侧发生，单发或多发，形态各种各样

- 脉络丛囊肿是妊娠中期染色体异常的标志性超声表现，也有报道指出与18-三体综合征有关。如果检查出脉络丛囊肿，要进行胎儿全身筛查，以发现其他形态异常。
- 如果仅仅单独发现脉络丛囊肿，而没有发现其他形态异常，在临床上一般不会有问题，不需要进行后续的病程观察。
- 另外，也有报告显示，脉络丛囊肿的数量和位置对伴发染色体异常的风险没有任何影响，但脉络丛囊肿直径在10 mm以上时，即使是单独发生，也有必要考虑染色体异常的可能。

> 据Coco等人的报道，12672例胎儿中有311例（2.9%）胎儿被发现脉络丛囊肿，其中仅仅发现脉络丛囊肿的病例的染色体全部正常。另外只有2例18-三体综合征的病例合并其他形态异常（图7.31）。从以上结果可以看出，脉络丛囊肿与18-三体综合征的相关性较低。

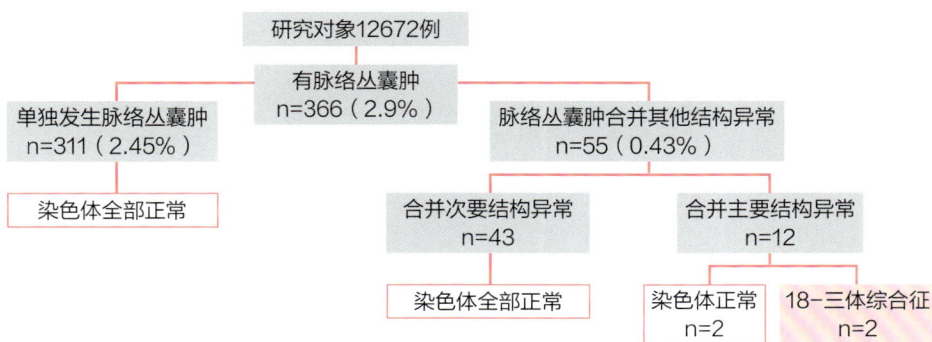

图7.31　脉络丛囊肿与染色体异常的相关性

脉络丛囊肿占全部病例的2.9%

单独发生脉络丛囊肿组及脉络丛囊肿合并次要结构异常组，染色体全部正常

18-三体综合征在12672例中仅有2例（0.015%），脉络丛囊肿与18-三体综合征的相关性较低

胎儿脑部筛查的局限性

在通常的胎儿脑部筛查中选择横断面观察胎儿脑部，存在以下局限性。在进行胎儿筛查之前要了解这些局限性。

一半颅内结构难以获得清晰图像

由于颅骨引起的声影和多重反射等伪像，靠近探头的大脑半球通常难以获得清晰的图像，在这种情况下，通过下面的方法进行扫查。
- 在冠状面检查观察。
- 在扫查时稍微倾斜探头来获得横断面。

胼胝体观察不完全

胼胝体是连接左右大脑半球的较粗的神经纤维束（图7.11），在妊娠18周左右胼胝体发育完成。胼胝体的前部形成透明隔腔的顶部，在正中向后呈带状伸展。在通常的脑部筛查中选择横断面观察时，只能在透明间隔的前方看到小部分胼胝体，无法观察到整个胼胝体的形状。所以在观察整个胼胝体的时候矢状面是最合适的，但是在大多数情况下经腹超声检查很难做到这一点。

脑沟、脑回的观察不完全

- 大脑表面呈沟状的部分为脑沟，其间的隆起称为脑回。

- 妊娠早期胎儿的大脑表面光滑，但是随着孕周的增加脑沟、脑回逐渐增多（图7.11）。胎龄4～8个月期间形成的脑沟称为一级沟回[*]，这在人类中是共通的（图C.12）。

- 在通常的横断面筛查中，充分观察脑沟、脑回十分困难。

- 有报道指出，同时利用矢状面及冠状面，在观察妊娠周数的同时可以观察到脑沟和脑回。妊娠18周时可以看到外侧沟和大脑纵裂，进入妊娠22周后可以显示顶枕沟、扣带沟、距状沟，妊娠28周可以显示中央沟，到了妊娠32周时可以观察到很多主要的脑沟。

> [*] 一级沟回：外侧沟、中央沟、扣带沟、顶枕沟、距状沟。

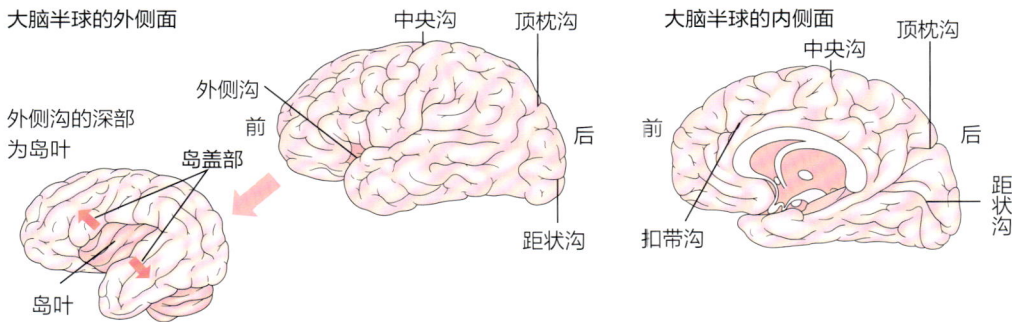

图C.12　一级脑沟

备忘录

外侧沟的观察

在通常的胎儿筛查中观察到的丘脑水平的横断面上，可以看到的外侧沟，又称Sylvian裂（Sylvian fissure）。在横断面观察妊娠20周前半期的胎儿大脑时，可以看到外侧沟的部分，表现为凹陷状，被称为Sylvian窝（Sylvian fossa）。进入妊娠20周后半期，观察到的形状由梯形逐渐变为狭缝状（图7.32）。这些变化可以看作是覆盖脑岛的被称为岛盖部的形成过程。在32周左右外侧沟闭锁，形成外侧裂。

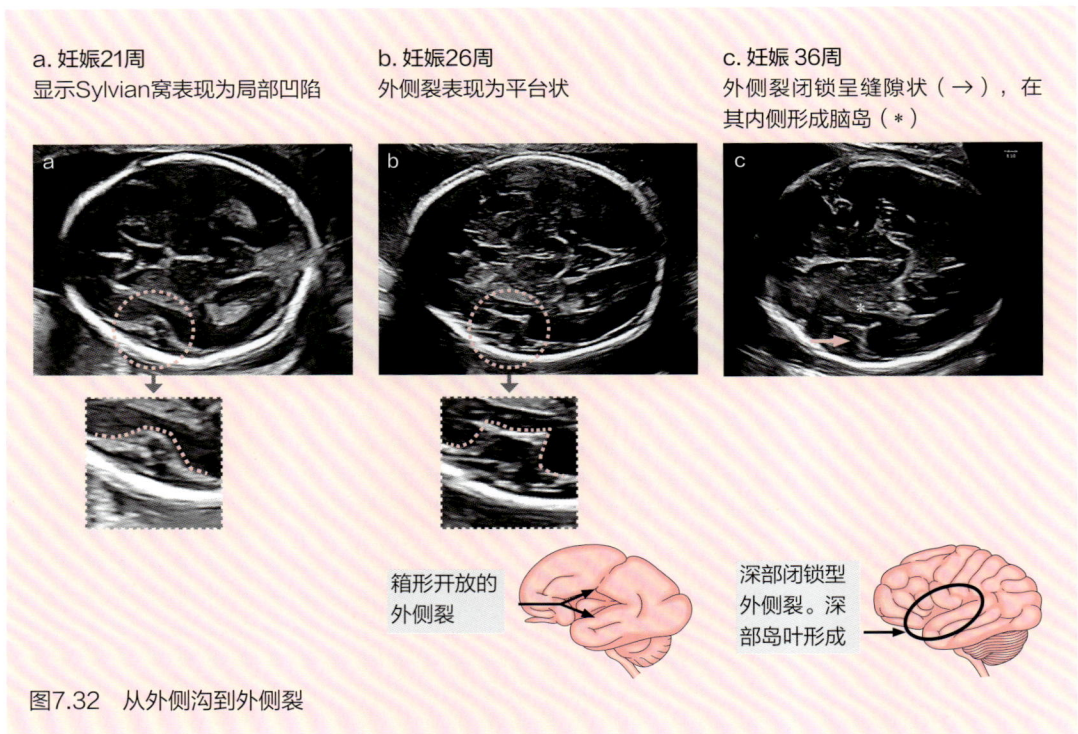

a. 妊娠21周
显示Sylvian窝表现为局部凹陷

b. 妊娠26周
外侧裂表现为平台状

c. 妊娠 36周
外侧裂闭锁呈缝隙状（→），在其内侧形成脑岛（＊）

箱形开放的外侧裂

深部闭锁型外侧裂。深部岛叶形成

图7.32　从外侧沟到外侧裂

需要知晓的中枢神经系统疾病：脊髓脊膜膨出

脊髓脊膜膨出是胎儿疾病中最广为人知的疾病之一。这个疾病的特征性超声表现为柠檬征、香蕉征。我们认为理解本病的病情、超声表现，对胎儿脑部的筛查有很大帮助。

概述

- 脊髓脊膜膨出是由于胚胎初期的神经管发育不全引起的。在发育阶段神经管的头侧闭合不全引起无脑儿及脑瘤，神经管的尾侧闭合不全引起脊髓脊膜膨出。

- 在脊柱愈合不全的状态下，由于脊柱背侧的椎弓缺损，可以看到形成异常的神经组织暴露在身体表面。该部分覆盖在脊髓背侧的脑膜、脊柱、肌肉、皮肤等组织缺损。

- 由于脑脊液从脊柱的病变部位流出，因此小脑扁桃体和脑干疝入椎管内，后颅窝表现异常（Chiari Ⅱ畸形）。

- 脊髓脊膜膨出是脊柱裂（第154页"备忘录"）的一种。也被称为显性（或开放性）脊柱裂。

- 由于脊髓组织的外露，出生后早期即行畸形脊髓脊膜膨出修补术。对于合并脑积水的患儿施行脑室–腹腔分流术。

- 由于脊髓的外露，导致膨出部位以下神经功能障碍，主要表现为步行障碍和排尿、排便障碍。另外，也会引起整个脑部下疝的Chiari畸形、脑脊液循环障碍引起的脑积水、呼吸障碍及发育障碍。

发病率

在日本，每1万人中约有3～4例脊髓脊膜膨出者。

合并异常

合并染色体异常的概率为2%～9.7%，据报告显示主要为合并13-三体综合征、18-三体综合征等的病例。

鉴别诊断

髓膜膨出、脊髓囊肿、脊髓脂肪瘤、骶尾部畸胎瘤。

超声表现

柠檬征：前颅骨凹陷的表现（图7.33a）

在本病中，由于脊髓的中央管在表面开放，脊髓液流入羊水中，引起蛛网膜下腔内的压力降低，两侧颞骨向内侧塌陷。这个表现称为柠檬征。柠檬征在妊娠中期可以看到（妊娠后期就变得很难分辨）。

有报道显示，妊娠24周以前有98%的脊髓脊膜膨出病例可见柠檬征，妊娠24周以后只有13%的病例可以发现柠檬征。

a. 柠檬征（妊娠24周）
双侧颞骨向内侧凹陷

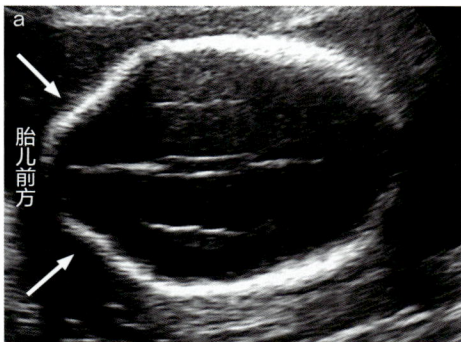

b. 香蕉征（妊娠24周）
小脑向后颅窝偏移、变形

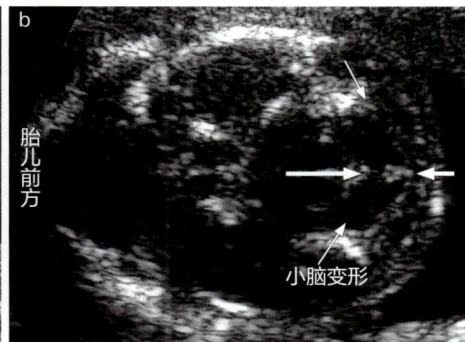

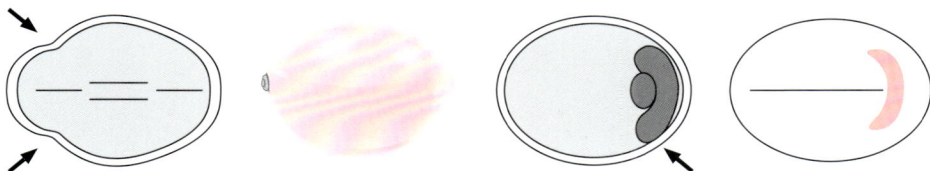

图7.33 脊髓脊膜膨出的柠檬征及香蕉征

香蕉征：小脑病变的表现（图7.33b）

随着脑脊液的流出，蛛网膜下腔内的压力降低，小脑及脑干的尾侧受到牵引，呈现出Chiari Ⅱ型畸形表现。小脑被压缩形态发生改变，包绕脑干并向后颅窝偏移。这个变化后小脑的表现称为香蕉征，此时后颅窝池无法识别。妊娠后期以后，与香蕉征（小脑变形后的表现）相比，后颅窝池消失的表现更容易理解。

> 据Addario等人报道，对49例妊娠18～20周的脊柱裂病例进行研究后发现，几乎所有病例都伴有后颅窝异常表现（即形成香蕉征的表现）（小脑发育不良约占96%、后颅窝池消失约占93%、后颅窝狭小约占96%）。另外，脑室扩大、柠檬征占比分别约为81%、53%，比后颅窝异常的占比要低。

脑室扩大表现（图7.34a）

- 侧脑室扩大的表现。侧脑室内的脉络丛呈向重力方向下垂的悬挂表现（图7.24）。
- 脊髓脊膜膨出引起继发性脑积水时，在冠状面观察侧脑室呈不规则状扩大。
- 80%～90%的患儿在出生后合并需要治疗的脑积水。
- 脊髓脊膜膨出中脑积水的发生机制*是，小脑向下方塌陷，下垂的组织占据了后颅窝池，因此导致第四脑室变窄，脑脊液循环障碍，使脑脊液难以从第四脑室流向后颅窝池，而从脑部表面流出。同时由于小脑、脑干的形态改变导致中脑导水管狭窄、脑脊液循环障碍，引起脑积水。

  * 这个机制是1989年Molone等人在脊髓脊膜膨出中的Chiari Ⅱ型畸形（图7.34b）的发生机制的说明时，作为统一假说发表的。

- Watson等人在研究234例脊髓脊膜膨出时发现，妊娠24周以前，99%的病例可见柠檬征、香蕉征其中之一，97%的病例这两个征象都可见，75%的病例可见脑室扩大。
- 几乎所有的髓膜膨出病例都与脊髓脊膜膨出一样，呈现出未被皮肤覆盖的开放性脊柱裂的表现，但也有表现为有皮肤覆盖的隐性脊柱裂特征的病例被报道。在这种情况下，由于没有脑脊液流出，脑部所见基本正常。

脊柱异常表现（图7.34c）

- 可见从脊柱后方突出的囊性病变，约90%病变发生在腰椎以下。腰骶部病变占85%以上，胸椎病变约占10%，颈椎病变约占5%。
- 发现头部异常表现是检查脊髓脊膜膨出的开端，观察脊柱，发现该病及相关疾病的情况并不少见。进行胎儿筛查时，在怀疑脑室扩大的情况下，确认脊柱是否正常是非常重要的。

a. 脑室扩大的表现（颈部横断面）
可见左右侧脑室、第三脑室扩大

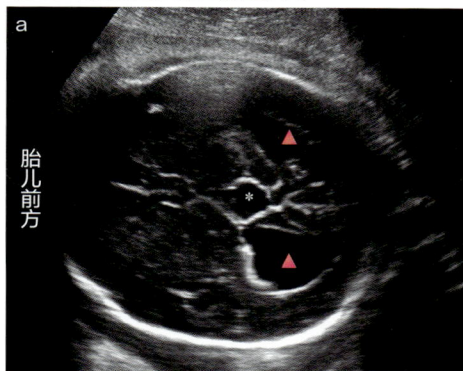

▲左右侧脑室
*第三脑室

b. Chiari Ⅱ型畸形表现
小脑向后颅窝塌陷

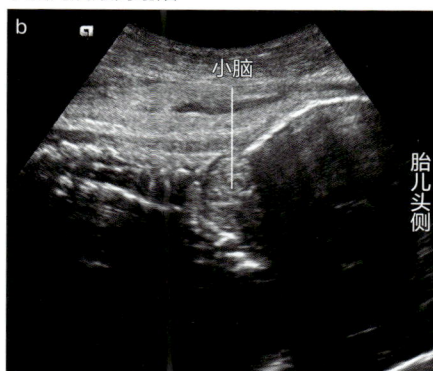

c. 脊髓脊膜膨出表现（胎儿矢状面）
可见腰骶部的膨出。膨出瘤内脊髓组织的线状结构

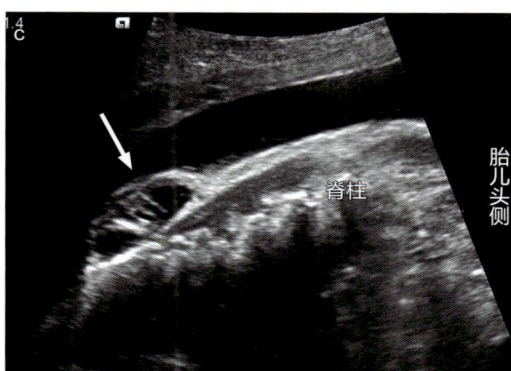

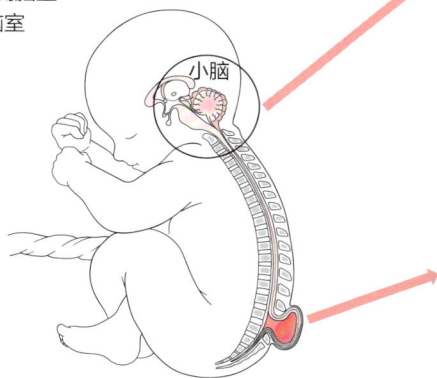

图7.34　脊髓脊膜膨出（开放性脊柱裂）病例，妊娠35周

羊水过多表现

- 以脊髓脊膜膨出和无脑儿为首的中枢神经系统疾病是羊水过多的主要原因之一。吞咽障碍和脑脊液的漏出被认为是其主要原因。

- 在羊水过多的同时发现脑室扩大的情况下，要注意脊髓脊膜膨出的存在，要检查脊柱（尤其是腰骶部）。

- 消化道闭锁引起的羊水过多，多在妊娠26周以后表现出来。妊娠中期以前发现羊水过多，在能够确认胃泡的情况下，有必要考虑包括本病在内的除消化道闭锁以外的疾病可能，并进行筛查。

脊柱裂

脊柱裂（spina bifida）分为显性脊柱裂和隐性脊柱裂（图7.35）

显性（开放性）脊柱裂（spina bifida aperta）

　　脊柱背侧的椎弓呈分裂的状态，发育异常的神经组织暴露在体表表面（没有皮肤覆盖）。显性脊柱裂包括脊髓脊膜膨出、脊膜膨出和脊髓裂。

隐性（闭合性）脊柱裂（spina bifida occulta）

　　体表表面不暴露神经组织，有皮肤覆盖。由于没有脑脊液的漏出，所以在头部没有发现异常。隐性脊柱裂包括脊髓脂肪瘤、成髓鞘病、先天性皮肤窦道等。从腰部到臀部（多为正中部位）经常伴有皮肤凹陷、异常生发、皮下脂肪瘤、皮下血管瘤、皮肤凸起物等皮肤表现。出生后不需要立即治疗，但随着年龄增长会造成不同程度的功能障碍。

a. 显性脊柱裂

a₁ 脊髓脊膜膨出
膨出瘤内可见硬膜、蛛网膜下腔（脑脊液）、脊髓组织

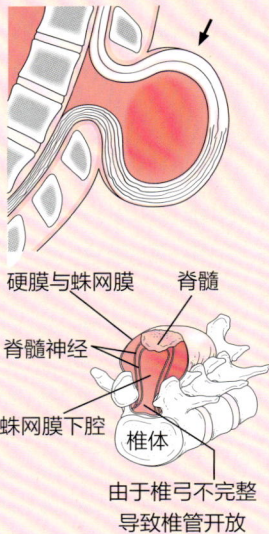

a₂ 脊膜膨出
膨出瘤内可见硬膜、蛛网膜下腔（脑脊液）等（内部不含脊髓组织）

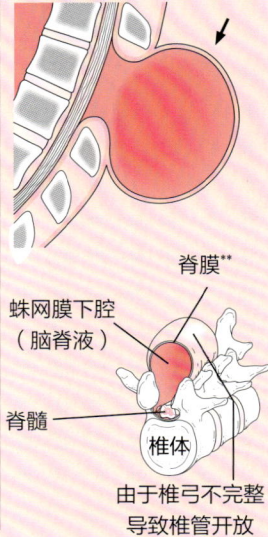

a₃ 脊髓裂*
没有形成膨出瘤

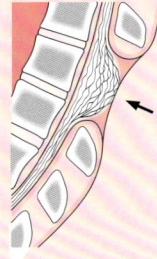

b. 隐性脊柱裂
体表表面没有神经组织外露，有皮肤覆盖

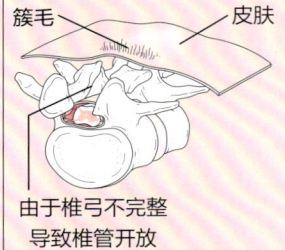

硬膜与蛛网膜　脊髓
脊髓神经
蛛网膜下腔
椎体
由于椎弓不完整导致椎管开放

蛛网膜下腔（脑脊液）　脊膜**
脊髓
椎体
由于椎弓不完整导致椎管开放

簇毛　皮肤
由于椎弓不完整导致椎管开放

图7.35 脊柱裂的分类

* 脊髓裂：有很多病例的暴露神经组织周围呈瘤状。由于其与脊髓脊膜膨出在出生后的治疗方案有很大的不同，有时也被称为脊膜瘤

** 脊膜：是指软膜、蛛网膜、硬膜，从脊髓内侧开始由软膜、蛛网膜、硬膜覆盖

脑膨出 （图7.36）

是指颅骨及硬脑膜缺损，颅内组织（脊膜、脑脊液、脑组织）膨出到颅外形成囊性包块。其原因是在发育阶段神经管的头侧闭合障碍。

> 由于神经管头侧的闭合障碍，在颅骨的正中线上产生的缺损称为"颅裂"，颅裂中包括脑膨出和无脑症。脑膨出有皮肤和髓膜覆盖，但无脑症时皮肤和髓膜缺损，胎儿在子宫外不能生存。

- 脑膨出的好发部位为枕部，约占80%。
- 根据膨出的内容物脑膨出分为脊膜膨出（膨出物为髓膜及脑脊液）、脊膜脑膨出（膨出物为脊膜和脑组织）、脑积水脑膜脑膨出（膨出物为脑膜、脑室、脑组织）等。临床上常见的是脊膜膨出和脊膜脑膨出。大部分脑膨出都有皮肤覆盖。
- 观察胎儿头部时，在确认了头部突出部分的情况下，鉴别是颅内组织的膨出还是颅外（皮下）的病变非常重要。包块的内容物与颅内组织相连时，可以诊断为脑膨出。
- 由于颅内组织的膨出区域脑脊液循环障碍会伴发脑积水，10%~20%的脑膨出伴有脑积水。另外，据报道有25%的脑膨出伴有小头症，30%的脑膨出可以看到柠檬征。
- 膨出包块在2 cm以上、内容物中包含脑组织或脑室、伴发脑积水、合并其他畸形作为预后不良因素。另外，在膨出的组织被健康皮肤覆盖的情况下，由于感染的风险较小，因此不需要进行紧急手术。

a. 胎儿颈部横断面   b. 胎儿颈部矢状面

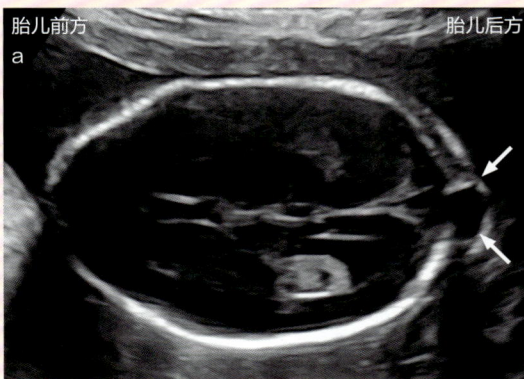

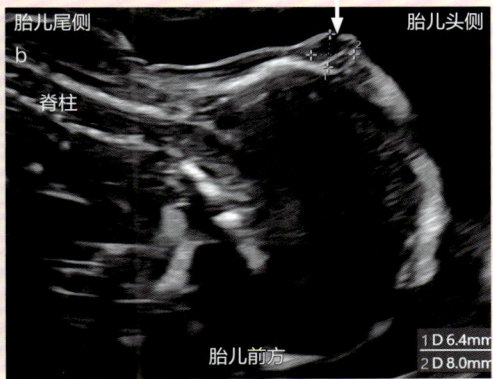

图7.36　脑膨出病例，妊娠20周

枕部向外凸出。可见8 mm大小囊性包块（脑部伴有线状回声）（a、b箭头）。该包块从颅内延续，被诊断为脑膨出。另外，双顶径为-2.7SD，有小头倾向，颞骨轻度凹陷（柠檬征）。本病例还有后颅窝的异常表现如小脑蚓部缺损、中脑发育异常（molar tooth sign），以及肾脏肿大，最终诊断为朱伯特综合征（Joubert syndrome）

观察的注意事项

- 在妊娠中期以后的胎儿筛查中，主要是通过横断面观察胎儿头部。如果只是在横断面观察，有可能遗漏呈半球状的颅骨病变。最好是结合矢状面从各个方向进行观察。
- 尤其是当发现柠檬征和小头症时，如果在颅内未发现明显异常，在脊柱也没有发现脊髓脊膜膨出的表现，那么重要的是要考虑到脑膨出的可能性，从多个方向观察头部。

参考文献

1) ISUOG Practice Guidelines (updated): Sonographic examination of the fetal central nervous system. Part 1. Ultrasound Obstet Gynecol 2020; 56: 476-84.

2) Salmon LJ, Alfirevic Z, Bilardo CM, et al: ISUOG Practice Guidelines: performance of first-trimester fetal ultrasound scan. Ultrasound Obstet Gynecol 2013; 41: 102-13.

3) Winter TC, Kennedy AM, Byrne J, et al: The cavum septi pellucidi: why is it important? J Ultrasound Med 2010; 29: 427-44.

4) Callen PW, Callen AL, Glenn OA, et al: Columns of the fornix, not to be mistaken for the cavum septi pellucidi on prenatal sonography. J Ultrasound Med 2008; 27: 25-31.

5) 輪湖　正，今井　豊，近藤良明，ほか：透明中隔腔およびベルガ腔のCT所見と臨床意義. 信州医学雑誌 1982; 30: 454-60.

6) 宇都宮英綱：胎児期脳形成障害のMRI診断.〈特集「胎児脳形成障害の診断における最新の知見」〉. 京府医大誌 2016; 125: 241-52.

7) Agathokleous M, Chaveeva P, Poon LCY, et al: Meta-analysis of second-trimester markers for trisomy 21. Ultrasound Obstet Gynecol 2013; 41: 247-61

8) Norton ME, Scoutt LM, Feldstein VA: Chapter 9. Ultrasound of Evaluation of the Fetal Central Nervous System. Callen's Ultrasonography in Obstetrics and Gynecology 6th Ed. Elsevier, 2016.

9) Pagani G, Thilaganathan B, Prefumo F: Neurodevelopmental outcome in isolated mild fetal ventriculomegaly: systematic review and meta-analysis. Ultrasound Obstet Gynecol 2014; 44: 254-60.

10) 松岡　隆：脳室拡大を疑う所見とは？ 産婦人科画像診断トレーニング. 臨床婦人科産科 2017; 71 増刊号: 33-8.

11) Gaglioti P, Danelon D, Bontempo S, et al: Fetal cerebral ventriculomegaly: outcome in 176 cases. Ultrasound Obstet Gynecol 2005; 25: 372-7.

12) 市塚清健：胎児形態異常. 長谷川潤一（編）. 臨床産科学テキスト. p.121-6, メディカ出版, 大阪, 2019.

13) D'antonio F, Khalil A, Garel C, et al: Systematic review and meta-analysis of isolated posterior fossa malformations on prenatal ultrasound imaging (part 1). Ultrasound Obstet Gynecol 2016; 47: 690-7.

14) 市塚清健：後頭蓋窩の異常を検出するためには？ 産婦人科画像診断トレーニング. 臨床婦人科産科 2017; 71 増刊号: 39-44.

15) 市塚清健：胎児脳疾患. 周産期超音波検査バイブル. 臨床婦人科産科 2020; 74 合併増大号: 112-9.

16) Paladini D, Volpe P: Chapter 2 Central and peripheral nervous system anomalies. Ultrasound of Congenital Fetal Anomalies. Informa Healthcare, 2007.

17) Paladini D, Quarantelli M, Pastore G, et al: Abnormal or delayed development of the posterior membranous area of the brain. Ultrasound Obstet Gynecol 2012; 39: 279-87.

18) 市塚清健：Ⅰ章 産科の超音波検査 ②胎児の形態評価（妊娠中期）1中枢神経. 長谷川潤一（編著），産婦人科エコーパーフェクトマニュアル. p.61-72, 日本医事新報社，東京，2020.

19) Woodward PJ, Kennedy A, Sohaey R, et al: Section 2 brain. Diagnostic Imaging: Obstetrics 3rd Ed. Amirsys®, 2016.

20) 市塚清健：2. 頭部 19 側脳室に囊胞がある. 馬場一憲（編）. 所見から探る 産科 超音波診断. p.81, 総合医学社，東京，2020.

21) Coco C, Jeanty P: Karyotyping of fetuses with isolated choroid plexus cysts is not justified in an unselected population. J Ultrasound Med 2004; 23: 899-906.

22) Sharma A, Dadhwal V, Rana A, et al: Isolated large bilateral choroid plexus cysts associated with trisomy 18. BMJ Case Rep 2019; 12: e229216.

23) Toi A, Lister WS, Fong KW: How early are fetal cerebral sulci visible at prenatal ultrasound and what is the normal pattern of early fetal sulcal development? Ultrasound Obstet Gynecol 2004; 24: 706-15.

24) Cohen-Sacher B, Lerman-Sagie T, Lev D, et al: Sonographic development milestones of the fetal cerebral cortex: a longitudinal study. Ultrasound Obstet Gynecol 2006; 26: 494-502.

25) 胎児期水頭症ガイドライン編集委員会（編）：Ⅱ部 各論 2.脊髄髄膜瘤. 胎児期水頭症 診断と治療ガイドライン 改訂2版. p.104-19, 金芳堂，京都，2010.

26) 荻原英樹，師田信人：23. 二分脊柱. 総合リハビリテーション 2012; 40: 560-3.

27) 山崎麻美，埜中正博，寺元千佳，ほか：二分脊柱の胎児診断. 小児外科 2009; 41: 658-63.

28） D'Addario V, Rossi AC, Pinto V, et al: Comparison of six sonographic signs in the prenatal diagnosis of spina bifida. J Perinat Med 2008；36：330－4.

29） 長瀬寛美：胎児脊柱管閉鎖障害. 周産期超音波検査バイブル. 臨床婦人科産科 2020；74 増刊号：120－7.

30） Watson WJ, Chescheir NC, Katz VL, et al: The role of ultrasound in evaluation of patients with elevated maternal serum alpha-fetoprotein. a review. Obstet Gynecol 1991；78：123－8.

31） McLone DG, Knepper PA: The cause of Chiari Ⅱ malformation: a unified theory. Pediatr Neurosci 1989；15：1－12.

32） Ghi T, Pilu G, Falco P, et al: Prenatal diagnosis of open and closed spina bifida. Ultrasound Obstet Gynecol 2006；28：899－903.

33） 佐世正勝：84 羊水過多・過少. 周産期医学 2016；46 増刊号：251－3.

34） 長谷川潤一, 佐々木貴充, 古谷菜摘, ほか：胎盤・臍帯・羊水の評価. 周産期超音波検査バイブル. 臨床婦人科産科 2020；74 増大号：50－6.

35） 高橋尚子, 長谷川潤一, 松岡 隆, ほか：羊水過多［特集 胎児付属物（羊水・臍帯・胎盤）の異常］. 産婦人科の実際 2008；157：1929－31.

36） 坂本博昭, 松阪康弘：潜在性二分脊柱, Tethered cord, 脊髄脂肪腫. 小児内科 2007；39 増刊号：665－7.

37） 宮坂実木子, 堤 義之, 野坂俊介, ほか：脊髄疾患. 小児科診療 2008；71：S377－84.

38） 胎児期水頭症ガイドライン編集委員会（編）：Ⅱ部 各論 5 二分頭蓋. 胎児期水頭症 診断と治療ガイドライン 改訂2版. p.136－41, 金芳堂, 京都, 2010.

39） 宇都宮英綱：4章 大脳形成不全 ③脳瘤. 胎児中枢神経のMRI診断 正常脳と奇形画像アトラス. p.60－7, 金芳堂, 京都, 2020.

40） 松岡 隆：3. 中枢神経の異常 d. 脳瘤. 特集 発生から紐解く 胎児超音波診断アトラス. 産婦人科の実際 2020；69 臨時増刊号：1420－22.

41） 医療情報科学研究所（編）：病気がみえる vol.7 脳・神経 第1版. p.406, メディックメディア, 東京, 2013.

第八章

胎儿筛查：
颜面部

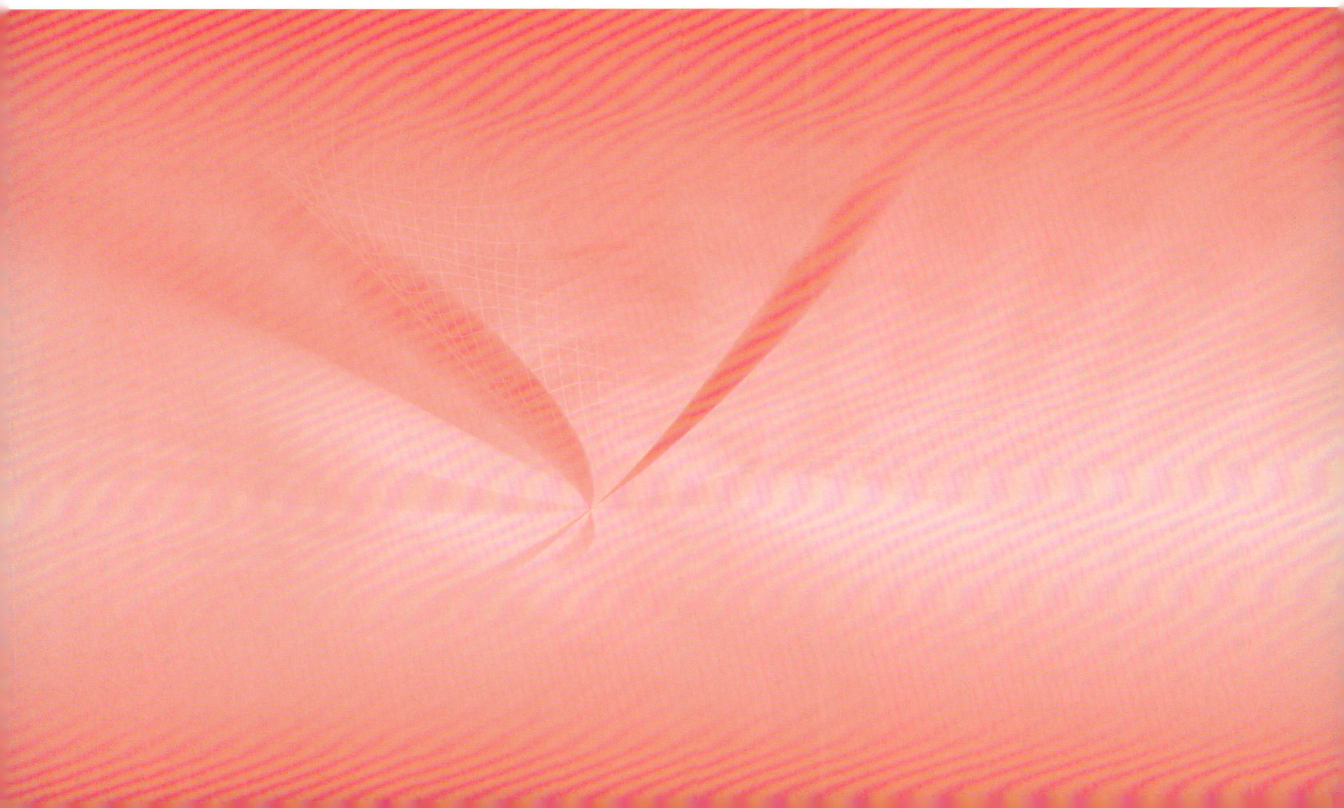

必须要进行胎儿面部筛查的3个理由

唇腭裂：发病率较高的先天性疾病

唇腭裂是先天性疾病中发病率较高的疾病（表8.1）。在日本的发病率比其国家高，据报告每500~600人中就有1例，发病率仅次于室间隔缺损（ventricular septal defect，VSD）。在系统的胎儿筛查中，唇腭裂是一种较常见的疾病。

合并其他异常的筛查

已知在许多染色体异常的遗传综合征中，会伴发以唇腭裂为首的面部异常（表8.2）。据说唇腭裂患者中约30%的患者伴有某种综合征，其相关的症状约200多种。和胎儿心脏筛查一样，面部异常的检出有可能成为发现合并其他异常的线索。

避免意外的"露脸"

在日本，以"让父母和家人看到肚子里胎儿的脸"为目的，在产科大量引进3D/4D超声诊断装置。在这种情况下，为了避免意外检出面部异常引起现场混乱，最好事先进行胎儿筛查，观察面部情况。

表8.1　日本先天性形态异常的发病率（1万个患儿）（1997—2005）
（日本妇产科学会横滨市立大学医学部先天异常监测中心）
根据本统计，唇腭裂的发病占比排在第2位，唇裂排在第9位，腭裂排在第16位，三者相加的发病占比超过了排在第1位的室间隔缺损的发病占比。可以说唇腭裂是临床上最常见的先天性疾病

	疾病	发病率（%）		疾病	发病率（%）
1	室间隔缺损	17.4	11	膈疝	5.4
2	唇腭裂	12.3	12	合指症	5.1
3	21-三体综合征	9.6	13	肛门闭锁	5.0
4	多指症	8.1	14	多趾症	4.7
5	耳郭低位	7.5	15	脊柱裂	4.6
6	脑积水	7.4	16	腭裂	4.3
7	房间隔缺损	6.1	17	耳郭畸形	4.0
8	动脉导管未闭	6.0	18	脐带疝	3.9
9	唇裂	5.8	19	多囊肾	3.8
10	十二指肠、小肠闭锁	5.5	20	尿道下裂	3.7

根据参考文献1制作

表8.2 合并颜面部异常的主要疾病

很多染色体异常的遗传综合征都会合并颜面部异常

羊膜带综合征（amniotic band syndrome）
关节挛缩（arthrogryposis）
躯干发育异常（campomelic dysplasia）
CHARGE联合征（CHARGE association）
颅面骨发育不全（Crouzon disease/craniofacial dysostosis）
Fryns综合征（Fryns syndrome）
全前脑畸形（holoprosencephaly）
Meckel-Gruber综合征（Meckel-Gruber syndrome）
口-面-指综合征（Mohr syndrome/oral-facial-digital syndrome）
Pena-shokeir综合征（Pena-shokeir syndrome）
皮埃尔·罗班综合征（Pierre Robin syndrome）
特雷彻·柯林斯综合征（Treacher Collins syndrome）
13-三体综合征（trisomy 13 syndrome）
18-三体综合征（trisomy 18 syndrome）

引用自参考文献3

观察胎儿颜面部的基本断面

观察胎儿颜面部时，有意识地进行三个断面（矢状面、冠状面、横断面）的观察非常重要。接下来的内容将对各断面的观察要点进行讲解（图8.1）。

a. 矢状面

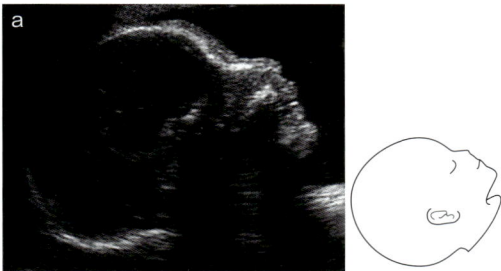

b. 冠状面（外鼻孔及口唇水平）

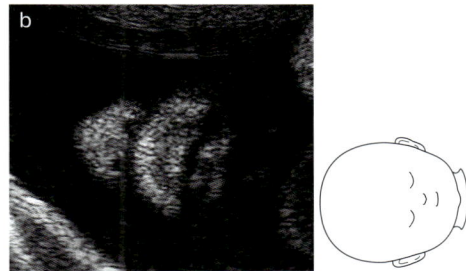

c. 横断面（眼窝水平）

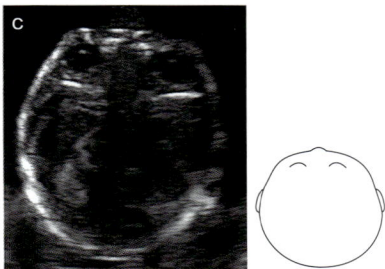

d. 横断面（上颌骨水平）

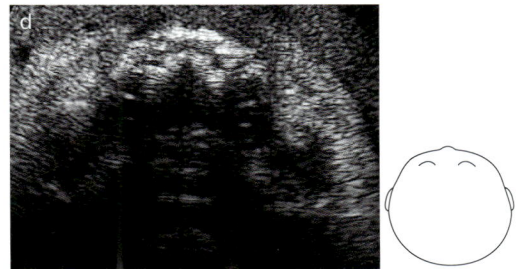

图8.1 胎儿颜面部观察的基本断面

矢状面

矢状面的观察要点：侧脸、鼻孔、硬腭

观察胎儿侧脸是否匀称

扫描出胎儿正中矢状面，观察胎儿侧脸，也就是确认额部-鼻-下颌的侧脸轮廓是否匀称。在胎儿面部矢状面中，从额骨到鼻骨扫描出平缓、连续的线状回声，其表面覆盖皮肤，并在其尾部可连续显示人中（人中是指鼻和上唇之间的正中部分）、上唇、下唇及下颌（图8.2）。

确认鼻骨

- 胎儿鼻骨的长径正常值在妊娠16周时为3 mm以上，妊娠20周为4.5 mm以上。
- 即使是正常胎儿，也有0.5%～2.6%的人有鼻骨缺损或发育不良的情况。不过该情况存在人种间的差异，据报道在中国、非洲国家、西班牙人中出现的频率更高。

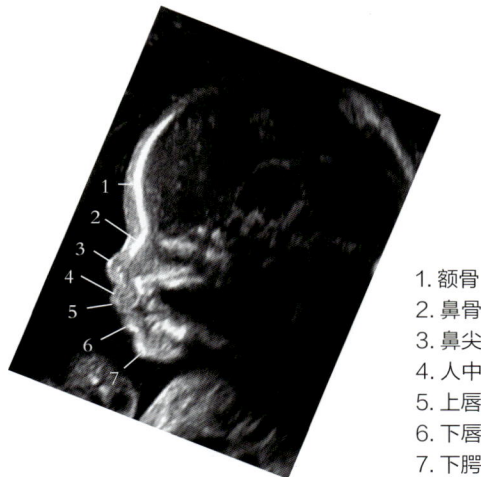

1. 额骨
2. 鼻骨
3. 鼻尖
4. 人中
5. 上唇
6. 下唇
7. 下颌

图8.2　胎儿颜面部矢状面的观察要点：侧脸是否匀称

确认额部-鼻-下颌的侧脸轮廓是否匀称。从额骨到鼻骨扫描出平缓、连续的线状回声。并在其尾部可连续显示人中、上唇、下唇及下颌

硬腭的观察

- 腭部的前2/3由骨组织构成，称为硬腭（hard palate），后1/3由肌肉组织构成，称为软腭（soft palate）。如图8.3所示，在矢状面可以观察到硬腭的一部分。
- 可以看到硬腭前方部分的上颌骨牙槽突（alveolar process of maxilla）及上颌骨腭突（palatine process of maxilla），其后方部分（比横腭缝更靠后的部分）的腭骨水平板（borizontal plate of palatine bone）。

矢状面的异常表现

- 在单侧唇裂的病例中，从正中矢状面朝向患侧矢状面的扫查过程中，可以看到唇裂周围

的皮下组织稍微向外突出（图8.4b）。单侧唇裂者出现这个表现多数情况下病变较轻。

- 在双侧唇裂病例的正中矢状面可见上腭人中部位及上颌骨牙槽突的中央部位突出（图8.4c）。这个表现乍一看像肿瘤，又称为上颌肿瘤样表现（maxillary mass）。
- 在21-三体综合征中，已知有扁平的面部、鼻骨的缺损/发育不良等与其颜面部相关联的特征性表现（图8.4d）。妊娠中期发现鼻骨的缺损/发育不良时21-三体综合征的发生风险增加。

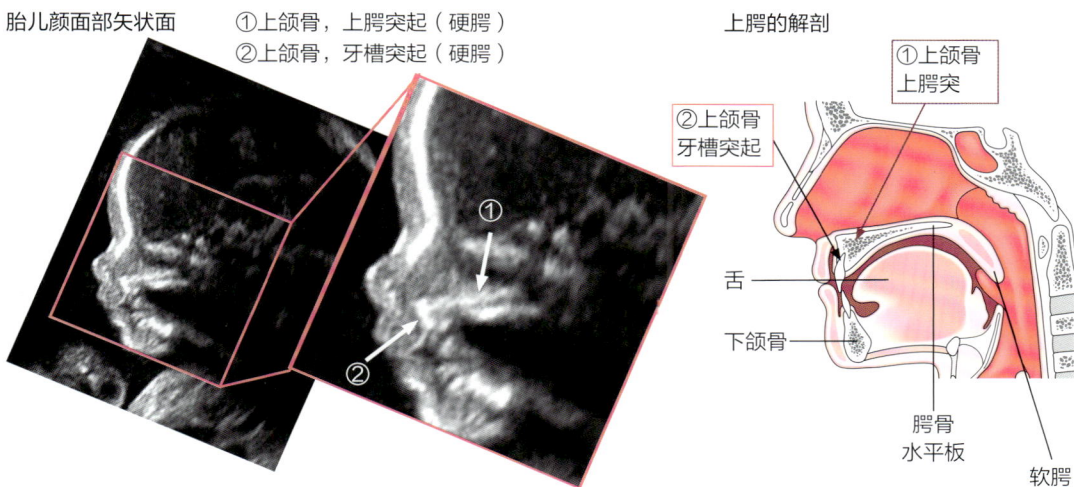

胎儿颜面部矢状面　①上颌骨，上腭突起（硬腭）　　　　上腭的解剖
　　　　　　　　　②上颌骨，牙槽突起（硬腭）

图8.3　胎儿颜面部矢状面的观察要点：确认硬腭
腭部的前2/3由骨组织构成（硬腭），后1/3由肌肉组织构成，称为软腭，在矢状面只能观察到硬腭的一部分

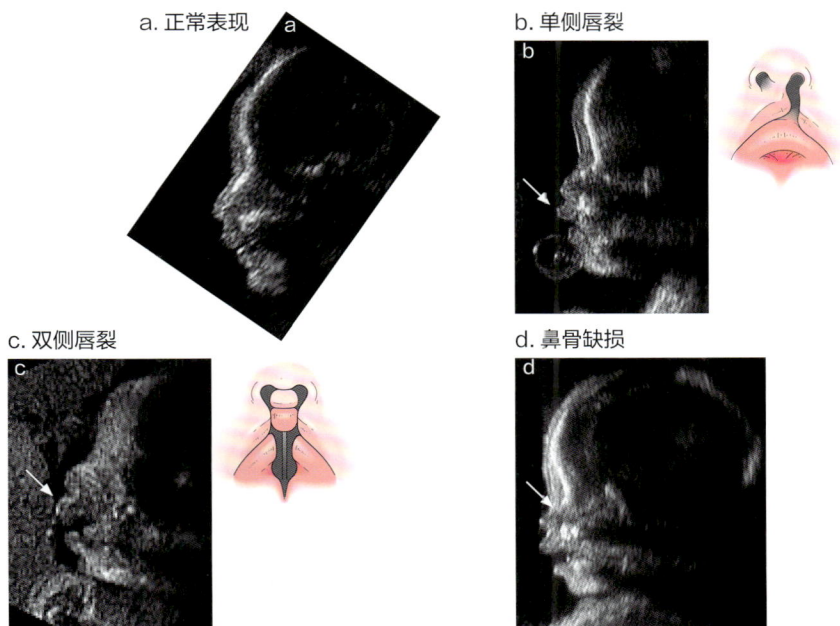

a. 正常表现　　　　　　　　b. 单侧唇裂

c. 双侧唇裂　　　　　　　　d. 鼻骨缺损

图8.4　胎儿颜面部矢状面：正常/异常表现
在单侧唇裂的病例中，可见唇裂周边的皮下组织稍稍向外突出（b）。在双侧唇裂时可见上唇的中央部分呈肿瘤样突起（maxillary mass）表现（c）。鼻骨缺损时可见从额骨道鼻骨的线状回声中断（d），本例合并21三体综合征

■ 作为矢状面异常的表现，已知的有前额部突出（frontal bossing）及低鼻梁，以及下颌骨发育不良形成的下颌后退的小颌症（micrognathia）。有研究指出，小颌症与多种遗传综合征、染色体异常、骨骼/神经/肌肉异常有关。

小颌症

- 小颌症是指下颌骨发育不良，下颌较小，向后方偏移的状态（图C.13）。
- 由于出生后有呼吸衰竭的可能性，分娩时须做好气管插管的准备。出生前诊断小颌症，并预测其程度是非常重要的。
- 13/18-三体综合征、22q11.2缺失综合征等染色体异常，以及戈尔登哈尔综合征、皮埃尔·罗班综合征、特雷彻·柯林斯综合征等多种畸形综合征均伴有小颌症。

观察的注意要点

- 为了准确地判断胎儿下颌有无异常，正中矢状面的显示尤为重要。要注意的是，如果偏离正中线，下颌就会显得很小。在3D超声中使用垂直的3个断面来显示，是得到准确的正中矢状面的一种方法。
- 使用3D超声的表面重建成像，通过立体图像进行评估也是有效的。
- 对下颌进行客观评估的方法，有内面角（interior facial angle，IFA）及下颌指数（Jaw index）等（图C.14）。

a.胎儿3D超声图像（妊娠26周）　b.胎儿MRI图像

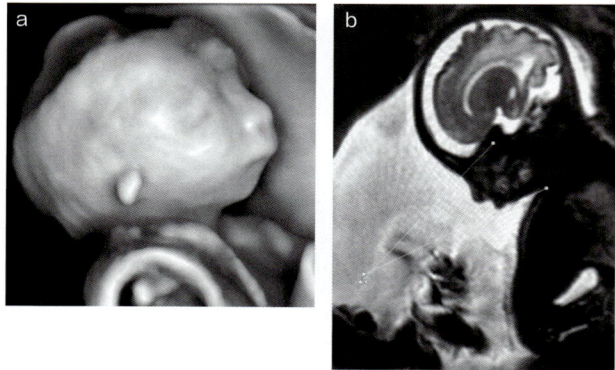

图C.13　小颌症病例，在妊娠26周胎儿筛查中发现。提示为小颌症的图像，这个病例提示合并心脏畸形［完全性肺静脉回流异常（total anomalous pulmonary venous connection，TAPVC）Ⅰa型］

图C.14　小颌症的评估：内面角
○检查周数：妊娠18～28周检查
○测量断面：正中矢状面
○测量方法：测量与前额骨垂直的线（A）和连接下颌与口唇突出部位的线（B）之间的夹角
○正常范围：50°以上为正常。50°以下怀疑小颌症。图中的病例测量角度为72°，在正常范围内

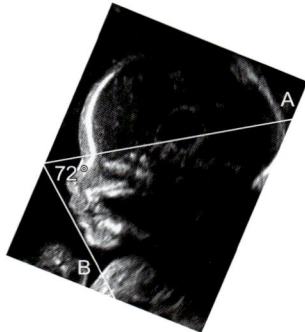

冠状面

扫描出胎儿的冠状面后，将探头从胎儿的前方向胎儿的后方倾斜，如图8.5所示，依次显示出外鼻孔/口唇→眼睑/鼻骨→眼眶/眼球→小脑/后颅窝池。外鼻孔/口唇切面（nose-mouth view）是颜面部筛查最重要的切面。国际妇产科超声学会（International Society of Ultrasound in Obstetrics and Gynecology，ISUOG）的指南中也指出，胎儿筛查最好包括上唇连续性的观察（即通过冠状面观察上唇）。

冠状面的观察要点：上唇、外鼻孔（图8.5）

- 上唇能否连续显示？
- 能显示两侧左右对称的外鼻孔吗？

冠状面

a. 外鼻孔/口唇水平

b. 眼睑/鼻骨/上颌骨水平

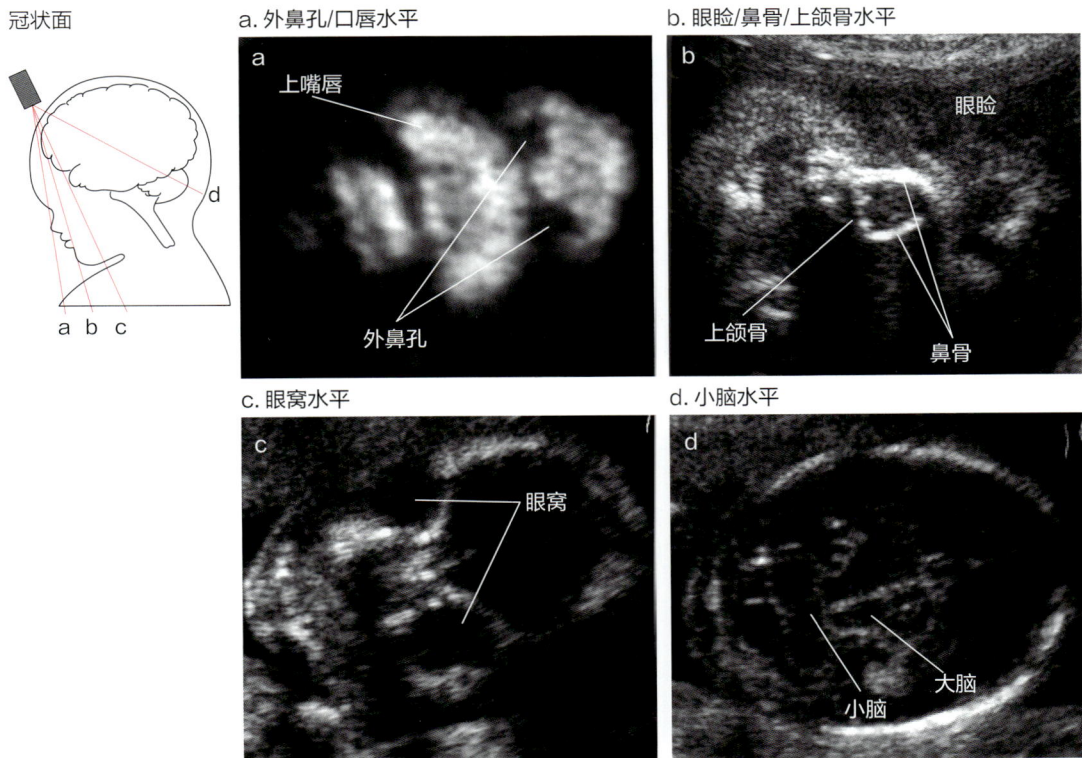

图8.5 胎儿颜面部冠状面：观察要点

冠状面的异常表现（图8.6）

- 单侧唇裂时在上唇的一侧可显示出裂隙。
- 双侧唇裂时在上唇的两侧可显示出裂隙。可见两个裂隙的中央部分向前方突出，在矢状面上称为"上颌肿瘤样表现"。

- 正中唇裂是非常罕见的疾病，与唇腭裂在发生上完全不同，是发生在胚胎早期的异常。一般在胎龄6周左右，因两侧的内侧鼻隆起在正中部分愈合不全所致。常常伴有神经系统发育障碍，在脑的正中部分发生各种程度缺损的形态异常（全前脑畸形系列征像、颜面正中裂综合征等），可合并染色体异常（13-三体综合征）。图8.6d的病例，也有以全前脑畸形、心脏畸形为主的多发畸形。

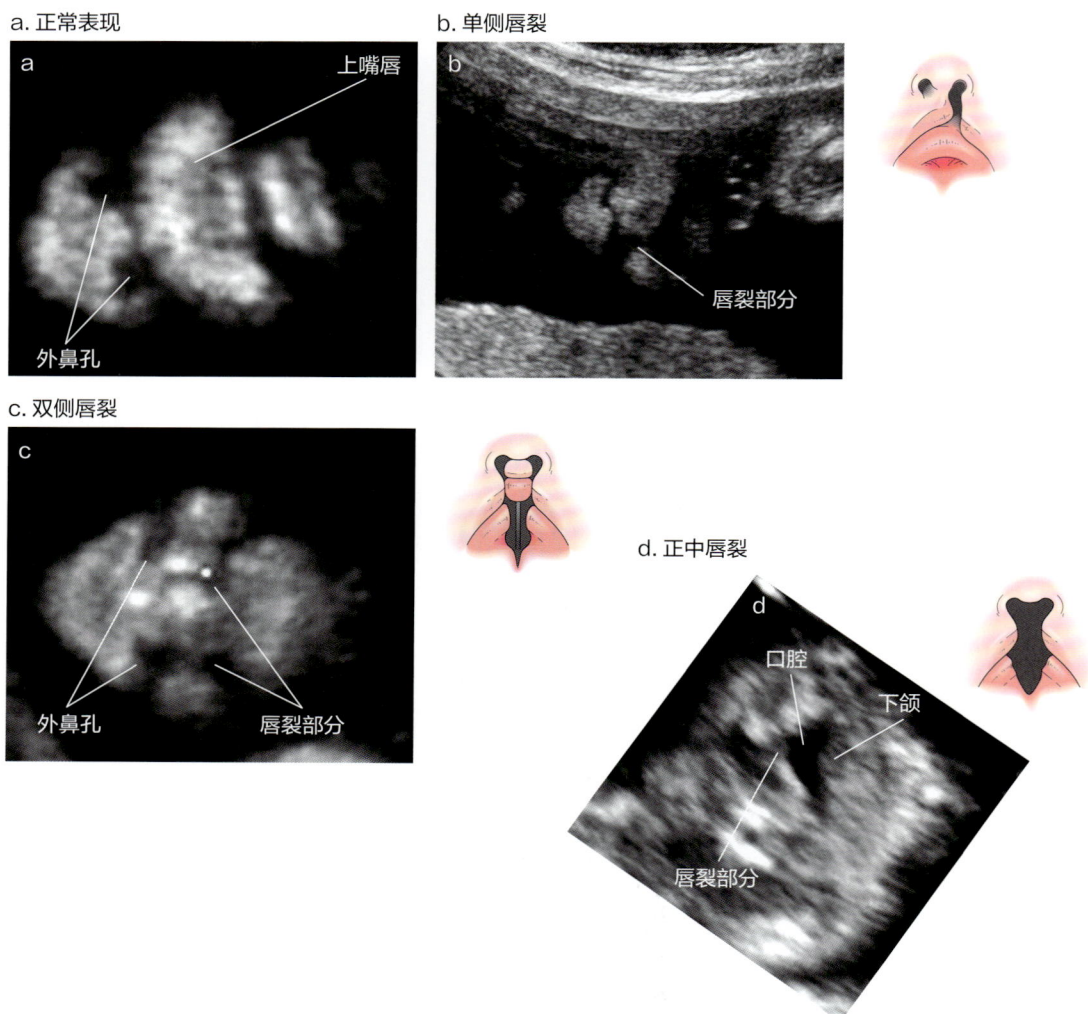

a. 正常表现

b. 单侧唇裂

c. 双侧唇裂

d. 正中唇裂

图8.6　胎儿颜面部冠状面：正常表现/异常表现

单侧唇裂病例的一侧上唇（b），双侧唇裂的两侧上唇（c）可见唇裂表现。正中唇裂在嘴唇正中部分可见唇裂（d）

横断面

横断面观察要点：眼窝、上颌骨（图8.7）

①是否显示了左右大小基本相同的眼眶？
②上颌骨是连续的拱门形状吗？

横断面（上颌骨水平）的异常表现

在冠状面的外鼻孔/口唇切面怀疑唇裂时，使用横断面观察唇裂的范围及评价唇裂是否波及上颌骨的牙槽突起。图8.8分别为单侧唇腭裂及双侧唇腭裂的影像表现，所有的病例都显示了病变累及上颌骨牙槽突起，即腭裂的表现。

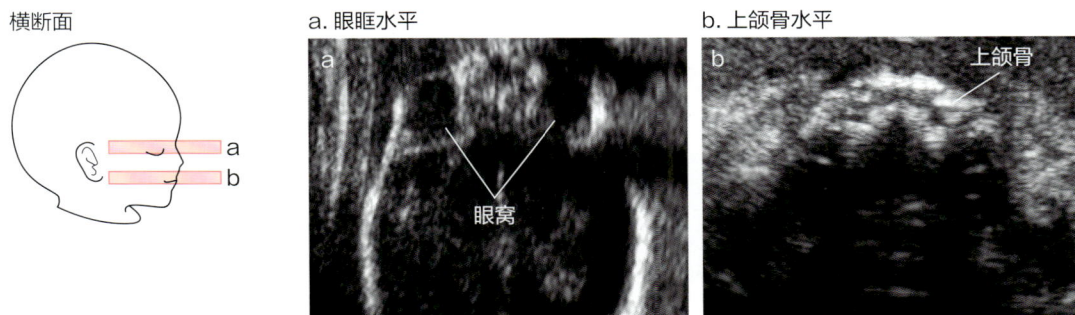

横断面

a. 眼眶水平

眼窝

b. 上颌骨水平

上颌骨

图8.7 胎儿颜面部横断面：观察要点
①自左右眼眶显示大小是否基本相同？②上颌骨是连续的拱门形状吗？

a. 正常表现
可见上颌骨弓

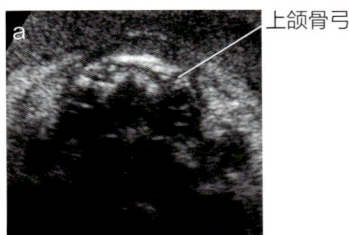

上颌骨弓

b. 单侧唇腭裂
可见单侧上颌骨腭裂表现（箭头）

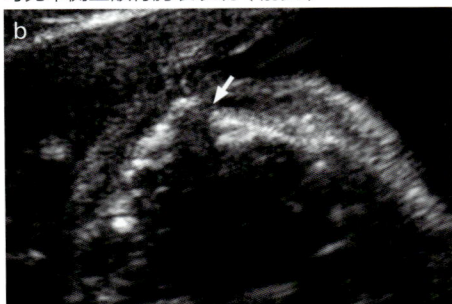

c. 双侧唇腭裂
可见单侧上颌骨腭裂表现（箭头）

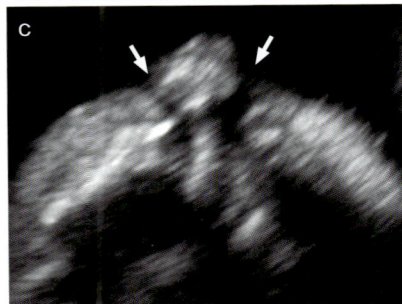

图8.8 胎儿颜面部横断面（上颌骨水平）：正常表现/异常表现

以眼眶为中心的测量

在眼窝水平的横断面，有研究统计以眼眶为中心的各个部位的测量值，还报道了各妊娠周数测量值的正常范围。根据这些数值可以判断眼距过窄（hypotelorism）及眼距过宽（hypertelorism），这些是某些染色体异常、畸形综合征的首要表现，已发现与多种疾病有关（表C.1）。

- 正常情况下，眼眶间距（interocular interocular diameter，IOD）与眼眶直径（orbid diameter，OD）基本相等。另外，IOD的3倍值大约与左右眼眶的外侧间距（binoocular diameter，BOD）相等（图C.15）。
- IOD大于OD时考虑眼距过宽，IOD小于OD时考虑眼距过窄。
- 眼距过窄发生率不足5%，眼距过宽占95%以上。

a. 胎儿颜面横断面（眼眶水平）　　b. IOD、BOD的测量部位

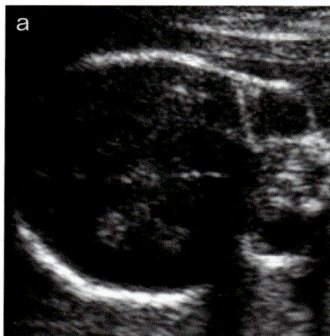

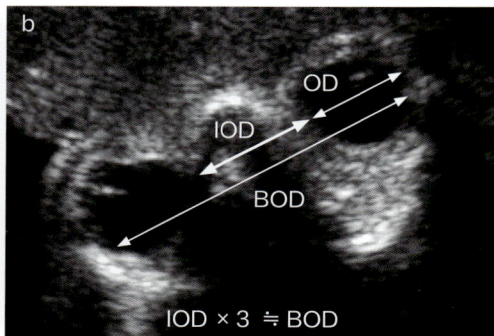

图C.15　眼眶间距的测量，眼球大小的测量

表C.1　表现为眼距过窄、眼距过宽的主要疾病

表现为眼距过窄的疾病	表现为眼距过宽的疾病
全前脑畸形	努南综合征
Septo-optic dysplasia	躯干发育异常
染色体异常	拉森综合征
颅骨早期愈合症	罗伯特综合征
颜面骨发育不全	阿佩尔综合征
	Pfelffer综合征
	Pena-shokeir 综合征
	CHARGE联合征
	染色体异常

眼眶/眼球的解剖

- 眼眶（orbit）是指容纳眼球的颅骨凹陷。
- 眼球由外侧壁及内容物组成。眼球内容物的前方是晶状体，为凸透镜样的组织，其后为支撑眼球形状的玻璃体，呈无色透明的果冻样组织（图8.9）。
- 妊娠10周的后半程，眼球内经常可以看到线状回声（图8.10），这是玻璃体动脉（hyaloid artery）。这在正常发育过程中是可以观察到的，通常在妊娠后期因该动脉退化而无法看到。

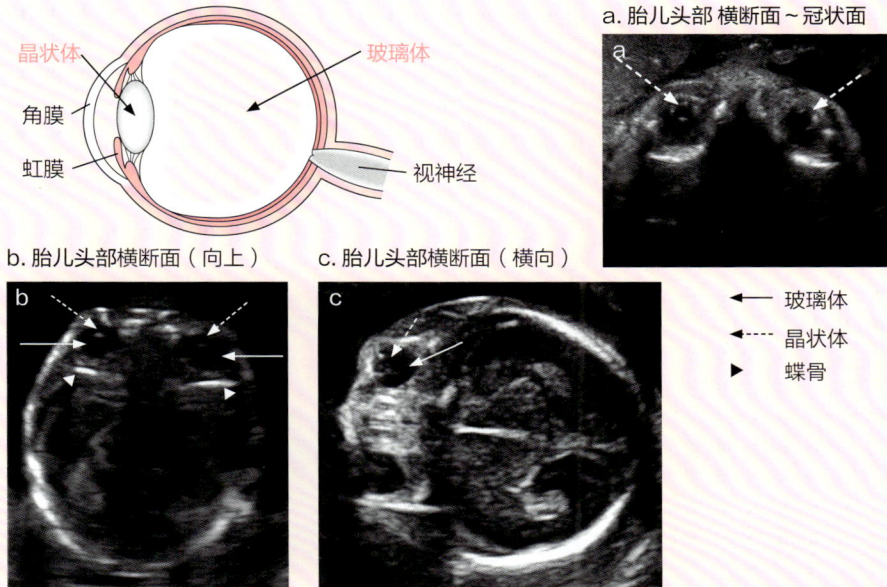

图8.9 眼眶/眼球的解剖

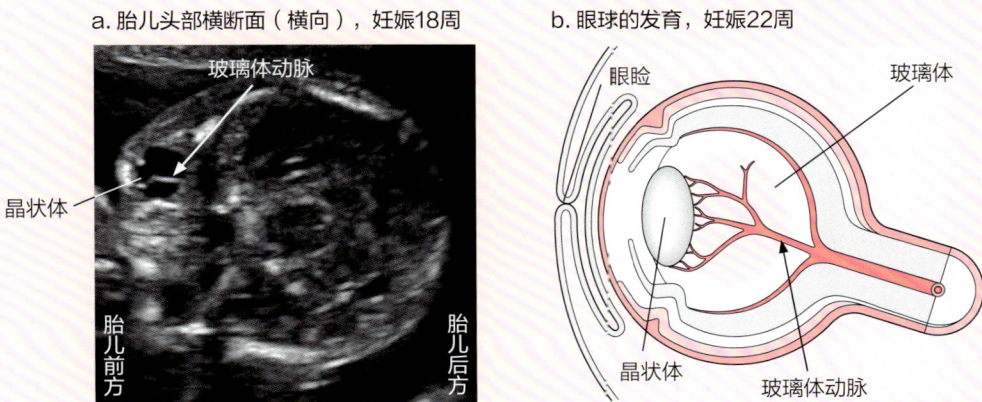

图8.10 眼球：正常表现，妊娠中期

妊娠10周后半程，眼球内可见玻璃体动脉呈线状回声（箭头）。在妊娠后期玻璃体动脉退化，无法显示。

下颌骨至上颌骨的观察

如果探头在眼眶水平的横断面开始向胎儿的尾侧移动，可显示出鼻骨，接着在上颌骨的左右两侧可以连续显示出上颌骨腭突（palatine process of maxilla）与上颌骨颧突（malar process of maxilla）。从这里探头稍微向尾侧移动后，可顺序显示上颌骨牙槽突（alveolar process of maxilla）、下颌骨，二者均表现为拱门状的高回声（图8.11）。

另外。上颌骨牙槽突的弓状部分，内部包含牙槽窝（tooth socket），其内有牙齿最原始的结构牙胚（tooth bud），表现为低回声。

a. 矢状面 上颌骨/下颌骨 水平

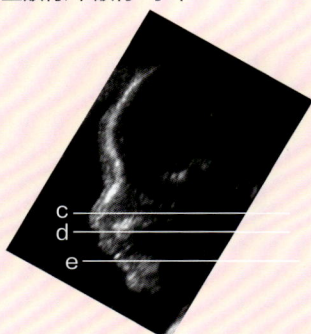

b. 上颌骨的解剖示意

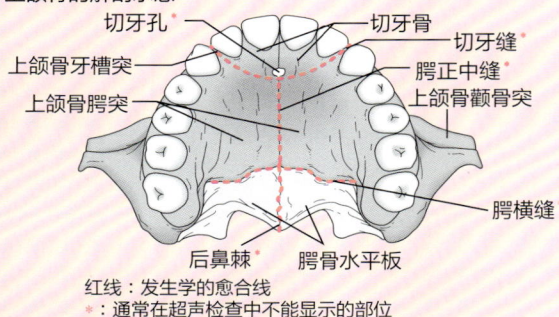

c. 上颌骨颧骨突水平横断面

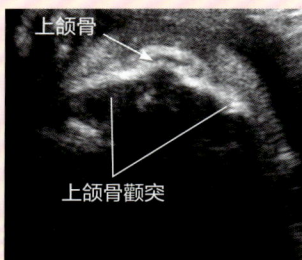

d. 上颌骨腭突、上颌骨牙槽突水平横断面

e. 下颌骨水平横断面

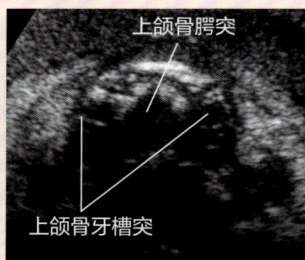

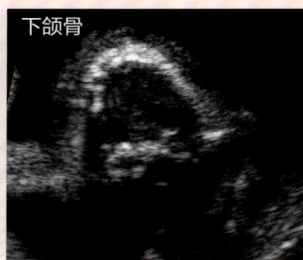

图8.11 胎儿颜面部：上颌骨/下颌骨的观察
探头从眼眶水平的横断面向胎儿的尾侧移动，在上颌骨左右两侧可以看到上颌骨颧骨突（c）。探头继续向尾侧移动，可显示上颌骨牙槽突（d）、下颌骨（e）为弓状的高回声

胎儿颜面部筛查的实际操作

胎儿颜面部观察的特殊性

- 相比胎儿其他部位的观察，胎儿颜面部的观察更容易受胎儿的朝向、体位以及胎儿周围状况等的影响。

- 在以下情况难以观察到胎儿的颜面部。

  - 胎儿俯卧至斜位向下时，即背部朝向母体的腹壁。

- 胎儿面部前方有手、足或脐带。
- 胎儿的颜面部与子宫和胎盘接触（面部前方没有足够的羊水腔）。
- 羊水过少。
- 因母体肥胖、前壁胎盘等原因，胎儿头部位于距离母体腹壁较远的位置。

- 尤其是后面叙述的3D超声图像比2D超声图像更容易受到胎儿颜面部周围环境的影响。如果有羊水以外的结构在胎儿面部前方，3D超声图像就会变得不清晰。为了获得清晰的3D超声图像，在胎儿面部前方必须要有适当的羊水腔。
- 3D超声图像是2D超声图像的数据累加而成。为了得到容易理解且清晰的3D超声图像，首先需要扫描出清晰的2D超声图像。

颜面部筛查须知

颜面部筛查需要考虑适当的妊娠周数

- 在妊娠20周前半程，胎儿的活动度比较好，胎儿周围有适量的羊水，比较适合胎儿颜面部筛查。如果在大约20周时筛查，即使一开始胎儿是趴着的，检查过程中胎儿也有很大可能活动，变为有利于观察的姿势。
- 在妊娠后期，由于胎儿多采取俯卧位的姿势，胎儿周围的羊水也变少，所以颜面部的筛查会比较困难。

当胎儿处于不适合观察颜面部的位置和姿势时

- 母体侧卧位，促使胎儿活动。
- 先观察其他部位，等到胎儿活动后再观察颜面部。
- 过一段时间再筛查。先让孕妇走几步，然后再进行筛查。

2D超声胎儿颜面部的筛查方法

从测量双顶径的断面向胎儿尾侧移动探头，可显示出眼眶水平的横断面（图8.12）。

a. 接近测量双顶径断面水平的横断面   b. 眼眶水平的横断面

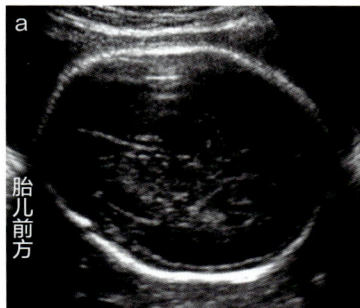

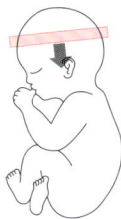

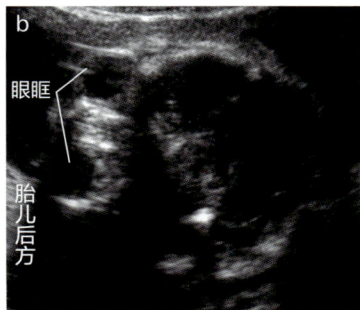

图8.12　2D超声胎儿颜面部的筛查方法：横断面的显示方法

从测量双顶径的断面水平附近的横断面（a）向胎儿尾侧移动探头，在胎儿的前方可以看到眼眶，显示出眼眶水平的横断面（b）

稍稍旋转探头，使额骨与鼻骨连成一条线，显示出胎儿的侧脸（矢状面）（图8.13），将探头向胎儿的前方纵向旋转约90°。

以鼻骨为中心旋转探头90°后，稍稍将探头偏向胎儿前方，可显示出外鼻孔及上唇的冠状面（图8.14）。

a. 显示眼眶水平的横断面

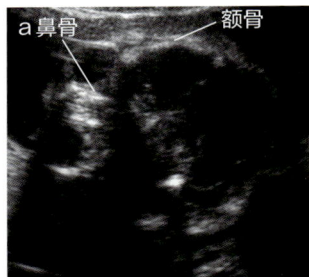

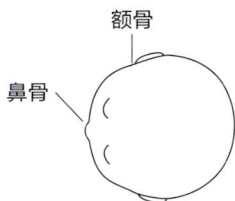

b. 显示矢状面
为了使探头一侧的额骨与鼻骨连成一条线，稍稍旋转探头，将探头向胎儿的前方纵向旋转约90°

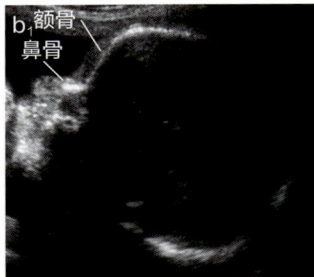

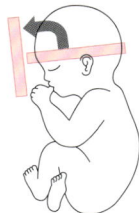

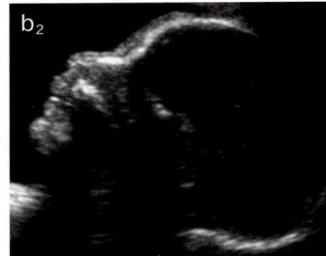

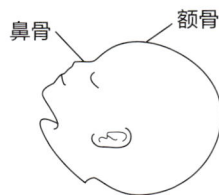

图8.13　2D超声胎儿颜面部的筛查方法：矢状面的显示方法
显示眼眶水平的横断面（a）后，一点一点旋转探头，使探头一侧的额骨与鼻骨连成一条线，显示出胎儿的侧脸（矢状面，b）

a. 从矢状面以鼻骨为中心，探头旋转90°

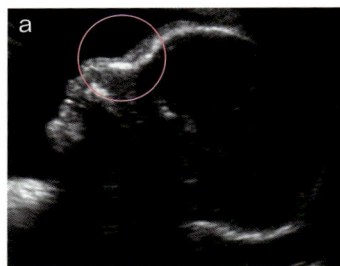

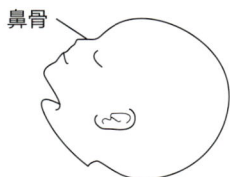

b. 显示冠状面（鼻骨水平）

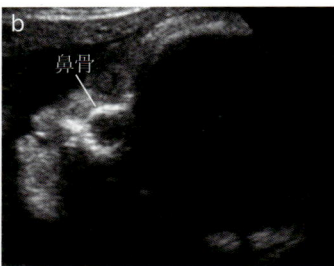

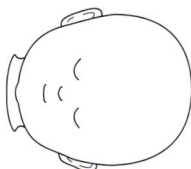

c. 在鼻骨水平的冠状面，探头稍稍偏向胎儿的前方，可显示出外鼻孔及上唇的冠状面

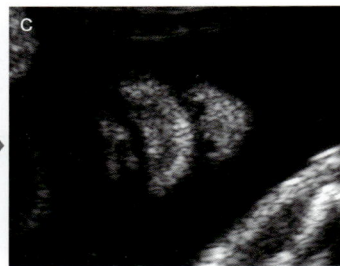

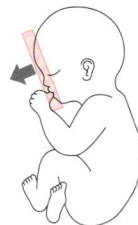

图8.14　2D超声胎儿颜面部的筛查方法：冠状面的显示方法
显示胎儿的侧脸后，以鼻骨为中心将探头旋转90°后，可显示出外鼻孔及上唇的冠状面

3D/4D超声胎儿颜面部的筛查方法

什么是3D/4D超声?

■ 3D超声图像是指静止的立体图像,4D超声图像是指运动的立体图像。因为可实时拍摄活动的立体图像,所以也被称为实时3D超声或4D超声,就像看着实际的胎儿一样,可以观察胎儿的表情和动作。

■ 在进行3D/4D超声检查时,需要专门的探头。3D/4D超声使用的探头内置了2D超声使用的探头,其结构是通过机械的摆锤式运动,自动搜集到多个断层图像而制作成立体图像。因此,在不进行3D/4D超声检查的情况下可以作为通常的2D超声探头使用(能够通过3D/4D超声使用的探头得到通常的2D超声图像)。

3D超声的表示方法:平面模式成像与垂直3平面模式成像

使用3D超声探头扫描出胎儿颜面部的矢状切面,采集3D数据。采用平面模式成像与垂直3平面模式成像两种方式对获取到的数据进行评估。

平面模式成像:是非常丰富的、客观的图像显示(图8.15)

也被称为表面图像构筑显示法,是利用3D立体图像显示胎儿体表的方法。在筛查唇腭裂的时候,虽然使用2D超声观察胎儿鼻、上唇部分对于诊断非常重要,但用3D超声可将整个颜面部整体显示出来进行评估。得到的图像非常客观(图8.15b),能够将病情准确地传达出来,这是一个很大的优点。

a. 2D回声法
将3个切面的图像信息组合起来想象病情 (平面模式成像)

a₁. 冠状面

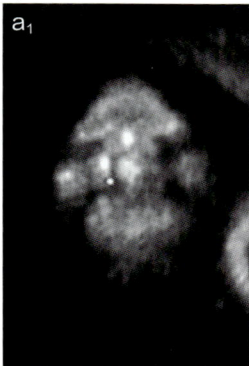

a₂. 矢状面

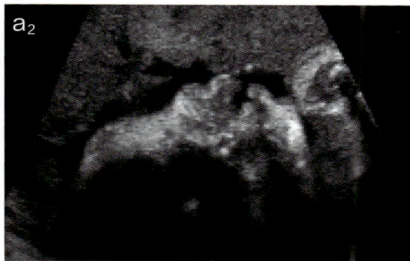

a₃. 横断面

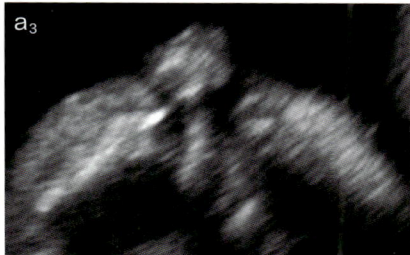

b. 3D回声法
可以得到客观丰富的图像信息(箭头为唇裂部分)

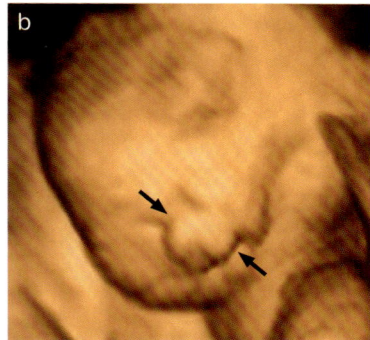

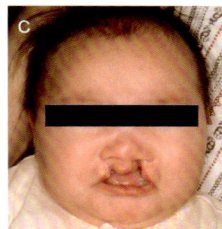

c. 出生后

图8.15　平面模式成像　双侧唇腭裂

垂直3平面模式成像：可以进行任意部位的检查（图8.16）

通过这个成像方法，可以进行任意部位的垂直3平面的2D图像显示。图8.16为左侧不完全唇腭裂的垂直3平面显示的图像。A断面是采集了胎儿面部矢状面的三维数据，显示检查部位的白点位于人中附近。B断面、C断面分别表示A断面白点部位的横断面、冠状面。B断面中显示了上颌骨牙槽突水平的横断面，可显示腭裂的位置。C断面为上唇的冠状面（外鼻孔–口唇–切面）可显示唇裂的位置。使用这个方法将检查部位的3D数据存储到硬盘中，检查结束后，可以离线分析口唇、上颌骨等任意检查部位。

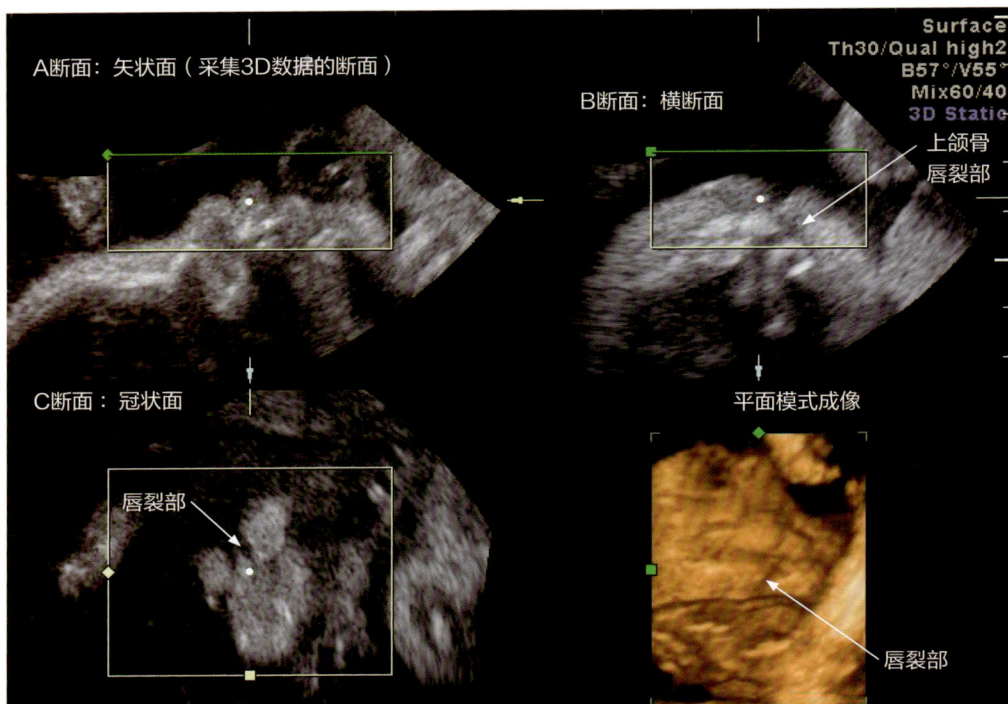

图8.16　垂直3平面模式成像：左侧不完全唇腭裂

3D超声（平面模式成像）胎儿颜面部筛查的实际操作（图8.17）

下列步骤以GE VolusonE仪器为例进行解说。根据不同医院的不同超声设备，操作略有差异，但是扫描调整的方法是相同的。

①尽可能清晰地显示胎儿侧脸（矢状面）的2D超声图像。此时，羊水腔在胎儿面部的前方（图8.17a）。

②按下4D的按钮后，画面上会出现绿色和黄色线条的区域。由于3D超声图像是从绿线开始扫描图像，为了防止绿线与胎儿面部之间有羊水以外的结构进入，需要调整绿线的位置，再开始3D超声扫描（图8.17b）。

③对得到的3D超声图像进行旋转及调节增益，以尽量得到清晰的、容易观察分析的胎儿立体图像。

a. 2D超声图像（矢状面）

尽可能清晰地显示胎儿的侧脸（矢状面）。想要观察部位的边缘与绿线之间要有羊水腔存在

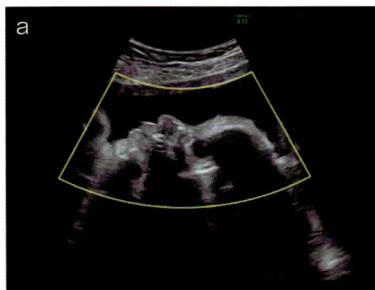

b. 3D/4D超声图像

为了防止绿线与胎儿面部之间有羊水以外的结构进入，需要调整绿线的位置，再开始3D超声扫描

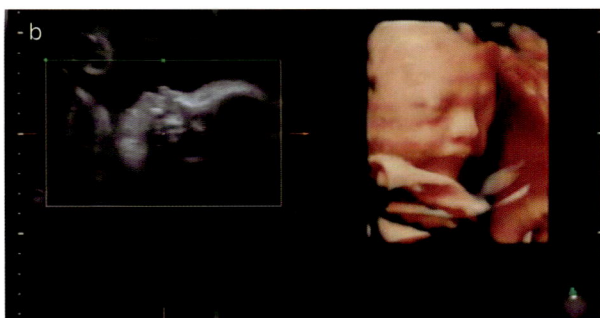

图8.17　3D超声胎儿面部筛查的实际操作

唇腭裂

关于唇腭裂需要了解的知识

概述

- 唇腭裂是指上唇及上腭（口腔的顶部）有缺损的先天性疾病。唇裂与腭裂的发生过程不同，可以同时发生，也可以单独发生。

- 胎儿的颜面部（脸部的外侧）在妊娠12周左右发育完成。唇裂是由于妊娠9～12周发育过程异常而发生的。妊娠12周左右决定唇裂的有无及程度。

- 上腭在妊娠14周左右发育完成。上腭由原发腭和继发腭构成。上腭的前方部分为原发腭，在妊娠9周左右发育完成；上腭的后方为继发腭，在妊娠14周左右发育完成。

发病率

- 在日本唇腭裂的发病率约为1/（500～600）。不同人种的发病率有差异*，与白种人相比，日本人的发病率更高。唇裂单独的发病率约为1/2 500。

> * 人种间的唇腭裂发病率的差异：
> 非洲人（1：2500）＜白种人（1：1000）＜亚洲人（1：600）

- 在唇腭裂中，男孩较多（男孩：女孩=2：1）。

- 在腭裂中，女孩较多（女孩：男孩=2：1）。

- 有报告显示，唇腭裂（唇裂和腭裂同时发生）最多，约为50%，其次为唇裂（缺损仅限于唇部）约为25%，腭裂（缺损仅限于腭部）约为25%。

- 多为单侧发生，左侧多见（左侧：右侧=2：1）。而右侧病例更容易合并其他异常。

合并异常

■ 唇裂、唇腭裂病例的70%～80%，为非综合征性*单独发生。另外，单独腭裂的病例40%～50%为非综合征性，50%～60%被认为是综合征性的，合并某种异常。400种以上的遗传综合征伴发腭裂。

> *综合征性、非综合征性：综合征性（syndromic）是指由于基因变异等单一因素，引起多个脏器或形态异常并存。也就是说，作为某种特定疾病、综合征的并发症之一观察到的情况称为综合征性，多为单基因疾病或染色体异常。合并唇腭裂的单基因疾病，有Van der Woude综合征及特雷彻·柯林斯综合征，染色体异常的有13-三体综合征及18-三体综合征等。非综合征性（non-syndromic）是指与综合征无关单独发生的情况，即不伴有其他并发症。

■ 有报道显示，双侧唇裂/双侧唇腭裂与单侧唇裂/单侧唇腭裂相比，合并其他异常的倾向更高。Gillham等人报道，关于合并其他异常，单侧唇裂/单侧唇腭裂为9.8%，双侧唇裂/双侧唇腭裂为25%。

分类

唇腭裂存在多种裂型及分类。表8.3是裂型分类及小林分类。图8.18是以单侧唇腭裂为例，显示各种裂型的示意图。所有裂型都是沿着发育过程中的愈合线而发生的。

表8.3　唇腭裂的分类：裂型分类及小林分类

a. 裂型分类

单侧/双侧	
• 不完全 唇裂	• 不完全 唇裂+硬、软腭裂
• 不完全 唇腭裂	• 不完全 唇腭裂+黏膜下腭裂
• 完全 唇腭裂	• 不完全 唇腭裂+软腭裂
• 不完全 唇腭裂	• 不完全 唇腭裂+硬、软腭裂
• 完全 唇腭裂	• 完全 唇腭裂+黏膜下腭裂
• 不完全 唇裂+黏膜下腭裂	• 完全 唇腭裂+软腭裂
• 不完全 唇腭裂+软腭裂	• 完全 唇腭裂+硬软腭裂
黏膜下腭裂	
软腭裂	
硬软腭裂	
悬雍垂裂	
正中裂	

b. 小林分类
（治疗角度分类）

①不完全性单侧唇腭裂
②完全性腭裂（软腭裂、硬软腭裂）
③完全性单侧唇腭裂
④不完全性双侧唇腭裂
⑤完全性双侧唇腭裂

根据参考文献20制作

发生学的愈合线（红色虚线）

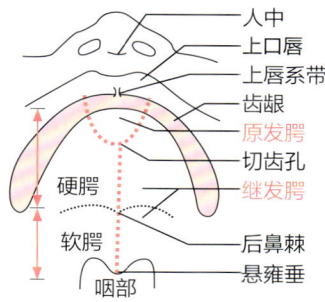

人中
上口唇
上唇系带
齿龈
原发腭
切齿孔
继发腭
后鼻棘
悬雍垂

硬腭
软腭
咽部

各种裂型的病理

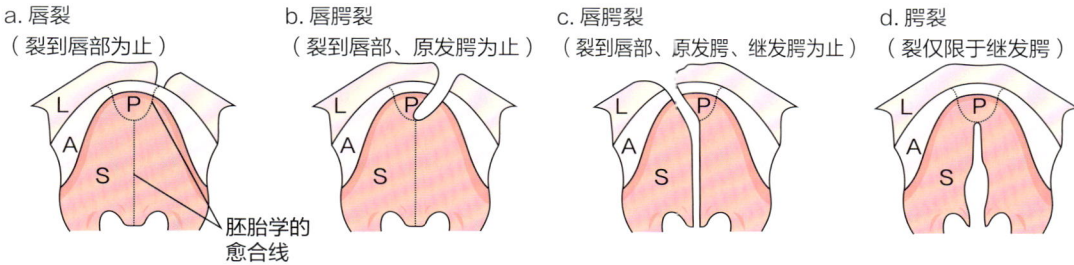

a. 唇裂
（裂到唇部为止）

b. 唇腭裂
（裂到唇部、原发腭为止）

c. 唇腭裂
（裂到唇部、原发腭、继发腭为止）

d. 腭裂
（裂仅限于继发腭）

胚胎学的愈合线

图8.18　唇腭裂的分类

所有的唇腭裂都是沿着发生学的愈合线而发生的，L为唇部，A为上颌骨牙槽突，P为原发腭，S为继发腭

备忘录

腭部的观察

　　腭裂在胎儿筛查中是比较困难的一部分（图8.19）。

　　单纯性腭裂的胎儿诊断是非常困难的。另外，对于已经被诊断为唇腭裂的病例，其裂是否已经超过切齿孔波及继发腭，以及对于裂的范围进行判断是非常困难的。其原因有以下几点。

- 上腭的前2/3由骨组织构成，被称为"硬腭"。另外后方的1/3有软组织构成，称为"软腭"。在横断面观察时，可以看到前方部分的上腭骨（包括原发腭的一部分），但是，包括其后方的软腭在内的继发腭的大部分，由于前方的上腭骨产生的声影影响，观察很困难（图8.19）。

- 背侧的软腭由软组织构成，而且硬腭几乎是垂直向下附着，不能形成回声源，其评估更是困难。

> 在矢状面，根据胎儿的朝向硬腭、软腭有时都可以显示，扫查非常困难，需要丰富的经验。如果超声波束倾斜射向胎儿面部，则可能显示软腭。

腭部扫查的实际操作

　　胎儿时期的上腭检查，由于上述原因通常被认为是非常困难的，但是，外科医生为了制定出生后的治疗方针，想尽可能在胎儿出生前知道的相关信息之一是有无腭裂。在实际临床工作中比较容易操作的方法如下。

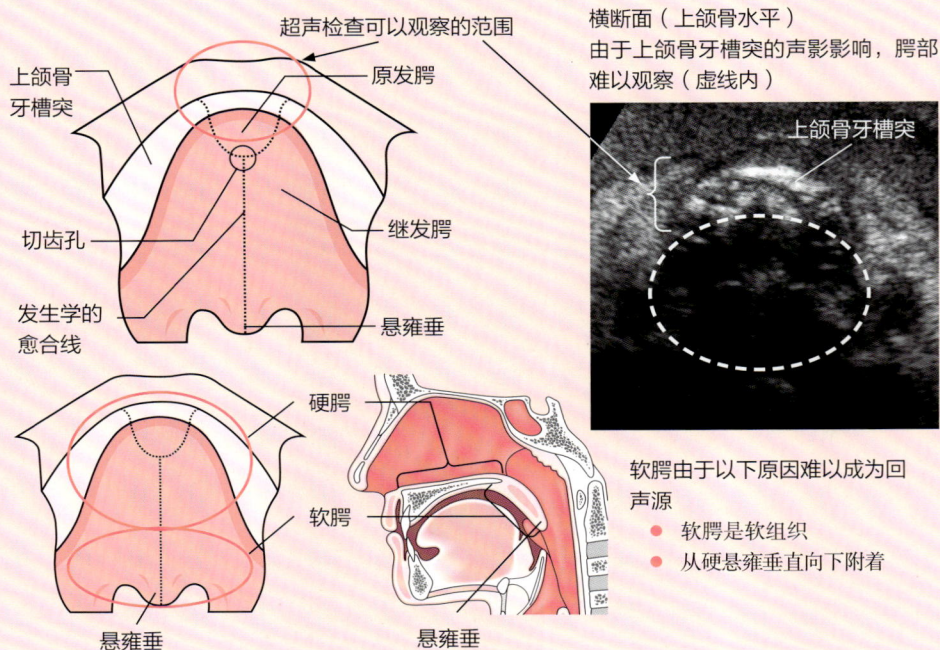

图8.19　诊断胎儿腭裂困难的原因

①使用冠状面/横断面（2D超声）观察悬雍垂的方法。

Wilhelm等人认为，使用冠状面/横断面观察正常的悬雍垂，对腭裂的筛查是有效的。

在冠状面或者横断面观察咽部位于上腭最后方的悬雍垂，可以看到2条高回声线及夹在2条线之间的低回声（图8.20）。Wilhelm等人将悬雍垂的正常表现称为"等号征"（equals sign），对于腭裂的筛查是一个有用的征象。在腭裂时不能显示这个征象，或看到一分为二的悬雍垂，表现为4条线状回声，称为"双等号征"（duoble equals sign）。

在腭裂（继发腭裂）中，通常由悬雍垂的一侧发生（即所有的腭裂病例都伴有悬雍垂裂），因此，如果能够确认悬雍垂正常，就可以否定腭裂。另外，在识别悬雍垂时，在其尾部显示为高回声部分的"会厌"可以作为判断指标（图8.20）。

②在矢状面利用彩色/能量多普勒超声判断有无腭裂的方法。

显示出胎儿矢状面后，使用彩色/能量多普勒超声观察呼吸样运动时羊水从鼻腔/口腔出入的方法。正常时如图8.21所示，羊水被上腭隔开分别由鼻腔及口腔流出。存在腭裂时，则可以看到由鼻腔和口腔的羊水通过腭裂的过程。尽可能使用低流速的多普勒超声或带有方向性的能量多普勒超声进行观察。

咽部的冠状面（背面观）

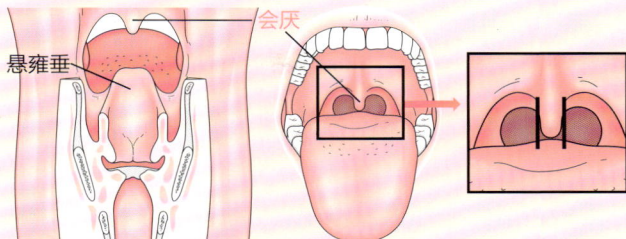

悬雍垂

会厌

正常悬雍垂表现 ="等号征"，2条高
回声线及夹在2条线之间的低回声

咽部的矢状面

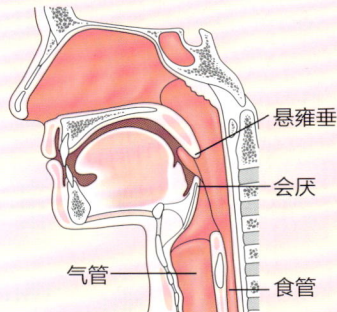

悬雍垂

会厌

气管

食管

咽部的冠状面超声表现（妊娠26周）

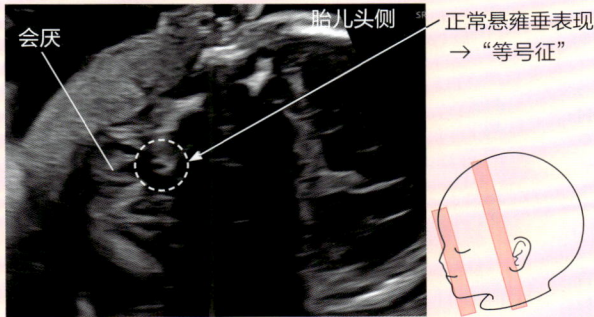

会厌

胎儿头侧

正常悬雍垂表现
→ "等号征"

图8.20　腭部观察：使用冠状面/横断面（2D超声）观察悬雍垂的方法
正常的悬雍垂表现为 "等号征"（2条高回声线及夹在2条线之间的低回声）。在判断悬雍垂时，在其尾部显示
为高回声部分的 "会厌" 可以作为判断指标

a. 胎儿颜面部矢状面
B型/能量多普勒2个画面同时显示（妊娠25周）

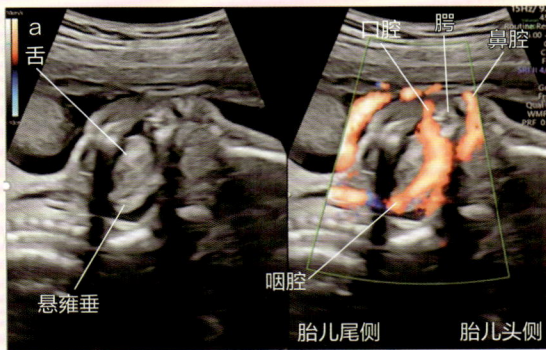

舌

口腔　腭　鼻腔

悬雍垂

咽腔

胎儿尾侧　胎儿头侧

b. 胎儿颜面部矢状面
在矢状面观察时，根据胎儿的朝向硬腭、软
腭有时都可以显示，扫查非常困难，需要丰
富的经验

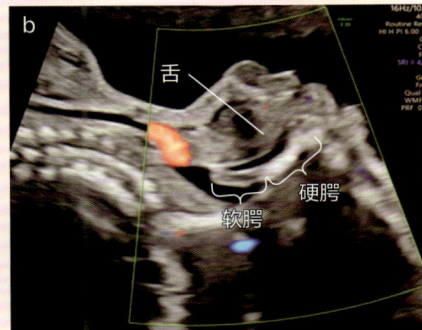

舌

软腭

硬腭

c. 腭部的解剖

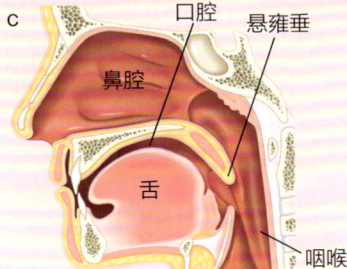

口腔　悬雍垂

鼻腔

舌

咽喉

图8.21　腭部观察：在矢状面利用彩色/能量多普勒超声判断有无腭裂的方法
在胎儿呼吸样活动时，观察鼻腔、口腔的羊水流动

唇腭裂的超声表现

左侧不完全性唇腭裂：病例1（图8.22～8.24）

在妊娠中期进行了胎儿筛查，在胎儿面部的矢状面上发现上嘴唇轻度突出，在冠状面（外鼻孔-口唇切面）上发现上嘴唇有缺损（图8.22）。另外通过3D超声检查发现左侧有明显的唇裂（图8.23），上颌骨横断面检查时，怀疑腭裂。介绍其到三级医疗机构对胎儿进行详细检查，诊断为胎儿左侧唇腭裂。另外除了发现轻度胎儿生长受限以外，没有发现合并其他异常。出生后诊断为不完全性唇腭裂，出生后6个月实施了唇部成形术及牙龈骨膜成形术。

a. 矢状面　　　　　　　　　　　b. 冠状面

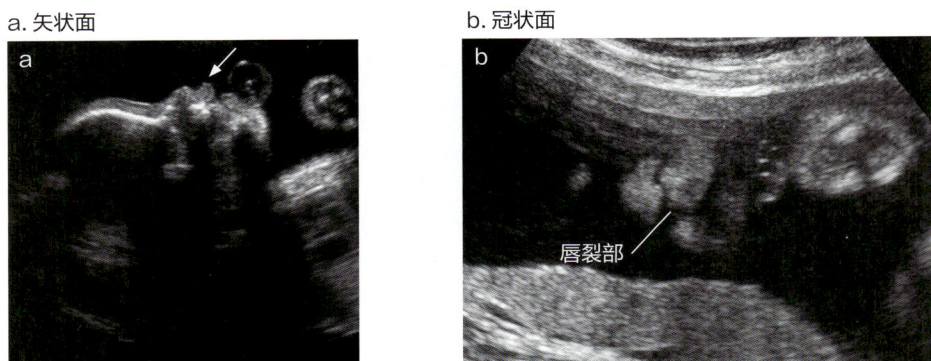

图8.22　左侧不完全性唇腭裂：病例1，2D超声图像

a. 平面模式成像　　　　　　　　b. 垂直3平面显示

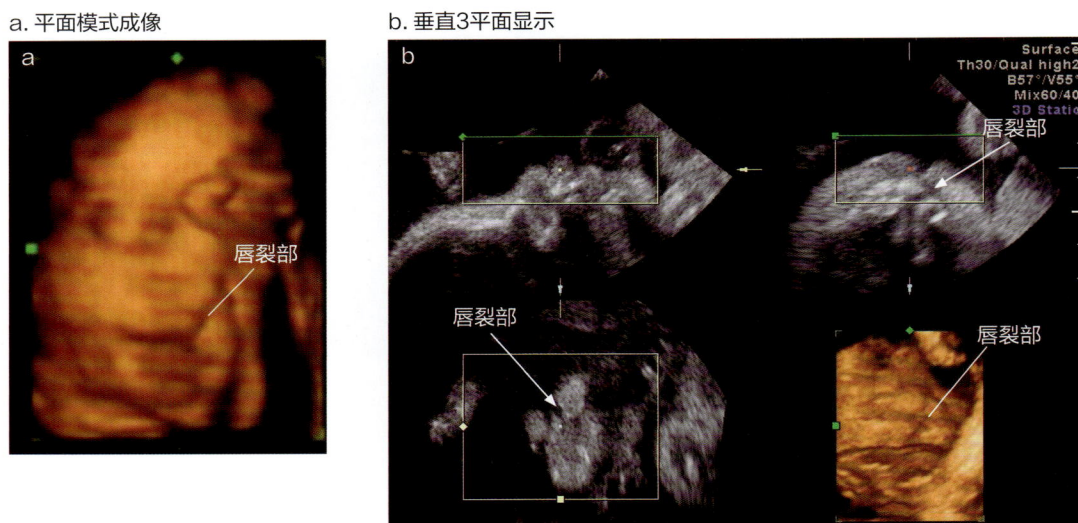

图8.23　左侧不完全性唇腭裂：病例1，3D超声图像

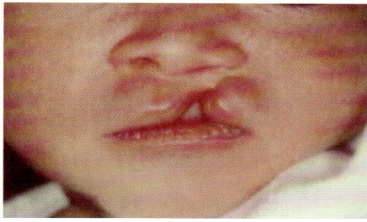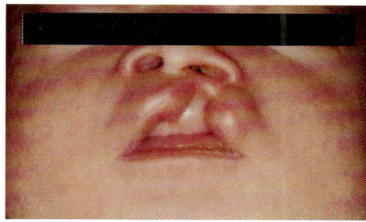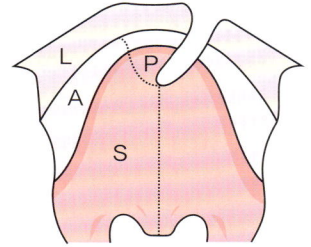

唇腭裂
（裂至口唇、原发腭）

图8.24　左侧不完全性唇腭裂：病例1，出生后表现

右侧完全性唇腭裂：病例2（图8.25～8.26）

在妊娠中期进行了胎儿筛查，在胎儿面部的冠状面（外鼻孔-口唇切面）上发现上嘴唇有缺损，3D超声检查发现右侧有明显的唇裂（图8.25）。进行胎儿详细检查后诊断为右侧唇裂或唇腭裂。未发现合并其他异常。出生后诊断为右侧完全性唇腭裂（图8.26），出生后3个月进行了唇部成形术，之后又进行了腭部成形术。

a. 2D超声图像

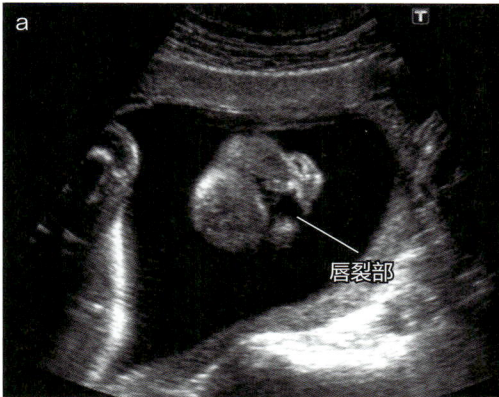

唇裂部

b. 3D超声图像

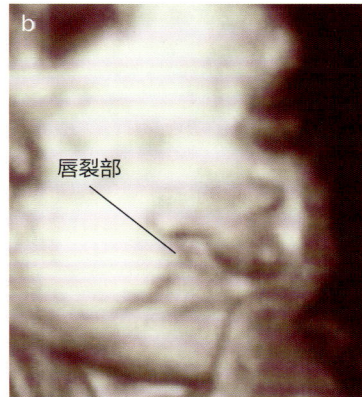

唇裂部

图8.25　右侧完全性唇腭裂：病例2，胎儿表现

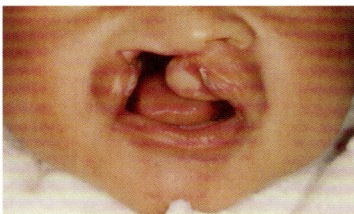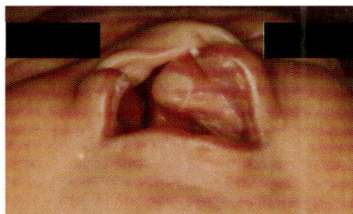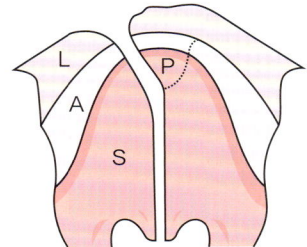

完全性唇腭裂
（裂至口唇、原发腭、继发腭）

图8.26　右侧完全性唇腭裂：病例2，出生后表现

唇腭裂的分类

不完全性唇裂、完全性唇裂（图C.16）

不完全性唇裂是指裂隙由唇部到鼻孔的下方为止，即鼻孔的附近是闭合的状态。而完全性唇裂是指裂隙由唇部一直到鼻孔，即裂隙由鼻孔经唇部、齿龈直至切齿孔。在"完全性"的情况下，由于裂隙波及鼻孔，与"不完全性"相比，变形程度往往更大，而且多数伴有腭裂。

不完全性
裂隙由唇部
到鼻孔的下
方为止

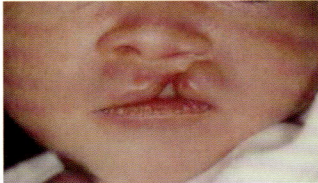

完全性
裂隙由唇部
波及鼻孔

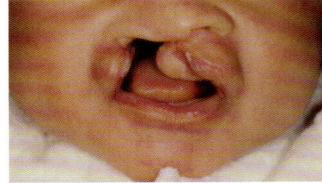

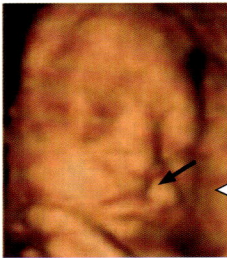

3D超声图像
可见裂隙到
外鼻孔的下
方，鼻部变
形不明显→
不完全性

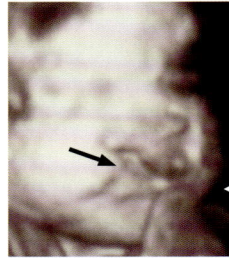

3D超声图像
可见裂隙到
外鼻孔，鼻
部明显变形
→完全性

图C.16　不完全性唇裂/完全性唇裂

不可能发生的唇腭裂类型（图C.17）

各种各样的裂型是根据发生机制发病的。从唇的一侧看，如果裂从唇到上颌骨-原发腭-切齿孔，那么裂一定会从继发腭到达悬雍垂，形成唇腭裂。从腭面看，裂一定是从背面的悬雍垂开始，越过切齿孔波及原发腭，到达上颌骨-唇部，形成唇腭裂。也就是说，越过切齿孔的裂一定是唇腭裂。

可能发生的类型

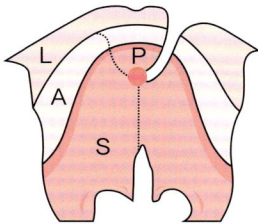

不可能发生的类型

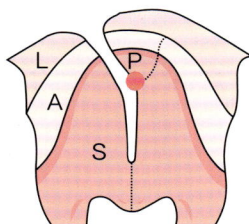

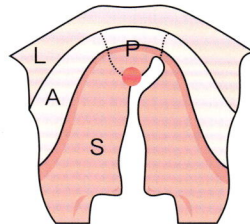

不可能发生的类型

● 切齿孔

悬雍垂

裂越过切齿孔后，一定到
达悬雍垂，形成唇腭裂

裂越过切齿孔后，一定到
达唇部，形成唇腭裂

L为唇，A为上颌骨牙槽突，P为原发腭，S为继发腭

图C.17　可能发生和不可能发生的唇腭裂裂型

参考文献

1） 平原史樹：クリニカルレクチャーシリーズ 3）先天異常モニタリング：わが国と世界の取り組み．日本産科婦人科学会雑誌 2007；59：N246−50．

2） 松岡　隆，岡井　崇：口唇口蓋裂の胎児診断と prenatal visit．医学のあゆみ 2010；235：147−51．

3） Nyberg DA, McGahan JP, Pretorius DH, et al: 8. The Face and Neck. Diagnostic Imaging of Fetal Anomalies. p. 355−80, Lippincott Williams & Wilkins, 2003．

4） Woodward PJ, Kennedy A, Sohaey R, et al: Diagnostic Imaging Obstetrics 3 rd Ed. Amirsys®, 2016．

5） Agathokleous M, Chaveeva P, Poon LCY, et al: Meta-analysis of second-trimester markers for trisomy 21. Ultrasound Obstet Gynecol 2013；41：247−61．

6） 馬場一憲（編著）：14 顎が小さい？［小顎症］第 2 章 妊娠中後期 3 顔　頸部．所見から探る 産科 超音波診断．p.122−3，総合医学社，東京，2020．

7） 加地　剛：心臓以外の超音波検査 4 頭蓋顔面の異常 c.小顎症．発生から紐解く 胎児超音波診断アトラス．産婦人科の実際 2020；69 臨時増刊号：1435−7．

8） Society for Maternal -Fetal Medicine: Benacerraf BR, Bromley B, Jelin AC: Micrognathia. Am J Obstet Gynecol 2019；221：B 13−5．

9） Rotten D, Levaillant JM, Martinez H, et al: The fetal mandible: a 2 D and 3 D sonographic approach to the diagnosis of retrognathia and micrognathia. Ultrasound Obstet Gynecol 2002；19：122−30．

10） Paladini D, Morra T, Teodoro A, et al: Objective Diagnosis of Micrognathia in the Fetus: The Jaw Index. Obstet Gynecol 1999；93：382−6．

11） Salomon LJ, Alfirevic Z, Berghella V, et al: ISUOG Clinical Standards Committee: ISUOG Guidelines. Practice guidelines for performance of the routine mid-trimester fetal ultrasound scan. Ultrasound Obstet Gynecol 2011；37：116−26．

12） Society for Maternal -Fetal Medicine（SMFM）: Benacerraf BR, Bromley B, Jelin AC: Hypotelorism. Am J Obstet Gynecol 2019；221：B 16−7．

13） Society for Maternal -Fetal Medicine: Benacerraf BR, Bromley B, Jelin AC: Am J Obstet Gynecol 2019；221：B 18−9．

14） 瀬口春道（監訳）：ムーア 人体発生学 原著 6 版（和訳版）．医歯薬出版，東京，2001（ = Moore KL, Persaud TVN: The Developing Human—Clinically Oriented Embryology— 6 th Ed. W.B.Saunders, 1998 ）

15） 古谷憲孝，黒澤健司：Ⅰ 家族に説明するための口唇口蓋裂の基礎知識　口唇口蓋裂の遺伝．小林眞司（編）．胎児診断から始まる 口唇口蓋裂―集学的治療のアプローチ．p.32−8，メジカルビュー社，東京，2010．

16） Resnik R, Lockwood C, Moore T, et al: 23. Imaging of the Face and Neck. Creasy and Resnik's Maternal-Fetal Medicine: Principles and Practice, 8 th Ed. p.330−33. Elsevier, 2018．

17） Offerdal K, Jebens N, Syvertsen T, et al: Prenatal ultrasound detection of facial clefts: a prospective study of 49,314 deliveries in a non-selected population in Norway. Ultrasound Obstet Gynecol 2008；31：639−46．

18） 石川浩史：Ⅱ 口唇口蓋裂の出生前診断 高次医療機関における精査．小林眞司（編）．胎児診断から始まる 口唇口蓋裂―集学的治療のアプローチ．p.62−77，メジカルビュー社，東京，2010．

19） Gillham JC, Anand S, Bullen PJ, et al: Antenatal detection of cleft lip with or without cleft palate : incidence of associated chromosomal and structural anomalies. Ultrasound Obstet Gynecol 2009；34：410−5．

20） 小林眞司：Ⅰ 家族に説明するための口唇口蓋裂の基礎知識．口唇口蓋裂の分類．小林眞司（編）．胎児診断から始まる 口唇口蓋裂―集学的治療のアプローチ．p.8−15，メジカルビュー社，東京，2010．

21） 辻村久美子，和泉俊一郎，石本人士：Ⅱ 口唇口蓋裂の出生前診断 胎児顔面スクリーニング．小林眞司（編）．胎児診断から始まる 口唇口蓋裂―集学的治療のアプローチ．p.40−61，メジカルビュー社，東京，2010．

22） Wilhelm L, Borgers H: The 'equals sign': a novel marker in the diagnosis of fetal isolated cleft palate. Ultrasound Obstet Gynecol 2010；36：439−44．

23） 松岡　隆：妊娠中期の胎児正常解剖と形態スクリーニング法．臨床婦人科産科 2020；74 合併増大号：24−31．

24） Monni G, Ibba RM, Olla G, et al: Color Doppler ultrasound and prenatal diagnosis of cleft palate. J Clin Ultrasound 1995；23：189−91．

25） Kennelly MM, Moran P: Directional Power Doppler in the midsagittal plane as an aid to the prenatal diagnosis of cleft lip and palate. Prenat Diagn 2008；28：56−8．

26） 安村和則：Ⅰ 家族に説明するための口唇口蓋裂の基礎知識　口唇口蓋裂の発生．小林眞司（編）．胎児診断から始まる 口唇口蓋裂―集学的治療のアプローチ．p.16−22，メジカルビュー社，東京，2010．

第九章

胎儿筛查：
胸部

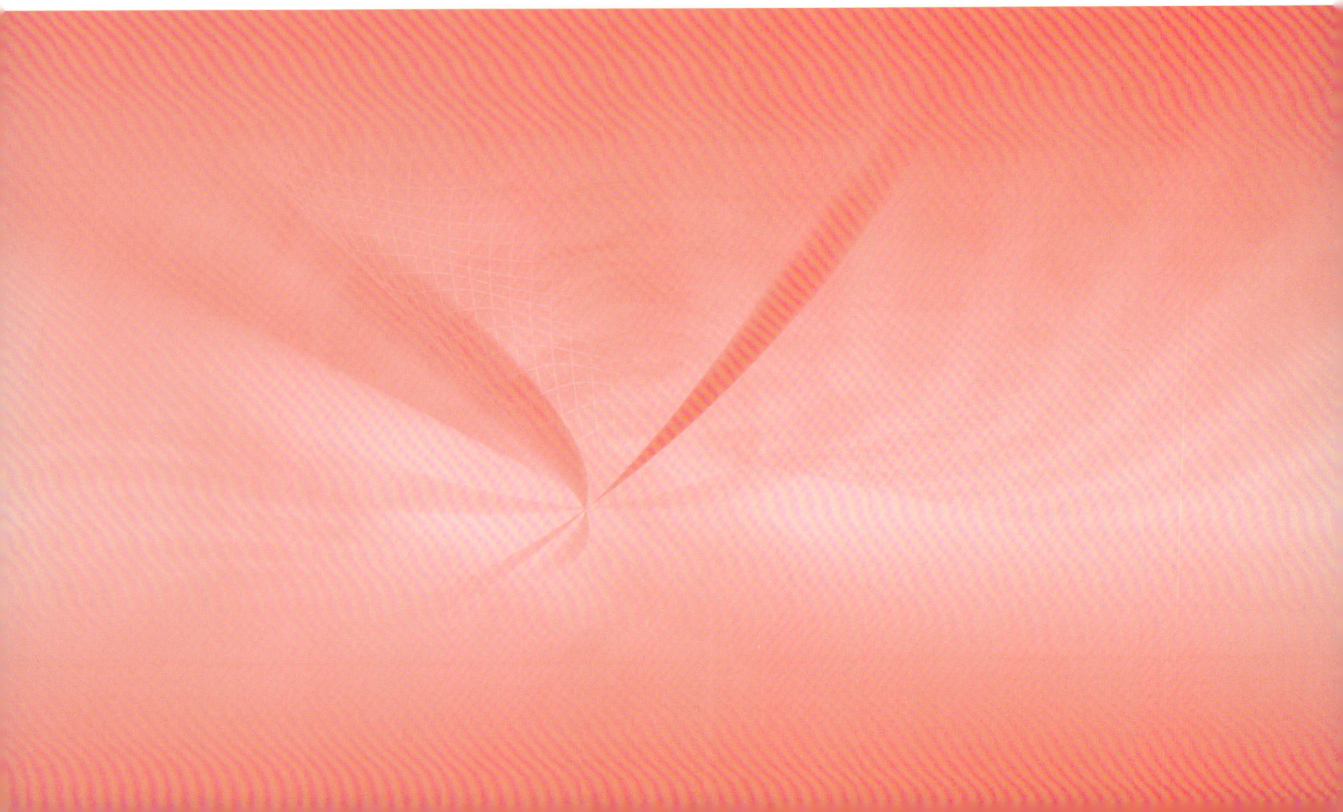

在胸腔内，有呼吸系统的气管、支气管、肺，循环系统的心脏、大血管，以及胸腺* 等器官和组织。肺占据左右胸腔的大部分空间，左右肺之间的间隙内有心脏、气管、支气管、食管、胸腺等。从肺的前方看，由于心脏占据空间较大，左肺较右肺显得较窄且较小。左右肺的内侧有左右主支气管及肺动脉、肺静脉出入的肺门。右肺分为3个叶（上叶、中叶、下叶），左肺分为2个叶（上叶、下叶）（图9.1）。

> * 胸腺是一种淋巴器官，由两个互相连接的卵圆形腺叶组成，位于纵隔的中央、胸骨的后方、心脏的上方（左无名静脉与上腔静脉的前方）。在儿童和青少年时期发育充分，但随着年龄的增长逐渐萎缩，成年后会逐渐被脂肪组织取代。

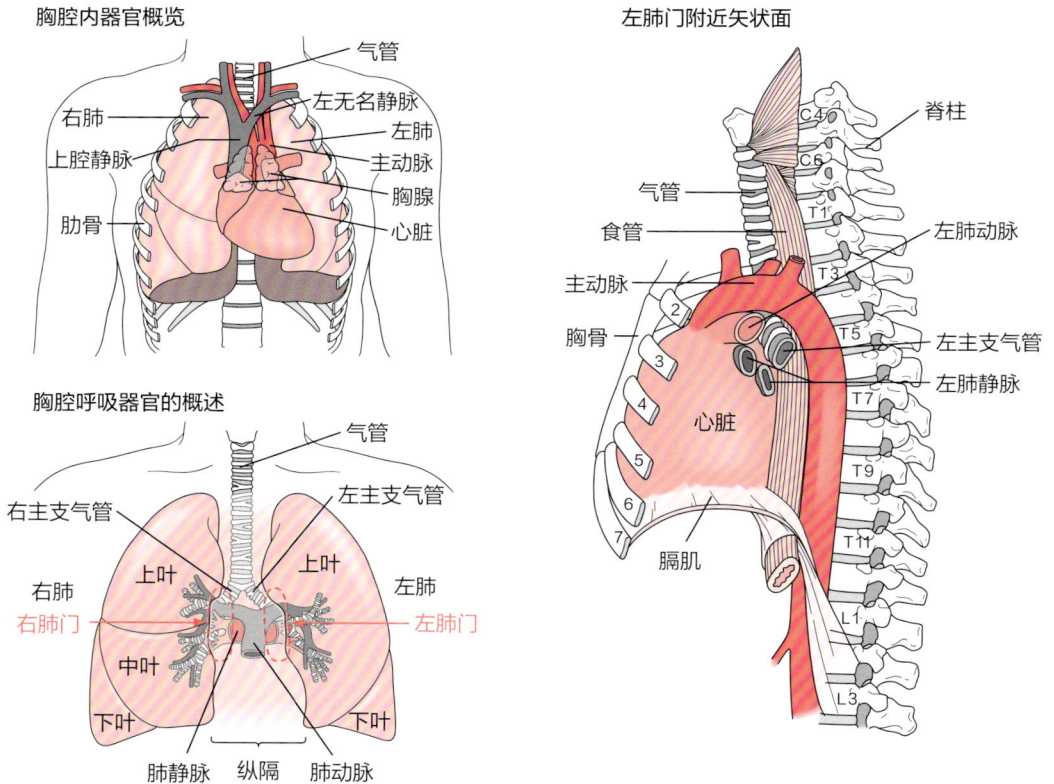

胸腔内器官概览

左肺门附近矢状面

胸腔呼吸器官的概述

图9.1 胸部解剖

胎儿胸部观察的实际操作

观察方法

胎儿左右的判断

在观察胎儿时，非常重要的一点是先判断胎儿的左右。如果认为"有心脏、胃泡的一侧就是左侧"，就会犯很大的错误。现在，广泛使用的判断胎儿左右的方法之一是日本胎儿心脏病学会推荐的方法。通过这个方法，无论胎儿在子宫内是什么样的姿势，都能准确判断胎儿的左右。

胸部横断面观察（图9.2）

在测量腹围的横断面将探头向胎儿颅侧移动，则得到作为胸部横断面标志的心尖部四腔心（4 chamber view，4CV）切面。在探头平行移动的同时观察胎儿胸腔的整体情况。

胎儿胸部的正常超声表现

- 肺表现为均匀的实性回声。随着妊娠周数的增加，肺实质的回声水平呈增高的趋势。
- 左右肺的分叶，在超声图像中不能分辨。
- 心脏约占左侧胸腔的2/3。

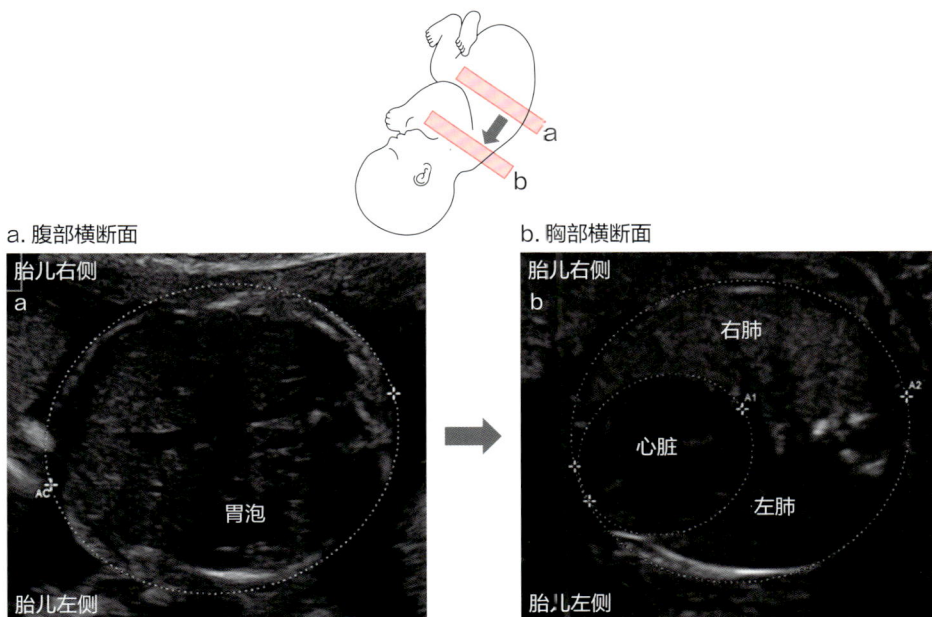

图9.2　胎儿胸部的观察：横断面扫查
胎儿胸部的扫查方法，在测量腹围的横断面（a）将探头向胎儿头部一侧平行移动，得到作为胸部横断面标志的心尖部四腔心（b）切面

在胎儿纵断面观察胎儿膈肌

在胎儿的纵断面（胎儿的矢状面或冠状面）观察胎儿的胸腹部时，在胸部与腹部的分界处可见膈肌，表现为低回声的细带状结构（图9.3）。以膈肌为分界，观察胸腔内的心脏、肺，腹腔内的肝脏、胃泡、肠管等脏器。妊娠中期以后，肺的回声水平比腹腔内的肝脏实质回声水平要高。在横断面观察到怀疑膈疝的表现时，需要在纵断面判断凸向胸腔的脏器。

a. 妊娠20周，胎儿胸腹部纵断面图像

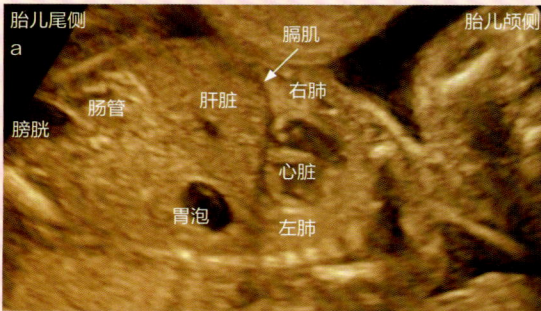

b. 妊娠30周，胎儿胸腹部纵断面图像

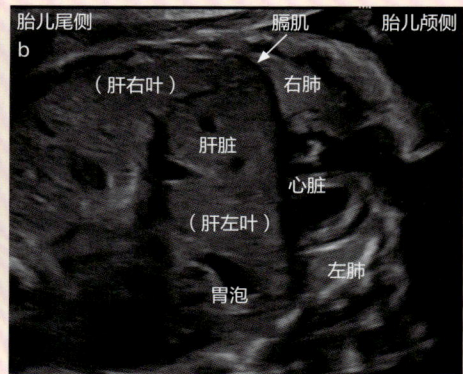

图9.3　在胎儿纵断面观察胎儿膈肌

在胎儿的纵断面观察胎儿的胸腹部时，在胸部与腹部的分界处可见膈肌，表现为低回声的细带状结构。以膈肌为分界，观察胸腔内的心脏、肺，腹腔内的肝脏、胃泡、肠管等脏器

观察项目

观察心脏的位置

胎儿心脏是否在胎儿的左侧：腹部横断面胃泡是否在左侧

首先判断胎儿的左右（图9.4），观察从腹部到胸部的横断面，确认心脏及胃泡位于胎儿的左侧。如果胃泡、心脏位于右侧时，要怀疑内脏异位综合征（heterotaxy syndrome），据报道该病几乎100%合并心脏畸形。

心脏偏向左侧还是右侧

- 确认P点（图9.5～9.7）

房间隔与心房后壁的连接处称为P点（cardiac position）。正常情况下P点几乎位于胸廓的中央部分，P点的位置偏移提示心脏在胸腔内位置的偏移。如果胸腔内有占位性病变时，心脏的位置向左侧或右侧偏移，多会引起P点的位置异常。多数表现为心脏位置偏移的病变会压迫胎儿的肺部，出生后不久发生严重呼吸障碍的风险升高。

a. 正常表现
a₁. 腹部横断面，胃泡在左侧

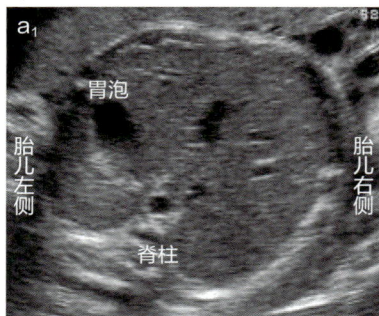

a₂. 胸部横断面，心脏在左侧

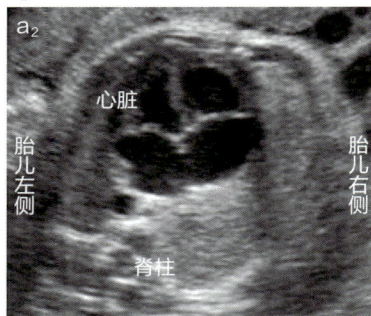

b. 异常表现（内脏异位综合征）
b₁. 腹部横断面，胃泡在右侧

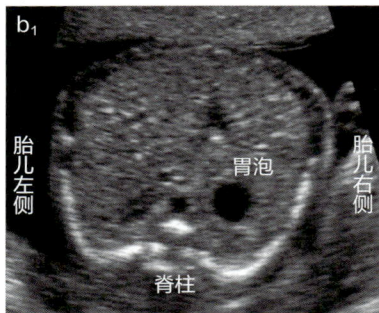

b₂. 胸部横断面，心脏在左侧

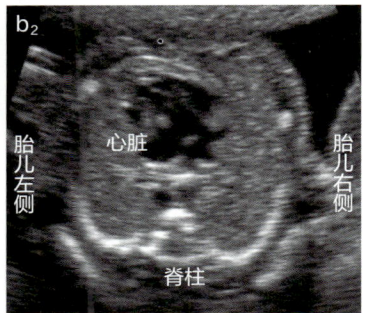

图9.4　心脏与胃泡位置的确认：都在胎儿左侧

正常胎儿P点的范围

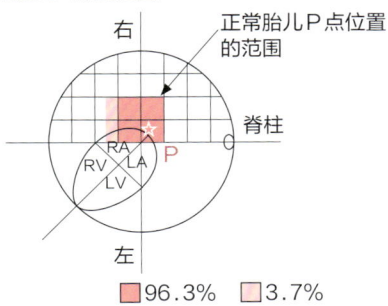

96.3%　　3.7%

根据参考文献1制作

正常胎儿P点：胸部横断面

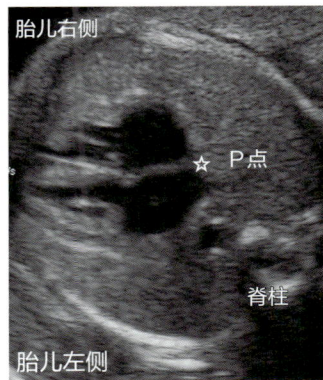

图9.5　确认P点：心脏的位置有无偏移

在胎儿正常时，P点基本位于胸腔中央的位置（☆）。当胸腔存在肺部肿瘤及膈疝等占位性病变时，心脏的位置向左侧或右侧偏移，多会引起P点的位置异常。例如，右侧胸腔存在占位性病变时，P点由正中偏向左侧，表示心脏向左侧偏移。也就是说，观察P点的位置可以筛查胸腔内存在的病变

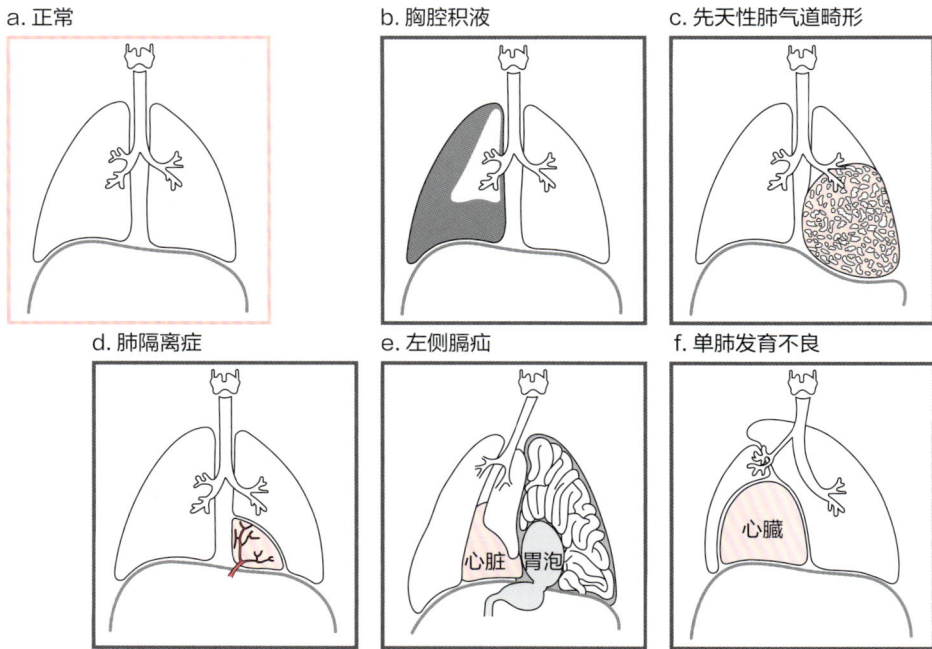

a. 正常	b. 胸腔积液	c. 先天性肺气道畸形

d. 肺隔离症	e. 左侧膈疝	f. 单肺发育不良

图9.6 引起P点位置偏移的胸腔内病变

b～f表示胸腔内病变，引起P点向左侧或右侧偏移，导致P点的位置异常

a. 先天性肺-气管畸形

P点向左侧偏移，心脏的位置向左侧移位。胸腔内较大肺部囊性肿瘤占据右侧胸腔，诊断为先天性肺-气管畸形

b. 左侧膈疝

可见P点向右侧偏移，心脏的位置向右侧移位。左侧胸腔内可见占位性病变，其内可见蠕动的肠管，诊断为左侧膈疝

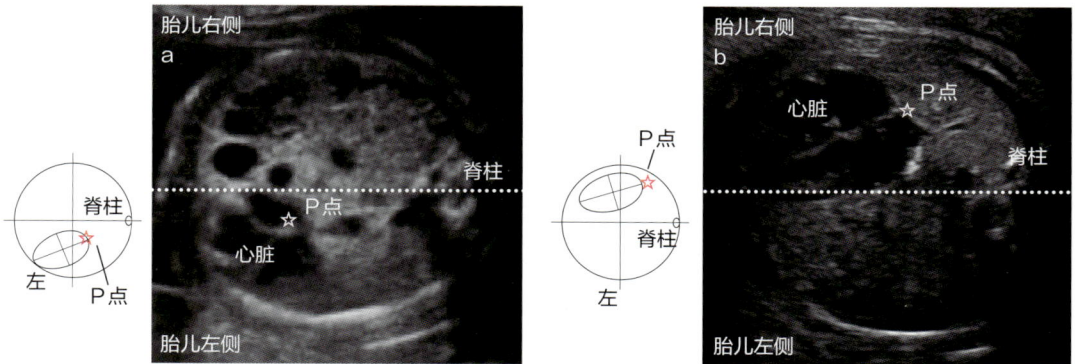

图9.7 P点异常的表现

胸腔内的观察

肺内部是否为均匀回声

在正常胎儿，在胸部横断面心脏的左右两侧可显示内部回声均匀的肺实质（图9.8a）。

胸腔内有无占位性病变及积液

显示横断面后，探头从颅侧向尾侧移动观察整个胸腔，确认有无占位性病变及积液

（图9.8b、9.8c）。

a. 膈疝
左侧胸腔内可见囊性回声及不均匀的实性回声。这是疝入胸腔内的腹部脏器（胃、肠管等）

b. 肺隔离症
可见左侧胸腔内含有囊性的占位性病变（箭头）

c. 胸腔积液
左右肺周围可见液体潴留的黑色部分

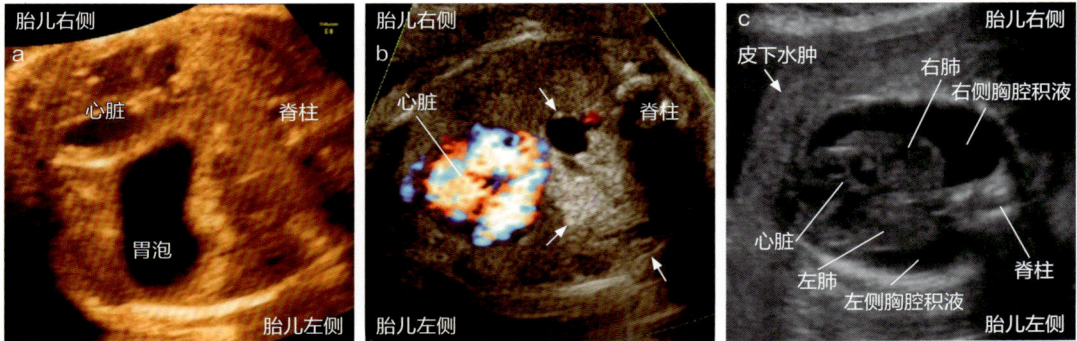

图9.8 胸腔内的异常表现

观察的注意要点

观察时要避开骨骼声影的影响

　　在观察胎儿胸部时，容易受到肋骨和肩胛骨引起的声影的影响。特别是妊娠后期，由于骨骼骨化，受到声影的影响，骨骼后方显示为黑色，观察困难的情况增多。另外，进入妊娠后期胎儿多呈俯卧位的姿势（胎儿的背部朝向母体的腹壁），椎骨的声影也会影响胸腔内的观察。在检查时必须尽量将声影的影响降到最低。

　　如果胎儿俯卧位
- 对策1：通过让孕妇侧卧促使胎儿活动。
- 对策2：较大幅度地移动探头，从母体的侧壁进行观察（图9.9）。

　　如果无论怎样都不能清楚显示时，需要隔一段时间再检查，或者在下一次就诊时重新检查。

尽可能在与胎儿长轴相对垂直的横断面进行评估

　　为了正确地观察胎儿胸部，要尽可能地显示与胎儿长轴相对垂直的横断面，这点非常重要。在倾斜的横断面中，胃和心脏显示在同一个断面，有时乍一看会觉得是膈疝的图像（图9.10a）。为了显示出正确的横断面，以左右肋骨为标志，调整探头的位置使左右对称，左右各显示一根肋骨（图9.10b）。

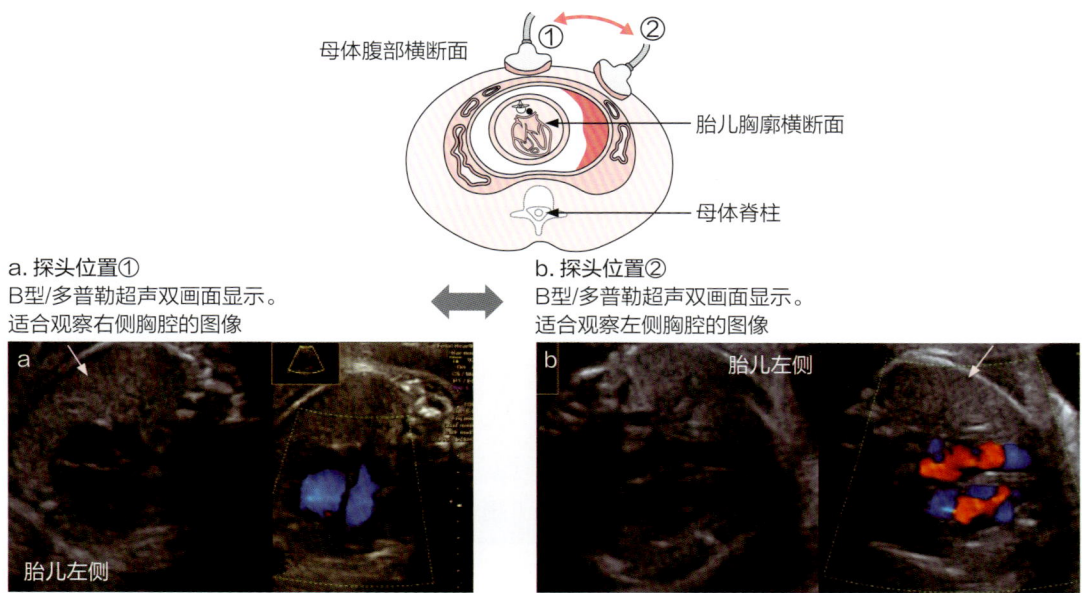

母体腹部横断面 ① ②

胎儿胸廓横断面

母体脊柱

a. 探头位置①
B型/多普勒超声双画面显示。
适合观察右侧胸腔的图像

b. 探头位置②
B型/多普勒超声双画面显示。
适合观察左侧胸腔的图像

胎儿左侧

胎儿左侧

图9.9 避免骨骼声影影响的检查方法

移动探头位置，将探头放置在可以观察的部位。当胎儿俯卧位时，需要较大幅度移动探头从母体的侧壁进行观察

a. 不正确的横断面
相对于胎儿长轴倾斜的横断面不能左右对称地
各显示1根肋骨（箭头）

b. 正确的横断面
相对于胎儿长轴垂直的横断面左右对称地各显
示1根肋骨（箭头）

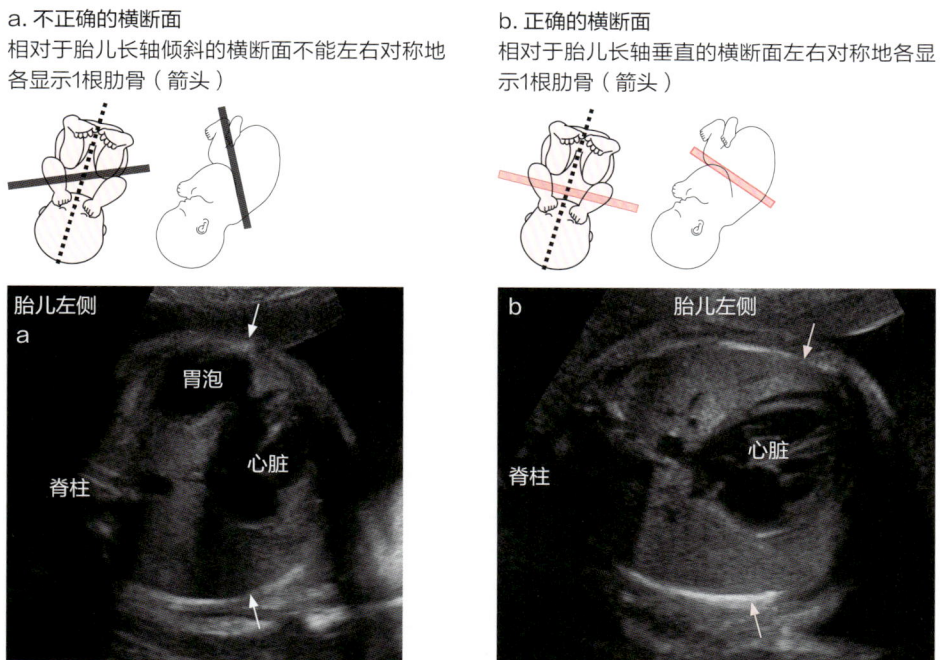

胎儿左侧

胃泡

心脏

脊柱

胎儿左侧

心脏

脊柱

图9.10 与胎儿长轴相对平行的横断面

在a中胃泡和心脏显示在同一个断面，乍一看会觉得是膈疝的图像，需要在正确的横断面进行
判断（b）

需要知晓的胎儿胸部疾病

胸腔积液

■ "乳糜性胸腔积液"是胎儿胸腔积液的最常见原因，占65%～90%。乳糜性胸腔积液是一种由淋巴系统先天性异常导致的胸腔内淋巴液潴留的疾病。是先天性淋巴管异常（淋巴管扩张症、淋巴管水肿、胸导管闭锁）和全身性疾病（21-三体综合征、努南综合征、特纳综合征、神经肌肉疾病）所引起的并发症。

■ 除乳糜性胸腔积液以外，引起胸腔积液的其他原因有贫血、心力衰竭、先天性肺气道畸形等胸腔内占位性病变、先天性代谢异常、宫腔内感染（TORCH综合征*、细小病毒B19感染等）。

> * TORCH综合征
> Towplasmosis（弓形虫），Other（其他：乙型肝炎病毒、梅毒、水痘、带状疱疹病毒），Rubella（风疹），Cytomegalovirus（巨细胞病毒），Herpessimplex（单纯性疱疹病毒）等病原体引起的妊娠过程中感染的总称。有可能引起胎儿或母体的先天异常或严重症状。

■ 发现胎儿胸腔积液时，需要进行包括心脏在内的详细胎儿超声检查、胎儿染色体检查、胎儿贫血的评估以及免疫血清检查（TORCH综合征筛查）。

■ 不伴有其他异常的少量胸腔积液，往往预后良好。

■ 虽然有些病例胸腔积液可自然消失，但也有病例胸腔积液量增加或发展为胎儿水肿。是否进展为胎儿水肿，对于决定之后的产期管理方针是非常重要的。据说也有在2～3天就发展成胎儿水肿的病例。所以在初级医疗机构，如果检出胸腔积液，最好尽快转诊至高级医疗机构进行详细的检查。

■ 发现大量胸腔积液、胎儿水肿、胸腔积液迅速增加时应进行胎儿胸腔穿刺，确定胸腔积液是浆液性还是乳糜性。如果提示是乳糜性积液，且短期内再次潴留时，是胎儿治疗（胎儿胸腔-羊水腔分流术）的适应证。

胎儿超声表现

■ 胸腔内、肺的周围可见无回声区（图9.11）。

先天性囊性肺疾病

先天性囊性肺疾病包括以下几个疾病。

- 先天性肺气道畸形（congenital pulmonary airway malformation，CPAM）。
- 支气管肺隔离症（bronchopulmonary sequesyration，BPS）。
- 支气管闭锁（bronchial atresia，BA）。
- 支气管源性囊肿。

近年来随着超声设备的进步，胎儿时期先天性囊性肺疾病的检出率有普遍上升的趋势。在本节，就先天性囊性肺疾病相关知识及胎儿的超声表现进行讲解。

a. 肺隔离症病例，胎儿的横断面
可见左侧胸腔积液

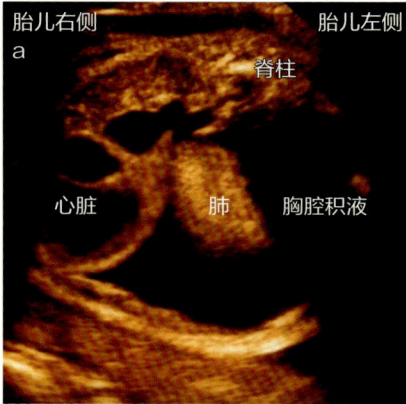

胎儿右侧 　　　　　　　　　　　胎儿左侧
脊柱
心脏　　肺　　胸腔积液

b. 胎儿水肿病例，胎儿的冠状面
可见双侧胸腔积液、腹腔积液及皮下水肿

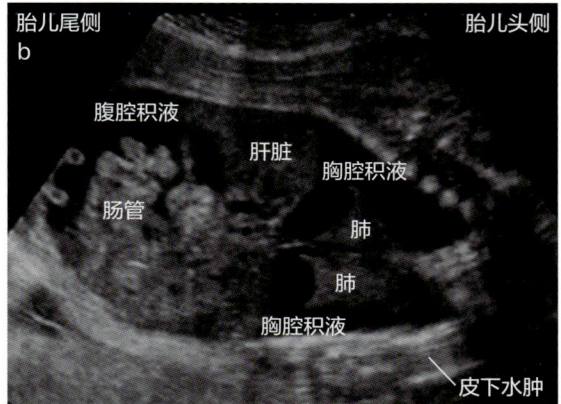

胎儿尾侧 　　　　　　　　　　　胎儿头侧
腹腔积液
肝脏
胸腔积液
肠管
肺
肺
胸腔积液
皮下水肿

图9.11　胸腔积液的超声表现

胸腔积液在胸廓内、肺的外侧显示为无回声区

先天性肺气道畸形（CPAM）

需要知晓的基本知识

- 以前被称为先天性肺囊腺瘤样畸形（congenital cystic adenomatoid malformation of the lung，CCAM），近年来多被称为先天性肺气道畸形（congenital pulmonary airway malformation，CPAM）。

- CPAM是胎儿时期肺部肿瘤中发病率最高的疾病。

- 肺及支气管组织异常增生并伴有多囊性肿瘤形成。肿瘤与气管、支气管相通。营养血管是肺动脉。

- 80%～95%为单侧或一叶肺发病，双侧发病不足2%。

- 病情严重的程度取决于肿瘤的大小。如果肿瘤非常大可能会导致胎儿水肿，有时是进行胎儿治疗的适应证。胸腔内较大的肿瘤引起胸腔内压力增高，导致心脏受压、循环障碍直至胎儿水肿。发生胎儿水肿的病例多数预后不良。进行囊肿穿刺及囊肿-羊水分流术、母体类固醇药物治疗，有改善预后的可能性。

- 有报道肿瘤自然消退的病例。在动态观察的过程中，肿瘤缩小，其回声水平接近周围正常的肺组织，甚至自然消退的病例也有报道。尤其是微囊型肿瘤自然消退的病例很多。肿瘤的大小在妊娠26周左右达到峰值，因此妊娠中后期以后进行观察是非常重要的。

- 由于病变与气管、支气管交通，婴儿出生后，有时会发生呼吸状态急剧恶化。此外，即使婴儿出生后没有症状，之后也有可能成为肺炎等的感染灶和恶性肿瘤的诱发原因。所以，婴儿出生后要进行慎重的病情观察。

- 据报道合并其他异常的发生率为3%～12%，也有合并其他肺及肾脏畸形的报道。与染色体异常的相关性较低。

CPAM的分型

■ Stocker 分型

　　1977年Stocker等人根据病理形态学特征将其分为1～3型，2002年加入了新的分类0和4型，共5型（表9.1）。

■ Adzick分型

　　根据胎儿超声表现分型，在胎儿诊断中采用这个分型。最大的囊肿直径在0.5 cm以上为大囊型（macrocystic type），在0.5 cm以下为微囊型（microcystic type）。

表9.1　CPAM分型（Stocker分型）

分型	0型	1型	2型	3型	4型
发生率	1%～3%	60%～70%	15%～20%	5%～10%	5%～10%
囊肿大小	最大0.5 cm	2～10 cm	0.5～2 cm	0.5 cm以下	最大7 cm
起源部位	气管，支气管	远端支气管，近端细支气管	细支气管	远端气管，气腔	肺泡

根据参考文献7～9制作

胎儿超声表现

■ B型超声所见

- 当最大的囊肿直径在0.5 cm以上时，考虑为大囊型CPAM（图9.12）。
- 当囊肿直径小于0.5 cm时，表现为均匀的高回声肿瘤，考虑为微囊型CPAM。
- CPAM的囊肿较大时，有时可看到心脏的位置偏移（P点偏移）。
- 胃泡在腹腔的正常位置。
- 由于肿瘤压迫食管，有时可引起羊水过多。

专栏

先天性肺气道畸形病变大小的指标：CVR

　　CPAM等囊肿性肺疾病时，作为预测胎儿水肿等并发症发生的指标使用肺头比（CPAM volume ratio，CVR）来评估。使用以下公式计算肺头比。

$$CVR = CPAM的体积 / 头围（cm）$$

$$CPAM的体积 = CPAM的纵径（cm）×横径（cm）×高度（cm）×0.52$$

- 当CVR小于1.6时，进行病程观察。
- 当CVR值大于1.6时，由于心脏受压引起循环衰竭发展为胎儿水肿的可能性很高。另外也有自然消退的情况，所以病程观察很重要。

a. 胎儿胸部横断面
右侧胸腔内可见一含有囊性部分的占位性病变（箭头）。心脏向左侧偏移

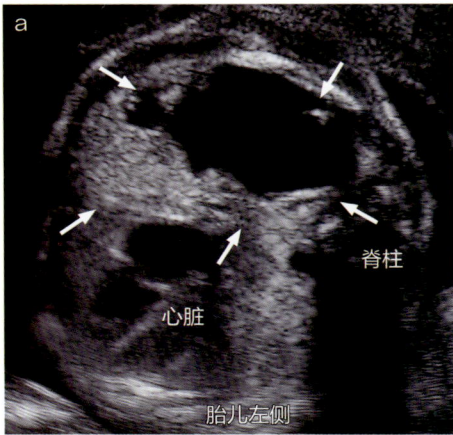

b. 胎儿胸部矢状面（能量多普勒超声）
未检测到从主动脉到肿瘤的分支血管。提示肿瘤内的营养血管不是来自主动脉

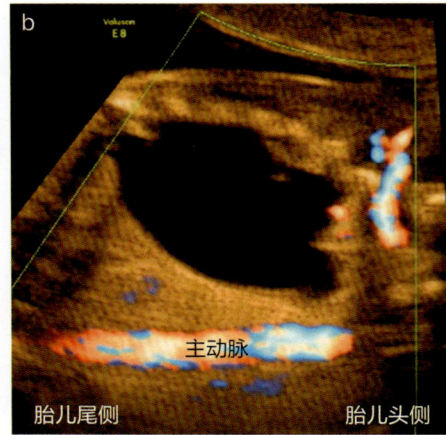

图9.12　CPAM病例

胎儿诊断：CPAM 大囊型

出生后经过：4日龄，CT上没有发现来自主动脉的营养血管，诊断为CPAM，当日进行了右下肺切除手术

出生后诊断：CPAM 1型

- 彩色多普勒超声表现
  - 有时可以检出有肺动脉流入肺部病变的营养血管。将流速范围设定为低流速（最高流速20～30 cm/s）进行检查。
- 鉴别疾病
  - 膈疝、BPS、BA、支气管源性囊肿等。
  - 微囊型CPAM与BPS、BA等常常难以鉴别。也有报道胎儿时期诊断为微囊型CPAM，出生后诊断为BA的病例（图9.13）。

支气管肺隔离症（BPS）

需要知晓的基本知识

- 没有功能，不与气管、支气管相通的肺组织囊性肿瘤（隔离肺），存在于肺叶内或肺叶外的肺发育异常。
- 根据病变部位可分为叶内型和叶外型。
  - 叶内型肺隔离症（intralobar sequestration，ILS）：由脏侧胸膜同时包裹分离肺和正常肺。
  - 叶外型肺隔离症（extralobar sequestration，ELS）：由脏侧胸膜分别包裹分离肺和正常肺。

a. 胎儿胸部横断面
心脏向右侧偏移，左肺可见中-高回声肿瘤样病变（虚线范围）（5.9 cm×3.5 cm×4.6 cm）

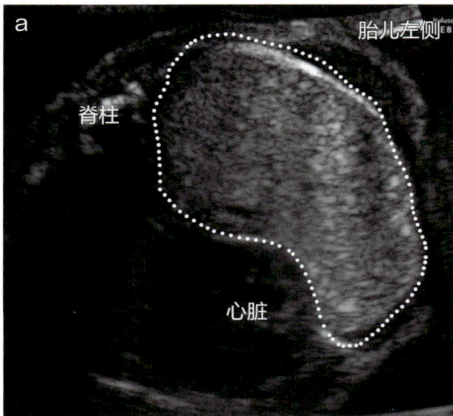

b. 胎儿胸部横断面（能量多普勒超声）
可见心脏起始的血管（肺动脉）流向病变内（箭头）。提示为病变的营养血管为肺动脉

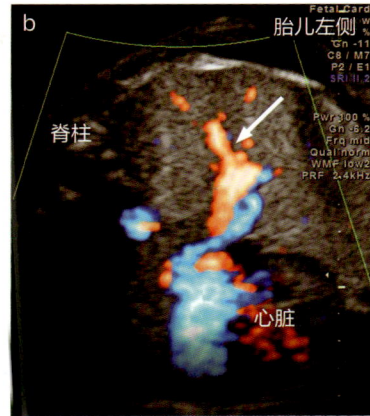

图9.13　BA病例

胎儿诊断：微囊型CPAM

出生后经过：出生后发现有呼吸急促、轻度的凹陷呼吸，仅通过吸氧就可得到改善

出生后诊断：MRI诊断为BA

　　隔离肺位于胸腔内膈肌下方。

　　出生前很难鉴别ILS和ELS。

- ILS和ELS接受来源于体循环的血液供给。ILS和ELS的营养血管均为降主动脉或其分支。静脉回流：ILS经肺静脉回到左心房，ELS汇入奇静脉、下腔静脉及门静脉。

- 如果单独发生预后良好。也有胎儿时期消退的报道，多数情况下围产期预后良好。

- 经常合并其他异常。据报道以膈疝最多见，也有心脏畸形、肺部疾病、消化道畸形及骨骼系统异常等。

- 有时伴有胸腔积液，需要胎儿时期胸腔-羊水腔分流术畸形治疗。

- 最近，病理学研究也逐步明确了存在同一部位CPAM与BPS同时发生复合病变（hybridlesion）的情况。

胎儿超声表现（图9.14）

- B型超声表现

  - 通常病变为三角形或分叶状，边界清晰、高回声实性肿瘤样表现，与微囊型CPAM的超声表现类似。

  - 有时表现为与大囊型CPAM类似的超声图像。

  - 在B型超声图像上CPAM与BPS很难鉴别。

  - 多发生在左下肺附近。

- 彩色多普勒超声表现
  - 将流速范围设定为低流速（最高流速20～30 cm/s）进行检查。鉴别由降主动脉流入病变的营养血管，有助于与CPAM鉴别。
- 鉴别疾病
  - CPAM（Stocker3型）、纵隔及胸腔内畸胎瘤、膈疝。

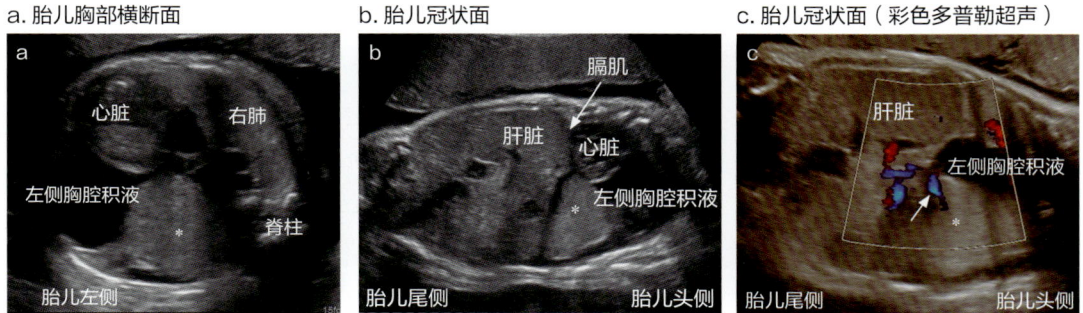

a. 胎儿胸部横断面

心脏　右肺

左侧胸腔积液　＊　脊柱

胎儿左侧

b. 胎儿冠状面

膈肌

肝脏　心脏

左侧胸腔积液　＊

胎儿尾侧　胎儿头侧

c. 胎儿冠状面（彩色多普勒超声）

肝脏

左侧胸腔积液　＊

胎儿尾侧　胎儿头侧

图9.14　肺隔离症病例，妊娠33周

胎儿表现：左肺下部可见内部回声均匀的高回声结构（＊），以及左侧胸腔积液。可见由降主动脉流入病变的营养血管（c箭头），怀疑BPS

出生后诊断：BPS，左肺ELS

支气管闭锁（BA）

需要知晓的基本知识

- 由于段或亚段水平的支气管闭锁，导致外周的肺组织过度膨胀引起的病变。在典型的BA中闭锁区域的支气管内可发现黏液栓。
- BA的产前诊断需要证明支气管内黏液栓的存在，但超声检查很难确定黏液栓，胎儿MRI检查是有效的。
- 妊娠中期病变部位增大，但进入妊娠后期有很多病例病变自然消退，在分娩前不能判断的情况也很常见。
- 较大的BA（CVR1.6以上），有的病例有必要在新生儿期进行肺叶切除术。

胎儿超声表现（图9.13）

- 病变处较正常肺组织回声增高，表现与微囊型CPAM及BPS类似。
- BA与CPAM一样，由肺循环提供营养血管（检出由肺动脉流入病变的营养血管）。

先天性囊性肺疾病的疾病概念的变化

以往认为，在先天性囊性肺疾病中，CPAM的占比最大。但是近年来，在被诊断为CPAM的胎儿中，很多病例在出生后的病理诊断中发现BA，最终诊断为BA。伴随这样的情况，对先天性囊性肺疾病的认识正在向以气道闭锁为发病机制的方向转变。即认为首先在胎龄6~16周发生呼吸道闭锁，根据呼吸道闭锁发生的时期、部位、程度不同可发生各种各样的肺部病变。先天性囊性肺疾病分为CPAM、BPS、BA、支气管源性囊肿等。但由于这种新的认识出现，有可能使以往的疾病分类及各个疾病的发病率发生变化。目前仍有争论，该疾病的概念尚未明确。

先天性膈疝

概述

- 膈肌是在胸腔与腹腔之间的肌性隔膜，呈圆顶状向胸腔膨出。通过膈肌来控制肺的扩张和收缩，在人类的呼吸方面有重要作用。

- 先天性膈疝（congenital diaphragmatic hernia，CDH）是因膈肌的一部分缺损，胃、小肠、结肠、脾、肝脏等腹腔脏器由此疝入胸腔的疾病。由于向胸腔突入的脏器影响了胎儿肺的发育，因此合并胎儿肺部发育不良。脏器疝入的时期、脏器疝入的量决定了肺部发育不良的严重程度（图9.15）。

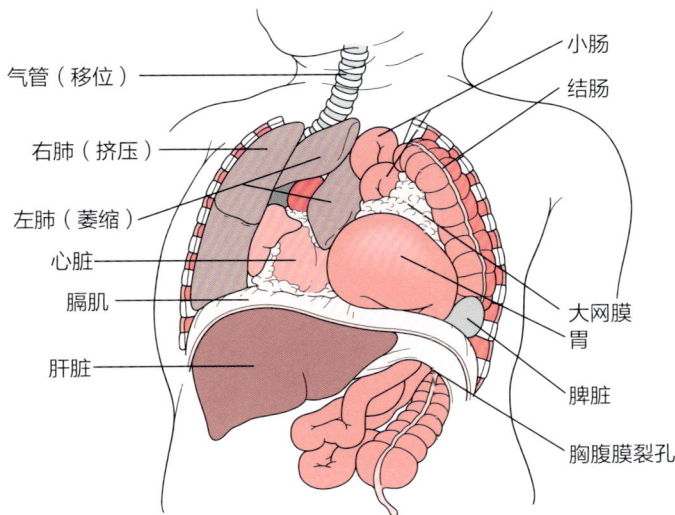

图9.15 什么是膈疝

图中所示为左侧膈疝。膈肌的一部分缺损（胸腹膜裂孔），胃、小肠、结肠、脾、肝脏等腹腔脏器由此疝入胸腔。由于向胸腔疝入的脏器影响了胎儿肺的发育，常常合并肺部发育不良

分类

根据缺损发生的部位，分为以下3类（图9.16）。

①胸腹膜裂孔疝（Bochdalek疝，后侧方裂孔疝）：是先天性膈疝发病率最高、临床意义最大的类型。左侧发病占绝大多数。

②胸骨后疝（胸骨旁裂孔疝）：缺损发生在右侧的称为Morgagni疝，缺损发生在左侧的称为Larry疝（也有习惯将两者都称为Morgagni疝的情况）。

③食管裂孔疝。

发病率

每2000～5000个新生儿有1例发生膈疝。

- 左侧占80%～90%，右侧占10%～20%，双侧同时发生不到5%。
- 约85%是没有疝囊的无囊性膈疝。

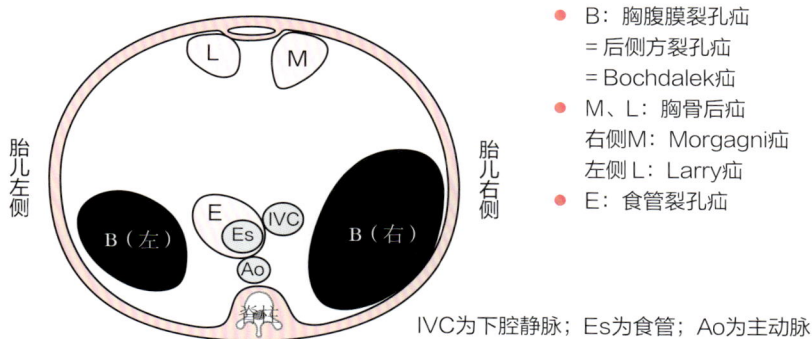

- B：胸腹膜裂孔疝
  = 后侧方裂孔疝
  = Bochdalek疝
- M、L：胸骨后疝
  右侧M：Morgagni疝
  左侧L：Larry疝
- E：食管裂孔疝

IVC为下腔静脉；Es为食管；Ao为主动脉

图9.16　膈疝发生的部位

合并异常

以肠管旋转异常最为常见，除此之外约70%单独发病，约30%伴发心脏大血管畸形、叶外型肺隔离症、唇腭裂等各种结构异常。

- CDH中约15%伴发以严重心脏畸形为首的预后不良严重畸形、染色体异常畸形综合征（21/18/13-三体综合征等）。

鉴别疾病

需要与先天性囊性肺疾病、（单侧/双侧）先天性肺未发育、膈肌发育迟缓症等相鉴别。

预后

据调查，在日本全部新生儿病例中约75%存活出院，本病在没有伴有严重的其他异常及染色体异常的病例中约84%存活出院。

关于左侧膈疝

左侧膈疝的典型的胎儿超声表现如图9.17所示。

腹部超声横断面

- 胃泡不能在通常的位置显示。

胸部横断面

- 心脏向右侧偏移。
- 降主动脉向右侧偏移。
- 左侧胸腔可见异常占位性病变。胸腔内可见疝入胸腔的腹腔脏器，囊性部分为胃泡，低回声部分为肝脏、肠管等。肠管部分可见蠕动。

胸、腹部冠状面及矢状面

- 观察膈肌时，有时会看到肝脏越过膈肌的线疝入到胸腔内。这时同时使用彩色/能量多普勒超声可以确认肝内血管（门静脉、肝静脉）的走行，有助于对肝脏的确认。

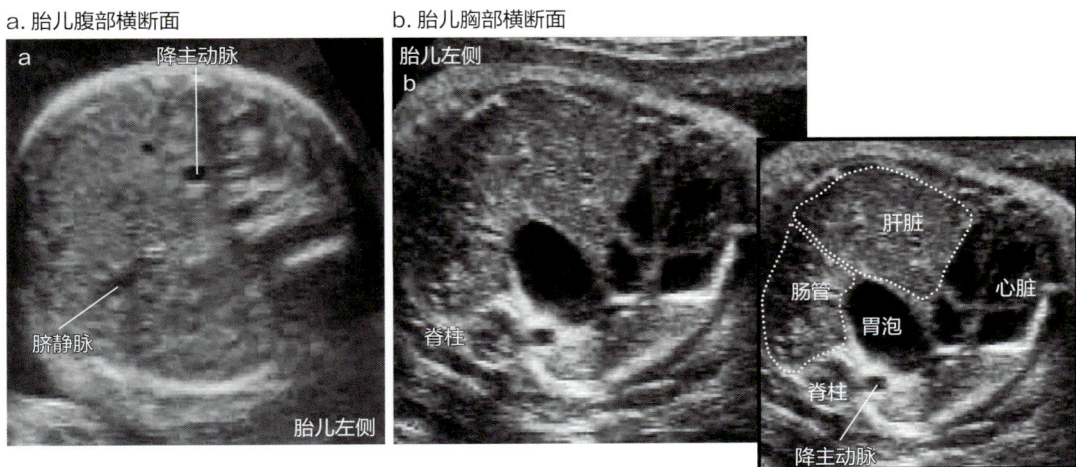

a. 胎儿腹部横断面

b. 胎儿胸部横断面

图9.17　左侧膈疝的典型超声表现

①腹腔内无法确认胃泡。②心脏向右侧偏移。③降主动脉向右侧偏移。④左侧胸腔可见异常占位性病变（囊性部分为胃泡，伴有蠕动的低回声的部分为肝脏、肠管等）

左侧膈疝中肺发育不良的评估

无并发症的单独膈疝的严重程度，决定了肺发育不良的严重程度。肺发育不良的评估方法有以下几种。

间接评估法

众所周知，肝脏及胃疝入胸腔是预后不良的因素。观察突入胸腔的腹腔脏器的表现，可间接评估肺发育不良的程度。

观察有无肝脏疝入胸腔

肝脏疝入胸腔（liver up type）的左侧膈疝与肝脏保持在腹腔（liver down type）的左侧膈疝相比，生存率较低，这在许多研究中都有报道。在胎儿矢状面及冠状面可以检出肝脏的上移，同时可以使用彩色/能量多普勒超声追踪肝内血管（门静脉、肝静脉）的走行来进行确诊。

有无胃突入胸腔

胃向胸腔突入的程度越严重预后越差。如果观察到胃疝入右侧胸腔的同时肝脏也疝入了胸腔，则认为是预后不良的表现。胃的位置比肝脏的位置容易判断，对于判断预后是有价值的。北野等人将胃疝入的程度分为4级，级数越高预后越差（图9.18）。

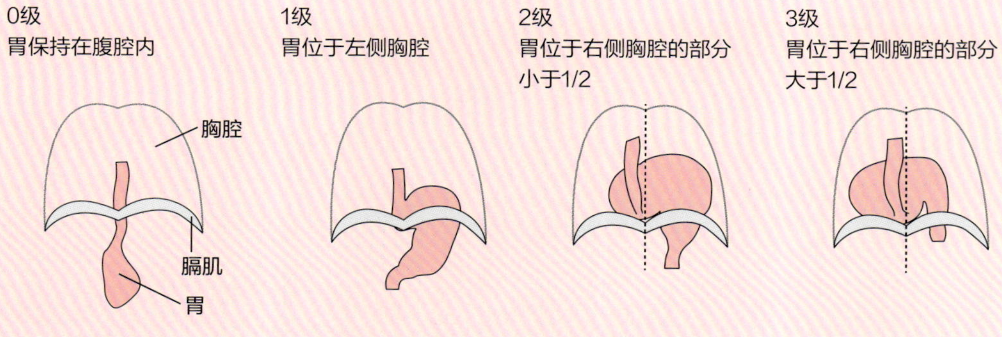

0级	1级	2级	3级
胃保持在腹腔内	胃位于左侧胸腔	胃位于右侧胸腔的部分小于1/2	胃位于右侧胸腔的部分大于1/2

标注：胸腔、膈肌、胃

0级	胃保持在腹腔内*
1级	胃位于左侧胸腔
2级	胃位于右侧胸腔的部分小于1/2
3级	胃位于右侧胸腔的部分大于1/2

* 0级中胃存在于腹腔内，在小肠突向胸腔时，胃的位置、形状发生改变。也就是说，胃没有形成胃角，而呈长圆形。有时会到达胎儿膀胱的上方。

图9.18 左侧膈疝：根据胃的位置分级

直接评估法

根据肺的横断面积来评估。

测量肺的大小是直接评估的方法，还提倡用以下几个数值来评估。各个方法的详细内容请见参考文献。

- 肺胸廓横断面积比（Lung-to-thorax transverse ratio，LTR）。
- 肺横断面积头围比（Lung-to-head ratio，LHR）。

- 标准化肺横断面积头围比（observed-to-experienced Lung-to-head ratio，o/e LHR）。

左侧膈疝的病例

左侧膈疝：病例1

图像显示了妊娠35周的病例（图9.19）。在胸部横断面中发现心脏向右侧偏移，但并未做出胎儿诊断，出生后诊断为左侧膈疝。于2日龄时实施了左膈疝根治术。疝入胸腔的脏器为结肠、小肠、脾脏等，未发现合并其他异常。

■ 胎儿超声表现

- 腹部横断面：胃泡位于腹腔内。
- 胸部横断面：心脏向右侧偏移。而且，正常情况下应该显示在脊柱左前方的降主动脉向脊柱的右前方偏移。

0级

胸腔

膈肌
胃

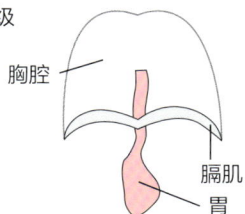

a. 腹部横断面：胃泡显示在腹腔内
b. 胸部横断面：心脏向右侧偏移，降主动脉向脊柱的右前方偏移。左侧胸腔的内部回声不均匀，这是疝入胸腔的肠管

a. 妊娠35周，胎儿腹部横断面
＊ 降主动脉

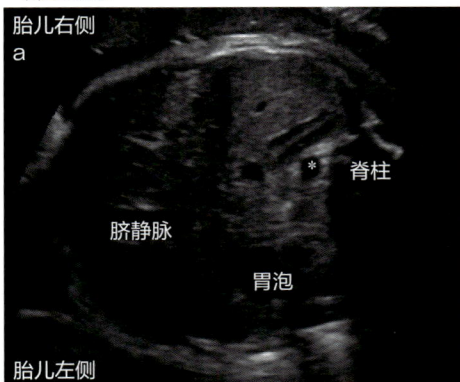

b. 妊娠35周，胎儿胸部横断面
＊ 降主动脉

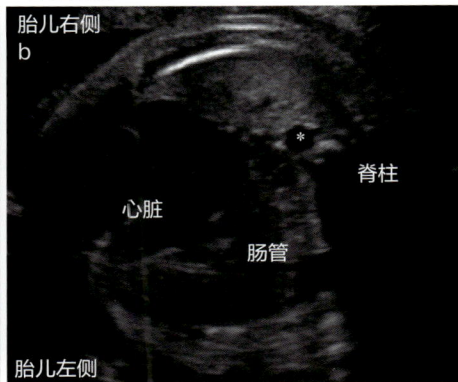

图9.19　左侧膈疝（0级，肝脏疝入胸腔）：病例1，妊娠35周

另外左侧胸腔的内部回声不均匀（可以认为是突入到胸腔的肠管）。

左侧膈疝：病例2

显示妊娠30周的病例图像（图9.20）。妊娠27周的孕妇健康检查发现羊水过多，胎儿筛查怀疑膈疝。随后到三级医疗机构，通过胎儿详细检查诊断为左侧膈疝（2级，肝脏疝入胸腔），出生后诊断相同。没有发现合并其他异常。4日龄时实施了左侧膈疝根

2级

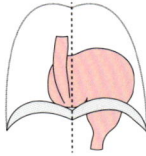

a. 腹部横断面：在腹腔内没有显示胃泡
b. 胸部横断面：显示心脏向右侧偏移，靠近心脏处可见较大的囊性结构，为疝入胸腔的胃泡。在其背侧，可见向右偏移的降主动脉。另外，左侧胸腔的内部回声不均匀，可见蠕动，考虑是疝入胸腔的肠管

a. 妊娠30周，胎儿腹部横断面

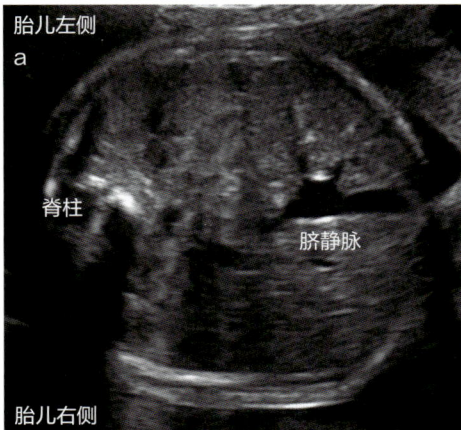

b. 妊娠30周，胎儿胸部横断面
 * 降主动脉

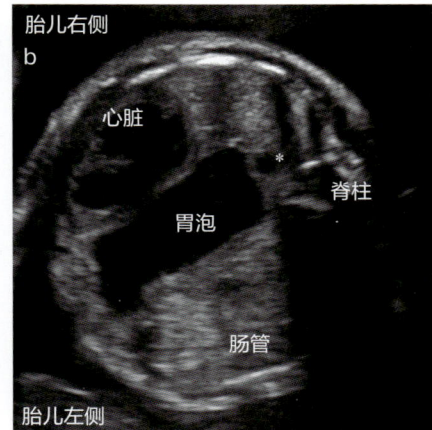

图9.20 左侧膈疝（2级，肝脏疝入胸腔）：病例2，妊娠30周

治术，疝入胸腔的脏器有胃、小肠、脾脏等。

■ 胎儿超声表现

● 腹部横断面：在腹腔内没有显示胃泡。

● 胸部横断面：显示心脏向右侧偏移，靠近心脏处可见较大的囊性结构，为疝入胸腔的胃泡。在其背侧，通常在脊柱左前方显示的降主动脉向右侧偏移。左侧胸腔的内部回声不均匀，可见蠕动，考虑是疝入胸腔的肠管。

左侧膈疝：病例3

妊娠22周、25周时的图像（图9.21）。通过对胎儿的详细检查发现一半以上的胃泡位于右侧胸腔，而且肝脏也向胸腔移位，因此诊断为左侧膈疝（3级，肝脏保持在腹

3级

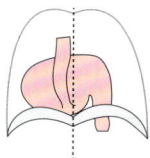

a. 妊娠22周，胎儿胸部横断面：可见P点偏移，心脏向右侧移位。心脏的背侧可见囊性结构，考虑为胃泡。另外左侧胸腔内回声不均匀，怀疑是腹腔脏器疝入胸腔

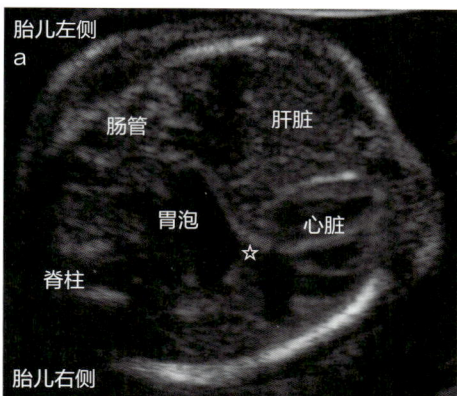

b. 妊娠22周，胎儿矢状面：膈肌显示不清，胸腔可见肝脏回声

c. 妊娠25周，胎儿矢状面，能量多普勒超声图像：脐静脉至心脏的血管在胸腔的分支，可见疑似左肝静脉的血管（箭头）

a. 妊娠22周，胎儿胸部横断面
☆：P点

b. 妊娠22周，胎儿矢状面
◆：胃泡位于胸腔内

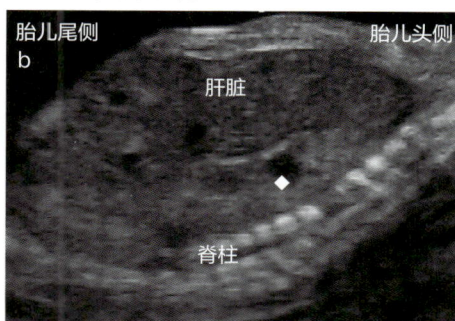

c. 妊娠25周，胎儿矢状面（能量多普勒超声）

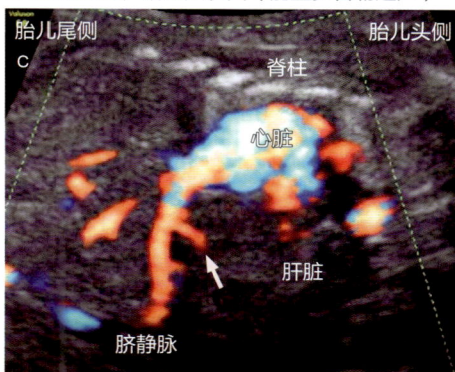

图9.21　左侧膈疝（3级，肝脏保持在腹腔）：病例3

腔）。出生后诊断同样是严重左侧膈疝。没有合并其他异常。

- 胎儿超声表现
  - 腹部横断面：在腹腔内没有显示胃泡。
  - 胸部横断面：显示P点移位，心脏向右侧偏移。心脏的背侧可见囊性结构，由于腹腔内没有显示胃泡，所以考虑为胃泡。靠近心脏处可见较大的囊性结构，为疝入胸腔的胃泡。左侧胸腔的内部回声稍微不均匀，考虑是肝脏、肠管等腹腔脏器疝入胸腔。
  - 矢状面：膈肌显示不清，可见肝脏回声在胸腔的表现。可见脐静脉至心脏的血管在胸腔的分支，考虑为左肝静脉。

关于右侧膈疝

关于右侧膈疝需要知晓的基本知识

- 右侧膈疝是肝脏及肠管突向右侧胸腔。胃泡的位置通常是正常的。

- 胎儿右侧膈疝的诊断率较低，推测其原因是肺和肝脏的内部回声类似，在胎儿时期诊断是很困难的。
- 右侧膈疝的生存率比左侧膈疝要低，也有预后不良的文献报道。另外，也有预后没

> Fisher等人对267例膈疝进行研究，其中右侧膈疝40例（15%），胎儿诊断率右侧膈疝为50%、左侧膈疝为75%。奥村等人对39例膈疝进行研究，报告了胎儿诊断率、生存率与Fisher等人的研究结果基本相同。

有差异的报道。
- Fisher等人的研究显示，是否能在胎儿时期做出诊断可能在很大程度上决定了胎儿的预后。另外奥村等人认为，由于膈肌正下方的腹腔内脏器左右不对称，所以不应该将左侧膈疝和右侧膈疝视为相同的疾病，而应该将其视为表现完全不同的疾病。

右侧膈疝的胎儿超声表现

- 腹部横断面

  胃泡存在于腹腔内。
- 胸部横断面
  - 心脏向左侧偏移：右侧膈疝发生时，可见心脏向左侧偏移。这点被认为是对右侧膈疝筛查最有帮助的超声表现。
  - 降主动脉位于左侧。这与正常胎儿的表现相同。
  - 肝脏突入右侧胸腔。右侧膈疝时肝脏疝入胸腔内，与肺一样表现为实性回声。
    - 同时使用彩色/能量多普勒超声可观察到肝内血管（门静脉、肝静脉），有助于鉴别疝入胸腔的肝脏。
    - 肝脏与胆囊同时疝入胸腔时，可在实性回声中看到囊性结构有助于诊断。
- 胸腔、腹部的冠状面，或矢状面

  观察膈肌，可见肝脏的右叶越过膈肌线向胸腔内疝入的表现。同时使用彩色/能量多普勒超声可观察到肝内血管（门静脉、肝静脉）的走行，有助于鉴别疝入胸腔的肝脏。

右侧膈疝的病例

右侧膈疝：病例1

妊娠30周、31周的图像如图9.22所示。可见心脏向左侧移位，以及肝脏向右侧胸腔疝入，诊断为右侧膈疝。羊水明显增多，进行了2次羊水穿刺。妊娠36周分娩，出生时体重2 892 g，出生后34小时死亡。尸检后最终诊断为右侧膈疝，疝入胸腔的脏器为肝脏、肠管等。

- 胎儿超声表现

a. 妊娠31周，胎儿胸部横断面
可见P点、心脏向左侧偏移。右侧胸腔回声略不均，怀疑为肝脏疝入胸腔
☆为P点；*为降主动脉

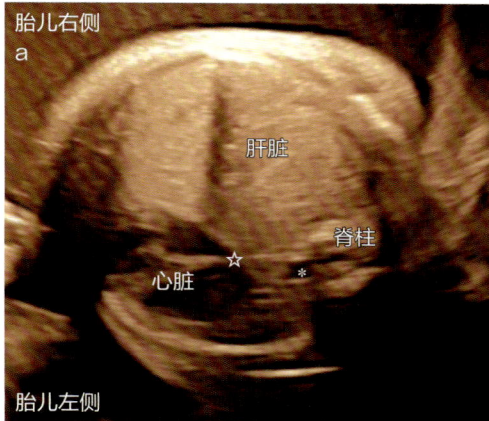

b. 妊娠30周，胎儿冠状面
可见肝脏疝入胸腔内（虚线部分）。胃泡位于腹腔内。疝入胸腔的肝脏中可见黑线（箭头），为肋骨的声影
→为肋骨的声影

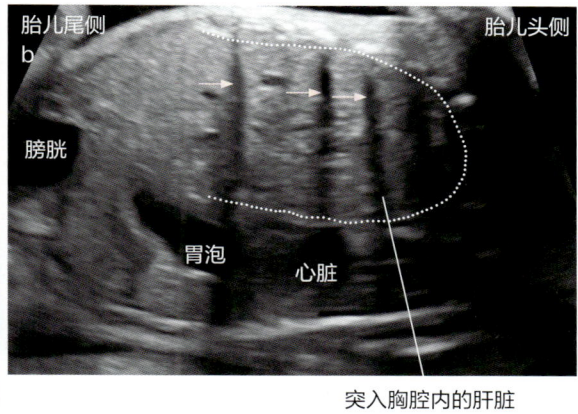

图9.22　右侧膈疝：病例1

- 胸部横断面：可见P点向左侧偏移，心脏向左侧偏移。降主动脉位置正常，在脊柱的左前方显示。右侧胸腔回声略不均，怀疑为肝脏疝入胸腔。
- 胸腹部冠状面：膈肌显示不清，可见肝脏较大范围疝入胸腔的表现。胃泡存在于腹腔内。

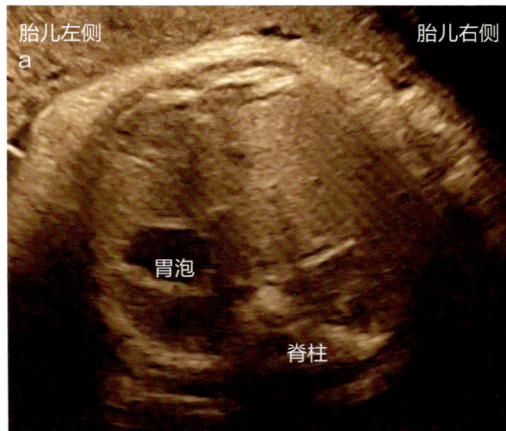

右侧膈疝：病例2

妊娠34周、40周的图像如图9.23、9.24所示。可见心脏向左侧移位，以及肝脏向右侧胸腔疝入，诊断为右侧膈疝。妊娠40周分娩，出生时体重3 511 g，出生后同样诊断为

a. 妊娠40周，胎儿腹部横断面
胃泡存在于腹腔内

b. 妊娠40周，胎儿胸部横断面
心脏向左侧偏移，右心房的外侧可见少量液体潴留。右侧胸腔可见回声不均匀区域
*少量液体潴留

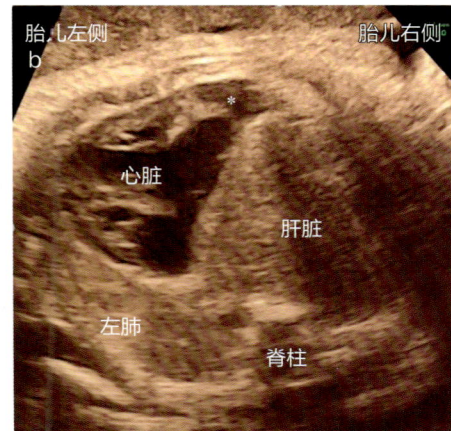

图9.23　右侧膈疝：病例2

a. 妊娠34周，胎儿胸腹部冠状面
IVC为下腔静脉；SVC为上腔静脉

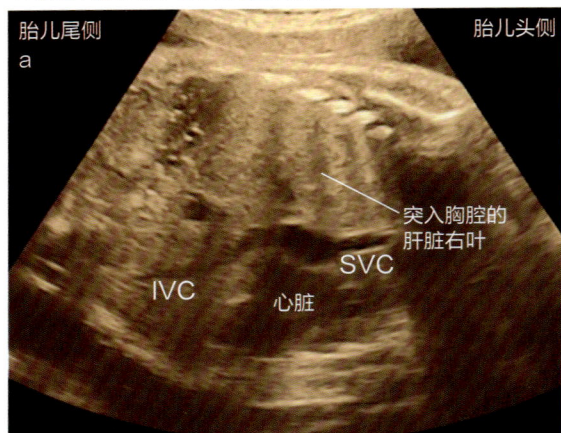

b. 妊娠40周，胎儿腹胸部冠状面（能量多普勒超声图像）

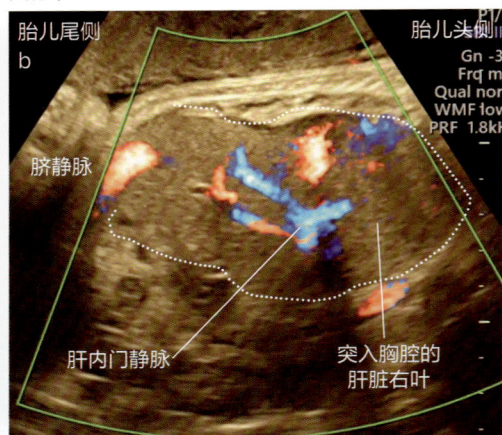

图9.24　右侧膈疝：病例2

可见肝脏右叶疝入胸腔内。同时使用能量多普勒超声后，可观察到肝内门静脉在胸腔内的走行

右侧膈疝。5日龄时实施了右侧膈疝根治术。疝入胸腔的脏器为肝脏。

■　胎儿超声表现

- 腹部横断面：胃泡存在于腹腔内。

- 胸部横断面：可见P点向左侧偏移，心脏也向左侧偏移。右心房的外侧可见少量液体潴留。右侧胸腔可见回声不均匀区域。

- 胸腹部冠状面，以及相同断面的能量多普勒超声图像：可见肝脏较大范围疝入胸腔的表现。同时使用能量多普勒超声可观察到疝入胸腔内的肝脏内走行的血管（肝内门静脉）。

参考文献

1） 川滝元良：胎児心エコー 診断へのアプローチ 第1版．宝田正志（監修），メジカルビュー社，東京，2004．

2） 柴崎 淳：37乳び胸腹腔積液．【第5章 栄養・免疫系の生理と代表的疾患】新生児の代表的疾患と病態生理マスターブック．大木 茂（編）．ネオネイタルケア 2017年春季増刊．p.214−24，メディカ出版，大阪，2017．

3） 丸山憲一：4.胎児奇形（1）頭部，頸部，胸部．岩崎昭宏，髙梨 昇（編）．超音波エキスパート12 胎児エコー スクリーニングから精密検査まで．「Medical Technology」別冊．p.38−53，医歯薬出版，東京，2012．

4） Woodward PJ, Kennedy A. Sohaey R, et al: Diagnostic Imaging Obstetrics 3 rd Ed. Amirsys®, 2016.

5） Stocker JT, Madewell JE, Drakeet RM, et al: Congenital cystic adenomatoid malformation of the lung. Classification and Morphologic Spectrum. Human Pathology 1977；8：155−71．

6） Stocker JT: Congenital pulmonary airway malformation: a new name and an expanded classification of congenital cystic adenomatoid malformation of the lung. Histopathology 2002；41：S424−31．

7） 和田誠司，杉林里佳，小澤克典，ほか：超音波断層法 肺．特集 一歩進んだ胎児超音波検査．周産期医学 2016；46：563−5．

8） 和田誠司：第2章 妊娠中後期．4胸部．4肺の一部に大きな囊胞がある〔先天性肺気道奇形 type 1〕．馬場一憲（編）．所見から探る産科超音波診断．p.134−5，総合医学社，東京，2020．

9） Bianchi DW, Crombleholme TM, D'Alton ME, et al: Fetology: Diagnosis and Management of the Fetal Patient 2 nd Ed. McGraw-Hill Professional, 2010.

10） Adzick NS, Harrison MR, Glick PL, et al: Fetal cystic adenomatoid malformation: prenatal diagnosis and natural history. J Pediatr Surg 1985；20：483−8．

11） 渡邉稔彦，甘利昭一郎，大野通暢，ほか：先天性肺囊胞性疾患．新生児編 疾患：いかに的確に対応するか．特集 周産期救急の初期対応：そのポイントとピットフォール 胎児・新生児編．周産期医学 2015；45：933−6．

12） 和田誠司，ほか：胸腔内の異常像を認めたときの鑑別診断のチェックポイントは？．産婦人科画像診断トレーニング．臨床婦人科産科 増刊号 2017；71：73−7．

13） 杉林里佳，小澤 克典，和田 誠司，ほか：胎児肺囊胞性疾患の出生前診断と生後診断および周産期経過．産婦人科の実際 2017；66：1041−6．

14） 渡辺稔彦，船山理恵，山田耕嗣，ほか：胎児診断eraにおける先天性嚢胞性肺疾患．日本小児呼吸器学会雑誌 2013；24：14-9.

15） 臼井規朗，中畠賢吾，銭谷昌弘，ほか：1.先天性嚢胞性肺疾患における胎児超音波検査所見の再検討．特集 第50回日本小児放射線学会 学術集会 シンポジウム「先天性嚢胞性肺疾患の新しい概念と画像診断」．日本小児放射線学会雑誌 2015；31：34-9.

16） 杉林里佳，室本 仁，小澤 克典，ほか：胎児胸部疾患．周産期超音波検査バイブル —エキスパートに学ぶ技術と知識のエッセンス．臨床婦人科産科 2020；74：142-7.

17） 河井昌彦：先天性横隔膜ヘルニア．図解でさらによくわかる 代表的な新生児疾患．ネオネイタルケア 2008；21：289-96.

18） 平成26年度厚生労働科学研究費補助金事業「小児呼吸器形成異常・低形成疾患に関する実態調査ならびに診療ガイドライン作成に関する研究」における 新生児先天性横隔膜ヘルニア研究グループ（Japanese CDH Study Group）（編）：新生児先天性横隔膜ヘルニア（CDH）診療ガイドライン 第1.2版．2016.

19） Kitano Y, Okuyama H, Saito M, et al: Re-evaluation of stomach position as a simple prognostic factor in fetal left congenital diaphragmatic hernia:a multicenter survey in Japan. Ultrasound Obstet Gynecol 2011; 37: 277-82.

20） 北野良博，奥山宏臣，臼井規朗，ほか：胎児左横隔膜ヘルニアにおける胃右胸腔内脱出の意義．ワークショップ2「胎児診断された先天性横隔膜ヘルニアの治療戦略」．日本周産期・新生児医学会雑誌 2010；46：1123-6.

21） 和田誠司：第2章 妊娠中後期．4胸部．6肺の一部に嚢胞がある［左先天性横隔膜ヘルニア］．馬場一憲（編），所見から探る産科超音波診断．p.137-8，総合医学社，東京，2020.

22） 北野良博：4.先天性横隔膜ヘルニア．特集 産科医が見逃したくない小児外科疾患．産科と婦人科 2008；75：1093-7.

23） 和田誠司，ほか：周産期の画像診断，〈母体・胎児編〉1.超音波診断 C.胎児異常 14 胸部．周産期医学 増刊号 2013；43：133-7.

24） 坂巻 健．小林浩一：胸腔内面積比と肺低形成 超音波断層法 特集 一歩進んだ胎児超音波検査．周産期医学 2016；46：559-62.

25） 奥村健児，入江友章，山本裕俊：当施設における右先天性横隔膜ヘルニアについての検討．日本小児外科学会雑誌 2017；53：998-1003.

26） Fisher JC, Jefferson RA, Arkovitz MS, et al: Redefining outcomes in right congenital diaphragmatic hernia. J Pediatr Surg 2008; 43: 373-9.

27） Beaumier CK, Beres AL, Puligandla PS, et al: Clinical characteristics and outcomes of patients with right congenital diaphragmatic hernia: A population-based study. J Pediatr Surg 2015; 50: 731-3.

28） Daher P, Zeidan S, Azar E, et al: Right congenital diaphragmatic hernia a well-known pathology? Pediatr Surg Int 2003; 19: 293-5.

9

第九章 胎儿筛查：胸部

第十章

胎儿筛查：心脏

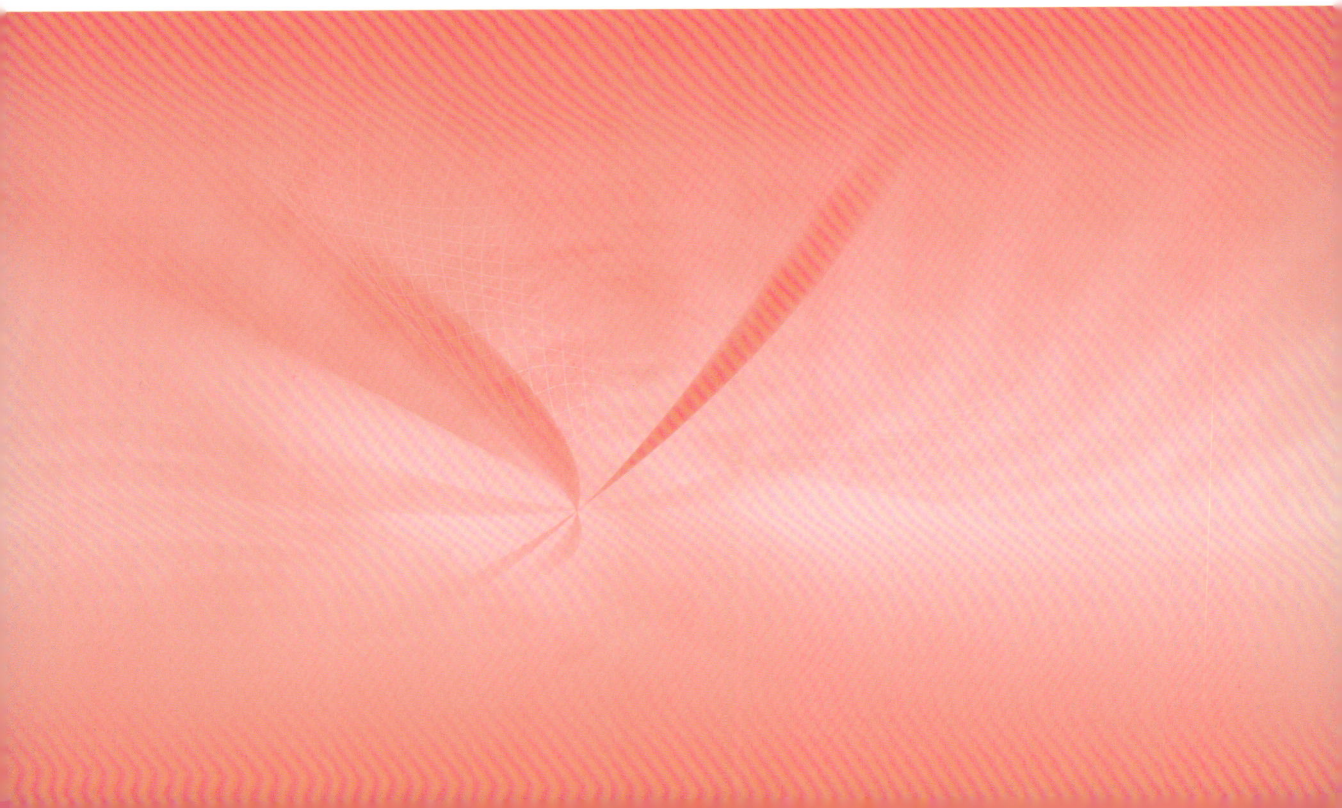

胎儿的心脏很小，并以成人2倍左右的心率搏动。所谓的胎儿心脏超声检查，就是使用各种超声手段对在羊水中健康活动的胎儿心脏进行观察。如何在有限的时间内有效且准确地进行检查，成为各位检查者所面临的课题。在本章中将胎儿心脏筛查的方法分为以初学者为对象的"基础篇"和以有检查经验者为对象的"提高篇"两个阶段进行讲解，对"怎样才能用清晰的图像观察胎儿心脏""在实际检查中令人困惑的检查结果"等问题进行了阐述。

胎儿心脏筛查的重要性

建议从产科初次筛查开始，以所有的孕妇为对象，进行必要且充分的胎儿心脏筛查，原因如下。

先天性心脏病的发病率很高

- 据报道，先天性心脏病（congenital heart disease，CHD）的发病率为1%，先天性心脏病作为高发病率的先天性疾病而为人所熟知。
- 大部分CHD是在没有明显风险的低风险组发生的。
- 已知有很多染色体异常、遗传综合征伴发CHD。检出胎儿心脏异常有可能成为发现其他合并异常的线索。

出生前后血流动力学发生很大的变化

- 作为胎儿循环的一大特征，气体交换是在胎盘进行而不是在肺部。流向肺的循环受到限制，全身的循环是通过右心和左心的功能来完成的。在胎儿循环中，有3条短路路径，即"静脉导管""卵圆孔""动脉导管"，起到了重要作用。在胎儿心脏超声检查中，由于这3条路径包含在观察的范围内，因此最好理解胎儿循环动态后再进行检查。
- 由于胎儿时期有着3条短路路径，即使是只有2个心腔的重症CHD胎儿在子宫内也能存活。但是，胎儿出生后，与胎盘分离，开始使用自己的肺进行气体交换，那么血流动力学就会完全改变，如果在胎儿时期没有做出诊断，很有可能导致新生儿的状态急剧变化而耽误治疗。
- 胎儿时期进行胎儿心脏筛查的最大目的是检出这种出生后可能发生急剧变化的重症CHD，或出生后1年内可能需要治疗的重症CHD。

胎儿循环（图C.18）

在胎盘进行气体交换后，富含氧气的血液流入胎儿的脐静脉，通过静脉导管后血流加速由右心房通过卵圆孔流入左心房，通过左心室、主动脉后，优先分配到头部及上半身。在上半身回流的血液从上腔静脉进入右心房、右心室后被排出到肺动脉，其中大部分通过动脉导管进入降主动脉。静脉导管、卵圆孔、动脉导管是胎儿时期特有的短路路径。出生后，如果胎盘从胎儿分离，胎儿开始呼吸，肺开始扩张并发挥作用，这些路径在出生后几分钟到几天内功能性关闭，几天至几周后器质性关闭。

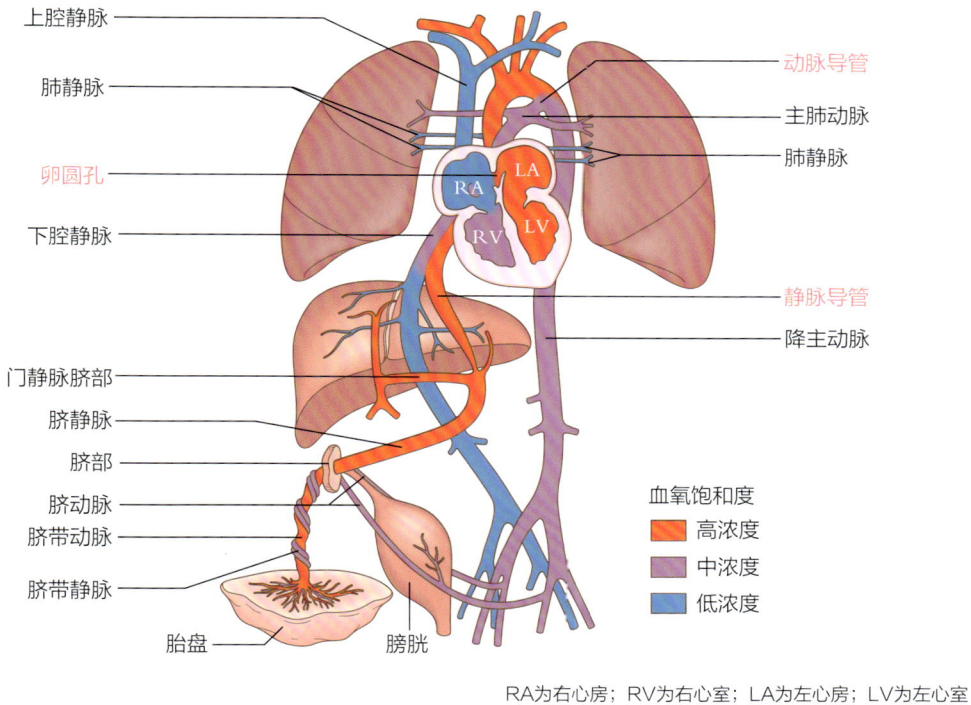

图C.18 胎儿循环

图中左侧标注（自上而下）：上腔静脉、肺静脉、卵圆孔、下腔静脉、门静脉脐部、脐静脉、脐部、脐动脉、脐带动脉、脐带静脉、胎盘、膀胱

图中右侧标注（自上而下）：动脉导管、主肺动脉、肺静脉、静脉导管、降主动脉

血氧饱和度
- 高浓度
- 中浓度
- 低浓度

RA为右心房；RV为右心室；LA为左心房；LV为左心室

胎儿心脏筛查第一部分：基础篇

了解大致解剖

初看，这是一种非常复杂的心脏、大血管的解剖（图10.1），但如果想到图10.1所示的简单的泵就容易理解了。想要理解心脏的解剖有以下3个要点。

①从左右心室各起始1根直径大致相同的大血管

主肺动脉（main pulmonary artery，MPA）起源于位于心脏前方的右心室，主动脉（aorta，Ao）起源于位于心脏后方的左心室。MPA的直径比Ao稍粗。

②2根大血管从心脏起始后，立即进行立体交叉

从左心室发出的大血管（Ao）在起始后，朝向右肩方向，从右心室发出的大血管（MPA）在起始后，朝向左肩方向，在主动脉的上方交叉走行。即2根大血管在起始后立即交叉。另外，MPA从右心室发出后，分出左、右肺动脉（right/left pulmonary Artery，Rt/LtPA）和动脉导管（ductus arteriosus，DA）3个分支。从心室发出后立即出现分支作为显示的血管为主肺动脉的依据。

③2根大血管呈弓状汇合

2根大血管形成2个直径大致相同的弓形（图10.2）。主动脉形成主动脉弓（Ao arch），

大血管走行的模式图（交叉的丝带）

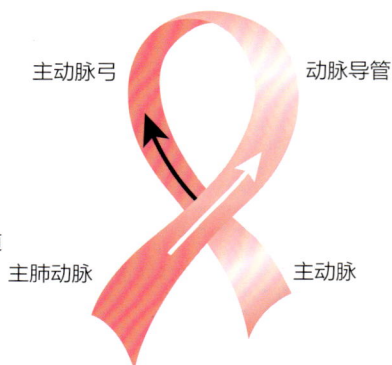

胎儿心脏的构造

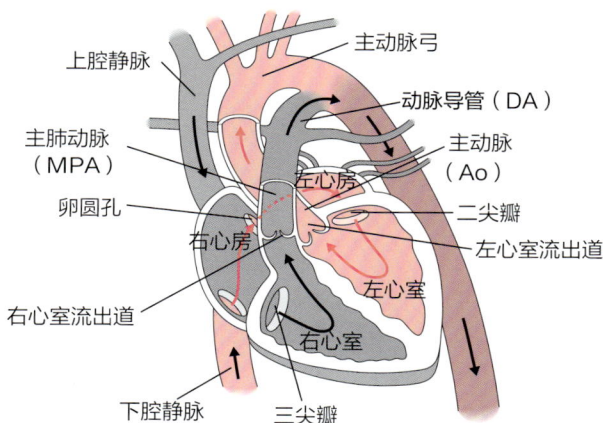

图10.1　胎儿心脏：大血管的解剖

显示胎儿心脏的大致解剖。从左右心室各起始1根直径基本相同的大血管。2根大血管在心室起始后立即交叉，形成弓状并汇合

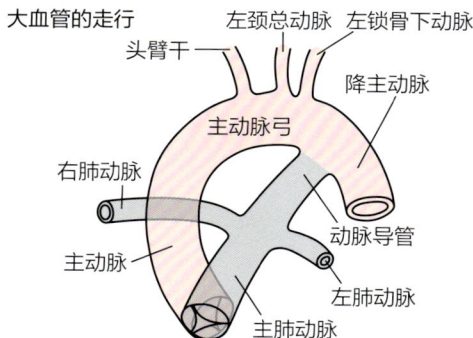

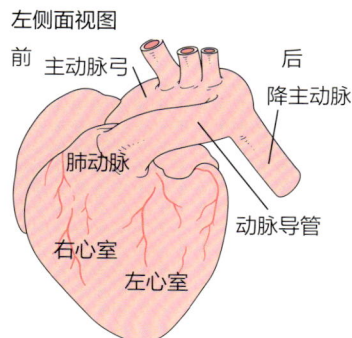

图10.2　胎儿心脏：大血管的解剖

主动脉与肺动脉形成弓状并汇合。主动脉弓比动脉导管弓更靠近头侧

在向头部分出3支动脉后，成为降主动脉（deecending aorta，dAo）。主肺动脉在分为左、右肺动脉后分支为动脉导管，形成动脉导管弓（ductal arch）后汇入降主动脉。主动脉弓比动脉导管弓更靠近头侧（图10.2）。

胎儿心脏筛查疾病的顺序和各个断面的正常表现及观察要点

现在最常用的胎儿筛查方法是，从胎儿腹部横断面，慢慢将探头平行移动到胎儿的头侧，或者仅通过倾斜这样的简单手法进行横断面的观察。在这一节中，面向经验不足的检查者，按基本的观察顺序，以各个观察切面的正常图像（B型超声图像）为中心，对最基本观察的项目进行解说。

基础篇：腹部横断面、胸部横断面

观察腹部横断面、胸部横断面来判断胎儿的左右，确认胃泡与心脏位于胎儿的左侧（图10.3）。

判断胎儿左右的方法

日本胎儿心脏病学会推荐的方法被广泛使用，详见第二章。

胸部、腹部横断面的观察要点

①腹部横断面的观察要点：胃泡是否在胎儿的左侧（图10.3）。

- 如果发现胃泡位于胎儿的右侧，首先要回到矢状面再次确认左右的判断是否有误再进行诊断，这是非常重要的。
- 在这个断面中确认胃泡的位置，是胎儿心脏筛查的第一步，同时也是最简便有效的筛查要点之一。在确认胃泡的位置异常时，伴有先天性心脏病的可能性增高。

②胸部横断面的观察要点：心脏是否在胎儿的左侧（图10.3）。

- 将探头从腹部横断面向胎儿头侧平行移动，可得到胎儿胸部横断面。
- 正常胎儿的心脏约2/3位于胸部左侧。心脏的位置向左右某一侧明显偏移时，要怀疑胸腔内占位性病变（膈疝及肺部肿瘤等）。
- 在观察心脏之前先确认胸腔内的整体情况，对于出生后新生儿的预后有很大影响，有助于筛查膈疝及肺部病变等胸腔内占位性病变。这时，以心脏的位置作为标志对胸腔内的观察是有帮助的。

心脏位置的评估指标：P点

- 房间隔和心房后壁的连接点就是P点，是评估心脏位置的指标。正常情况下P点大致位于胸廓的正中。
- P点向左侧或右侧明显偏移时，要怀疑胸腔内占位性病变。

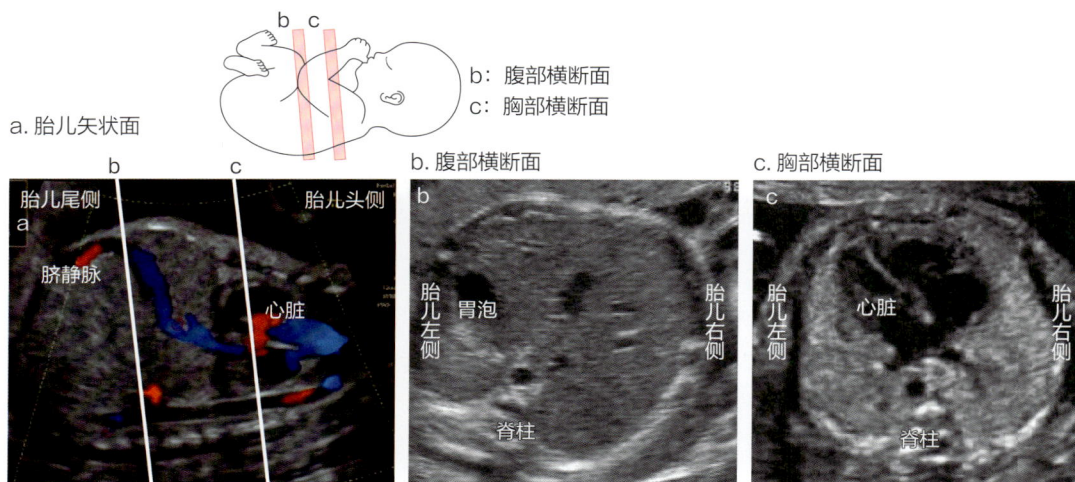

a. 胎儿矢状面
b: 腹部横断面
c: 胸部横断面

b. 腹部横断面

c. 胸部横断面

图10.3　胃泡及心脏位于胎儿的左侧
显示腹部横断面，确认胃泡位于胎儿的左侧。从腹部横断面直接将探头向胎儿的头侧移动，显示出胸部横断面，观察心脏是否与胃泡同样位于胎儿左侧

专　栏

各个断面看什么：观察要点设置的思路

随着胎儿的活动，心脏的断面会不断地变化。在这种情况下，着眼于在心脏的什么位置进行检查，即如何设定观察点，是对筛查结果产生较大影响的因素之一。如果经验不足的检查者一开始就设定多个观察点来观察胎儿心脏，容易陷入"只见树木不见森林"的境地，造成意想不到的疏漏。因此我们认为有必要结合检查者的技术来设定观察点。可先通过尽可能多地检查胎儿，以熟悉各个观察断面的正常表现为目标。

基础篇：四腔心切面（4CV）

终于要看心脏里面了。4CV作为观察心脏的断面而广为人知。但是，如果漫不经心地确认"心脏有四个房间"就结束这个断面的观察，则存在意想不到的遗漏风险。仔细观察应该确认的要点是很重要的。

4CV的观察要点

- 在4CV至少要观察到以下5点（图10.4）。

　　①心尖部位置是否正常？

　　②心脏有无扩大？

　　③正中线（房间隔、室间隔、房室间隔）是否有大的缺损？

　　④心房、心室是否有左右差异？

　　⑤心率是否有异常？

①心尖部位置是否正常?

- 脊柱与胸骨的连线（将胸廓左右分开的正中线）与室间隔、房间隔的连线所形成的角度称为心脏轴（cardiac axis），表示心尖部的方向。
- 心脏轴从正中线向左45°±20°（25°~65°）为心尖部方向的正常范围（图10.5）。
- 心尖部极端向左、向中间、向右时，伴有某种先天性心脏病的可能性较高。

②心脏有无扩大?

- 通常，心脏约占整个胸腔的1/3。
- 观察到心脏扩大的情况下，可以考虑是先天性心脏病、心功能低下、肺发育不全等。
- 评估心脏大小的简便方法：心脏大小的评估指标有心脏总横径（total cardiac dimension，TCD）及心脏/胸廓面积比（cardiothoracic area ratio，CTAR）两种指标，这里介绍其中测量较简便的一种指标，即TCD。

①心尖部位置是否正常
→观察心尖部相对于正中线的方向
②心脏有无扩大
→观察心脏在胸腔内占比的大小
测量TCD
③正中线是否有大的缺损
→观察房间隔、房室间隔、室间隔
④左右心房、心室的大小是否有明显差异
→右心房与左心房、右心室与左心室的大小是否有明显差异
⑤是否有心率异常
→是否有心率异常、心律失常

dAo为降主动脉；LA为左心房；FO为卵圆孔；
RA为右心房；LV为左心室；RV为右心室

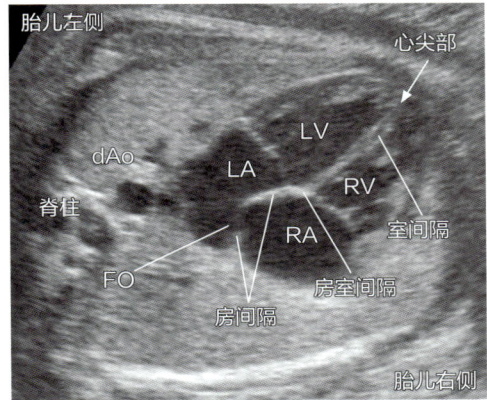

图10.4　4CV的观察要点

a. 心脏轴

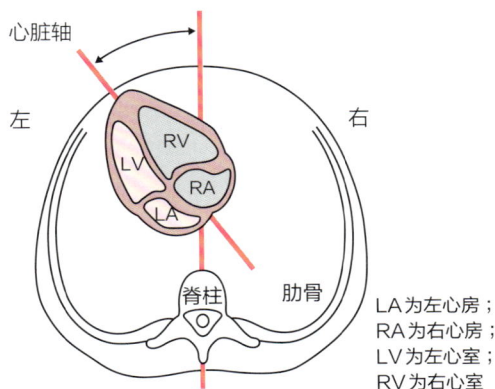

b. 胎儿胸部横断面（4CV）

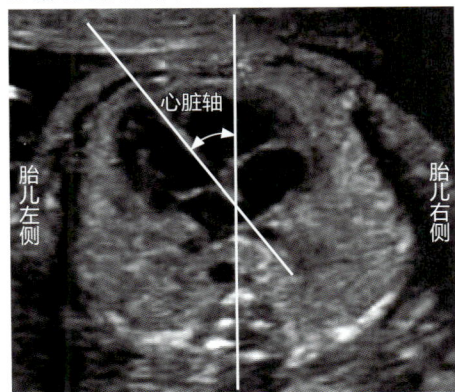

图10.5　心尖部的方向：心脏轴
用心脏轴来表示心尖的方向。心脏轴是指脊柱和胸骨的连线（正中线）与室间隔、房间隔的连线所形成的角度。从正中线向左45°±20°（25°~65°）为正常范围

√ 测量二尖瓣瓣膜附着部位的心外膜至三尖瓣附着部的心外膜之间的距离。

√ 正常值为妊娠周数 mm（例如妊娠25周的TCD的正常值约25 mm）。

√ 是妊娠22～35周可以使用的指标。

③心脏正中线是否有大的缺损？（图10.7）

- 心脏的正中线由房间隔、房室间隔、室间隔构成。

- 房间隔的中部有卵圆孔，胎儿时期可以观察到向左心房一侧突出的开口部分（flap，模样回声）。

- 房间隔与室间隔，在心脏中央位置相连接，形成房室间隔。在这部分左右房室瓣也相连接，表现为十字交叉状，被称为 "crux"。

- 单心房、单心室、房室间隔缺损、室间隔缺损等，可在正中线上观察到缺损部位。

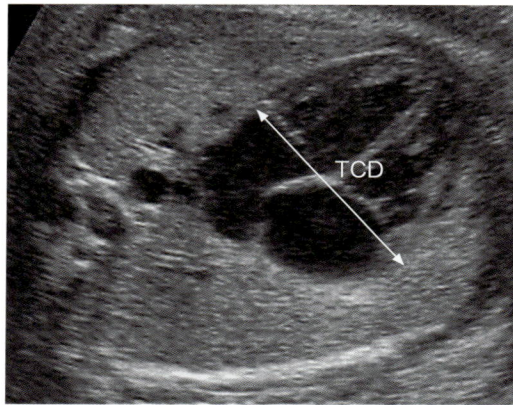

图10.6　简便的心脏大小评估方法

TCD是指二尖瓣瓣膜附着部位的心外膜至三尖瓣附着部的心外膜之间的距离。其正常值为妊娠周数 mm（例如妊娠25周的TCD的正常值约25 mm）。TCD是妊娠22～35周可以使用的指标

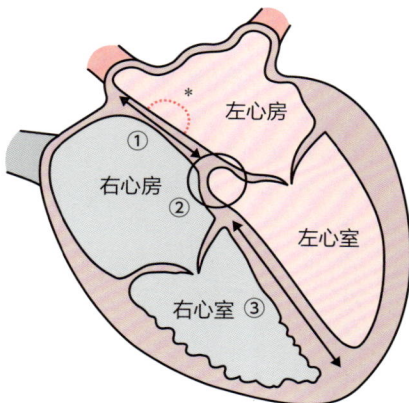

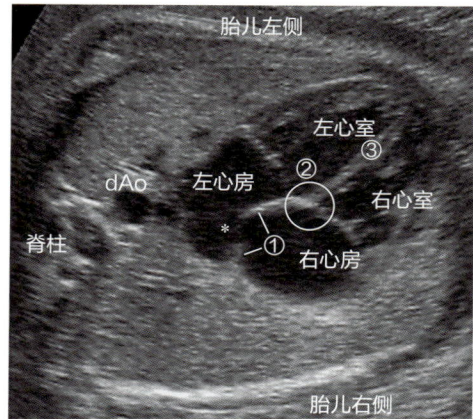

图10.7　心脏的正中线

心脏的正中线由房间隔（①）、房室间隔（②）、室间隔（③）构成。可看到向左心房开放的卵圆孔的模样回声（＊）

④左右心房、心室的大小是否有明显差异？

- 胎儿时期左右心房、心室的大小基本相同。
- 到了妊娠后期右心系统会变得更大一些。从心室横径上看，右心室横径大约是左心室横径的1.2倍。
- 在左右心房、心室的大小有明显差异的情况下，要怀疑是某种先天性心脏病。

⑤有无心率异常？

- 妊娠中期以后正常胎儿的心率（heart rate，HR）约为（140±20）次/分。使用B型超声或脉冲多普勒超声[*]进行测量。

- 发现重度心动过速（HR 200次/分以上）、重度的心动过缓（HR 120次/分以下）时，需要仔细检查。

> ＊ 妊娠初期测量胎儿心率时，从安全的角度出发最好是使用M型超声，而不是脉冲多普勒超声。

基础篇：三血管切面（3VV）、三血管气管切面(3VTV)

流出道～主动脉弓的观察

一般来说，只在观察4CV的情况下，先天性心脏病的筛查率为40%～50%，在此基础上，如果追加观察从心脏发出的2条大血管（主动脉、主肺动脉），即左、右流出道，则先天性心脏病的筛查率上升至80%左右。另外，流出道的观察是经验不足的检查者需要面对的难题之一。其主要原因是不习惯较小的胎儿心脏的检查。在观察胎儿心脏时，不适应像普通产科超声检查那样，大幅度移动探头。在4CV观察左、右流出道几乎没有什么移动探头的动作。为了找到这种感觉，首先熟练掌握3VV的显示是很有帮助的。

一直以来，一般认为主动脉弓是在矢状面进行观察的，这对筛查来说是一个困难的部位。但是近年来，开始了横断面观察主动脉弓的3VTV，并认识到它是与4CV同等重要的观察切面。与3VV一样，3VTV也是在一次筛查中一定要使用的观察切面。

3VV、3VTV的显示方法

3VV及3VTV如图10.8所示，在显示出腹部横断面、胸部横断面、4CV后，可以将探头平行移动到胎儿头部或将探头朝向胎儿头部来进行观察。无论是哪种方法，探头的移动幅度都很小。

3VV的正常表现和观察要点

3VV是指大血管从左、右心室发出并交叉后的横断面。

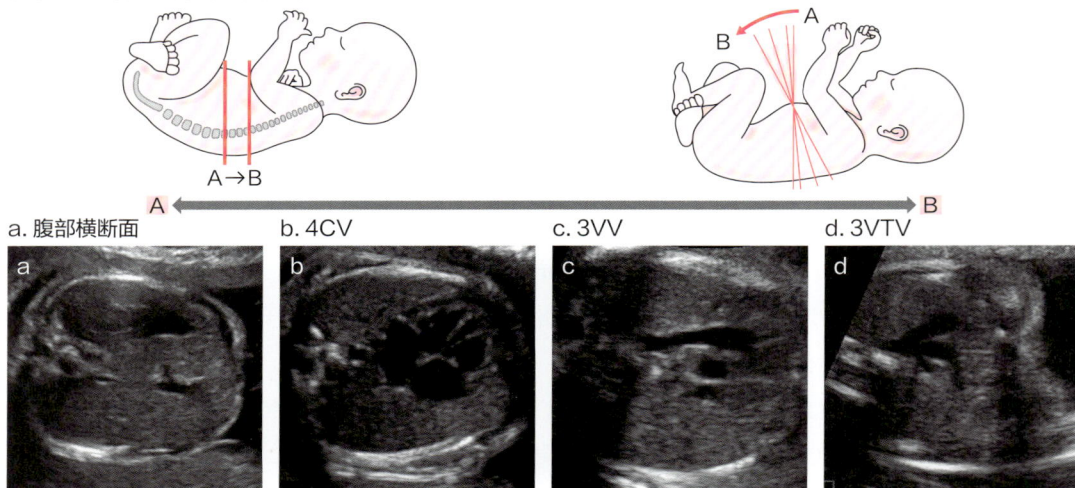

观察法1：探头向胎儿头部平行移动　　　　　观察法2：将探头朝向胎儿头部

A→B

A ←————————————————————————————————→ B

a. 腹部横断面　　　　b. 4CV　　　　c. 3VV　　　　d. 3VTV

图10.8　流出道主弓状血管的观察

探头向胎儿头部平行移动（观察法1），或将探头朝向胎儿头部（观察法2）进行扫查，继腹部横断面（a）、4CV（b）后，显示流出道主弓状血管的断面即3VV切面（c）、3VTV切面（d）

■ 　3VV的正常表现（图10.9）

● 　主肺动脉（MPA）最粗，位于前方、左侧。上腔静脉（SVC）最细，位于后方、右侧。主动脉（Ao）位于主肺动脉与上腔静脉之间。也就是说，在3VV中，从胎儿的前方至后方，左方至右方，大血管的显示顺序是MPA→Ao→SVC。

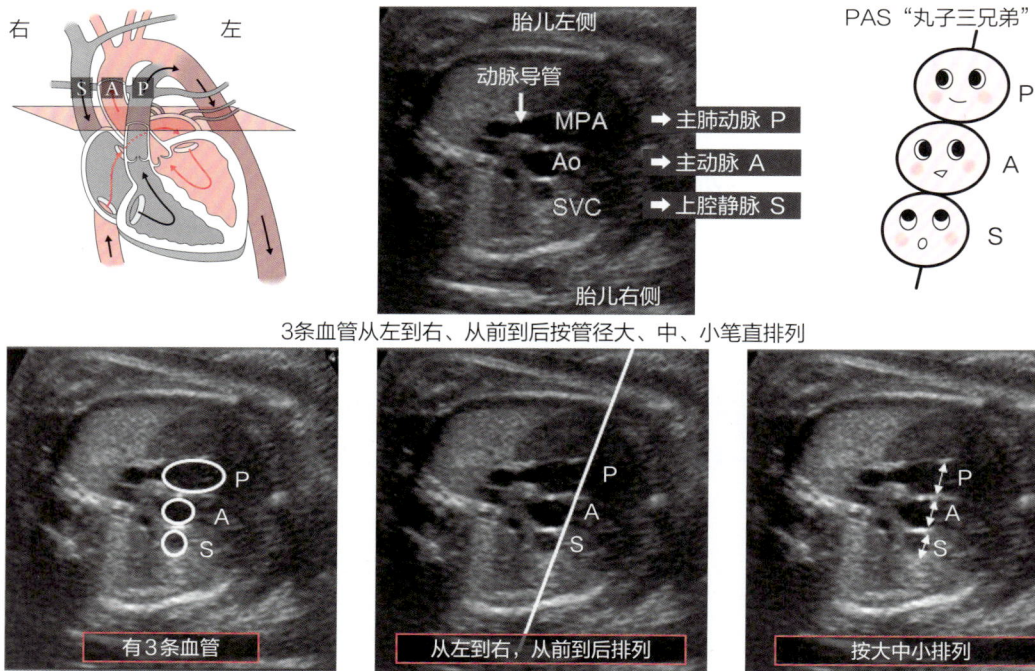

图10.9　3VV的正常表现

3VV，在4CV的基础上将探头稍向胎儿头侧平行移动即可获得。与4CV相同，由于是与胎儿的体轴相垂直的断面，所以容易显示。而且，3VV的图像非常容易理解，3条血管从左到右、从前到后笔直排列，管径也从左到右逐渐变细。如果熟悉了这种正常表现，就不难发现异常所见

- 直径也是从左到右、从前到后按照MPA→Ao→SVC的顺序逐渐变细。
- MPA呈椭圆形，Ao及SVC表现为圆形。

■ 3VV的观察要点

①是否显示3条血管。

②3条血管从左至右、从前至后是否基本呈直线排列。

③3条血管的直径是否从左至右、从前至后依次变细。

3VTV的正常表现和观察要点

3VTV是观察主动脉弓和动脉导管弓汇合部分横断面的切面。

■ 3VTV的正常表现（图10.10）

- 在胎儿时期气管内有羊水和肺泡液，表现为黑色无回声。
- 主动脉与动脉导管在气管左侧汇合呈"V"字形（这个表现称为"V"字征）。
  这个表现提示左位主动脉弓（LAA）。

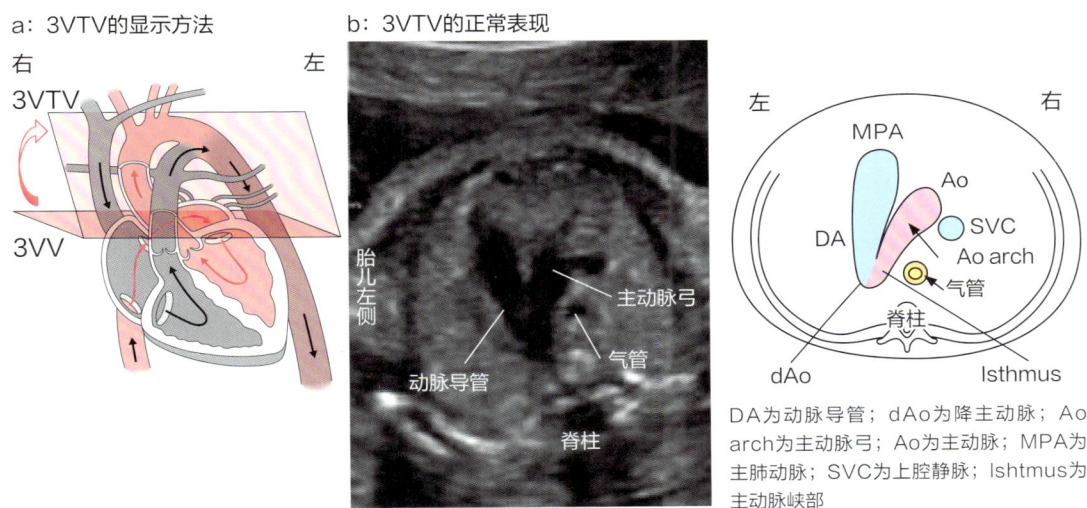

a：3VTV的显示方法　　　b：3VTV的正常表现

DA为动脉导管；dAo为降主动脉；Ao arch为主动脉弓；Ao为主动脉；MPA为主肺动脉；SVC为上腔静脉；Isthmus为主动脉峡部

图10.10　3VTV的正常表现

3VTV是观察主动脉弓和动脉导管汇合部分横断面的切面。在3VV、4CV的基础上将探头稍朝向胎儿头侧即可获得（a）。在3VTV中，两条大血管（主动脉、动脉导管）在脊柱的左前方、气管的左侧呈"V"字形汇合（确认"V"字征）。确认两条大血管的管径大致相同（b）

■ 3VTV的观察要点

①两条大血管（主动脉、动脉导管）在脊柱的左前方呈"V"字形汇合。

②两条大血管（主动脉、动脉导管）的管径大致相同。

如何对胎儿心脏进行正确的影像观察

观察胎儿心脏面临的三大难题

　　胎儿的心脏"小""快"及"动"（胎儿的活动）是胎儿心脏筛查的3个难题，如何获得清晰的胎儿心脏图像是最大的课题。

　　胎儿的心脏非常小，心率为150次/分左右，几乎是成人的2倍。而且，胎儿在羊水中的活动比较活跃，因此观察到的图像每时每分都在变化。为了必要且全面地进行胎儿心脏筛查必须考虑如何克服"小""快""动"这些胎儿心脏筛查所面临的3个难题。在本节中，从设备及扫描技术的观点出发，阐述了得到清晰图像应该注意的要点。另外，还介绍了适当应用彩色多普勒超声的方法。

　　影响胎儿心脏观察的影响因素有以下几点。

- 胎儿心脏因素
  - 妊娠20周时，心脏横径约18 mm，主动脉、肺动脉直径为2～3 mm。
  - 心跳快。
- 心脏以外的因素
  - 胎动。
  - 胎儿的体位。
- 胎儿周围的因素
  - 母体肥胖（皮下脂肪）。
  - 羊水过多或过少等。

从设备的角度

使用凸阵或3D/4D探头

　　在观察胎儿心脏时，为了找到适合观察的位置，需要根据胎儿的活动而大幅度移动探头，在母体腹壁上进行广泛的扫查。因此，一般直接使用在产科超声检查时使用的凸阵探头，或3D/4D探头。

将图像设置由"产科"模式切换到"胎儿心脏"模式

- 在最近的设备中，在图像条件的预设菜单中包含"胎儿心脏"模式的设备较多。观察胎儿心脏时，将图像设置由"产科"模式切换到"胎儿心脏"模式进行检查。
- "胎儿心脏"模式的图像设定与"产科"模式的最大不同点是"帧频"和"图像对比度"。
- 确保帧频在20以上。
  - 所谓帧频是指每秒显示图像的数量。帧频数越高，实时的性能越高，适用于观察像胎儿心脏这样快速运动的器官。

- 在"产科"模式条件下，为了观察没有快速运动的胎盘和胎儿头部、体部，将设备设定为尽量细腻的图像条件。因此，显示1张图像的时间更长，1秒显示的图像数较少，帧频设置则较低。

- 另外，由于胎儿心脏在1秒内收缩3次左右，因此，如果帧频较低，则不能跟上心脏的快速运动，成为实时性较差的动态图像而不适合观察心脏。"胎儿心脏"模式能够以实时性能高的流畅的动态图像观察胎儿的心脏，即能够确保尽可能高的帧频。需要注意的是如果帧频在20以下，则会成为实时性较差的动态图像。

■ 关于图像的对比度，在胎儿心脏模式下，为了使心脏的内腔和心脏壁的边界更加明确，尽可能抑制伪像，需要设定黑白对比度较高的图像。

探头的频率根据每个观察对象而设定

■ 在通常的产科超声检查时，探头的频率一般选择5~6 MHz，但是根据每个检查对象不同调整频率也能改善图像质量。根据检查对象分别使用频率不同的探头，或1个探头根据各个病例选择不同的频率来进行检查也是一个办法。

■ 在妊娠20周左右，由于从母体腹壁到胎儿心脏的距离比较近，而且胎儿的心脏比较小，所以多选择较高频率（5~7.5 MHz）的探头。到妊娠30周以后，由于从母体腹壁到胎儿心脏的距离较远，所以多选择较低频率（3.5~5 MHz）的探头。在母体肥胖、羊水过多或过少、胎儿俯卧位时，可选择更低频率（2.5~3 MHz）的探头。

充分放大图像进行观察（图10.11）

■ 作为胎儿筛查的对象，心脏非常小。为了充分观察胎儿心脏，需要图像的放大功能。或者使用变焦功能，将图像放大后进行检查是必不可少的。

a. 不正确的放大倍数
心脏观察不充分

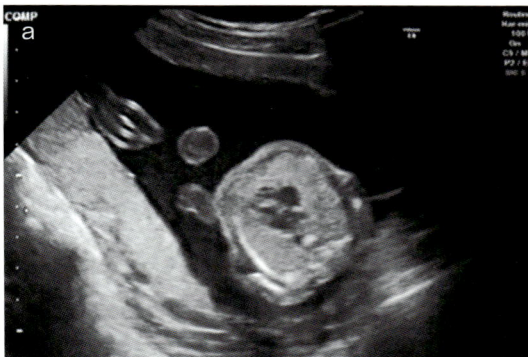

b. 正确的放大倍数
将图像扩大使胸部横断面占画面的1/3~1/2时进行观察

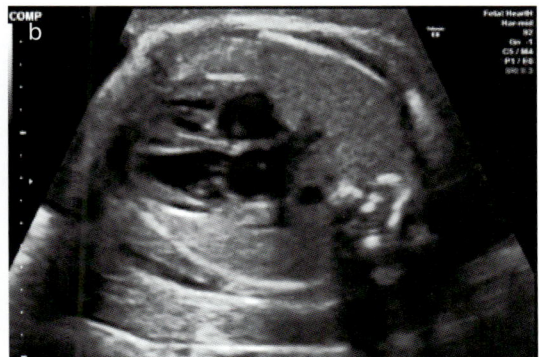

图10.11　观察胎儿心脏时的放大图像
为了充分观察胎儿心脏，需要使用变焦功能，将图像放大后进行检查是必不可少的

- 在母体腹壁上广泛扫查，找到最适合观察胎儿心脏的部位后，将图像放大到胸部横断面占画面的1/3～1/2时进行观察。
- 在观察其他脏器的流程中，应该避免以观察其他脏器的图像大小来观察心脏。

根据每个检查对象调整聚焦位置和增益

由于胎儿周围因素（母体肥胖、胎盘前壁附着、羊水过多等）的影响，胎儿心脏位置较深不易观察的情况下，对聚焦的位置或增益进行适当调整也是有效的。

使用逐帧播放（或电影模式）

胎儿心率较快，每分钟150次左右，由于心脏的活动有时有观察不充分的情况。在冻结图像后，通过使用逐帧播放的功能，可以慢慢地观察图像。通过这种方法能够确认不同心脏周期（收缩期、舒张期）的心脏形态。

从筛查技术的角度

扫查时要意识到"胎儿心脏很小"

- 胎儿的心脏很小。如图10.12所示，妊娠19周的胎儿，相对于头臀径约15 cm，观察对象的心脏区域仅为2 cm左右。另外妊娠30周时，心脏的横径（TCD）约为30 mm，主动脉、主肺动脉的直径约为5 mm。
- 为了找到适合胎儿心脏观察的位置，需要将探头在腹壁上大范围扫查。与此形成鲜明对比的是，在观察胎儿心脏时，探头的活动极其微小。前者多是大幅度移动手臂来移动探头，而后者是通过手腕的微小动作，切面就会有很大变化。因此习惯两者不同的探头移动方法是很重要的。特别是在观察左右流出道至弓状血管（3VV、3VTV）时要注意这一点，要记住前述的"交叉的丝带"（图10.1），从4CV开始一点点地将探头朝向胎儿的头侧。

扫描出正确的4CV（图10.13）

正确的4CV是通过显示相对于胎儿的体轴尽可能垂直的横断面而得到的。也就是说，如果显示出正确的测量腹围的断面（AC断面），并在该状态下将探头平行移动到头侧，就可以得到正确的4CV。通过显示出正确的4CV，不仅可以正确评估4CV，也能够正确评估3VV、3VTV。

要点：如何显示出正确的4CV
- 确认显示出2个房室瓣和左右心房、心室，没有显示出主动脉瓣和胃泡、肝脏。
- 以大致相同的长度显示出左右肋骨各1条线状高回声。如果显示出数条线状高回声，也就是数根肋骨，这意味着这个断面相对于胎儿体轴是倾斜的，是不正确的切面。

■ 尽可能使显示的室间隔长。

①为了找到适合观察心脏的部位，探头需要大幅度移动

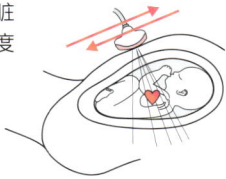

②找到观察位置后，要充分放大图像。微微调整探头位置显示出4CV至流出道（b）

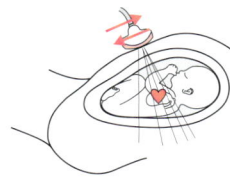

a. 胎儿矢状面，妊娠19周

b. 胎儿胸部横断面（左心室流出道切面），妊娠28周，B型及彩色多普勒超声2个画面同时显示

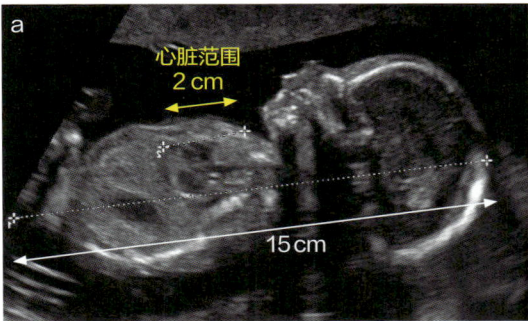

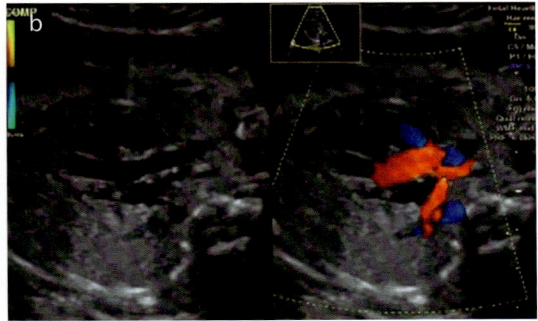

图10.12 扫查时要意识到"胎儿心脏很小"

胎儿的心脏很小。妊娠19周的胎儿，相对于头臀径约15 cm，心脏区域仅为2 cm左右。扫查时意识到"胎儿心脏很小"很有必要

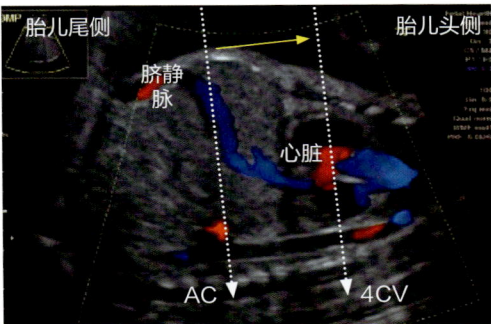

显示出正确的测量腹围的断面（与胎儿的体轴尽可能垂直的横断面）
↓
在该状态下将探头平行移动到头侧
↓
得到正确的4CV

a. AC测量断面

b. 正确的4CV
显示出左右肋骨各1条线状高回声（箭头）

c. 不正确的4CV
显示出数根肋骨回声（箭头）

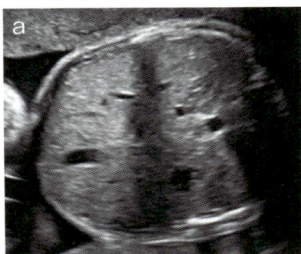

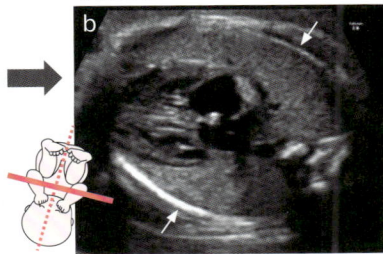

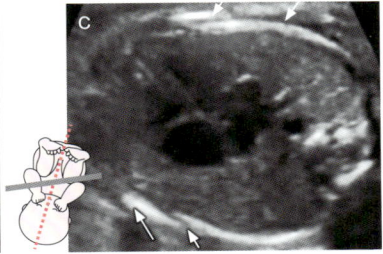

图10.13 扫描出正确的4CV

从多个方向进行观察（图10.14～10.16）

为了没有遗漏地观察胎儿心脏，重要的是要注意在正中线的纵向和横向显示出4CV，并进行观察。要养成探头在母体腹壁上大幅度的扫查，从多个角度观察心脏的习惯。

显示心脏正中线纵向的4CV
- 心尖部4CV：超声波束由心尖部射入的4CV
- 心基底部4CV：超声波束由心基底部射入的4CV
- 显示心脏正中线横向的4CV
- 侧方4CV

> * 心尖部：是指心脏下方顶端的位置。
> * 心基底部：是指心脏上方略平坦的部分。

胎儿姿势导致的观察困难（图10.17、10.18）

到了妊娠后期，胎儿俯卧位的姿势增多，由于受到骨化脊柱声影的影响，心脏的观察变得困难。另外，在妊娠10周左右的胎儿很小，如图10.17所示，胎儿与母体的体轴呈垂直状态，常常会遇到难以观察躯干部的情况。像这样因胎儿的姿势难以显示心脏时，有以下应对方法。

- 让孕妇侧卧位，这样不仅可以促进胎动，还可以将探头移动到母体的侧腹部进行观察，有时可得到清晰的图像（图10.18）。另外，侧卧位对预防低血压综合征也有帮助。
- 隔一段时间再次检查。或者在下次检查时再次确认观察不充分的部位。
- 选择心脏筛查的时间。通常，妊娠20周左右的前半期比较容易观察胎儿心脏。如果可能的话，首次心脏筛查最好在25周以前进行。

a. 心尖部4CV

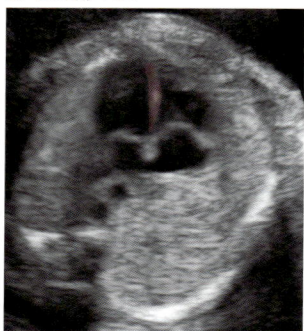

b. 侧方4CV-1

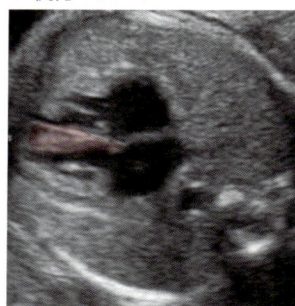

c. 侧方4CV-2

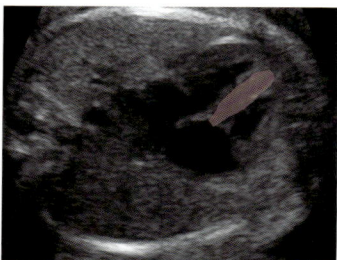

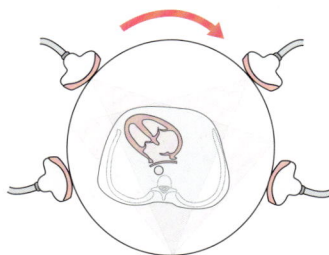

d. 心基底部4CV

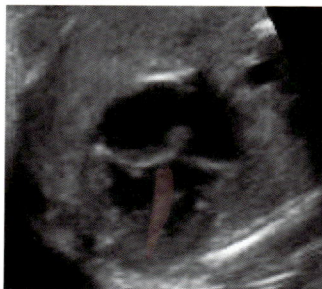

图10.14　心脏正中线纵向与横向的4CV
观察心脏正中线（粉色部分）纵向4CV（心尖部/心基底部）（a、d）及横向4CV（侧面）（b、c）

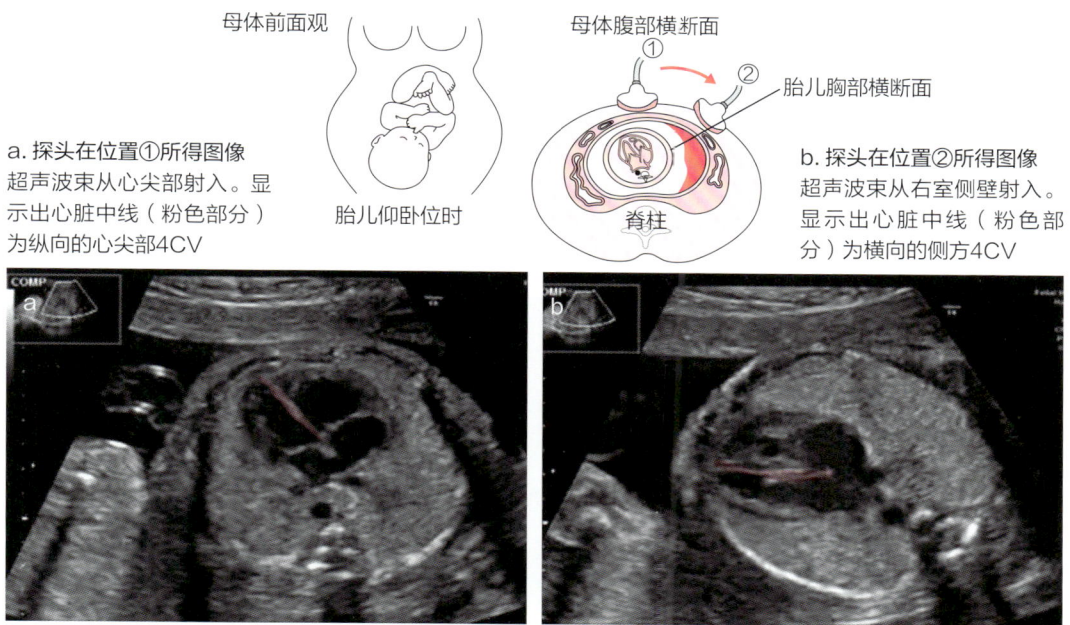

母体前面观

母体腹部横断面

① ②→ 胎儿胸部横断面

a. 探头在位置①所得图像
超声波束从心尖部射入。显示出心脏中线（粉色部分）为纵向的心尖部4CV

胎儿仰卧位时

脊柱

b. 探头在位置②所得图像
超声波束从右室侧壁射入。显示出心脏中线（粉色部分）为横向的侧方4CV

图10.15　从多个方向观察：胎儿仰卧位时

探头较大幅度的广泛扫查，从多个方向观察心脏。胎儿仰卧位时，①显示的心脏中线为纵向的心尖部4CV。②显示的心脏中线为横向的侧方4CV

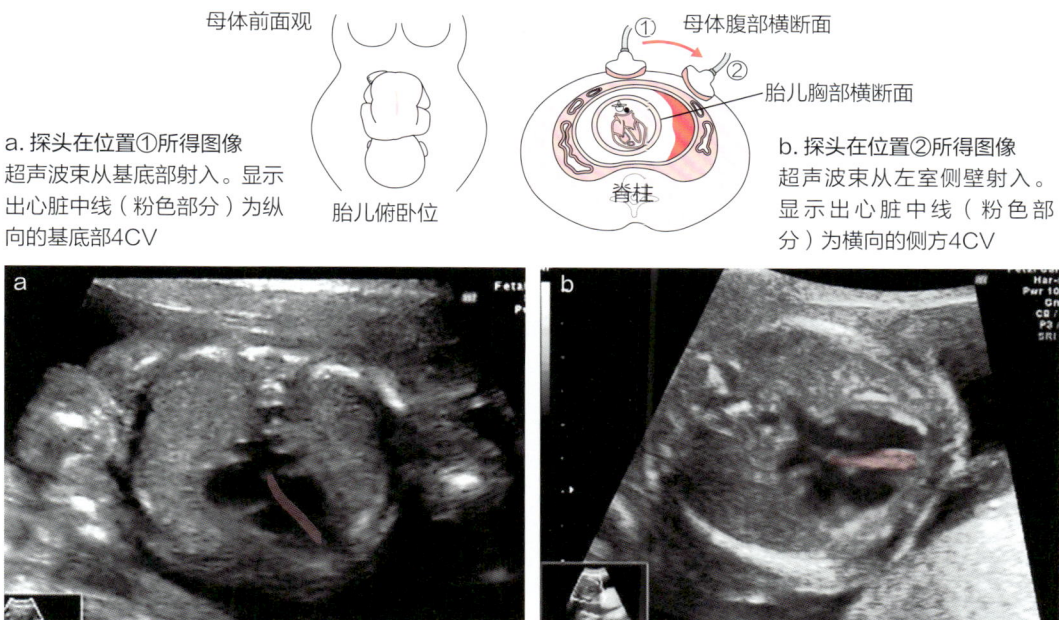

母体前面观

① 母体腹部横断面 ②

胎儿胸部横断面

a. 探头在位置①所得图像
超声波束从基底部射入。显示出心脏中线（粉色部分）为纵向的基底部4CV

胎儿俯卧位

脊柱

b. 探头在位置②所得图像
超声波束从左室侧壁射入。显示出心脏中线（粉色部分）为横向的侧方4CV

图10.16　从多个方向观察：胎儿俯卧位时

探头较大幅度的广泛扫查，从多个方向观察心脏。胎儿俯卧位时，探头位置由①移动到②。①显示的心脏中线为纵向的心基底部4CV（a）。②显示的心脏中线为横向的侧方4CV（b）

a. 妊娠18周，胎儿矢状面
胎儿垂直于母体体轴。此时不能充分显示胎儿躯干

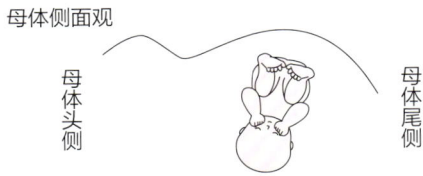

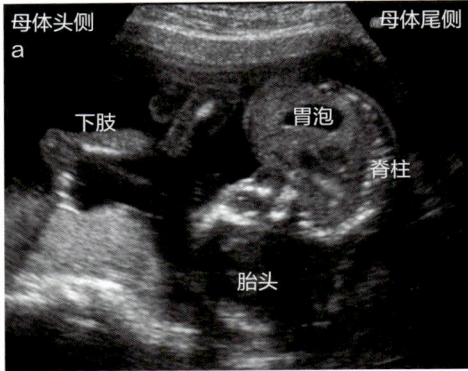

母体侧面观

b. 妊娠36周，胎儿腹部横断面
胎儿背对母体腹壁呈俯卧状。由于脊柱产生的声影影响，从胎儿后方观察比较困难

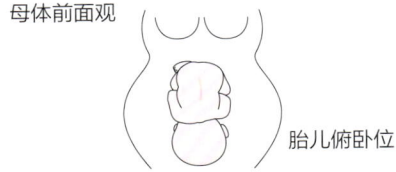

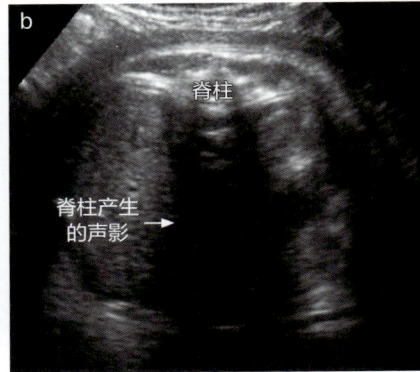

母体前面观

图10.17 观察困难的胎儿姿势

a. 胎儿俯卧位/孕妇仰卧位，胎儿胸部横断面图像

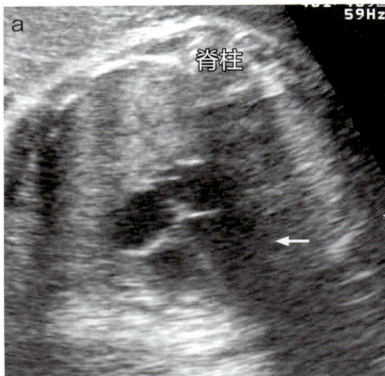

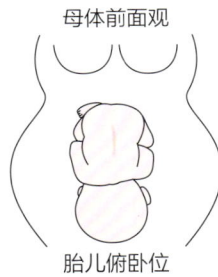

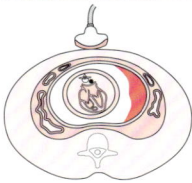

母体前面观

胎儿俯卧位

b. 胎儿俯卧位/孕妇侧卧位，胎儿胸部横断面图像

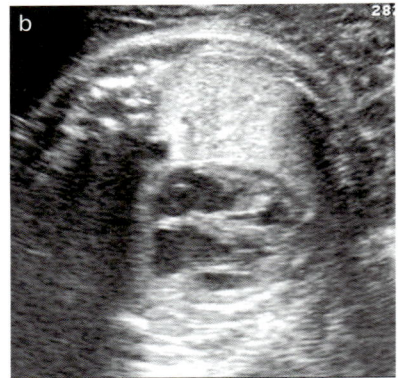

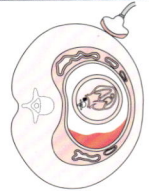

图10.18 胎儿俯卧位时的对策：孕妇的体位改变

当胎儿处于俯卧位时，由于脊柱产生的声影影响，有时并不能充分显示心脏（a箭头）。在这种情况下，让孕妇改侧卧位也是一种方法。这样，不仅可以促进胎动，而且可以更容易将探头移动到母体的侧腹部进行观察，也可避开脊柱的影响，通过清晰的图像观察心脏（b）

彩色多普勒超声在胎儿心脏筛查中的应用

在胎儿心脏筛查中同时使用彩色多普勒超声，可以期待缩短检查时间和提高检查的准确性。但是，盲目使用彩色多普勒超声很难得到有价值的信息。为了有效地使用彩色多普勒超声，在充分理解彩色多普勒超声特性的基础上，明确观察的部位、观察的要点，对于彩色多普勒超声的使用是非常重要的。

彩色多普勒超声能够观察什么？

彩色多普勒超声能够了解以下信息。

- 了解有无血流。
- 了解血流方向。
- 可以得到无法预测的异常血流信息。
- 可以显示细小血管。
- 明确（脉冲多普勒超声）取样框*放置的位置。

> * 取样策略：为了使用脉冲多普勒超声测量多普勒频谱而设定的"关心区域"。在B型超声图像上设定光标，显示这个取样框区域的FFT波形，可以测量该处的血流速度。

胎儿心脏的彩色多普勒超声的作用如下（表10.1）。

- 根据各断面的观察要点，显示心内及大血管的血流。
- 观察有无异常血流：有无室间隔缺损、有无瓣膜的反流。有无出现湍流的部位。
- 观察细小血管：肺静脉、静脉导管等。

胎儿心脏超声检查中的彩色多普勒超声（图10.19）

图像条件设定为胎儿心脏专用条件。

- 图像设定，将B型超声图像、彩色多普勒超声图像都切换到胎儿心脏专用条件进行检查。

胎儿心脏图像的条件设定如下。

- 帧频：确保高帧频。
- 图像对比度：设定的条件是心脏壁与心腔的边界清晰。
- 彩色血流显示：显示湍流（分散显示）。

通过显示湍流，可发现狭窄血流、反流等高速且紊乱等大的血流，从而检出异常血流。

确保帧频在25以上

- 彩色区域尽量缩小，以保持帧频在25以上。

彩色区域的大小在很大程度上决定了帧频的大小。如果帧频为25以上，则人肉眼可以看到实时图像。因此，重要的是将超声区域尽可能缩小，确保帧频在25以上。

表10.1 胎儿心脏观察项目与彩色多普勒超声的有用性

◎：非常有用 ○：有用 △：B型图像条件差时有用 —：无用

	观察项目[*]	彩色多普勒超声的有用性
腹部横断面	确定胃泡位置	—
	确定降主动脉（dAo）/下腔静脉（IVC）	○
4CV（四腔心切面）	心脏的位置	△
	心尖的朝向	△
	心脏的大小（TCD/CTAR）	
	心房、心室的左右差	△
	确认房室瓣的血流	◎
	左右肺静脉	◎
	确认房间隔（卵圆孔）、房室间隔、室间隔（有无VSD）	◎
3VV（左右流出道）	是否存在2条大血管？粗细基本相同吗	△
	2条大血管是否有空间上的交叉	△
	左右心室各有1条起始血管吗	△
	确认3条血管（MPA＞Ao＞SVC）	△
	确定肺动脉、主动脉	△
	主动脉瓣、肺动脉瓣的血流	◎
3VTV	主动脉与动脉导管的V字形汇合	△
	V字形汇合处的右侧有气管	△
	主动脉与动脉导管的管径、血流方向相同	◎
矢状面	确定主动脉弓、动脉导管弓	○

VSD：室间隔缺损

根据参考文献4制作

*：参照日本胎儿心脏病学会指南（文献1）

①图像条件设置为胎儿心脏专用条件 → ②彩色多普勒超声范围的设置（尽可能小）→帧频确保在25以上 →

根据每个对象不同而调整
③调节流速范围→观察血管动脉、房室瓣：约50 cm/s，静脉：约20 cm/s
④调节探头位置的调整→血流方向与超声波束方向一致

③流速范围的调整

②彩色多普勒超声范围的设置

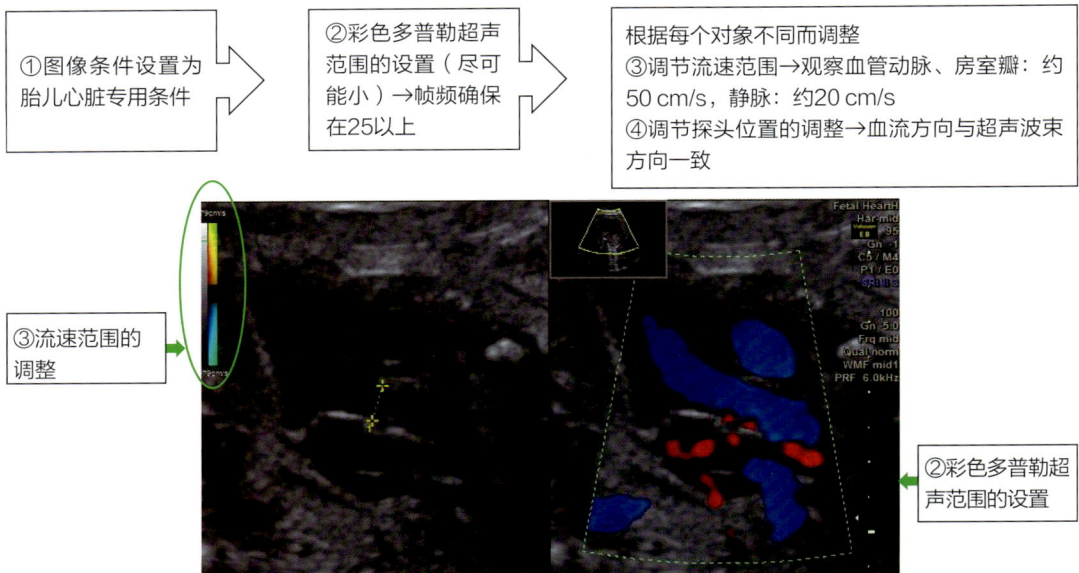

图10.19 胎儿心脏超声检查中的彩色多普勒超声

帧频是指在1秒内显示图像的张数，数值越高实时性能就越高。彩色多普勒超声图像是在B型模式的图像上重叠显示血流图像，为了得到血流信息需要额外的时间。因此，如果同时使用彩色多普勒超声，与只有B型超声图像相比，帧频显著降低。

速度范围（最大检出流速）的调整

■ 根据观察对象调整速度范围（最大检出流速）

　　彩色多普勒超声有混叠现象。对于流速比较快的血管，如果将彩色多普勒超声速度范围设定得较低，就会将正常血流显示为马赛克样的异常血流（狭窄血流等湍流）。另外，观察流速快的血管时，如果将彩色多普勒超声速度范围设定得较高，则不能显示流速较慢的血流，而被认为是充盈缺损或闭塞而发生误诊。为了检出真实的血流，根据观察对象调整速度范围是非常重要的。标准的流速范围如下所示。

- 房室瓣、主动脉/肺动脉→流速范围设定标准：约50 cm/s。
- 肺静脉→流速范围设定标准：约20 cm/s。

仔细调整探头位置

■ 调整探头的位置，使血流方向尽量与超声波束的入射方向平行。

　　彩色多普勒超声的角度依赖性较高，当血流方向与超声波束的入射方向接近90°时，不显示彩色血流。为了使观察的血流方向尽量与超声波束的入射方向平行（0°），需要仔细、多次调整探头位置。

有效地利用彩色多普勒超声

使用B型超声图像和彩色多普勒超声图像2画面同时显示

　　用B型超声图像进行观察的同时观察彩色多普勒超声图像。尤其在观察肺静脉时是非常有效的。

彩色显示不良的应对方法

■ 降低速度范围（最大检出流速）。

■ 调整探头位置。

■ 提高彩色增益：要注意的是提高增益的同时灵敏度也会提高，噪声也会增多。

■ 降低探头频率（或者使用低频探头）。

■ 降低B型超声图像的增益。

方向性能量多普勒超声的应用

■ 对于观察像肺静脉那样细而低流速的血管时，使用方向性能量多普勒超声检查是有效的。由于机型不同方向性能量多普勒超声有HD flow、advanced dynamic flow、e-flow等名称。

■ 方向性能量多普勒超声，可反映多普勒超声偏位信号的量（反射强度、功率）。功率越大显示的彩色越明亮。

- 方向性能量多普勒超声的优点，与彩色多普勒超声相比，角度依赖性低，灵敏度高，从血管壁的溢出少，适合于流速快的血管和较细血管的评估。另外，其缺点是血流速度难以测量，湍流不易识别。因此，根据检查部位、目的不同，选择使用彩色多普勒超声或方向性能量多普勒超声。
- 胎儿心脏筛查多分为下列几种情况而分别使用相应的超声。
  - 彩色多普勒超声：心内结构、主动脉、肺动脉。
  - 方向性能量多普勒超声：肺静脉等静脉、锁骨下动脉等细血管。

母体肥胖导致B型超声图像不清晰时彩色多普勒超声的应用

由于母体明显肥胖，在B型超声图像上无论如何心脏都显示不良，加上心脏的活动使心脏的B型超声图像不清晰时，使用彩色多普勒超声可能会有帮助。如果在观察心尖部/心基底部4CV时使用彩色多普勒超声，则可确认左右心房、心室是否存在。

胎儿心脏筛查第二部分：提高篇

以筛查的塔尖为目标

图10.20用金字塔表示了胎儿心脏筛查的观察项目的难易程度顺序。随着项目接近塔顶，检查的工作难度上升。本部分是在掌握了第一部分"基础篇"后，以进一步提高为目标，以攻克"胎儿心脏筛查的金字塔"为目的进行解说。接下来将对与彩色多普勒超声并用的筛查方法的推进和各个基本断面的异常所见，以及具有代表性的CHD进行讲述。

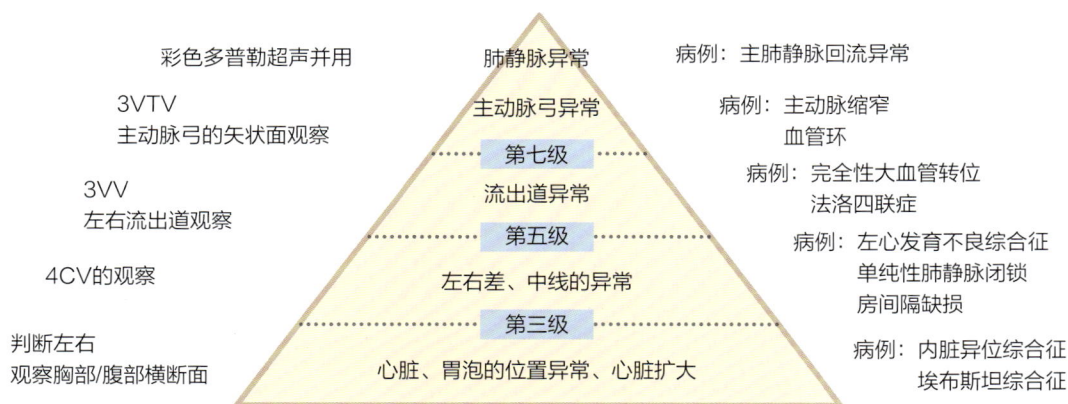

彩色多普勒超声并用

3VTV
主动脉弓的矢状面观察

3VV
左右流出道观察

4CV的观察

判断左右
观察胸部/腹部横断面

肺静脉异常 — 病例：主肺静脉回流异常

主动脉弓异常 — 病例：主动脉缩窄 / 血管环

第七级

流出道异常 — 病例：完全性大血管转位 / 法洛四联症

第五级

左右差、中线的异常 — 病例：左心发育不良综合征 / 单纯性肺静脉闭锁 / 房间隔缺损

第三级

心脏、胃泡的位置异常、心脏扩大 — 病例：内脏异位综合征 / 埃布斯坦综合征

图10.20　胎儿心脏筛查的金字塔

提高篇：腹部横断面

腹部横断面的正常表现与观察要点
正常表现（图10.21）

- 胃泡在胎儿的左侧。

- 脊柱的左前方可见降主动脉，脊柱的右前方可见下腔静脉。
- 降主动脉与下腔静脉的管径基本相同，降主动脉可见搏动。

观察要点

①胃泡在胎儿的左侧。

②观察腹部的2条大血管（降主动脉、下腔静脉）。

- 脊柱的左前方搏动的是降主动脉，脊柱的右前方是下腔静脉。

异常表现（图10.22、10.23）

在发现下列位置异常的情况下，CHD的风险上升。

- 胃泡、心脏均位于右侧时（内脏转位）：10%~20%伴有心脏畸形。
- 胃泡、心脏位于不同侧时（内脏异位）：几乎100%伴有心脏畸形。

图10.22、10.23为提示内脏异位综合征的图像。确认腹部大血管的位置有助于诊断。

a. 腹部横断面超声图像

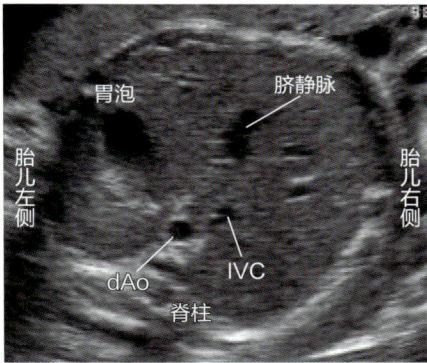

b. 腹部横断面模式图

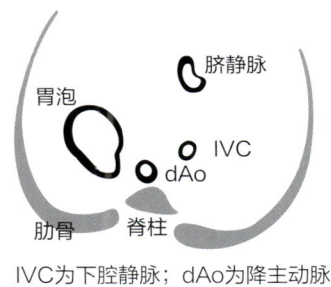

IVC为下腔静脉；dAo为降主动脉

图10.21　腹部横断面正常表现

胃泡在胎儿的左侧，脊柱的左前方可见降主动脉，右前方可见下腔静脉

a. 胎儿腹部横断面

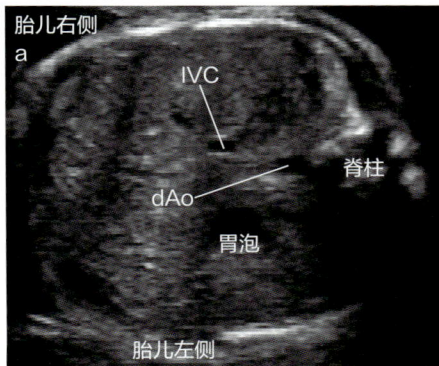

b. 胎儿胸部横断面

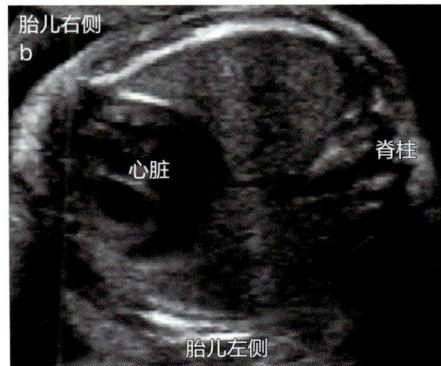

图10.22　无脾综合征（内脏异位综合征，右侧异构）病例

为无脾综合征的胎儿超声表现。腹部横断面可见胃泡位于左侧，降主动脉、下腔静脉同时位于右侧（a）。胸部横断面可见心脏位于右侧，4CV可见明显异常（单心房、单心室）（b）

a. 胎儿腹部横断面　　　　　b. 胎儿胸部横断面

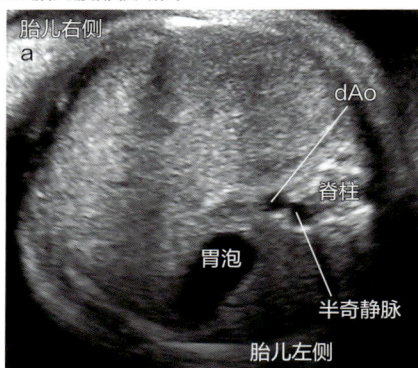

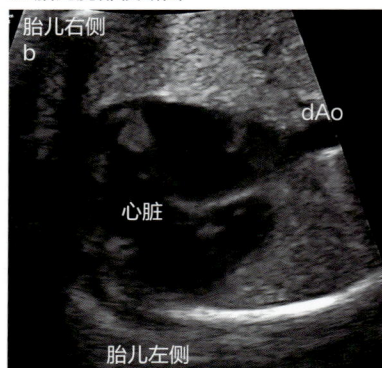

图10.23　多脾综合征（内脏异位综合征，左侧异构）病例

为多脾综合征的胎儿超声表现。腹部横断面可见胃泡位于左侧，降主动脉基本位于正中，在其左背侧可见扩张的半奇静脉（a）。由于下腔静脉缺损，未显示。胸部横断面可见心脏位于左侧，4CV可见明显异常（单心房、单心室）（b）

提高篇：4CV

　　4CV中包含了非常多的信息。表10.2显示的是国际妇产科超声学会（ISUOG）指南中记载的4CV的评估项目。另外，在图10.24中记载了根据这些评估项目制作的观察要点。在胎儿心脏筛查的"基础篇"中讲述了观察4CV时最基本的观察项目。在本篇中，进一步对作为提高篇追加的观察要点和相关的代表性异常表现进行讲解。

表10.2　胎儿心脏筛查（4CV）的评估项目（ISUOG指南）

心脏整体
● 心脏和胃泡都位于左侧吗？
● 心脏是否占据胸腔的1/3左右？
● 心脏的大部分位于左侧胸腔吗？
● 心尖部与正中线约呈45°±20°角吗？
● 可以确认心脏4个心腔吗？
● 心率正常吗？心律规则吗？
● 是否有心包积液？
心脏内结构
①心房
● 是否能看到左右心房，它们大小基本相同吗？
● 卵圆孔膜是向左心房侧开放吗？
● 连接部（心脏中央十字交叉部位）是否与房间隔相连？
● 肺静脉是流入左心房吗？

心脏内结构
②心室
● 是否能看到左右心室，它们的大小基本相同吗？
● 两个心室壁有肥厚吗？
● 右心室的心尖部有调节束附着吗？
● 由心尖部到十字交叉部有室间隔缺损吗？
③房室间隔和房室瓣
● 十字交叉部有缺损吗？
● 左右房室瓣开放、关闭正常吗？
● 左右房室瓣的附着部位是否有偏移（nomal off-setting表现）？

* nomal off-setting表现：三尖瓣附着部位更靠近心尖部的室间隔的表现。

根据参考文献6制作

①观察心尖的方向。
● 确认室间隔的方向。
②是否有心脏扩大。
● 测量CTAR。
③中线（房间隔、室间隔、房室间隔）有缺损吗？→同时使用彩色多普勒超声。
● 卵圆孔膜是向左心房侧开放吗？
● 房室间隔十字交叉部有缺损吗？
● 有室间隔缺损吗？
④左右心房、左右心室有明显的差异吗？
⑤有没有心跳异常？
⑥观察房室瓣→同时使用彩色多普勒超声。
● 三尖瓣、二尖瓣的附着部位向心尖部偏移吗？
● 确认房室瓣血流、有无反流？
⑦观察肺静脉→同时使用彩色多普勒超声。
● 左右肺静脉是流入左心房吗？
⑧观察心脏与脊柱之间→同时使用彩色多普勒超声。
● 降主动脉位于左心房的背侧吗？
● 观察左心房与降主动脉之间。

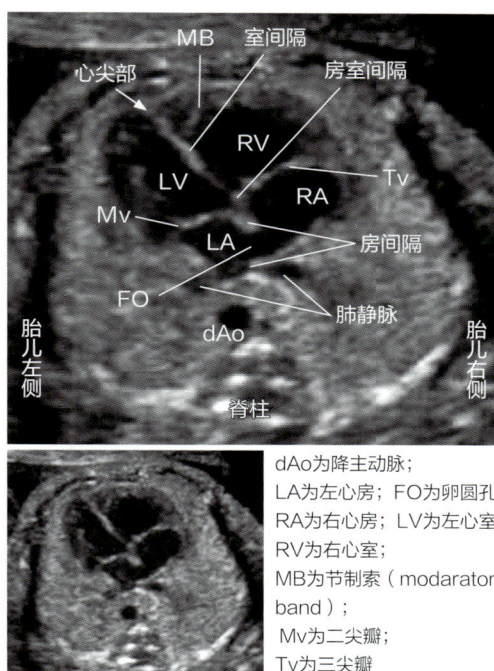

dAo为降主动脉；
LA为左心房；FO为卵圆孔；
RA为右心房；LV为左心室；
RV为右心室；
MB为节制索（modarator band）；
Mv为二尖瓣；
Tv为三尖瓣

图10.24　4CV观察要点（提高篇）

4CV的观察要点与正常表现、异常表现

①心尖的方向

■ 正常表现
● 正常心尖的方向，与正中线约呈45°±20°角。

■ 心尖的方向异常表现（图10.25）
● 心尖部极端向左偏移时（心脏轴向左偏移65°以上）：有法洛四联症、右室双出口、永存动脉干等圆锥动脉干畸形的可能性。

- 心尖部位于正中：怀疑矫正型大动脉转位。
- 心尖部偏向右侧时：怀疑内脏转位、内脏异位综合征。

②有无心脏扩大：用CTAR进行评估

- CTAR（cardio-thoracic area ratio）：心脏/胸廓面积比（图10.26）
  - CTAR=（心脏面积/胸廓面积）×100%。
  - CTAR的测量部位如下（日本胎儿心脏病学会指南）。

    心脏的面积：描记心脏外膜的外侧。

    胸廓的面积：描记包括肋骨、脊柱在内的胸廓外侧，皮肤、肌肉的内侧（胸廓的面积中不包括皮肤、肌肉）。

    也可使用椭圆法测量。
  - 尽可能显示正确的4CV再进行测量。
  - 妊娠30周以内约有30%以上，妊娠30周以后约有35%以上怀疑心脏扩大。
  - 心脏扩大的程度以CTAR来评价。轻度为35%～40%，中度为40%～45%，重度为45%～50%，极重度为50%以上。CTAR在40%以上时，需要进行详细检查。
  - 妊娠22周之前，不能使用TCD，要使用CTAR进行评估。另外，测量TCD怀疑心脏扩大时，要进行CTAR测量。

a. 正常
心尖部的方向在正常范围，正中线向左45°±20°左右

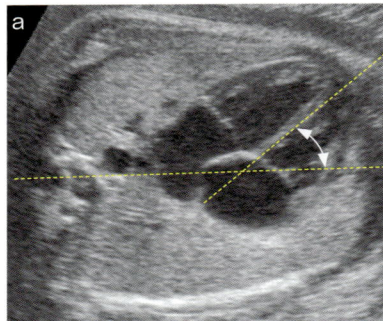
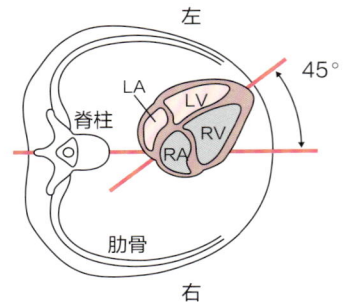

b. 法洛四联症
心尖部极端向左偏移

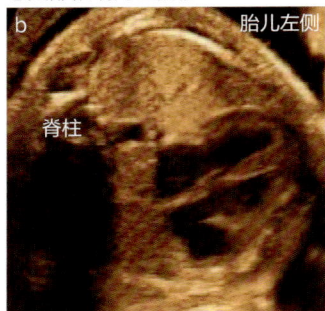

c. 矫正型大动脉转位
心尖部位于正中

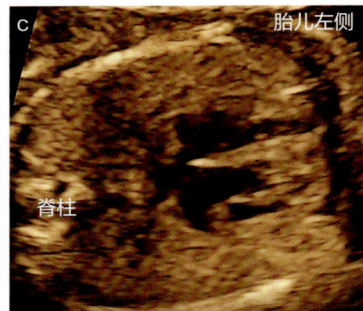

d. 无脾综合征（内脏异位）
心尖部偏向右侧

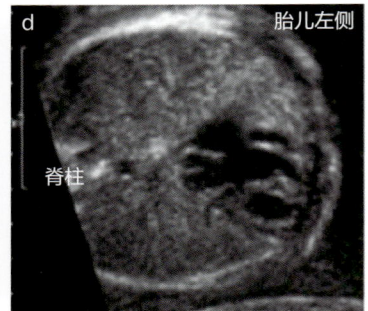

图10.25　4CV异常表现：心尖部方向异常

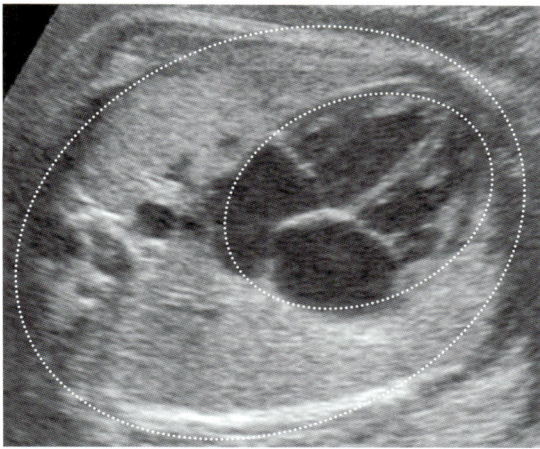

CTAR=（心脏面积/胸廓面积）×100%
👆注意要点
心脏的面积：描记心脏外膜的外侧
胸廓的面积：描记包括肋骨、脊柱在内的胸廓
外侧，皮肤、肌肉的内侧

CTAR的正常值
妊娠30周以内：30%以下
妊娠30周以上：35%以下

图10.26　心脏扩大的评估：心脏胸廓面积比（CTAR）

■ 心脏大小的异常表现（图10.27）

- 在怀疑心脏扩大时，要考虑埃布斯坦综合征等心脏畸形，以及胎儿心功能不全、肺发育不良的可能。
- CTAR在40%以上时，需要进一步检查。

a. 埃布斯坦综合征
CTAR在50%以上，心脏高度扩大

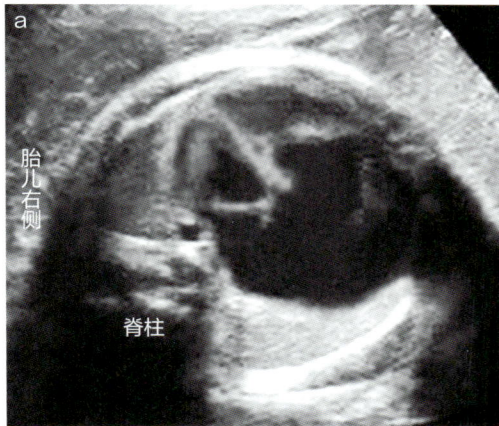

b. 心肌病
CTAR为43%，心脏中度扩大

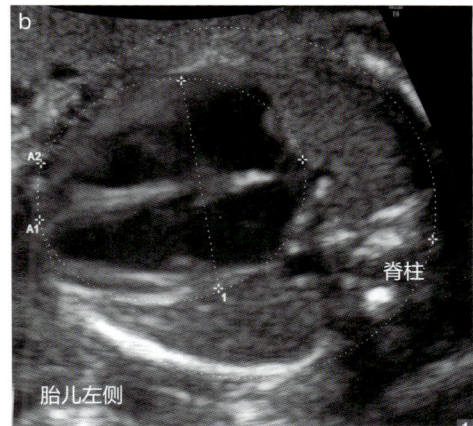

图10.27　4CV异常表现：心脏大小异常

③中线有无缺损

■ 中线的正常表现

- 在房间隔的中央附近，可见卵圆孔的膜朝向左心房侧飘动。正常情况下，血流从右心房通过卵圆孔流向左心房。
- 房室间隔、室间隔没有缺损。

■ 同时使用彩色多普勒超声的中线观察方法

- 在侧壁4CV中使用彩色多普勒超声观察中线

侧壁4CV是心脏的中线（房间隔、房室间隔、室间隔）呈横向的切面，超声波束与心脏中线垂直。因此，在观察中线有无缺损时，使用彩色多普勒超声在侧壁4CV观察是最合适的（图10.28）。

- 观察卵圆孔和室间隔缺损时，彩色多普勒超声要设定为低流速范围。
- 要注意心尖部/心基底部4CV可出现假性室间隔缺损。

在心尖部/心基底部4CV，超声波束的射入与心脏中线相对平行（图10.29），而房

| 侧壁4CV是心脏的中线与超声波束垂直的切面 |

→

| B型超声及彩色多普勒超声观察中线均在侧壁4CV进行
• 房间隔　• 卵圆孔
• 室间隔
• 房室间隔 |

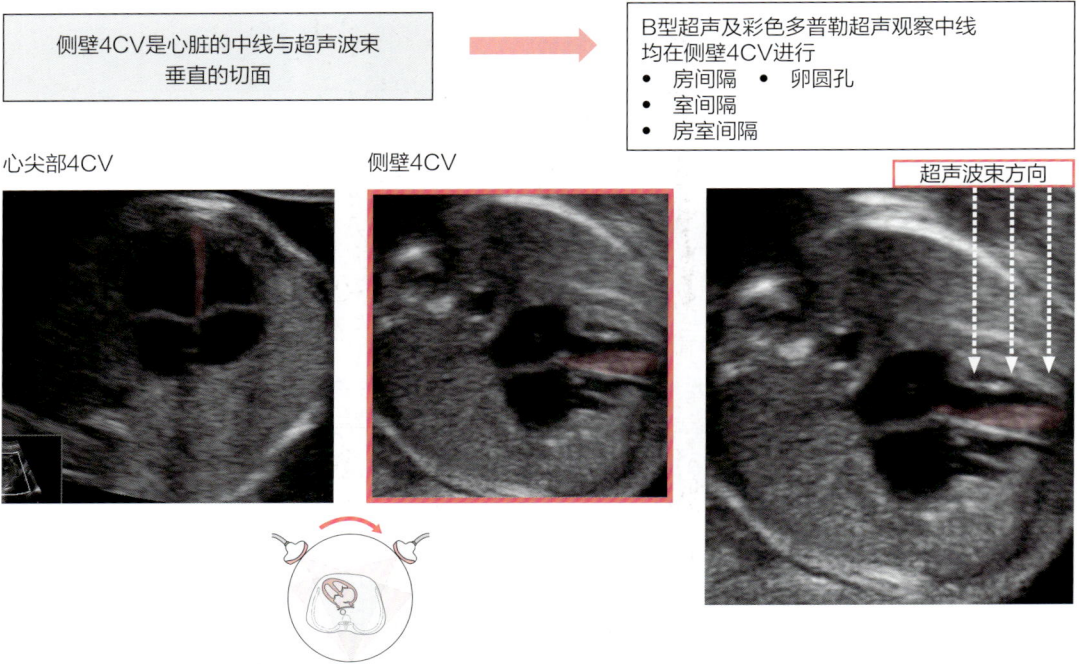

心尖部4CV　　　　侧壁4CV　　　　　　　　　　超声波束方向

图10.28　侧壁4CV观察中线
侧壁4CV是心脏的中线（粉色线）与超声波束垂直的切面，适用于中线有无缺损的观察。B型超声及彩色多普勒超声观察中线（房间隔、卵圆孔、室间隔、房室间隔）均在侧壁4CV进行

| 由于心尖部/心基底部4CV中线（粉色线）是与超声波束的射入相对平行 |

→

| 不适用于观察中线 |

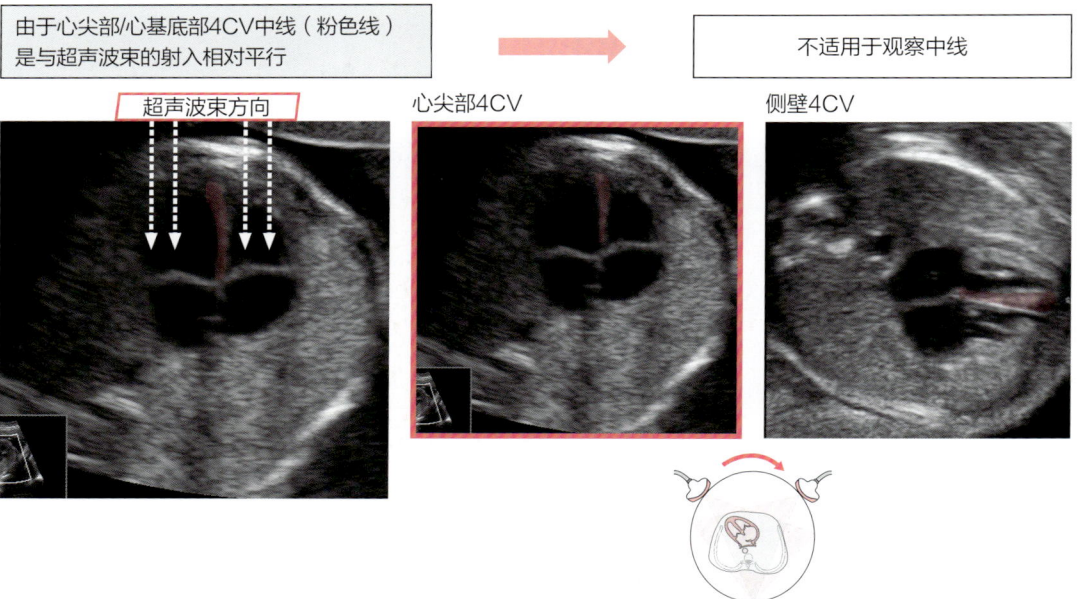

超声波束方向　　　　心尖部4CV　　　　　侧壁4CV

图10.29　心尖部/心基底部4CV不适用于观察中线
由于心尖部/心基底部4CV的中线（粉色线）与超声波束的射入相对平行，所以不适用于观察中线

室间隔（心脏中央的十字部分）附近的室间隔很薄，难以成为回声源。所以，有时会出现与室间隔缺损类似的表现。为了与真正的室间隔缺损鉴别，最好移动探头，显示侧壁4CV，同时使用彩色多普勒超声进行观察。

■ 中线异常的表现

中线异常的表现如图10.30所示。

a. 单心房（多脾）综合征
房间隔缺损（箭头）

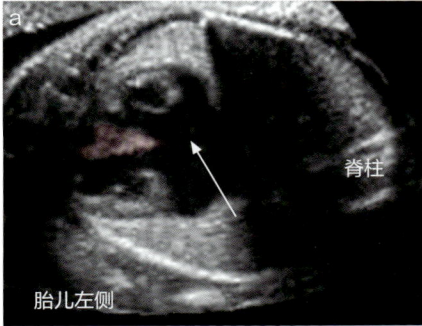

b. 室间隔缺损（流入道缺损）
流入道可见大的缺损（箭头）

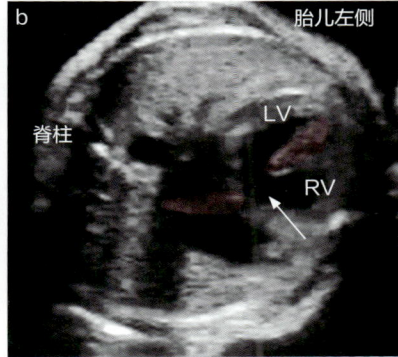

c. 完全型房室间隔缺损
房室间隔（心脏中央十字部分）缺损（箭头）

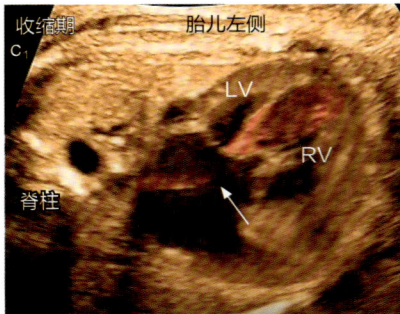

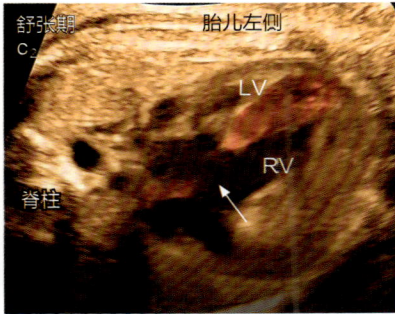

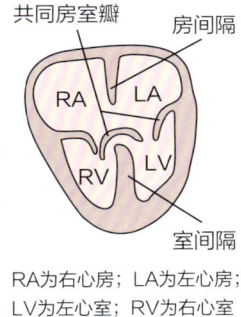

RA为右心房；LA为左心房；
LV为左心室；RV为右心室

图10.30　4CV异常表现：中线异常
中线用粉色表示

④左右心房、心室是否有明显的差异

■ 正常表现

- 胎儿的左右心房、心室的大小基本相等。但是妊娠30周以后，即使是在正常情况下，右心也会变大（右心室的横径比左心室横径大1.2倍左右）。
- 由于超声波束射入的方向不同，与心尖部/心基底部4CV相比侧壁4CV显示的心室壁、室间隔显得较厚。
- 在心尖部/心基底部4CV中，由于右心室的心尖部调节束的影响，右心室与左心室相比底部会显示得比较浅。因此，有时会给人右心室比较小的印象。

■ 心房、心室左右大小差异异常的表现

图10.31是心房、心室左右大小差异异常所见。

- 左右心房、心室的大小如果有较大差异，要怀疑心房、心室的流入道、流出道的狭窄性疾病而做进一步检查。

- 右心明显小于左心时：着眼于三尖瓣、肺动脉检查，判断有无右心狭窄/闭塞性疾病。
- 左心明显小于右心时：着眼于检查肺静脉、卵圆孔、二尖瓣、主动脉至主动脉弓，检查左心是否有狭窄/闭塞性疾病。

a. 左心发育不良综合征
可见左心室（LV）明显狭小

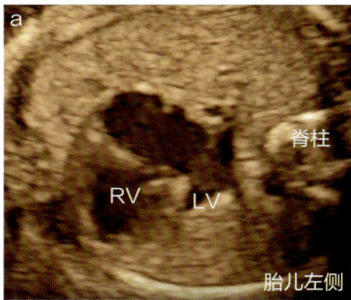

b. 单纯性肺动脉闭锁
右心室（RV）明显狭小以及右室壁明显增厚（箭头）

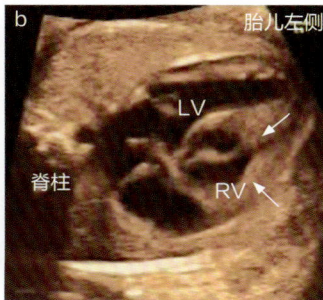

c. 室壁瘤
左心室（LV）明显扩大

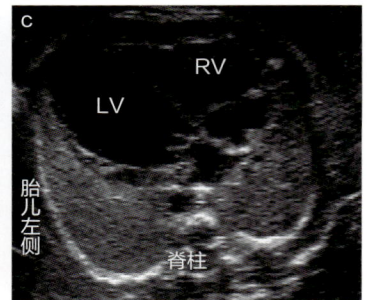

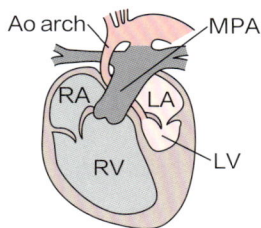

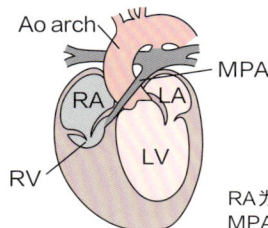

RA为右心房；LA为左心房；LV为左心室；RV为右心室；MPA为主肺动脉；Ao arch为主动脉弓

图10.31　4CV异常表现：心房、心室的左右大小差异

专栏

客观评估左右心室大小差异的方法：左室/右室舒张末期内径比（LVDd/RVDd）

左室/右室舒张末期内径比（LVDd/RVDd）是一个客观评估左右心室大小差异的方法。在测量时要尽可能地正确显示4CV，在房室瓣关闭时（舒张末期）在二尖瓣、三尖瓣的正下方测量左右心室的宽度，求其比值。

- 关于"小左室"

左右心室有多大程度的差异才是"小左室"所见，目前没有明确的判断标准，但是当左室/右室内径比在0.8以下时，要考虑进一步检查。

金氏等人认为，左室/右室内径比不足0.5的病例中，出生后发现新生儿异常的比例明显较高，报告的病例中包括单纯性主动脉缩窄、卵圆孔早期闭锁、21-三体综合征和特纳综合征等。

- Simple COA*是胎儿筛查中最难诊断的CHD之一

Simple COA在左心比右心小的情况下，被认为是与总肺静脉回流异常、卵圆孔早期关闭等并列的CHD之一。

一般在出生后，动脉导管关闭之前，很难做出Simple COA的最终诊断。为了准确筛查该疾病，最好不要害怕假阳性结果而要做详细检查。

- 21-三体综合征的超声标志性表现之一是左心系统的狭小化

　*　Simple COA（Simple coarctation of the aorta）：单纯性主动脉缩窄

心腔内高回声

- IEF（intracardiac echogenic focus）是指在心腔内或心室壁上发现的、不伴有声影的3 mm以下的高回声。在左心室比较常见。

- 在妊娠中期，尤其是妊娠10周后半程观察心脏时经常会看到。根据人种的不同，发病率也有差异。一般认为，亚洲人比其他人种的发病率更高（亚洲人10%~30%，非洲人7%，西班牙人约4%，白种人约3%）。

- 这是乳头肌的局部钙化引起的超声表现（图C.19），而不是结构/功能异常所致。

- IEF曾被认为是染色体异常（尤其是21-三体综合征）在妊娠中期的标志性超声表现之一。但现状是，在低风险妊娠中单独发生这个表现，认为其是正常表现的看法占大多数。

- 在其大小超过3 mm以及在大范围内被发现的情况下，要考虑心脏肿瘤（横纹肌瘤）的发病初期，以及心肌坏死、缺血性改变等可能性，需要进行病程观察。

胎儿胸部横断面（4CV）
左室壁可见IEF

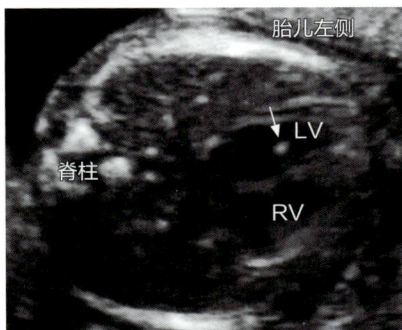

心脏的解剖与乳头肌

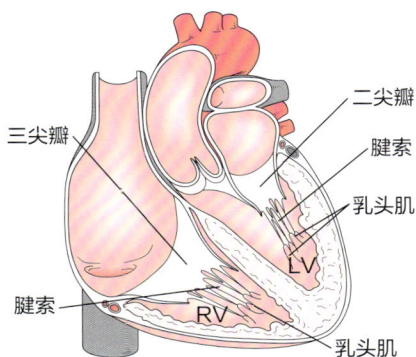

RV为右心室；LV为左心室

图C.19　心腔内高回声（IEF）
心腔内高回声（IEF）是指在心腔内或心室壁上发现的、不伴有声影的3 mm以下的高回声（箭头）。乳头肌局部钙化的部位，可见高回声表现

⑤有无心率异常

■ 正常表现

- 妊娠中期至后期，正常胎儿的心率*为120~150次/分。随着妊娠周数的增加有减慢的趋势。这与迷走神经功能的发育有关。心率有5~15次/分的波动。

- 妊娠中期，即使是正常胎儿，有时也能观察到一过性的心动过缓。在孕中期，胎儿的心率可急剧减慢（50~70次/分），不久（多数在30秒内）恢复到通常的心率。这样的一过性缓脉经常可以看到。探头扫查时会导致子宫内压力升高，或者

> ＊ Serra等报道，将正常胎儿心率设定为，妊娠25周时的135 次/分，妊娠30周时的125 次/分，妊娠40 周时的120 次/分。

压迫胎儿头部和脐带，因此刺激了胎儿的迷走神经，是其主要原因。孕中期胎儿自主神经功能不发达，对抗迷走神经反应不充分，可能是一过性心动过缓的原

因，其病理意义不大。这个现象多见于妊娠中期，特别是妊娠20周前半，妊娠后期很少见到。

- 心率异常的表现
  - HR在200次/分以上为重度心动过速，HR在100次/分以下为重度心动过缓，无论是哪种情况都要考虑由专业医师进行详细检查。另外，即使是在HR100～120次/分的情况下，也可能包含QT延长综合征等，因此也需要注意。
    - 胎儿心动过速的原因：母体发热和抑制宫缩药物的作用，胎儿缺氧的初期反应及胎儿感染，快速心律失常（窦性心动过速、室上性心动过速等）。
    - 胎儿心动过缓的主要原因：胎儿缺氧、缓慢心律失常（完全房室传导阻滞、窦性心动过缓等）。

⑥房室瓣的观察

- 正常表现
  - 如果同时使用彩色多普勒超声观察房室瓣（二尖瓣、三尖瓣），就会发现在正常的心脏中，在舒张期分别由左、右心房流入左、右心室的，大小大致相同的房室瓣血流。
  - 通常，收缩期不会出现房室瓣反流。
- 用彩色多普勒超声观察房室瓣的方法
  在心尖部/心基底部4CV，并用彩色多普勒超声观察房室瓣（图10.32）。
  用彩色多普勒观察2个房室瓣时，使用超声波束与房室瓣血流方向平行的心尖部

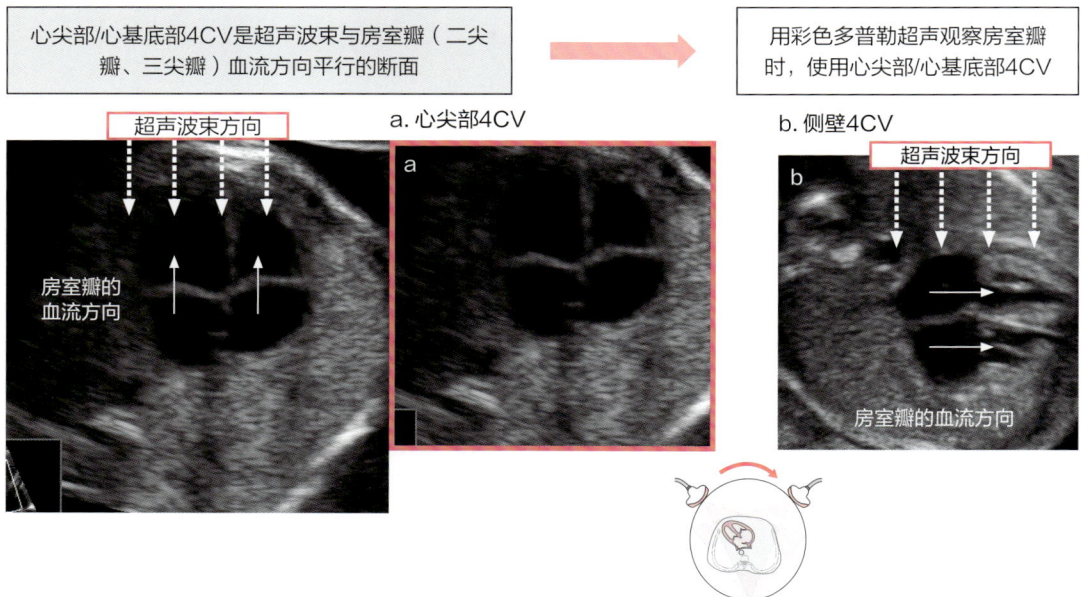

| 心尖部/心基底部4CV是超声波束与房室瓣（二尖瓣、三尖瓣）血流方向平行的断面 | 用彩色多普勒超声观察房室瓣时，使用心尖部/心基底部4CV |

a. 心尖部4CV
b. 侧壁4CV
超声波束方向
房室瓣的血流方向

图10.32 心尖部/心基底部4CV观察房室瓣

用彩色多普勒超声观察房室瓣时，使用超声波束与房室瓣血流方向平行的心尖部/心基底部4CV（a）。而侧壁4CV由于超声波束与房室瓣血流方向垂直，因此不能充分显示房室瓣的血流信号，不适用于观察房室瓣血流（b）

4CV（超声波束从心尖部射入的断面），或者是心基底部4CV（超声波束由心基底部射入的断面）。在侧壁4CV由于超声波束与房室瓣血流方向垂直，因此不能充分显示房室瓣的血流信号，不适用于观察房室瓣血流。彩色多普勒超声流速范围设定为50 cm/s左右比较合适。

①观察2条彩带（图10.33）

舒张期流入左右心室的房室瓣血流表现为"2条彩色飘带"，观察时要注意以下几点。

- 能够确认是2条彩带吗？
- 2条彩带的大小范围基本相同吗？
- 2条彩带是分别显示的吗（不相互连接）？

a. 心尖部4CV
B型/彩色多普勒超声2画面同时显示

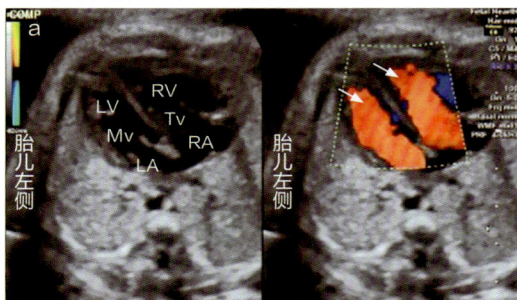

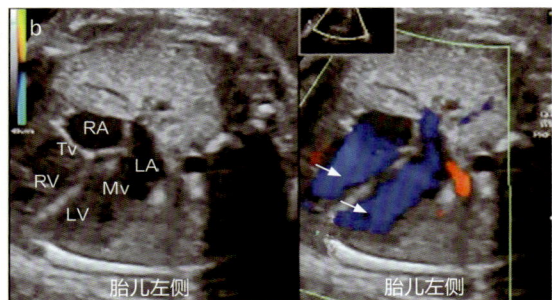

b. 心基底部4CV
B型/彩色多普勒超声2画面同时显示

LA为左心房；RA为右心房；Mv为二尖瓣；Tv为三尖瓣；LV为左心室；RV为右心室

图10.33　房室瓣的观察：确认2条彩带
是同时使用彩色多普勒超声在心尖部/心基底部4CV上观察房室瓣的表现。无论哪个图像（a、b），流入左右心室的左右心房血流都显示为2条彩带（箭头）。观察房室瓣时注意以下3点。①确认是2条彩带；②2条彩带的大小范围基本相同；③2条彩带分别显示

②确认房室瓣有无反流

房室瓣在收缩期关闭，起到防止心室收缩时心室内的血流逆流到心房的作用。显示心尖部/心基底部4CV，同时使用彩色多普勒超声，观察有无房室瓣的反流。

■ 房室瓣的异常表现

左右房室瓣血流异常：图10.34分别显示的是，房室瓣血流的2条彩带只能显示1条的病例；2条彩带不能分别显示，而是连在一起的病例。

房室瓣反流：图10.35显示的是房室瓣反流的病例。

> **关于妊娠中期轻度三尖瓣反流（mildTR）的表现**
> 如果在妊娠中期用彩色多普勒超声观察心尖部/心基底部4CV，有时在收缩早期至中期会看到轻度的三尖瓣反流。最高流速在200 cm/s以下，三尖瓣喷射（彩色多普勒超声的三尖瓣所见）是指从三尖瓣的位置到右心房对侧壁的距离的下1/3显示的血流，不伴有心脏扩大的情况。多数是妊娠后期消失的一过性表现，据推测是由于胎儿的心肌未成熟和肺血管床的高血压所致。

a. 左心室发育不良综合征
1条彩带未能显示，左室腔未见舒张期流入的血流

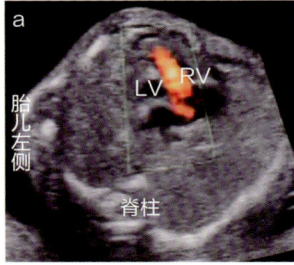

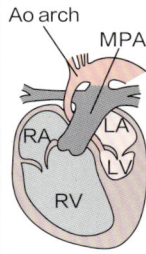

b. 单纯性肺动脉闭锁（B型/彩色多普勒同时显示）
1条彩带未能显示，右室腔未见舒张期流入的血流

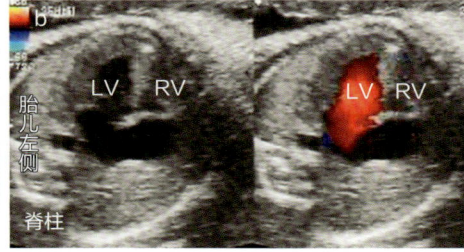

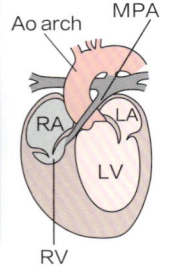

c. 完全性房室间隔缺损
心脏的中央可见2条彩带相互融合（箭头）。为房室间隔缺损

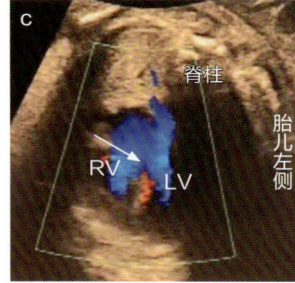

RA为右心房；LA为左心房；RV为右心室；LV为左心室；MPA为主肺动脉；Ao arch为主动脉弓

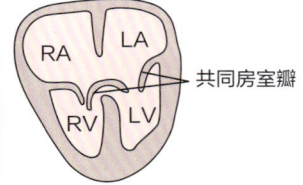

共同房室瓣

图10.34　4CV房室瓣的异常表现：左右房室瓣血流异常

a. 舒张期的彩色多普勒超声表现

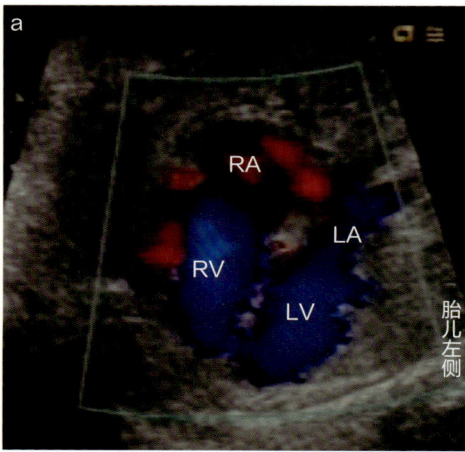

RA为右心房；LA为左心房；RV为右心室；LV为左心室；TR为三尖瓣反流

b. 三尖瓣反流表现
b₁. 收缩期的彩色多普勒表现

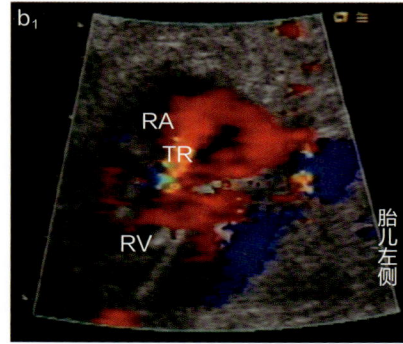

b₂. 脉冲多普勒表现

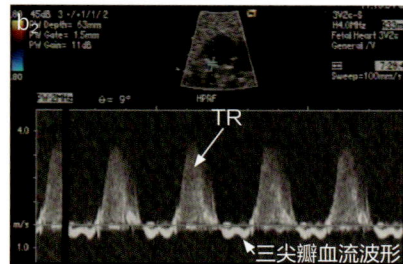

三尖瓣血流波形

图10.35　4CV房室瓣的异常表现：房室瓣反流

母体自身抗体阳性的妊娠中发现的、伴随胎儿心肌炎的三尖瓣反流的表现。在舒张期可见流入左右心室的房室瓣血流（可观察到2条彩带）（a）。在收缩期发现三尖瓣反流（b）。发现达到右心房对侧壁的明显三尖瓣反流（b₁）。三尖瓣反流持续整个收缩期（最高流速350 cm/s）（b₂）

⑦检查肺静脉

完全性肺静脉异位引流（total anomalous pulmonary venous connection，TAPVC）与完全性大动脉转位（transposition of the great arteries，TGA）一样，多数是在新生儿时期进行心内直视手术的CHD。无论哪种疾病，都是众所周知的在胎儿时期很难做出诊断的疾病。肺静脉的观察，如图10.20所示是胎儿心脏筛查的观察项目中难度最高的，也是检查者无论如何都想攻克的项目。

■ 正常表现

- 在正常心脏中，4条肺静脉分别流入左心房的后方。

■ 彩色多普勒超声观察肺静脉的方法

彩色多普勒及能量多普勒超声并用，确认流入左心房的肺静脉（图10.36）。在初次筛查时，我们的目标是至少要确认左右各一条肺静脉流入左心房。

- 同时使用彩色多普勒超声，在多个方向观察。

彩色多普勒超声的流速范围设定为较低水平（约20 cm/s），以侧壁4CV和心尖部/心基底部4CV为中心，从各个方向确认肺静脉流入左心房。

- 同时使用方向性能量多普勒超声是有效的（图10.36）

方向性能量多普勒超声具有高分辨率、高帧频、高灵敏度、低散射（从血管溢出的少）等特点，适合检查像肺静脉那样细而且流速低的血管。

a. 胸部横断面

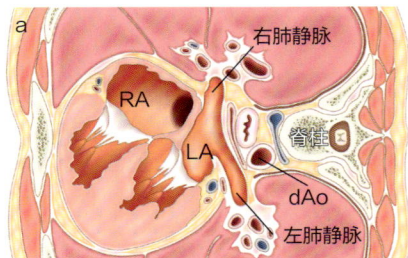

b. 心脏的背面观

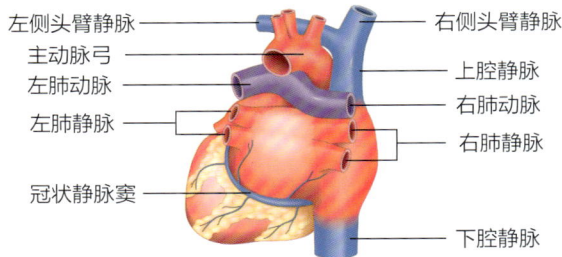

c. 左右肺静脉：正常表现
方向性能量多普勒超声显示

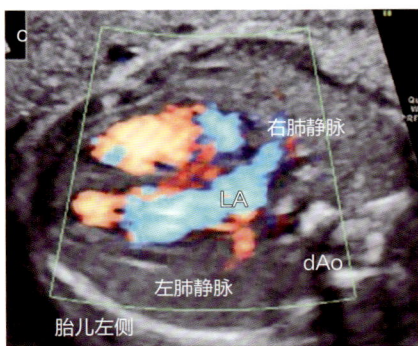

d. 左右肺静脉：正常表现
B型超声、方向性能量多普勒超声同时显示

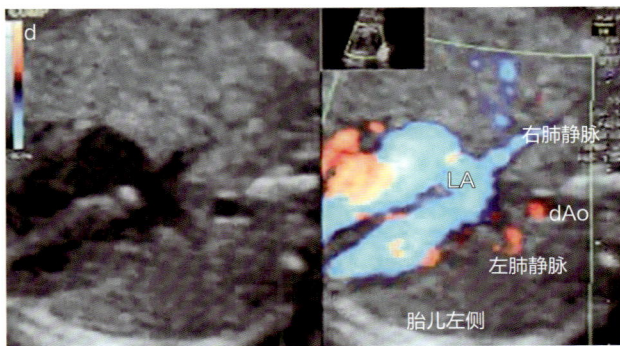

图10.36　肺静脉的检查

在筛查时，至少要确认左右各一条肺静脉流入左心房。同时使用方向性能量多普勒超声是有效的（c）。此时B型超声图像与能量多普勒超声图像同时显示，进行对比观察也是有效的（d）

- 肺静脉脉冲多普勒波形的观察（图10.37）

    正常肺静脉M型（双峰性）的波形。

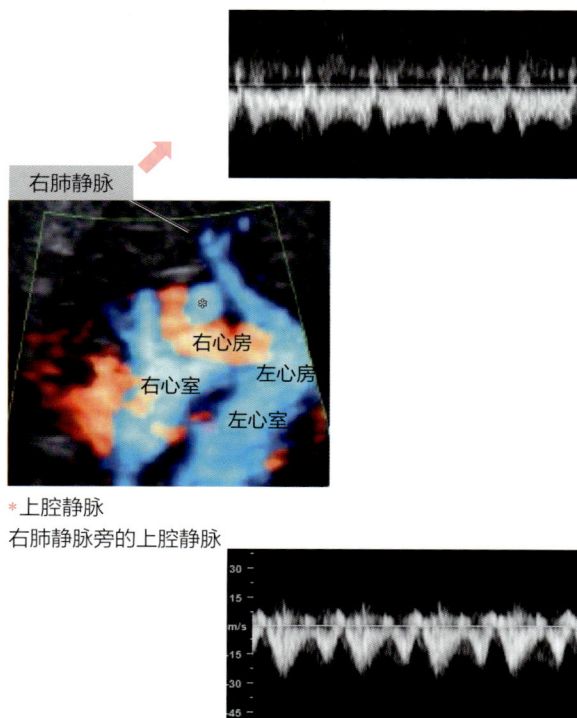

    - 正常肺静脉的脉冲多普勒频谱呈M型（双峰性）。

    如果肺静脉的频谱呈M型，则存在肺静脉高度狭窄的可能性较低，至少可以否定TAPVC在出生后立即发生急剧变化。另外，TAPVC在肺静脉的狭窄程度为轻度时，与正常的肺静脉一样，频谱表现为M型。因此，即使得到了M型肺静脉频谱，也不能完全否定TAPVC的可能。

    - 肺静脉频谱为单峰或平坦时，有肺静脉高度狭窄的可能。

- 肺静脉的异常表现

    肺静脉的异常表现（TAPVC）如图10.38 ~ 10.40所示。TAPVC时有4条肺静脉在左心房的后方汇合成共同肺静脉，再通过垂直静脉回流到体静脉。合并肺静脉狭窄时，出生后不久就会出现严重的呼吸障碍和低氧血症，必须立即进行紧急手术。

正常肺静脉M型（双峰性）的波形

肺静脉频谱为单峰
提示肺静脉高度狭窄

单纯TAPVC3型病例
肺淤血。1日龄时行心脏直视手术

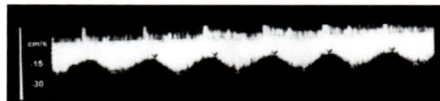

无脾症，TAPVC1型病例
肺淤血。出生后9小时行心脏直视手术

右肺静脉

右心房

右心室

左心房

左心室

*上腔静脉
右肺静脉旁的上腔静脉

图10.37　肺静脉：脉冲多普勒频谱的观察

a. 4CV　　　　　　　　　　　　b. 4CV（使用方向性能量多普勒超声）

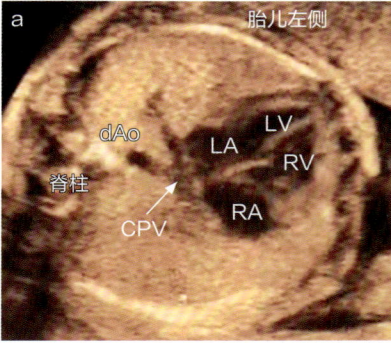 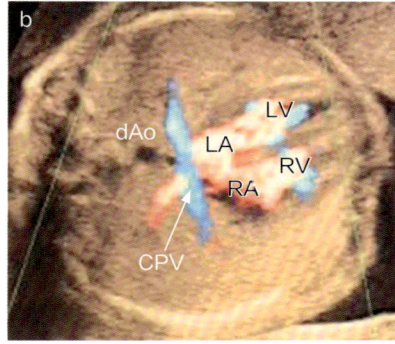 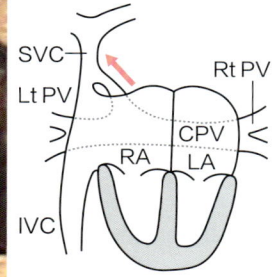

RA为右心房；LA为左心房；RV为右心室；LV为左心室；dAo：降主动脉；CPV为共同肺静脉；
Rt PV为右肺静脉；Lt PV为左肺静脉；SVC为上腔静脉；IVC为下腔静脉

图10.38　肺静脉的异常表现：TAPVC（Ⅰb型、心上型）
在4CV（B型超声图像）中降主动脉与左心房之间的间隔比通常要宽，可以看到血管状的囊性区域（a）；如果使用HD-flow（方向性能量多普勒超声），则在囊性区域可以显示出血流信号（b）。这是CPV的表现

a. 妊娠20周

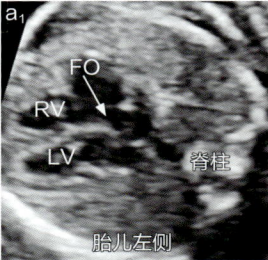 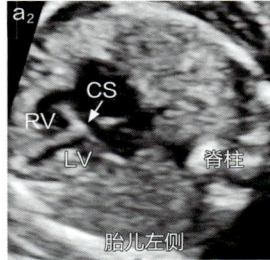 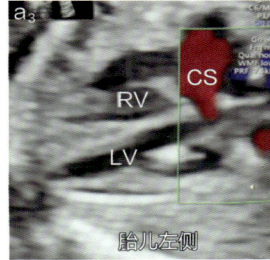 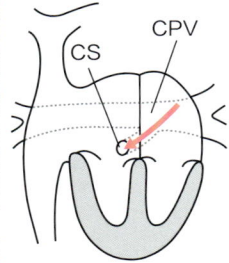

b. 妊娠26周

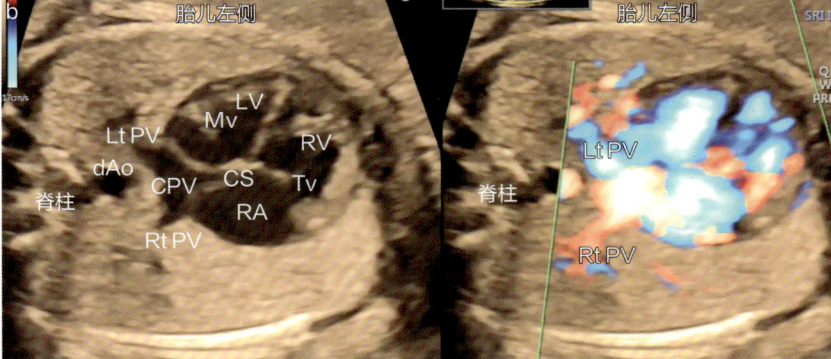

CS：冠状静脉窦
RA：右心房
FO：卵圆孔
LA：左心房
RV：右心室
LV：左心室
Mv：二尖瓣
Tv：三尖瓣
dAo：降主动脉
CPV：共同肺静脉
Rt PV：右肺静脉
Lt PV：左肺静脉

图10.39　肺静脉的异常表现：TAPVC（Ⅱa型、心内型Ⅲ）
a₁：4CV未见明显异常；a₂：有冠状静脉窦（CS）扩大的表现；a₃：使用彩色多普勒超声的图像CS的血流朝向右心房（CS的血流是顺行的）。b：4CV在B型超声图像和能量多普勒超声图像（HD-flow）同时显示。在B型超声图像中可见，左右肺静脉汇合形成共同肺静脉（CPV），在与CS汇合后流入右心房。如果只看能量多普勒超声表现，由于看不到CPV的隔膜，就会认为是左右肺静脉流入左心房的正常表现，因此B型超声图像结合能量多普勒超声表现对于诊断非常重要

a. 4CV（B型超声及方向性能量多普勒超声2画面同时显示）

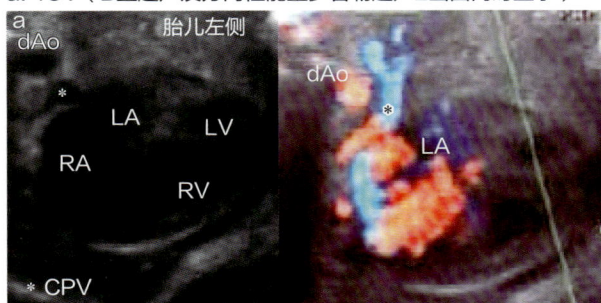

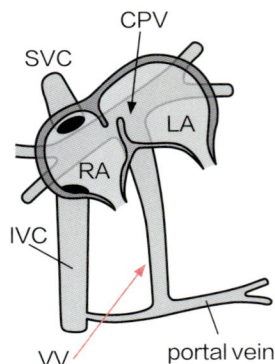

b. 胸部冠状面（能量多普勒超声）

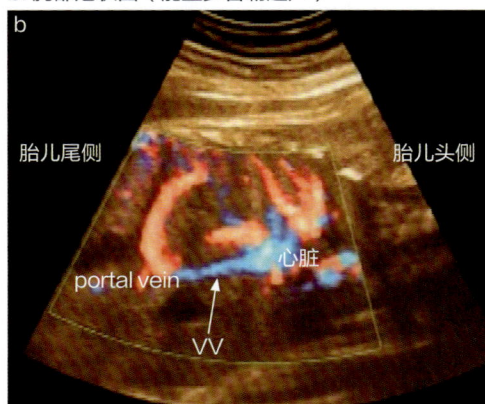

RA：右心房	
LA：左心房	
RV：右心室	
LV：左心室	
dAo：降主动脉	
CPV：共同肺静脉	
VV：垂直静脉	
portal vein：门静脉	
IVC：下腔静脉	

图10.40　肺静脉的异常表现：TAPVC（Ⅲ型、心下型）

左心房明显小于右心房。双侧的肺静脉不向左心房回流，而在左心房的背侧与共同肺静脉（CPV*）汇合（a）。进而CPV形成垂直静脉（vertical vein，VV）向尾侧延伸，穿过膈肌后与门静脉汇合（b）。另外，这个病例的肺静脉频谱提示肺静脉狭窄

⑧心脏与脊柱间的观察

心脏与脊柱之间有降主动脉、食管、奇静脉和半奇静脉。通过观察这个部位，可以发现内脏异位综合征、主肺静脉回流异常、右侧主动脉弓伴有圆锥动脉干畸形等CHD。

> * 法洛四联症、完全性大动脉转位、主动脉夹层等CHD多数在4CV上无明显异常，通过观察流出道、主动脉弓发现。

■　正常表现

● 降主动脉位于脊柱的左前方。

● 靠近左心房的背侧可见降主动脉。

在正常情况下，如果显示出正确的4CV，则在靠近左心房的背侧显示出降主动脉。正常情况下，左心房后壁与降主动脉之间的距离小于3.5 mm。

左心房后空间指数

　　河津等人提出左心房后空间指数（Post -LA-space index，PLAS index）是对TAPVC筛查有用的指标。这是用左心房后壁至降主动脉之间的距离除以降主动脉直径得出的指数，临界值为1.17。由于如果将临界值设为1.0，敏感度也没有发生变化，可以作为简便的指标。将左心房后壁至降主动脉间距大于降主动脉管径的情况作为筛查阳性也是有效的。对于这个指数，需要以尽可能正确显示出4CV为前提进行判断。

心脏与脊柱之间的异常表现

- 降主动脉的位置异常

  - 降主动脉位于右前方时主动脉弓的位置也异常，也就是说，要怀疑右侧主动脉弓（right aortic arch，RAA）（图10.41）。

  - 已知RAA伴有高比例的心脏畸形。所以在观察到RAA后，需要仔细观察左右室流出道和主动脉弓。

- 左心房与降主动脉之间的异常表现

  - 左心房后壁至降主动脉间隔在5 mm以上，PLAS index在1以上（左心房后壁至降主动脉间距离大于降主动脉直径），以及在左房后壁至降主动脉之间发现异常管状结构的情况下，要怀疑TAPVC而进行进一步检查。

  - 在TAPVC时，在左心房和降主动脉之间可见间隙，此时这部分共同肺静脉显示为囊性区域的情况较多（图10.38、10.40）。使用彩色多普勒超声可显示左右肺静脉没有流入左心房，而是在左心房背侧汇合形成共同肺静脉。

  - 在4CV的观察要点中，包括左心房与降主动脉之间，即心脏背侧部分的观察，平时也要养成观察这部分的习惯。

a. 完全性大动脉转位/异常主动脉弓
降主动脉在脊柱的右前方显示

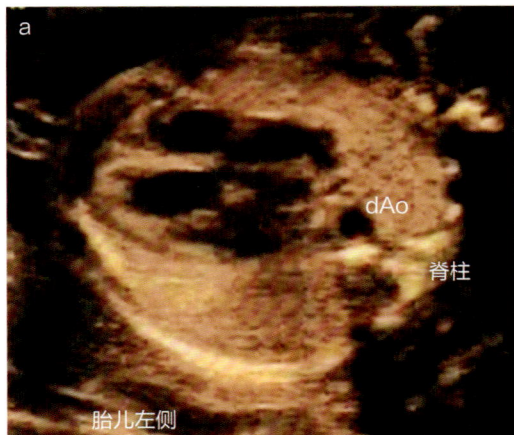

b. 法洛四联症/右侧主动脉弓
心尖部明显偏向左侧，降主动脉在脊柱的右前方显示

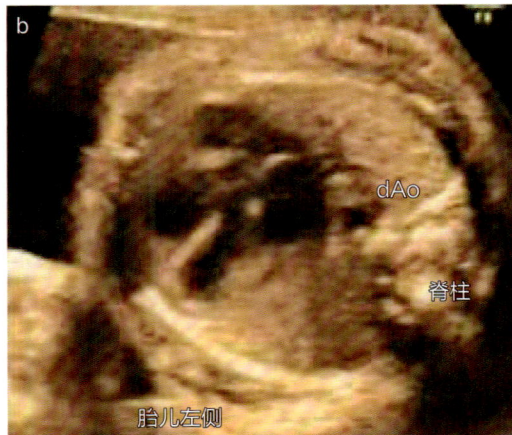

图10.41　心脏与脊柱之间的异常表现（4CV）：降主动脉的位置异常

左支气管（图10.42）

　　在4CV稍靠近头侧的横断面中，有时可以看到在左心房背侧行走的"左支气管"。如果同时使用设定为低流速的彩色多普勒超声或方向性能量多普勒超声进行观察，可以确认从左肺起始的左支气管在左心房的背侧走行并与气管汇合。

　　左支气管的表现是由于支气管内的肺泡液随着胎儿呼吸样运动产生流动所致。乍一看，其类似于完全性肺静脉异位引流（TAPVC）的共同肺静脉图像，但是如果观察脉冲多普勒超声频谱形态时左支气管内的频谱表现为双向，这一点可以与共同肺静脉进行鉴别。

a. B型、能量多普勒超声2画面同时显示

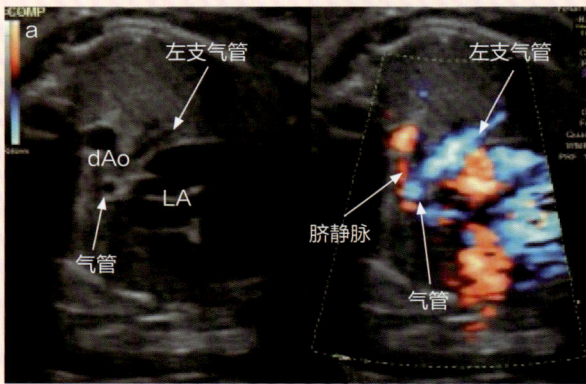

b. 能量多普勒超声

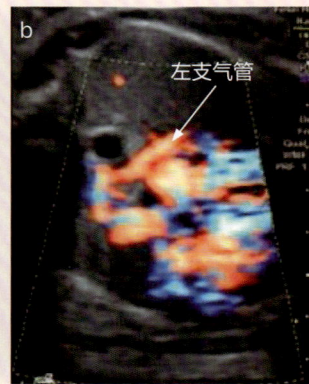

dAo为降主动脉；LA为左心房

c. 左支气管的脉冲多普勒超声表现

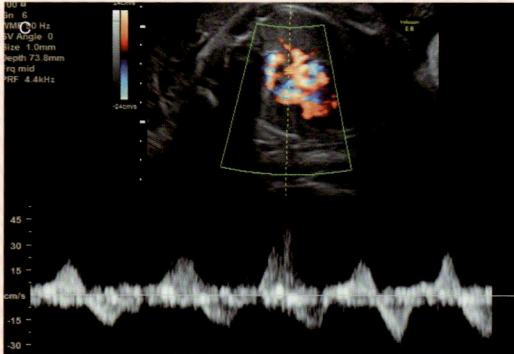

左侧观，在4CV
左支气管

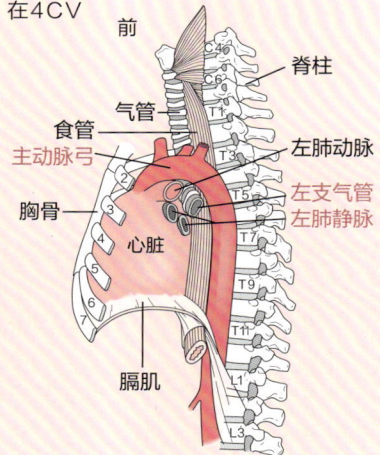

图10.42　左支气管

在4CV稍靠近头侧的横断面中，如果使用能量多普勒超声进行观察，可看到在左心房的背侧走行的左主支气管。观察到支气管内的肺泡液随着胎儿呼吸样运动而产生流动的现象（a、b）。在a中，显示了蓝色的左侧支气管，观察到肺泡液从左肺流入左支气管流向气管；在b中，左支气管显示为红色，可见肺泡液从气管内流入左侧支气管流向左肺。左支气管脉冲多普勒超声表现，呈双向波形（c）

如果习惯了4CV～3VV的扫查，就试着扫查左室流出道（left ventricular outflow，LVOT）切面吧。LVOT切面是指主动脉从左室发出后，向胎儿右肩方向走行的断面。

> 有时将主动脉视为（继心脏的4个腔之后的）第5个心腔，将LVOT切面称为5腔心切面（5CV）。即使看不到5个心腔，如果是从左心室开始的主动脉断面，也有零星报道将其称为5CV，因此这个概念不明确。5CV是回声断面的名称，与此相对，LVOT是与解剖有关系的名称。在实际检查中，LVOT切面从5CV开始旋转或倾斜探头，设法尽可能长地显示左心室流出道。LVOT切面包括了5CV。除了矫正型大动脉转位等左右不同的情况外，在通常情况下，可以认为LVOT切面就是5CV。日本胎儿心脏病学会及国际妇产科超声学会的指南中，不使用5CV，而是使用LVOT切面。本书也使用LVOT而不是5CV，在此说明。

LVOT切面的显示方法

这个切面是一边关注心脏的中央部位（4CV中二尖瓣附着在室间隔的位置）附近，一边将探头稍稍向胎儿头部倾斜，显示出主动脉从左心室起始部位的切面。主动脉基本上在心脏的中央、左右房室瓣附着处的中间开始，向胎儿的右上方走行。

LVOT切面的正常表现及观察要点（图10.43）

正常表现

- 主动脉在心脏的中央部分、左右房室瓣间。
- 室间隔与主动脉的前壁相连续，没有缺损。
- 可见由左心室流入主动脉的血流（LVOT血流）。

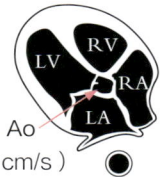

a. 可见IVS与Ao前壁相连续

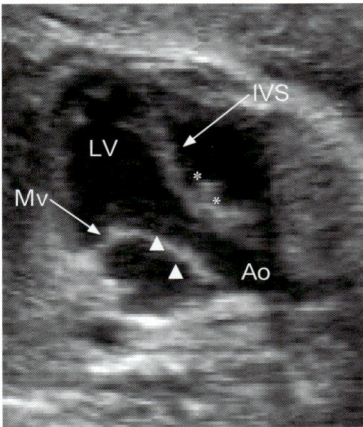

b. LVOT的血流表现
B型超声与彩色多普勒超声2画面同时显示（流速范围50 cm/s）

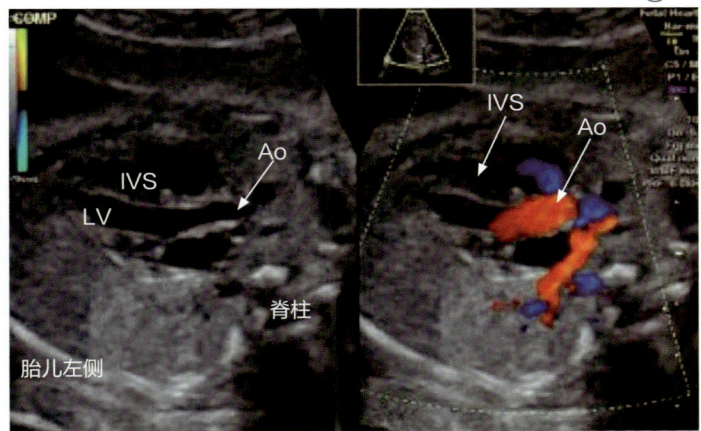

＊：IVS与Ao前壁相连续，▲：Mv与Ao后壁相连续
LV为左心室；RV为右心室；LA为左心房；RA为右心房；Ao为主动脉；IVS为室间隔；Mv为二尖瓣

图10.43　LVOT切面观察要点
①IVS与Ao前壁相连续。②可见LVOT血流

观察要点

①确认有无室间隔缺损。

- 同时使用彩色多普勒超声，观察室间隔至主动脉前壁的连续性，检查有无缺损孔。

②观察主动脉血流。

- 同时使用彩色多普勒超声，确认主动脉内的顺行血流。
- 流速范围设定为50 cm/s。

LVOT切面的异常表现

LVOT切面可以观察室间隔至主动脉的起始部，因此，对于室间隔的异常表现，特别是流出道部/膜部室间隔缺损的检查是非常有用的。详情请参阅下文的"备忘录"。

备忘录

室间隔缺损（VSD）

胎儿时期筛查的意义

VSD在CHD中发病率最高。

- 是新生儿时期最常见的心脏疾病，约占一半以上（图10.44）。
- 发病率：1000个新生儿中有2~3例。
- 过去在胎儿时期很难检出单独的VSD。最近随着胎儿心脏筛查的普及和超声诊断设备的高性能化，胎儿时期诊断VSD的病例占比正在增加。

VSD的检查有时会与基础疾病的筛查有关。

> * 由于有胎儿时期及新生儿早期发生自然闭锁的病例，虽然不知道具体的发病率，但是有可能比这个更高。

- 很多复杂性心脏畸形的构成要素是VSD。VSD的检查往往会成为复杂性心脏畸形筛查的一个线索。
- VSD常常合并心外畸形、畸形综合征、染色体异常。VSD的检出有助于这些疾病的检出。

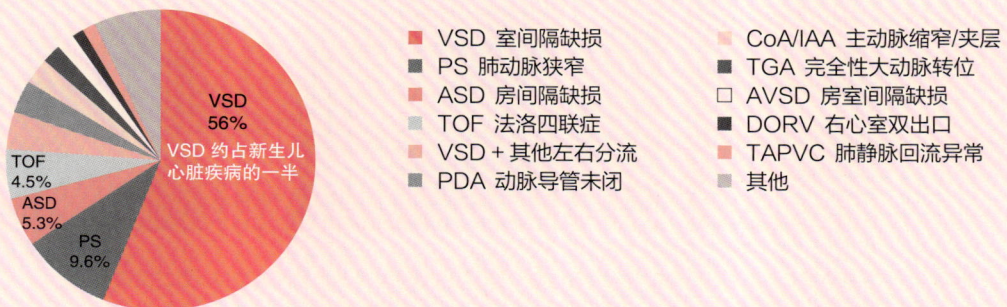

VSD 56%
VSD 约占新生儿心脏疾病的一半
TOF 4.5%
ASD 5.3%
PS 9.6%

- VSD 室间隔缺损
- PS 肺动脉狭窄
- ASD 房间隔缺损
- TOF 法洛四联症
- VSD + 其他左右分流
- PDA 动脉导管未闭
- CoA/IAA 主动脉缩窄/夹层
- TGA 完全性大动脉转位
- AVSD 房室间隔缺损
- DORV 右心室双出口
- TAPVC 肺静脉回流异常
- 其他

图10.44 新生儿心脏疾病的发病率

VSD的筛查有助于提高超声技能。

- 许多VSD的病例不是仅仅通过观察4CV就能诊断的。在4CV～LVOT切面，从各个方向使用彩色多普勒超声观察与VSD的检出有关。
- 如果不联合彩色多普勒超声检查，在胎儿时期就很难检出单独的VSD。随着对彩色多普勒超声的熟练使用，VSD的检出率也会上升。

VSD的分类

图10.45所示的是广泛应用的胎儿时期VSD分类（川濑分类）。在胎儿心脏超声检查中根据这个分类做出粗略的部位诊断是非常实用的。

检查方法：如何筛查VSD

- 筛查VSD时，进行①～③的观察。

　①显示出侧壁4CV（室间隔横向的4CV），观察室间隔。

　②探头稍稍偏向胎儿头部，显示出侧壁4CV～LVOT切面，观察室间隔流出道部。

　③并用彩色多普勒超声，进行①、②步检查。

- 同时使用彩色多普勒超声观察室间隔时需要注意以下几点。

　①彩色多普勒超声的流速范围设定为30 cm/s左右或稍低。

由于胎儿时期的左右心室压力基本相同，压差较小，VSD处的血流速度较低，所以，检查VSD时流速范围有必要设定得低一些。

　②在实际检查中，受伪像的影响，横贯室间隔的彩色血流信号增多，因此要注意假阳性的表现。为了鉴别是否是真正的VSD表现，确认脉冲多普勒超声血流频谱形态会使诊断结果更加可靠。

VSD的血流是双向的（图10.46、10.47）。单纯的VSD（不伴有流出道异常），无论大小通过缺损孔的血流信号都会是红和蓝双向表现。如果确认缺损部位的脉冲多普勒超声频谱形态，则诊断结果更加可靠。

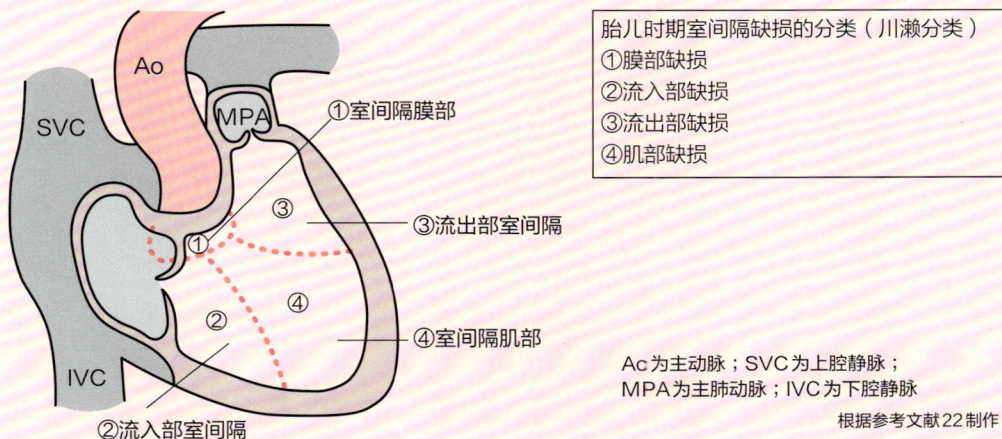

胎儿时期室间隔缺损的分类（川濑分类）
①膜部缺损
②流入部缺损
③流出部缺损
④肌部缺损

Ac为主动脉；SVC为上腔静脉；
MPA为主肺动脉；IVC为下腔静脉

根据参考文献22制作

图10.45　胎儿时期使用的室间隔分区及VSD分类（川濑分类）

a. B型超声图像/彩色多普勒超声图像2画面同时显示
从右心室流入左心室的彩色血流（箭头）

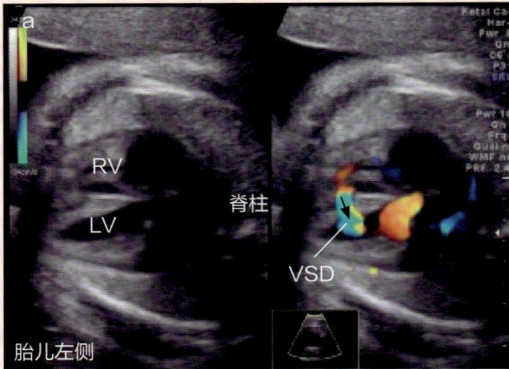

b. B型超声图像/彩色多普勒超声图像2画面同时显示
从左心室流入右心室的彩色血流（箭头）

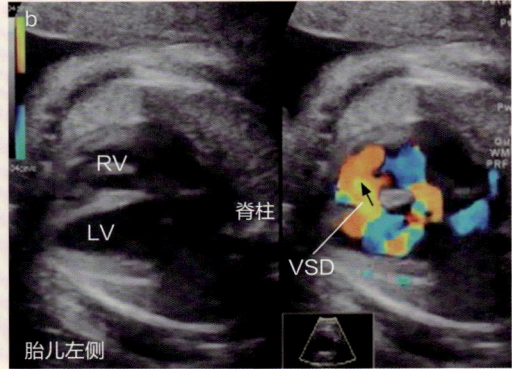

LV为左心室；RV为右心室；VSD为室间隔缺损

图10.46　VSD（肌部缺损）病例
通过缺损孔的血流信号，表现为双向性（箭头）

a. LVOT：B型超声图像/彩色多普勒超声图像2画面同时显示
缺损部位可见由左心室流入右心室的彩色血流（箭头）

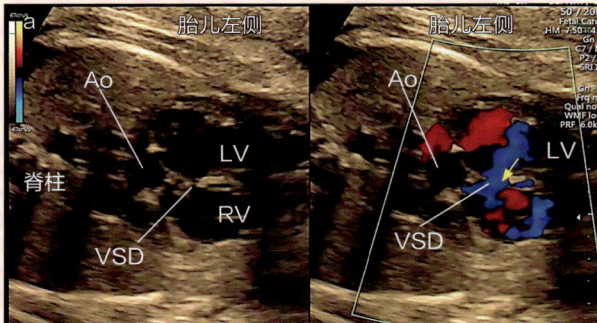

b. LVOT：彩色多普勒超声图像
缺损部位可见由右心室流入左心室的彩色血流（箭头）

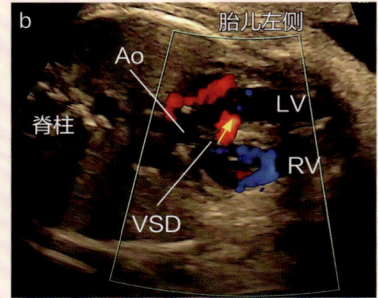

c. VSD脉冲多普勒超声图像
缺损部位可见双向血流信号

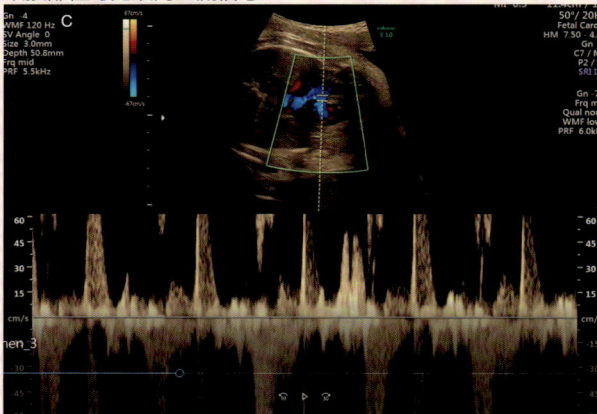

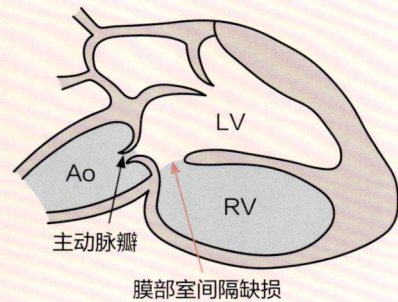

LV为左心室；RV为右心室；
VSD为室间隔缺损；Ao为主动脉

图10.47　VSD（膜部缺损）病例
彩色多普勒超声及脉冲多普勒超声表现：VSD可见双向血流信号

VSD的位置及合并异常

VSD的位置不同，合并异常的情况也不同。

①到达流入道−流出道中隔的大缺损（图10.48）

- 考虑合并染色体异常的风险。

在染色体异常（13/18/21−三体综合征）中，多伴有到达流入道至流出道中隔的大的室间隔缺损。

②排列异常型（malalignment type）VSD（图10.49）

- 怀疑流出道狭窄。

  - 在结构学上，室间隔由流入道部、流出道部、膜部、肌部4个部分组成，它们合在一起形成1个室间隔。
  - 如果室间隔流出道向前方或后方偏移，就会与肌部室间隔之间出现偏差发生VSD，为排列异常型（或不匹配型）VSD。室间隔流出道部向前方偏移称为法洛型（Fallot type）VSD，向后方偏移称为主动脉缩窄型（coarctation type）VSD。
  - 流出道部/主动脉前壁比肌部中隔更偏向前方时，就形成了主动脉同时接受右心室和左心室的血液。这时往往发生肺动脉狭窄。这种情况下情况下VSD多合并法洛四联症。
  - 流出道部/主动脉前壁比肌部中隔更偏向后方时，肺动脉同时接受来自右心室和左心室的血流。这时主动脉/主动脉弓狭窄的情况较多见。这种情况下VSD多合并主动脉瓣狭窄和主动脉缩窄。

a. 病例1

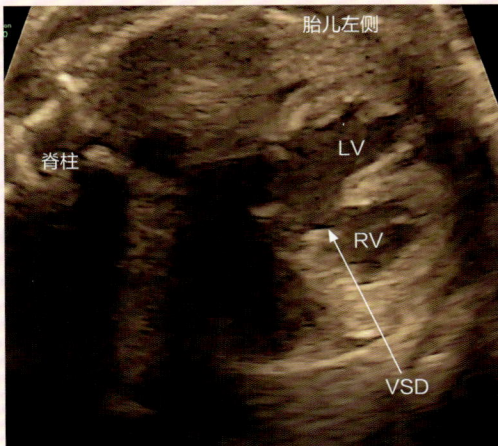

b. 病例2

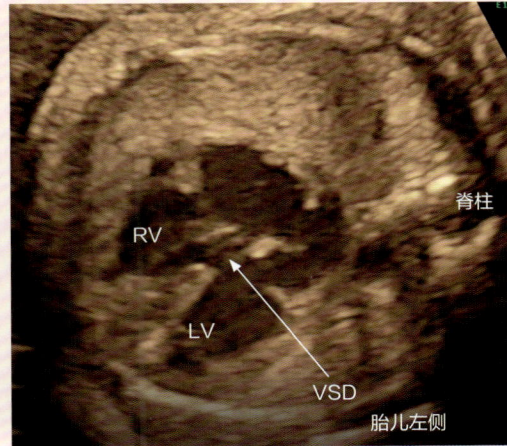

LV为左心室；RV为右心室；VSD为室间隔缺损

图10.48　VSD伴有18−三体综合征

2个病例（a、b）都发现了到达流入道至流出道间隔的大的VSD

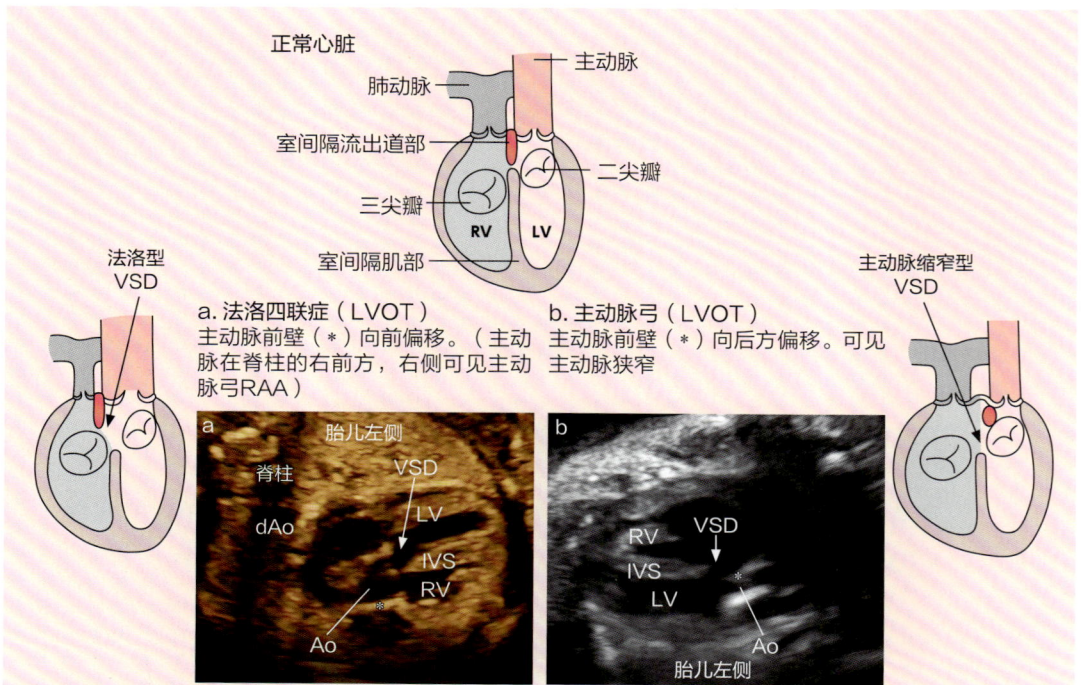

正常心脏

肺动脉 — 主动脉

室间隔流出道部 — 二尖瓣

三尖瓣

室间隔肌部 — RV LV

法洛型 VSD

a. 法洛四联症（LVOT）
主动脉前壁（＊）向前偏移。（主动脉在脊柱的右前方，右侧可见主动脉弓RAA）

b. 主动脉弓（LVOT）
主动脉前壁（＊）向后方偏移。可见主动脉狭窄

主动脉缩窄型 VSD

a 胎儿左侧 VSD 脊柱 dAo LV IVS RV ＊ Ao

b RV VSD IVS LV ＊ Ao 胎儿左侧

Ao为主动脉；dAo为降主动脉；LV为左心室；RV为右心室；IVS为室间隔；VSD为室间隔缺损

图10.49 排列异常型VSD

③室间隔肌部小缺损

- 合并异常较少。
- 胎儿时期或出生后，有许多病例早期自然闭锁。

④室间隔膜部小缺损

- 发病率最高（占VSD的70%～80%）。
- 室间隔膜部原本就是非常薄的结构，在B型超声图像中，由于超声波束的入射角度的原因，有时会被认为是VSD（图10.50）。

  室间隔膜部在妊娠6～7周左右融合，是4个室间隔组成部分中（流出道部、流入道部、膜部、肌部）最后完成融合的部位。因此该部位的结构非常薄，同时也最容易形成缺损。

- 是胎儿心脏筛查中最难检出的CHD之一。
- 胎儿时期或出生后，许多病例早期自然闭锁。

VSD的大小与预后

- 胎儿的预后很大程度上取决于VSD的大小。VSD的大小是评估预后的重要因素之一。表10.3显示了川濑等人对胎儿时期VSD大小的评估及预后总结。

a. 膜部室间隔的解剖

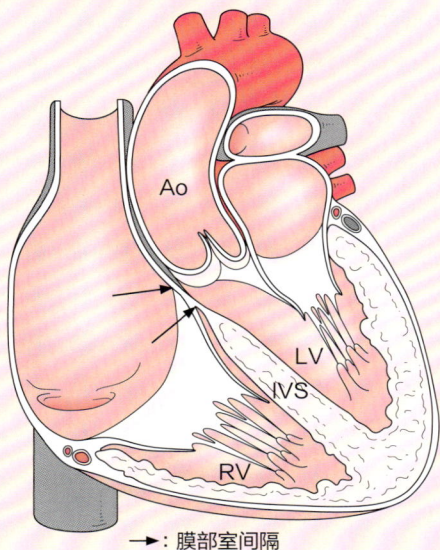

b. 心尖部4CV

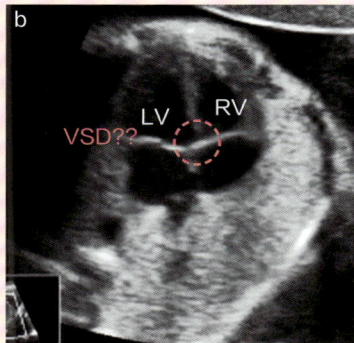

c. 侧壁4CV

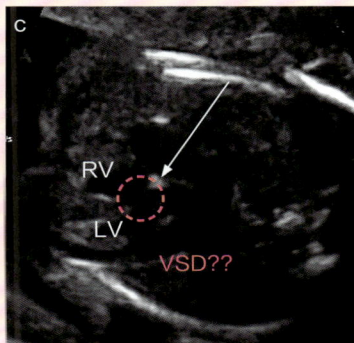

RV为右心室；LV为左心室；IVS为室间隔；
Ao为主动脉；VSD为室间隔缺损

图10.50　膜部VSD的观察

室间隔的膜部是非常薄的结构（a），从多个方向观察它都很困难（b、c）

表10.3　VSD的大小及预后

	VSD的大小	预后
大缺损	最大直径与主动脉瓣瓣环大致相同	出生后1个月内出现心衰，几个月内可能需要手术治疗
中等大小	最大直径在1 mm至主动脉瓣环直径以内	从心功能不全恶化需要手术的病例到无症状的情况都存在
小缺损	只有彩色多普勒超声才能检出的病例，或者最大直径在1 mm以下	出生后没有心功能不全。据说出生后自然闭合的可能性也很大。如果没有自然闭合，在持续观察的过程中，感染性心内膜炎的风险也会上升（通过小的缺损时血流速度上升，在血流停滞的部分有细菌繁殖的可能性）

引自参考文献22

VSD大小评估的注意事项

评估胎儿时期的VSD的大小需要注意以下几点。

- 用2D B型超声图像测量VSD的大小时，并不一定能够测量到最大直径。
- 出生后，由于肺血流的增加，左心容积增加，因此出生后的VSD的大小可能会比胎儿时期的大。

提高篇：三血管切面

在关注心脏的中央部位的同时，将探头从4CV慢慢朝向胎儿头侧，则显示最初的左室流出道（LVOT）切面。如果在此进一步将探头朝向胎儿头侧偏移，则显示出主肺动脉从右心室起始的右室流出道切面。或者将探头从4CV在原来的位置顺时针方向，或逆时针方向旋转同样可以显示出左室流出道至右室流出道切面（图10.51）。这个断面是不是在哪儿见过呢？2条大血管从左右心室发出开始交叉的横断面，也就是三血管切面（3VV）。要注意在3VV中最左侧显示的是主肺动脉（右室流出道）。让我们重新认识一下这个断面吧。

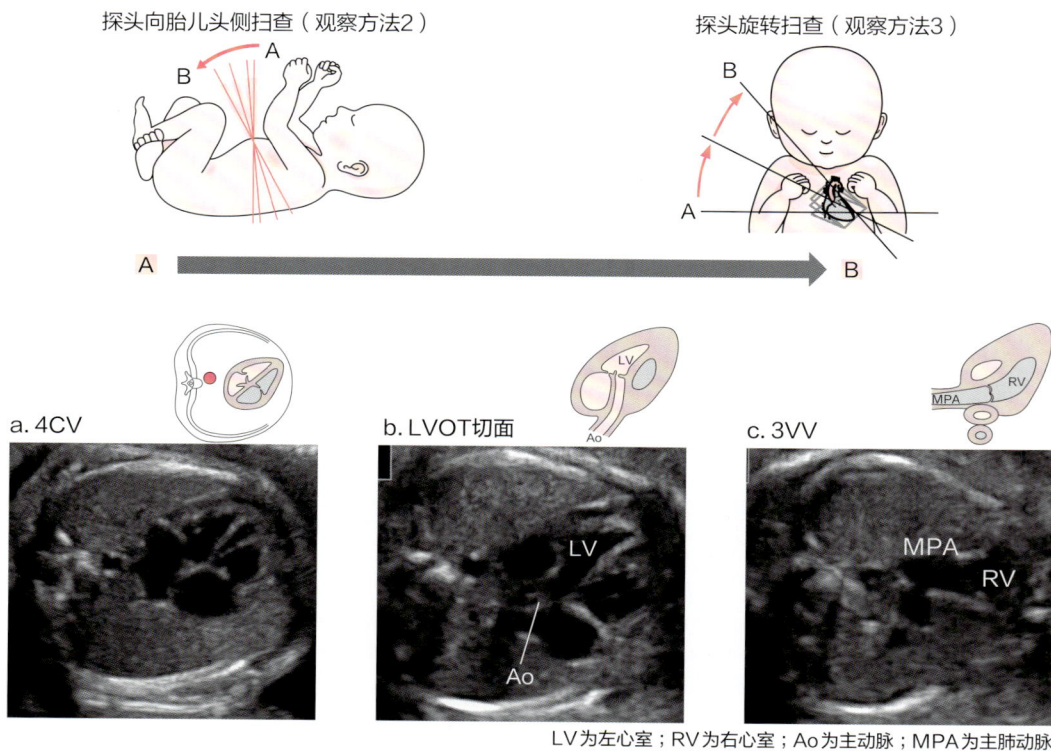

探头向胎儿头侧扫查（观察方法2）　　　　探头旋转扫查（观察方法3）

a. 4CV　　　　b. LVOT切面　　　　c. 3VV

LV为左心室；RV为右心室；Ao为主动脉；MPA为主肺动脉

图10.51　左右流出道的观察
在4CV关注心脏的中央部位（心脏正中央十字部分）的同时，将探头慢慢向胎儿头侧扫查（观察方法2），或者将探头在原来的位置顺时针方向（观察方法3），或逆时针方向扫查，可以连续观察4CV（a）、LVOT切面（b）、3VV（c）

3VV的正常表现与观察要点

正常表现

■ 主肺动脉的3个分支（图10.52）

- 主肺动脉从右心室分出后不久即分为左、右肺动脉和动脉导管3个分支。通常，向背侧方向直行的动脉导管最粗。
- 如果显示的血管从心室发出后立即分支，则将该血管认定为主肺动脉。另外，在分支的角度上，3个分支不能在同一断面显示，通常只能显示其中2支。

- 由于主动脉与主肺动脉在起始部附近在空间上是交叉的，所以在正常情况下不能在一个断面上同时显示。
- 严格来说，无论在哪个妊娠周数，主肺动脉都比主动脉稍粗一些。

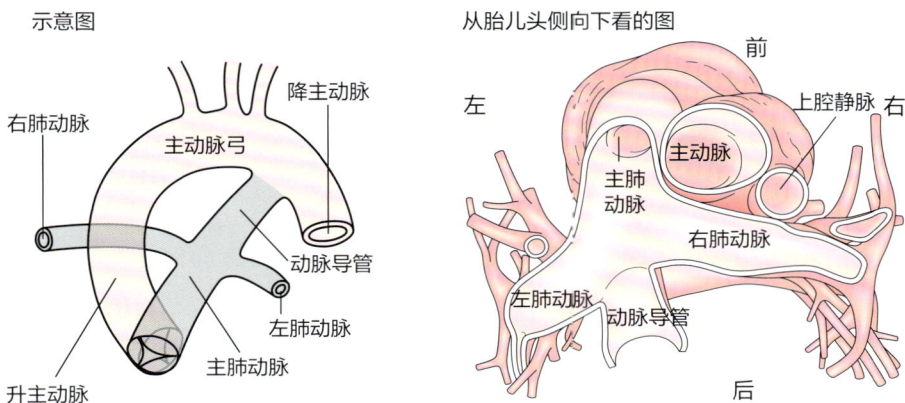

示意图

从胎儿头侧向下看的图

图10.52 主肺动脉的3个分支

主肺动脉从右心室发出后立即分出3个分支（动脉导管、左肺动脉、右肺动脉）。由于分支的角度，3个分支不能在同一个断面显示

■ 右室流出道的观察结果（图10.53）

随着探头微小的倾斜，3VV的右室流出道的观察结果发生变化。图10.53所示的3个切面都是3VV。3VV是指从左右心室起始之后的左右室流出道的横断面，根据观察的横断面的高度不同，图像就会发生变化。

也就是说在最靠尾侧的横断面显示出主肺动脉至右肺动脉/左肺动脉（图10.53a），最靠头侧的横断面显示出主肺动脉/动脉导管（图10.53c）。

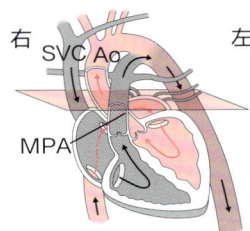

a. 3VV（最靠尾侧的横断面）
显示出主肺动脉至右肺动脉/左肺动脉

b. 3VV（a与c之间的横断面）
显示出主肺动脉至动脉导管/右肺动脉

c. 3VV（最靠头侧的横断面）
显示出主肺动脉/动脉导管

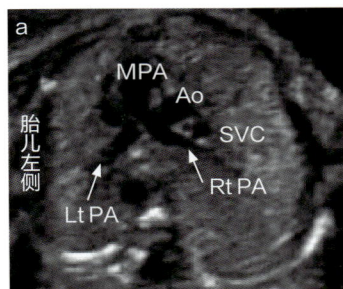

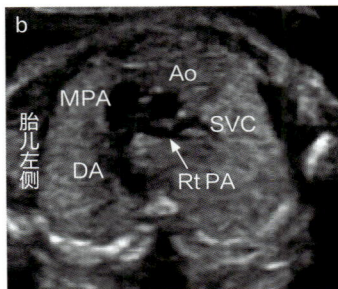

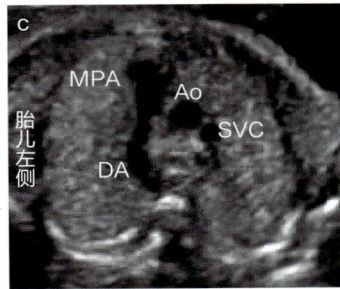

Ao为主动脉；MPA为主肺动脉；Rt PA为右肺动脉；Lt PA为左肺动脉；DA为动脉导管；SVC为上腔静脉

图10.53 3VV正常表现

3VV是指左右流出道的横断面，根据观察的横断面高度不同，图像就会如a～c图那样发生变化

3VV中的观察要点，包括以下3点（图10.54）。

①能否显示3根血管。

②3条血管在左～右、前～后是否大致呈直线状排列。

③3条血管直径是否按照左～右、前～后的顺序逐渐变小。

提高篇：3VV的异常表现

■ 血管直径的异常

图10.55所示在3VV显示的血管直径异常的表现，提示的疾病都是左右室流出道疾病。如图10.54所示，在正常情况下，3VV中3条大血管的直径是按照左～右、前～后的顺序逐渐变小，但在图10.55所示的疾病中，呈现出明显偏离正常规律的异常表现。

■ 血管排列异常

图10.56所示在3VV显示的血管排列异常。如图10.55所示，在正常情况下，在3VV中3条大血管按照左～右、前～后排成一条直线，但在图10.56所示的疾病中，呈现出明显异常的表现。

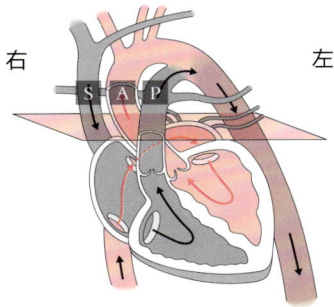

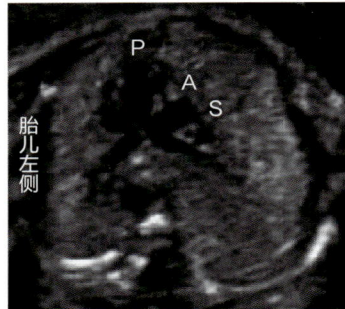

P为主肺动脉（MPA）
A为主动脉（Ao）
S为上腔静脉

a. 观察要点①
能否显示3根血管

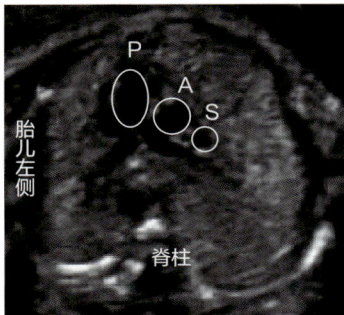

b. 观察要点②
3条血管在左～右、前～后是否大致呈直线状排列

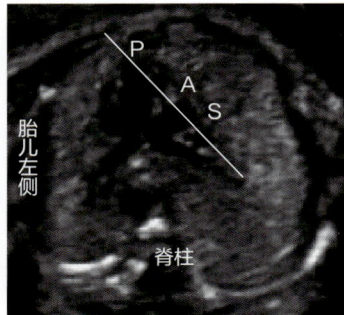

c. 观察要点③
3条血管直径是否按照左～右、前～后的顺序逐渐变小

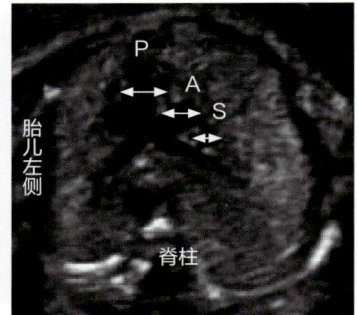

图10.54　3VV的观察要点

a. 左心发育不良综合征　　　b. 重度主动脉狭窄　　　c. 单纯性肺动脉闭锁

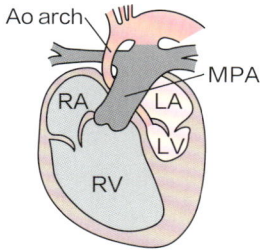

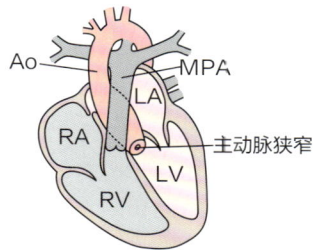

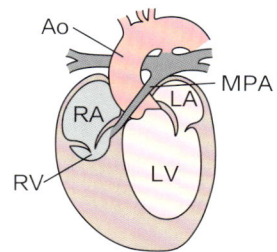

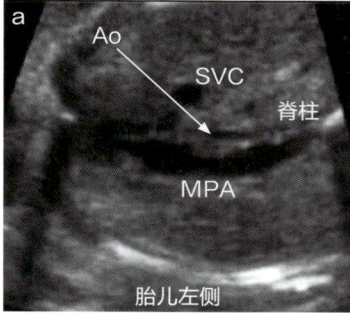

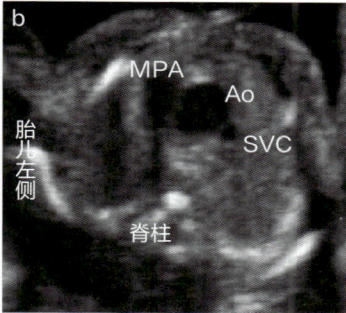

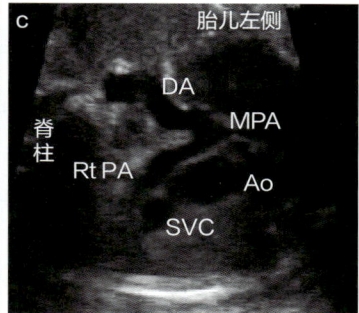

Ao为主动脉；MPA为主肺动脉；Rt PA为右肺动脉；DA为动脉导管；SVC为上腔静脉

图10.55　3VV的异常表现：血管直径异常

a中可见主动脉明显狭窄；b中显示的主动脉直径比主肺动脉粗，可见主动脉的狭窄后扩张的表现；c中可见主肺动脉明显狭窄

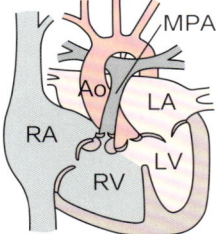

a. 法洛四联症　　　b. 完全性大血管转位

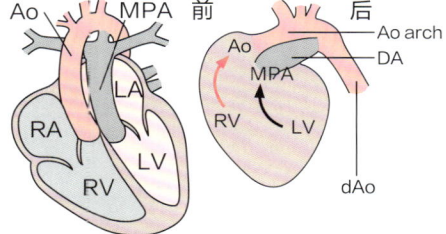

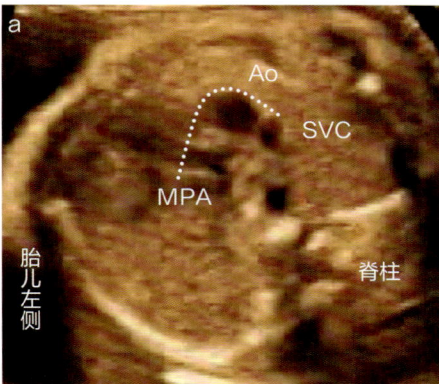

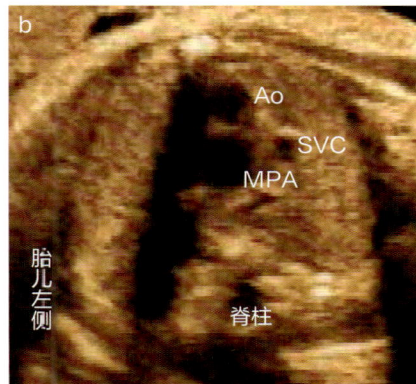

Ao为主动脉；MPA为主肺动脉；SVC为上腔静脉；RA为右心房；LA为左心房；RV为右心室；LV为左心室；Ao arch为主动脉弓；DA为动脉导管；dAo为降主动脉

图10.56　3VV的异常表现：血管排列异常

a中显示主动脉向前方偏移；b中显示主动脉在主肺动脉的右前方

提高篇：三血管、气管切面（3VTV）

3VTV的正常表现和观察要点

正常表现（图10.57）

并用彩色多普勒超声时，3VTV的正常表现如下。

- 两条大血管（主动脉弓、动脉导管）在气管的左侧、脊柱的左前方，呈V字形。
- 通过彩色多普勒超声可以观察到2条大血管的血流都是朝向背侧的。
- 气管周围未见异常血管。

彩色多普勒超声观察3VTV的方法

在3VTV的观察过程中使用彩色多普勒超声，可以观察流出道病变的严重程度。检出主动脉弓的位置异常、走行/分支异常。

观察要点

3VTV的观察项目如下。

①能否显示出2条大血管。

②2条大血管是否在脊柱的左前方汇合：确认V字形（前述图10.10）。

③2条大血管的直径是否大致相同。

④2条大血管的血流是否朝向胎儿的背侧：彩色多普勒超声流速范围设定为50 cm/s。

⑤有没有包绕气管的血管：彩色多普勒超声或并用能量多普勒超声流速范围设定为20 cm/s。

3VTV观察断面示意图

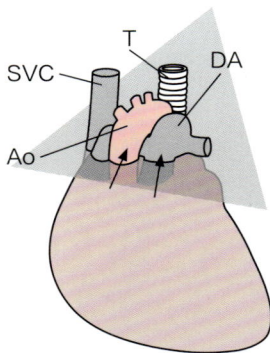

Ao为主动脉；DA为动脉导管；
SVC为上腔静脉；T为气管

3VTV的正常表现（B型/彩色多普勒超声2画面同时显示）
左（B型超声）：在气管的左侧，可以看到由主动脉和动脉导管构成的V字形信号。右（彩色多普勒超声）：主动脉和动脉导管的血流均朝向胎儿的背侧

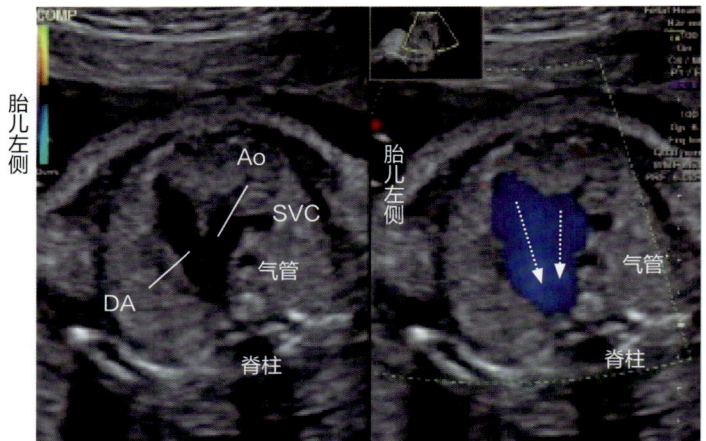

图10.57　3VTV正常表现：并用彩色多普勒超声
如果同时使用彩色多普勒超声观察3VTV，可同时得到2根大血管（主动脉弓、动脉导管）的血流信息。在正常情况下，2条大血管的血流朝向胎儿的背侧方向流动（箭头），并在气管的左侧/脊柱的左前方呈V字形汇合（V字形信号）。另外，气管周围未见异常的血管结构

提高篇：3VTV的异常表现

■ **不能确认2条大血管（不能确认V字形标志）**

在图10.58中，显示了完全性大血管转位（TGA）、主动脉离断的病例不能作为确认2条大血管的代表性疾病。在TGA时，3VTV中表现为I字形特征性改变。从左心室起始的主肺动脉和从右心室起始的主动脉没有立体交叉，前方是主动脉，主肺动脉在其后方走行。在3VTV中，由于后方的主肺动脉和动脉导管未能显示，只显示了主动脉，这个表现被称为I字形特征。

■ **大血管的直径、血流方向的异常**

正常情况下，主动脉和动脉导管直径大致相同，血流方向均朝向胎儿背侧的降主动脉，如图10.59、10.60所示，如果任何一个大血管中存在伴随高度狭窄或闭锁的病变，就会发生病变侧的血管血流朝向心脏方向反流的表现。

■ **降主动脉在脊柱的右侧（图10.61、10.62）**

正常情况下降主动脉位于脊柱的左前方，2条大血管（主动脉和动脉导管）是与降主动脉呈V字形汇合至左位主动脉弓（LAA）。另外，降主动脉在脊柱的右前方，提示右位主动脉弓（RAA）。

● RAA合并心脏畸形的情况较多，观察RAA也被视为是有力的筛查方法。特别是法洛四联症和主动脉弓离断等圆锥动脉干畸形并发的情况较多，也显示了与染色体异常（特别是22q11.2缺失综合征）的相关性。

a. 完全性大血管转位

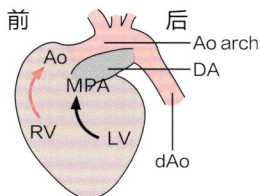

b. 主动脉离断

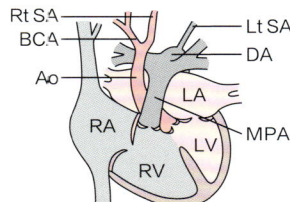

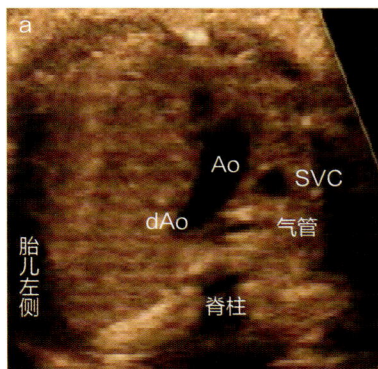

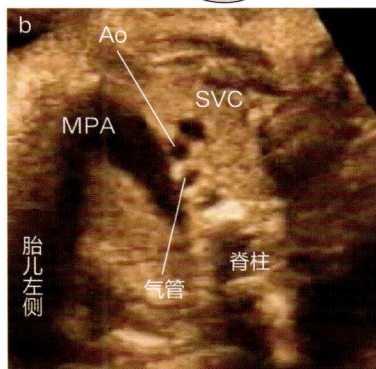

Ao为主动脉；Ao arch为主动脉弓；MPA为主肺动脉；dAo为降主动脉；SVC为上腔静脉；Rt SA为右锁骨下动脉；Lt CCA为左颈总动脉；BCA为头臂干；DA为动脉导管；Lt SA为左锁骨下动脉；LA为左心房；LV为左心室；RA为右心房；RV为右心室

图10.58 3VTV的异常表现：不能确认2条大血管

在3VTV中不能显示动脉导管，仅显示出主动脉（a），这个表现称为I字形特征，提示TGA。主动脉狭窄、离断（b），未显示动脉导管和主动脉的V字形汇合表现

a. 左心发育不良综合征

a₁. 4CV

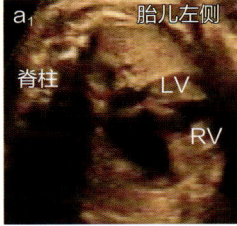

a₂. 3VTV（B型超声）

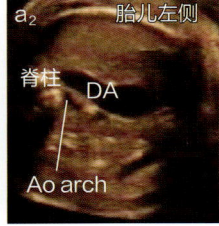

a₃. 3VTV（彩色多普勒超声）

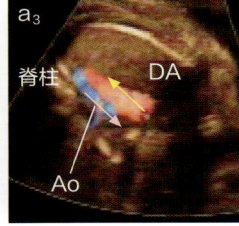

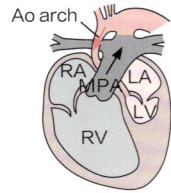

b. 单纯性肺动脉闭锁

b₁. 4CV

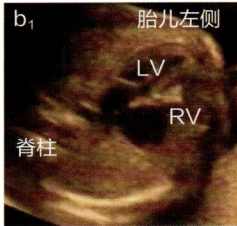

b₂. 3VTV（B型超声）

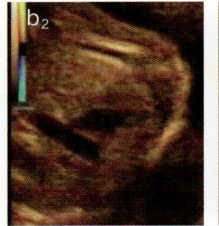

b₃. 3VTV（彩色多普勒超声）

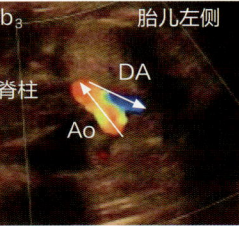

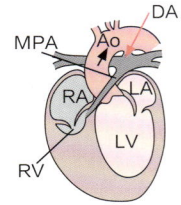

Ao 为主动脉；Ao arch 为主动脉弓；MPA 为主肺动脉；DA 为动脉导管；LA 为左心房；LV 为左心室；RA 为右心房；RV 为右心室

图10.59　3VTV表现异常：2条大血管的直径、血流方向异常-1

a 为左心室发育不良综合征。可见左心室腔明显狭小（a₁）；可见主动脉明显狭小（a₂）；狭小的血管内血流朝向心脏方向反流（a₃）。b 为单纯性肺动脉闭锁。可见右室腔明显狭小（b₁）；动脉导管与主动脉的管径保持基本相同（b₂）；动脉导管内血流朝向心脏方向反流（b₃）

a. 重度主动脉瓣狭窄

a₁. 4CV

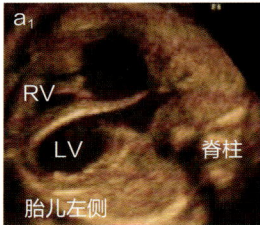

a₂. 3VTV（彩声多普勒超声）

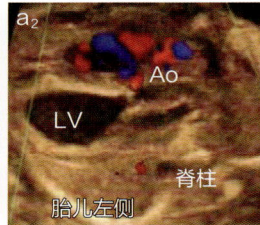

a₃. 3VTV（彩声多普勒超声）

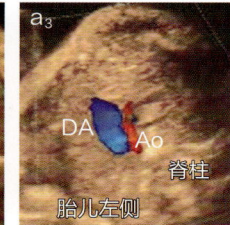

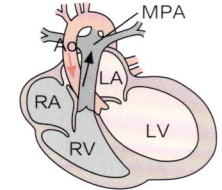

b. 主动脉缩窄

b₁. 4CV

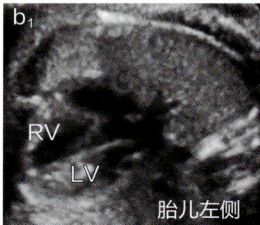

b₂. 3VTV

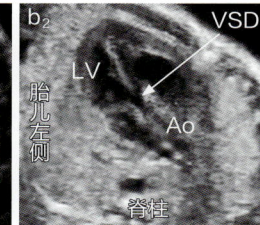

b₃. 3VTV

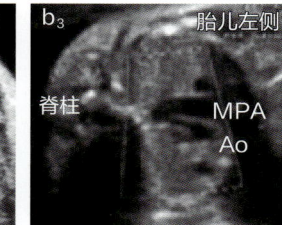

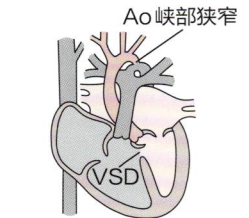

Ao 为主动脉；DA 为动脉导管；LV 为左心室；RV 为右心室；VSD 为室间隔缺损

图10.60　3VTV表现异常：2条大血管的直径、血流方向异常-2

a 为主动脉瓣重度狭窄。CTAR38%，左心室有扩张的倾向，表现为左室壁收缩幅度减弱及回声增强（a₁）。由于主动脉没有彩色，表现为主动脉的顺行血流很弱（a₂）。可见主动脉弓的反流信号（a₃）

b 为主动脉缩窄。可见左室腔明显狭小（b₁）。可见流出道部大的室间隔缺损，主动脉狭小的表现（b₂）。主动脉弓在与降主动脉汇合之前明显狭小（b₃）

a. 左位主动脉弓（LAA）：3VTV表现
主动脉与动脉导管在脊柱的左前方汇合

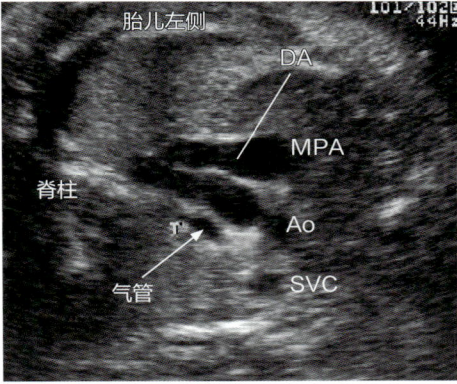

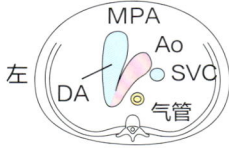

b. 右位主动脉弓（RAA）：3VTV表现
主动脉与动脉导管在脊柱的右前方汇合

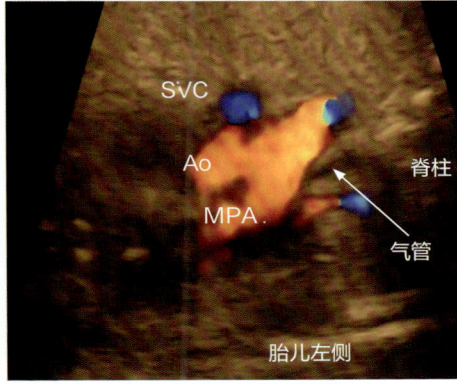

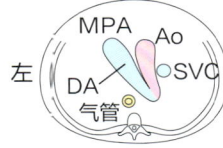

Ao为主动脉；
MPA为主肺动脉；
DA为动脉导管；
SVC为上腔静脉

图10.61　正常主动脉弓与右位主动脉弓

a. 法洛四联症/右位主动脉弓

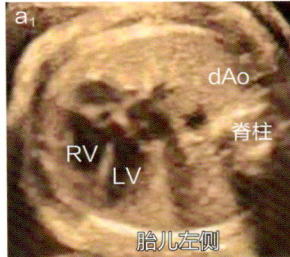

a₁. 4CV　　　　　a₂. 左室流出道切面　　　　　a₃. 3VTV

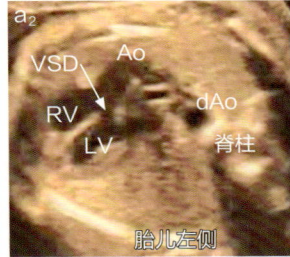

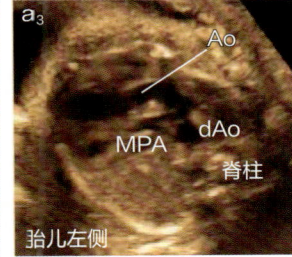

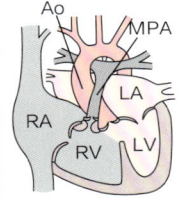

b. 完全性大动脉转位/右位主动脉弓

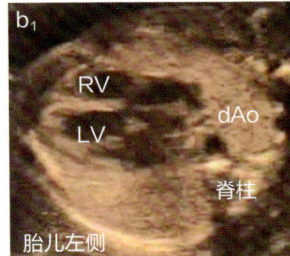

b₁. 4CV　　　　　b₂. 左室流出道切面　　　　　c₃. 3VTV

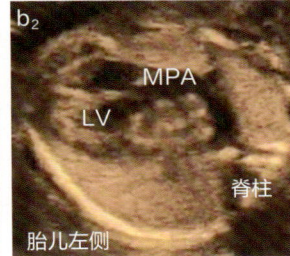

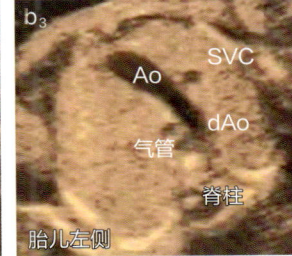

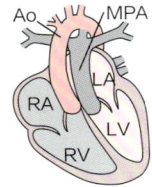

Ao为主动脉；dAo为降主动脉；MPA为主肺动脉；LV为左心室；RV为右心室；LA为左心房；RA为右心房；VSD为室间隔缺损

Ao为主动脉；dAo为降主动脉；MPA为主肺动脉；LV为左心室；RV为右心室；LA为左心房；RA为右心房；VSD为室间隔缺损

图10.62　3VTV表现异常：降主动脉位于脊柱的右侧

a为法洛四联症/右位主动脉弓。心尖部明显向左偏移，降主动脉在脊柱的右侧（a₁）。可见流出道部大的室间隔缺损，以及主动脉骑跨的表现（a₂）。降主动脉位于脊柱的右前方，可见主肺动脉狭小的表现（a₃）。b为完全性大动脉转位/右位主动脉弓。降主动脉位于脊柱的右前方（b₁）。可见主肺动脉起始于右心室（b₂）。降主动脉位于脊柱的右前方，表现为I字形特征（b₃）

■ 气管周围发现异常血管（图10.63）

- 正常情况下，2条大血管（主动脉弓、动脉导管）在气管左侧汇合，这个表现称为V字征。主动脉弓的走行、分支异常时表现为2条大血管在气管的后方汇合，这个表现被称为U字征。血管环是U字征的代表性疾病。

- 通过气管为标志观察气管周围的血管，可检出右侧主动脉弓、血管环、右锁骨下动脉起始异常（aberrant right subclavian artery，ARSA）等主动脉弓的位置及走行、分支异常等疾病。

a. 血管环（右位主动脉弓/左位动脉导管/左锁骨下动脉起始异常），3VTV

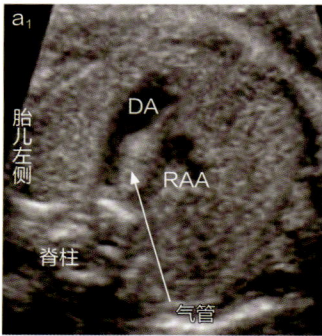

a_1. B型超声图像　　　a_2. 2D+能量多普勒超声图像

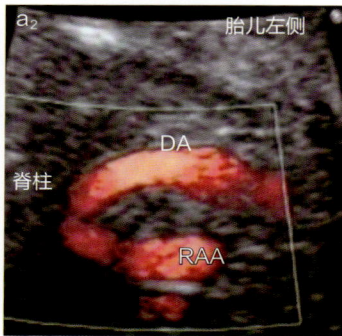

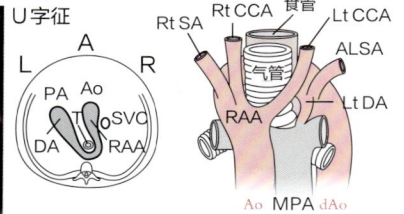

b. 血管环（重复主动脉弓），3VTV

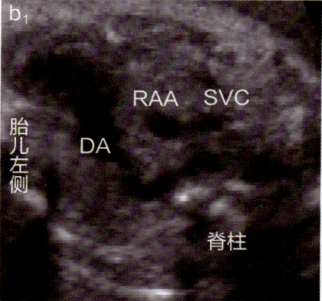

b_1. B型超声图像　　　b_2. 2D+彩色多普勒超声图像

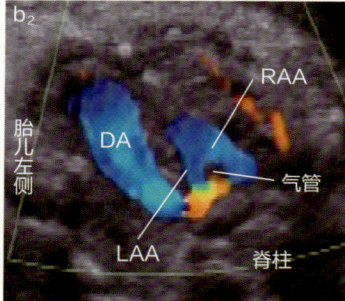

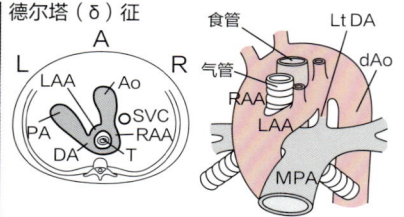

Ao为主动脉；MPA为主肺动脉；DA为动脉导管；dAo为降主动脉；RAA为右位主动脉弓；LAA为左位主动脉弓；SVC为上腔静脉；ALSA为左锁骨下动脉起始异常；Lt CCA为左颈总动脉；Rt CCA为右颈总动脉；Rt SA为右锁骨下动脉；T为气管

图10.63　3VTV表现异常：气管周围可见异常血管

a为血管环（右位主动脉弓/左位动脉导管/左锁骨下动脉起始异常），3VTV。气管周围可见异常血管（a_1），是血管环（右位主动脉弓/左位动脉导管/左锁骨下动脉起始异常）的表现。在脊柱前方未见2条大血管呈V字形汇合，取而代之的是气管后方观察到有血管蔓延的表现（a_2），这个表现被称为U字征

b为血管环（重复主动脉弓），3VTV。在气管周围可见血管包绕（b_1）。在气管周围包绕较细的LAA和较粗的RAA（b_2），被称为德尔塔（δ）征

血管环

血管环（vascular ring）是指气管、食管周围被血管包绕，主动脉弓发生的异常。其发病率比较高，约为1/1000，是日常筛查中遇到频率较高的CHD之一。一方面，在胎儿时期，其是通过3VTV观察比较容易诊断的疾病；另一方面，出生后由于症状没有特异性，因此被认为是较难诊断的疾病。所以这个疾病在胎儿时期必须做出诊断。关于血管环，我们需要了解以下内容。

血管环的类型

血管环有各种各样的类型，在胎儿时期诊断的血管环中有代表性的类型有以下2种（图10.63）。

①右位主动脉弓（RAA）/ 左位动脉导管（left ductus arteriosus，Lt DA）/ 左锁骨下动脉起始异常（aberrant left subclavian artery，ALSA）

- RAA和左位动脉导管包绕气管、食管，形成血管环。这种类型的血管环通常伴有主动脉弓分支异常之一的ALSA。

②重复主动脉弓（double aortic arch，DAA）

- 主动脉弓分为RAA和LAA后环绕在气管和食管周围，与降主动脉汇合。
- 在DAA中，LAA狭小的情况比较多。在这样的病例中，有可能显示与①的血管环类似的超声表现，在胎儿时期鉴别二者是非常困难的。

症状

出生后，有吞咽障碍和呼吸困难的症状，症状的程度、发现的时期每个病例不同。

合并异常

与染色体异常，特别是21-三体综合征、22q11.2缺失综合征有相关性。

预后

- RAA/Lt DA/ALSA：在气管、食管周围形成比较松的血管环的情况比较多，根据病例的不同，有时也会形成紧密的血管环，在出生后不久就出现呼吸困难。所以在胎儿时期预测出生后的症状常常比较困难。
- DAA：多数情况下会形成收紧度较强的紧密血管环，出生后经常会出现气管压迫症状，需要外科治疗的概率很高。在症状出现前，特别是气管压迫引起的气管软化症发病前，最好就开始治疗。

■ 可以看到4条血管（图10.64）

　　通常，在3VTV中，可以观察到形成V字形的主动脉弓和动脉导管，以及在V字形的右侧的上腔静脉，一共3条大血管。在动脉导管的左侧有时还会显示出另一条血管，这时要考虑永存左上腔静脉（perslsterit left superlor vena cava，PLSVC）的可能。

a. 从4CV稍微偏向尾侧的断面

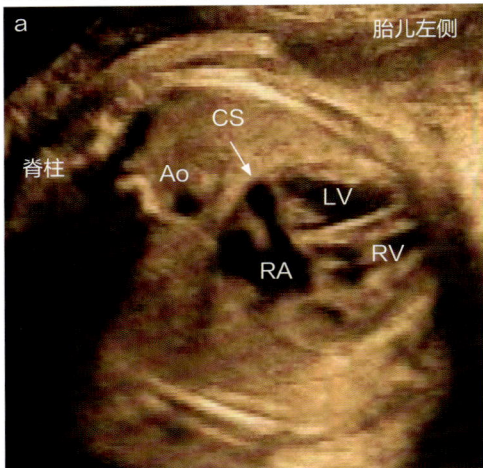

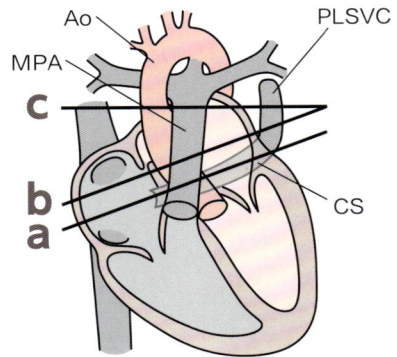

b. 4CV（断面b）

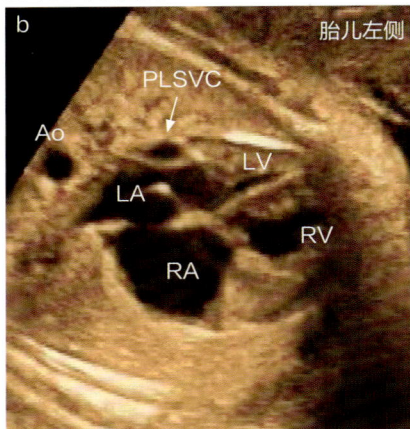

c. 3VTV（断面c）

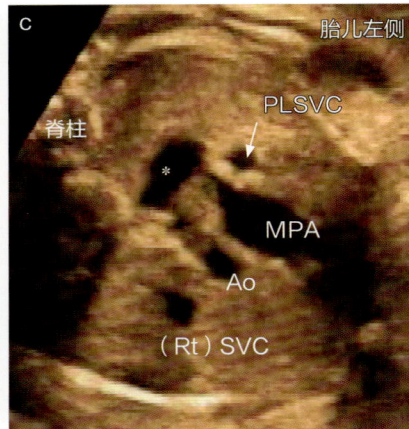

* 部分动脉导管迂曲、扩张

示意图（3VTV）

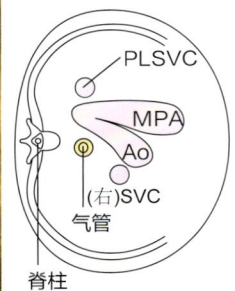

Ao为主动脉；MPA为主肺动脉；CS为冠状静脉窦；SVC为上腔静脉；PLSVC为永存左上腔静脉残留；RA为右心房；LA为左心房；RV为右心室；LV为左心室

图10.64　永存左上腔静脉残留（PLSVC）

将探头稍稍朝向胎儿尾侧的断面（a），可以看到扩张的冠状静脉窦（CS）朝向房间隔走行，可以看到右心房的开口。可见PLSVC与左心房侧壁相连的短轴图像（b）。在主肺动脉～动脉导管的左侧可显示PLSVC的短轴图像（c），从胎儿的右侧显示上腔静脉、主动脉、主肺动脉/动脉导管以及永存左上腔静脉残留4支血管。另外，在这个病例中，可以看到降主动脉汇合前的动脉导管屈曲、扩张（＊）。

永存左上腔静脉残留（PLSVC）（图10.65）

在0.3%～0.5%的正常人中可以发现PLSVC。当其单独发生时，在血流动力学上是一个完全没有问题的临界表现。通常在发生的过程中，左上腔静脉退化形成左上腔静脉韧带（Marshall韧带），仅能看到右上腔静脉。PLSVC为左上腔静脉遗留，左右两侧均可见上腔静脉。

PLSVC的超声表现（图10.64）

- 4CV：可见PLSVC的短轴图像与左心房的外侧相连。如果在通常的4CV将探头稍稍朝向尾侧，可以看到扩张的冠状静脉窦（coronary sinus，CS）在二尖瓣附着部的背侧向房间隔走行，并开口于右心房。另外，CS直径在正常情况下为1～3 mm，但在PLSVC时扩张为3～7 mm。

- 3VTV：在主肺动脉～动脉导管的左侧可显示PLSVC的短轴图像。因此在这个断面中，从胎儿的右侧开始可以显示右上腔静脉、主动脉弓、动脉导管及左上腔静脉。

在胎儿筛查时发现PLSVC的情况下要注意以下2点

①要确认有无合并心脏畸形。有报道其合并内脏异位综合征、左室流出道狭窄性疾病（尤其是主动脉狭窄）、圆锥动脉干狭窄等畸形。

②发现左心室狭小时，要考虑到合并主动脉狭窄，从胎儿时期到出生后有必要进行病程观察。

从以上2点来看，在一次筛查中发现有PLSVC表现的情况下，需要进行详细的检查。

> PLSVC导致主动脉狭窄的机制如下。
> ①由于PLSVC的流入造成CS扩大。CS在二尖瓣环的背侧走行，扩大的CS压迫二尖瓣环使其直径变小。另外，从CS流入右心房的血液阻止了右心房内从静脉导管流入卵圆孔的血液。
> ②左室流入道的血液减少。
> ③从左心室流入主动脉的血液减少。
> ④最终的结果是流经主动脉弓的血流量减少，发生主动脉狭窄（CoA）。

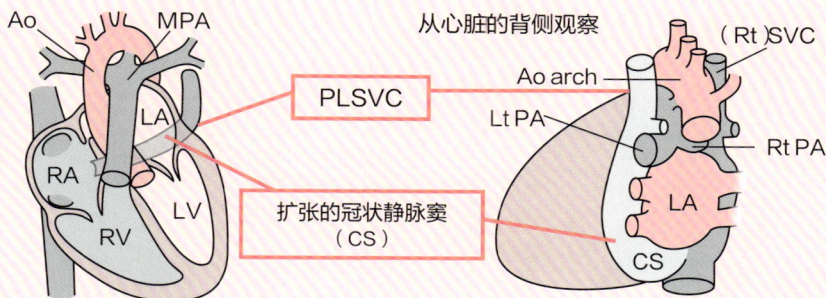

从心脏的背侧观察

Ao为主动脉；MPA为主肺动脉；RA为右心房；LA为左心房；RV为右心室；LV为左心室；PLSVC为永存左上腔静脉残留；Ao arch为主动脉弓；（Rt）SVC为（右）上腔静脉；Rt PA为右肺动脉；Lt PA为左肺动脉

图10.65　PLSVC的解剖

通常，从左上半身回流的血液（左侧颈内静脉、左锁骨下静脉），通过左头臂静脉（无名静脉）→（右）上腔静脉→右心房（参见下文图10.70左头臂静脉的解剖与超声表现）。PLSVC发生时左头臂静脉缺损的情况较多见，此情况下从左上半身回流的静脉血，通过左心房背侧的冠状静脉窦回流至右心房

在观察3VTV时需要知晓的知识：动脉导管

　　动脉导管是心脏在胎儿时期存在的3个短路路径之一，是来自胎盘富含氧气的血液流经脐静脉，不通过肺循环，直接进入体循环的路径（图10.66）。从右心室排出的大部分血液从主肺动脉通过动脉导管流向降主动脉。动脉导管在妊娠后期，常常呈现弯曲、狭窄、扩张等多种表现，在日常检查中观察3VTV时，对其表现感到困惑的情况也不少。另外，动脉导管的收缩、扩张表现有时会对胎儿期到新生儿期的预后产生不良影响。这里对于动脉导管的特性及动脉导管早期的收缩、动脉导管扩张（动脉导管瘤）进行阐述。

动脉导管的特性

- 动脉导管的管壁与主动脉和肺动脉等血管壁的结构和特性不同。主动脉和肺动脉的血管壁几乎都由弹力纤维构成，被称为"弹性动脉"。而动脉导管的管壁由于平滑肌细胞丰富，被称为"肌性动脉"。
- 基于上述特性，动脉导管是具有直径缩小或扩张特性的特殊血管。众所周知，到了妊娠后期，动脉导管会出现弯曲、蜿蜒、狭窄、扩张、收缩等各种形态。

> 据报道，在妊娠38周以后，有50%的正常胎儿可以看到动脉导管弯曲、蜿蜒。

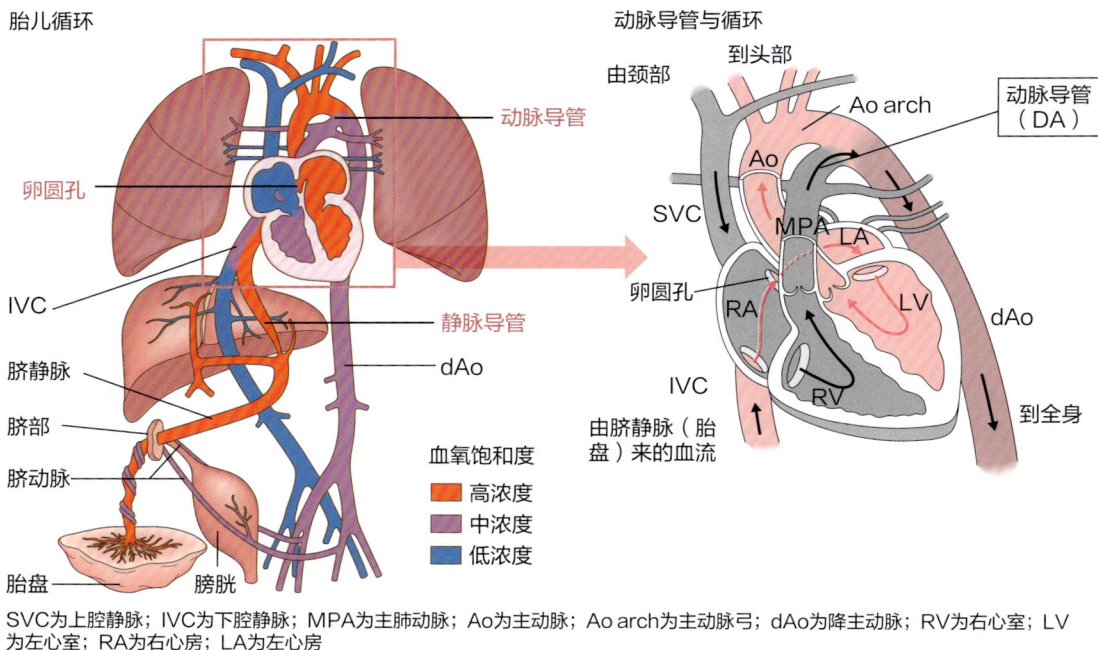

SVC为上腔静脉；IVC为下腔静脉；MPA为主肺动脉；Ao为主动脉；Ao arch为主动脉弓；dAo为降主动脉；RV为右心室；LV为左心室；RA为右心房；LA为左心房

图10.66　动脉导管

动脉导管是心脏在胎儿时期存在的3个短路路径之一。来自胎盘富含氧气的血液流经脐静脉，不通过肺循环，直接进入体循环

动脉导管早期收缩（premature constriction of the ductus arteriosus，PCDA）

- PCDA的发病机制尚未明确。发病的主要原因，是妊娠中期以后的吲哚美辛等非类固醇抗炎药等的母体给药进入胎盘。但也有原因不明的发病病例。

- 根据最近报道在香草茶及加州梅中含有的多酚也有收缩动脉导管的作用，所以详细了解母体的饮食信息也很重要。

- 病理：如果在胎儿时期动脉导管收缩、闭锁，会导致右心负荷增加，发生胎儿心力衰竭引起的胎儿水肿，以及由于不能流入动脉导管的血液流入左右肺动脉，导致胎儿时期肺血流增加，出生后有时会出现新生儿持续性肺动脉高压（persistent pulmonary hypertension of the newborn，PPHN）。

- 在发现疑似PCDA的表现时，要考虑转诊至三级医疗单位。

胎儿超声表现（图10.67）

- 4CV：轻度心脏扩大，右心室扩大，右室壁肥厚，三尖瓣反流（彩色多普勒超声表现）。
- 3VTV：动脉导管局部重度狭窄/闭塞在与降主动脉汇合前的部分狭窄的情况较多见。
  - 彩色多普勒超声表现：狭窄后的湍流（镶嵌样血流）。
  - 脉冲多普勒超声频谱表现：PI（Pulsatility Index）值降低（1.9以下）。

a. 4CV（B型/彩色多普勒超声2画面显示）

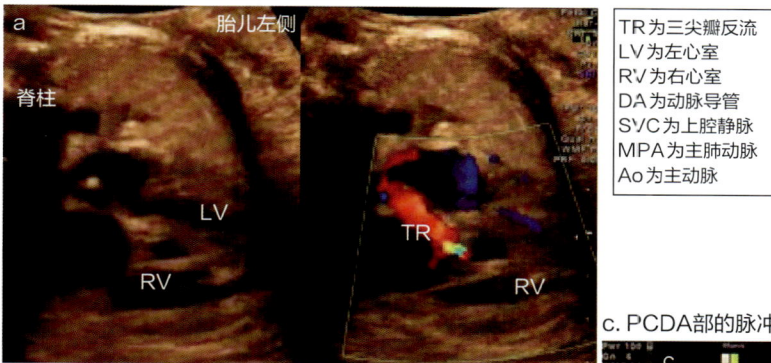

TR为三尖瓣反流
LV为左心室
RV为右心室
DA为动脉导管
SVC为上腔静脉
MPA为主肺动脉
Ao为主动脉

b. 3VTV（B型/彩色多普勒超声2画面显示）

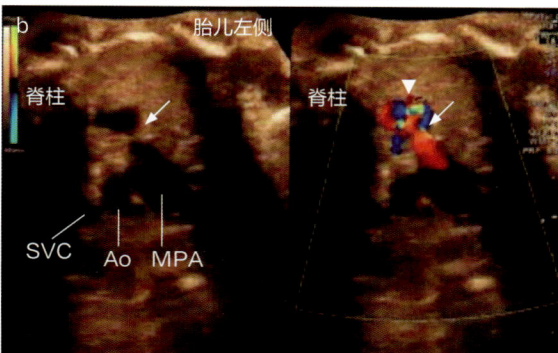

c. PCDA部的脉冲多普勒超声表现

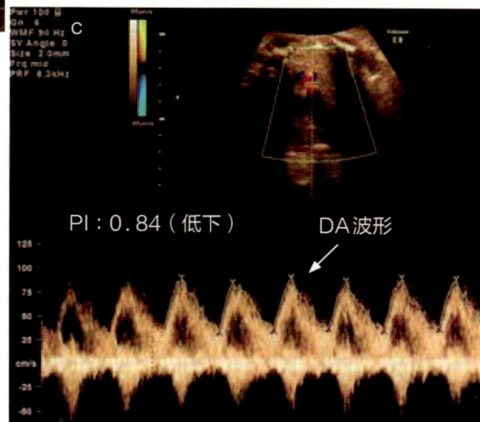

PI：0.84（低下）　　DA波形

图10.67　动脉导管早期收缩（PCDA）病例，妊娠37周

a中可见轻度右心室扩大，彩色多普勒可见三尖瓣反流（TR）。b中可见主肺动脉增宽，以及动脉导管的局部重度狭窄（箭头），狭窄后的湍流（▲）。c为动脉导管重度狭窄部位的脉冲多普勒超声频谱表现，PI值降低

动脉导管扩张表现（动脉导管瘤）（图10.68）

- 妊娠后期（妊娠35周左右），有时会发现动脉导管呈纺锤样囊状扩张，称为动脉导管瘤。

- 发病率较高，有报道称在足月分娩的新生儿中约有9%会出现这种情况。

- 胎儿时期检出的大部分病例，有不少在出生后形成血栓，早期自然闭锁。在临床上成为问题的病例很少。另外，也有出生后合并血栓、瘤体破裂、纤维粘连等的零星报道。

- 关于本病的病因及自然病程，还有许多不明之处，有待于今后的病例积累。

- 动脉导管管径明显超过正常上限（例如妊娠36周大于8 mm）时，有出生后伴有并发症的风险，此时要考虑进行详细的检查。

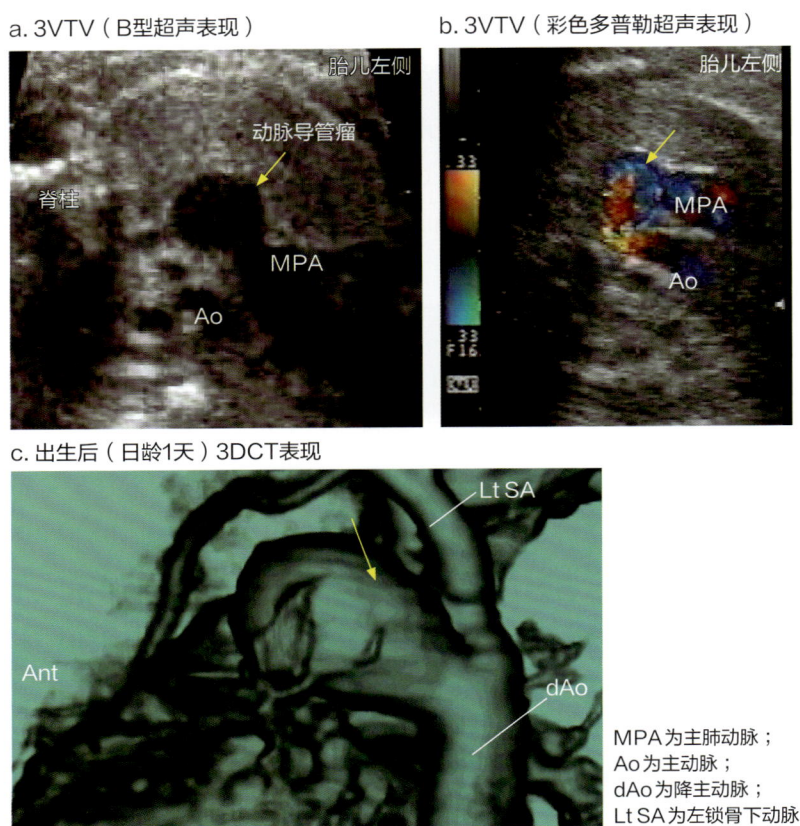

a. 3VTV（B型超声表现）

b. 3VTV（彩色多普勒超声表现）

c. 出生后（日龄1天）3DCT表现

MPA为主肺动脉；
Ao为主动脉；
dAo为降主动脉；
Lt SA为左锁骨下动脉

图10.68　动脉导管瘤病例，妊娠39周

妊娠39周，动脉导管最大径15 mm，为明显扩张的表现（a，箭头为动脉导管瘤）；瘤体部分可见湍流表现（b，箭头）。出生后3D CT表现（日龄1天），动脉导管的大小是18 mm×13 mm×15 mm（c，箭头）。之后，日龄2天时大小约7 mm（明显缩小），可见瘤体内血栓形成，完全闭塞

3VTV所显示的特异性正常表现

　　3VTV同时使用低流速的彩色多普勒超声和能量多普勒超声观察，多数正常血管都可以显示出来。对以下日常检查中经常可以看到的奇静脉、左头臂静脉、右锁骨下动脉进行说明。虽然这些是一些无关紧要的表现，但我认为这也是很多检查者积累了经验以后感到疑惑的观察结果。需要注意的是，完成了第一部分基础篇学习的初学者，如果在检查时留意到下面所述的微小的正常表现，有可能陷入到"只见树木不见森林"的状态。牢记前面所述的"3VTV的观察要点"，在反复实践并充分积累经验的基础上，当有"这个表现是什么"的疑问的时候，请参考这一节。

奇静脉

　　奇静脉（azygos vein）在胸椎的前方右侧上行，在背侧汇入上腔静脉（图10.69）。

- 超声表现：奇静脉在妊娠中期以后可显示，是在脊柱的右前方与主动脉并行的较细的血管。在妊娠后期，奇静脉的直径可达3 mm。如果使用低流速的彩色多普勒超声（或者方向性能量多普勒超声）观察3VTV，就会看到从背部流入上腔静脉（SVC）的血管。

a. 奇静脉的解剖

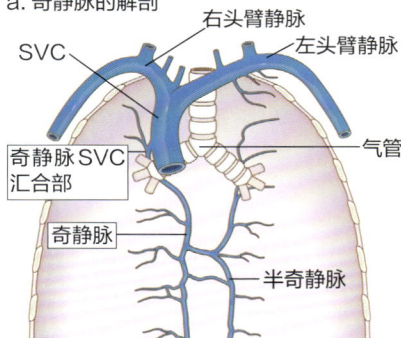

b. 从胎儿的头侧看到的血管与奇静脉

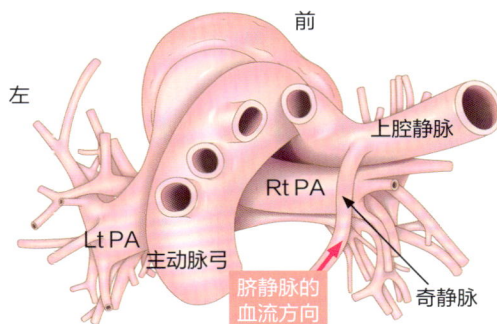

c. 奇静脉（3VTV），能量多普勒超声图像
速度范围约20 cm/s

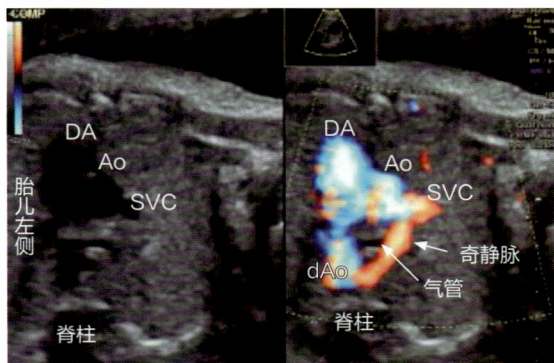

d. 脉冲多普勒超声频谱

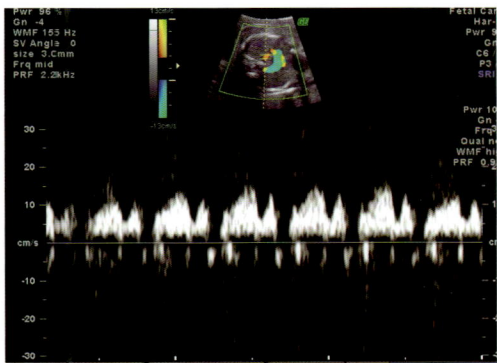

DA为动脉导管；Ao为主动脉；SVC为上腔静脉；Lt PA为左肺动脉；Rt FA为右肺动脉

图10.69　奇静脉的解剖与超声表现
奇静脉在胸椎的前方右侧上行，在背侧汇入上腔静脉，在气管的右侧走行

左头臂静脉

左头臂静脉（left brachiocephalic vein，Lt BCV）/无名静脉（innominatevein）在从主动脉弓分支的头部血管的前方、胸腺的后方走行后，与右头臂静脉汇合后流入上腔静脉（图10.70）。虽然也有在胸腺中走行的情况，但被认为是正常变异。

- **超声表现**（图10.70）：从3VTV将探头稍稍朝向胎儿头侧，可显示出左头臂静脉。同时使用低流速的彩色多普勒超声或方向性能量多普勒超声可以看到左头臂静脉汇入上腔静脉的血流方向。

  - 左头臂静脉的管径随着妊娠周数的增加而增大。通常在妊娠11周时为0.7 mm，在妊娠末期时为4.7 mm。
  - 在主肺静脉回流异常心上型（TAPVC Ⅰa型）[*]、盖伦大静脉瘤[**]发生时可以看到左头臂静脉扩张。
  - 有永存左上腔静脉残留（PLSVC）时，左头臂静脉往往缺如。

---

[*] 主肺静脉回流异常心上型（TAPVC Ⅰa型）
在TAPVC发生时，共同静脉回流至体静脉引起扩张。在心上型TAPVC中，通过垂直静脉回流到左头臂静脉。因此左头臂静脉呈扩张状态。

[**] 盖伦大静脉瘤，是颅内动、静脉发生分流的一种疾病。从颅内回到心脏的血流量增加，引起上腔静脉增宽，同时伴有左头臂静脉的扩张（见第六章"胎儿头部筛查"）。

---

a. 左侧头臂静脉的解剖

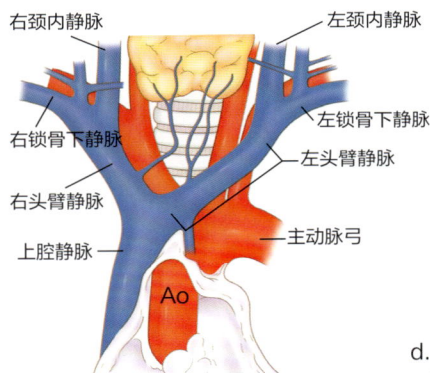

b. 从胎儿的头侧看到的血管与左侧头臂静脉

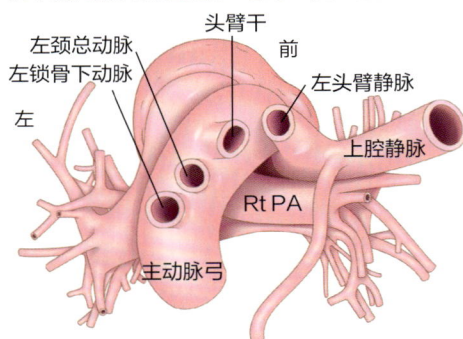

c. 3VTV

d. 从3VTV探头稍微偏向胎儿头侧的断面
d₁为B型超声图像。d₂为彩色多普勒超声图像，速度范围20 cm/s。可见左头臂静脉汇入上腔静脉

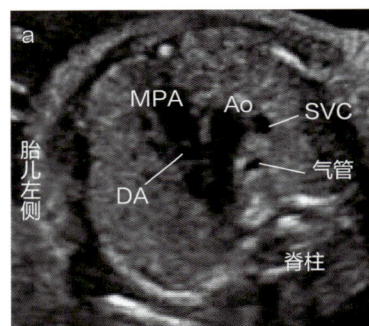

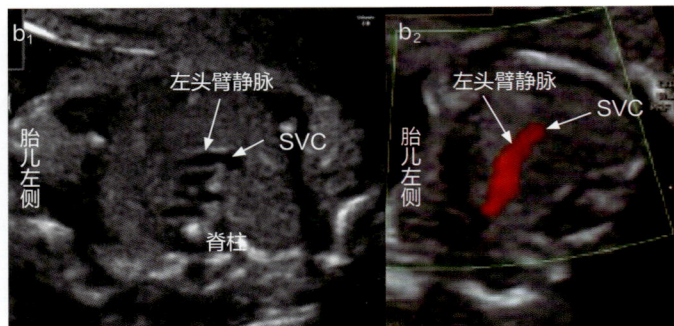

Ao为主动脉；MPA为主肺动脉；Rt PA为右肺动脉；SVC为上腔静脉

图10.70 左头臂静脉的解剖与超声表现

右锁骨下动脉

右锁骨下动脉（right subclavian artery，Rt SA）是第一个起始于主动脉弓的头臂干分出的血管，是向右上肢走行的动脉。

超声表现：使用低流速的彩色多普勒超声或方向性能量多普勒超声，在3VTV将探头朝向胎儿头侧，可见右锁骨下动脉在V字形汇合部，从气管的前方向右上肢走行（图10.71）。

a. 右锁骨下动脉的解剖

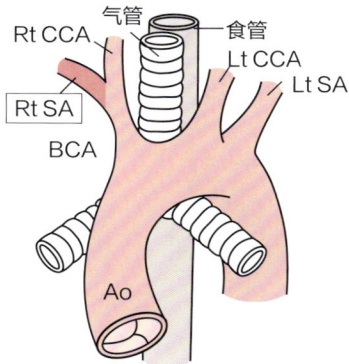

b. 从 3VTV探头稍微偏向胎儿头侧的断面能量多普勒超声图像，速度范围为 20cm/s

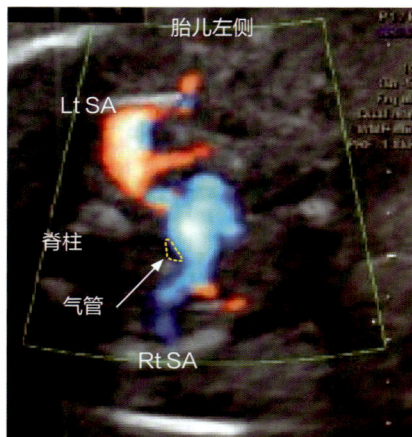

Rt SA为右锁骨下动脉；Lt SA为左锁骨下动脉；
BCA为头臂干；Rt CCA为右颈总动脉；
Lt CCA为左颈总动脉

图10.71　右锁骨下动脉的解剖与超声表现
使用方向性能量多普勒超声及低流速（约20 cm/s）的彩色多普勒超声。可见在气管的前方向右上肢方向走行的Rt SA（b）

专 栏

右锁骨下动脉起始部异常（图C.20）

右锁骨下动脉起始部异常（ARSA）是从主动脉弓的第4个分支发出，在脊柱的前方、食管与气管背侧走向右上肢的血管异常。在主动脉弓分支异常中最为常见，据报道其在成年人中的发生率为0.5%～1.4%。如果其单独发生，在血流动力学上完全没有问题，是一种出生后没有症状的临界表现。

另外，有报告显示在伴有圆锥动脉干畸形（法洛四联症、主动脉弓离断等）的ARSA情况下，伴发以22q11.2缺失综合征为首的染色体异常的风险增加。

胎儿超声表现

● 将流速范围设定为低流速（15～20 cm/s），并用低流速的彩色多普勒超声（或方向性能量多普勒超声）进行检查。

● 考虑超声波束的入射角度，在胎儿脊柱的3点方向到9点方向之间显示3VTV，如果探头稍微朝向胎儿头侧，就会显示出从主动脉弓和动脉导管的V字形汇合部分出，在脊柱的前方、气管的后方走向右上肢的血管。

- 有时需要与在气管右侧向上腔静脉走行的奇静脉相鉴别。为了可靠地确认为ARSA，需要用脉冲多普勒超声来确认搏动性血流的频谱。
- ARSA作为妊娠中期21-三体综合征的超声特征而为人所知。

最近随着胎儿心脏筛查的普及，以及筛查技术的提高，无合并其他异常的单纯ARSA病例的检出率正在上升。关于在以低风险孕妇为对象的胎儿筛查中，发现单独ARSA的情况下，如何处理目前还没有统一的见解，但根据最近的状况可以看出，有将这个发现视为正常变异的倾向。

a. ARSA的解剖

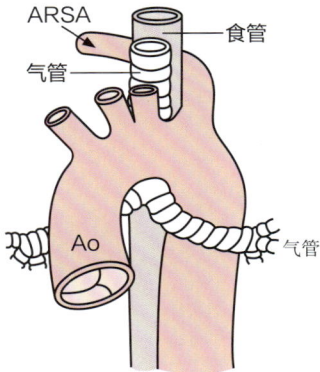

b. ARSA，3VTV的彩色多普勒超声表现

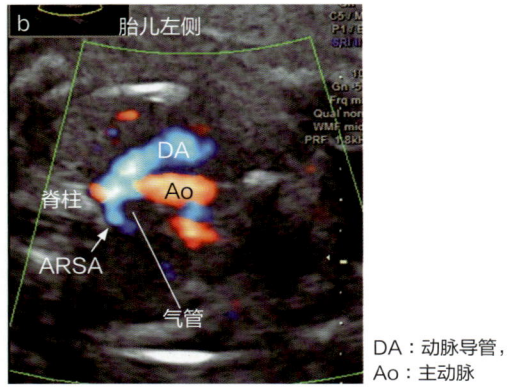

DA：动脉导管，
Ao：主动脉

c. ARSA，脉冲多普勒超声频谱

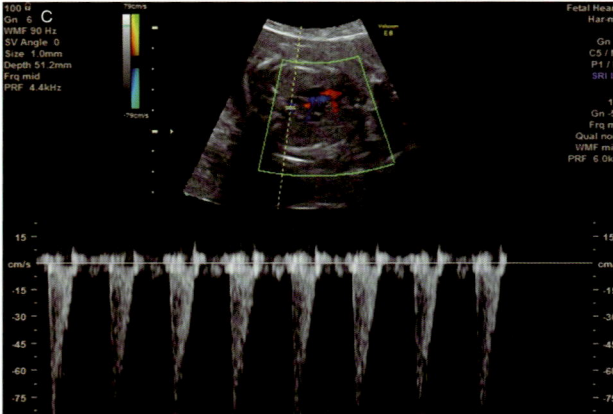

图C.20 ARSA

ARSA是从主动脉弓的第4个分支发出，在脊柱的前方、食管的气管背侧走向右上肢的血管异常（a）。可见从主动脉弓和动脉导管的V字形汇合部分出，在脊柱的前方、气管的后方走向右上肢的血管（b）。用脉冲多普勒超声来确认搏动性血流的频谱与奇静脉相鉴别（c）。

提高篇：矢状面

在矢状面上确认2个弓状结构

在矢状面观察胎儿时，可以显示出从心脏发出的下述2条血管呈弓状走行（图10.72）

矢状面的正常表现

- 主动脉弓（aortic arch）
  - 主动脉弓在心脏的几乎正中央发出，呈陡峭的弯曲状（糖果手杖样）向上走行。
  - 在分出3个颈部血管（头臂干、左颈总动脉、左锁骨下动脉）后，移行为降主动脉。
  - 左锁骨下动脉起始部与动脉导管汇合部之间称为主动脉峡部（isthmus）。

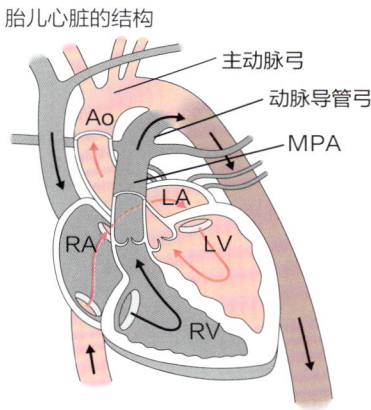

胎儿心脏的结构

a. 主动脉弓

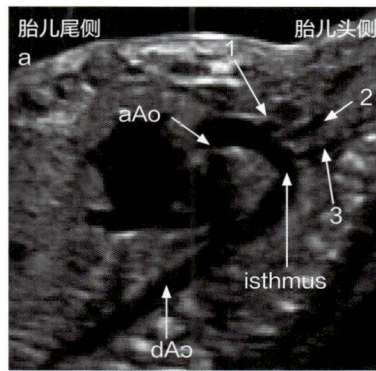

isthmus 为（主动脉）峡部
aAo 为升主动脉
dAo 为降主动脉
1 为头臂干
2 为左颈总动脉
3 为左锁骨下动脉

b. 动脉导管弓

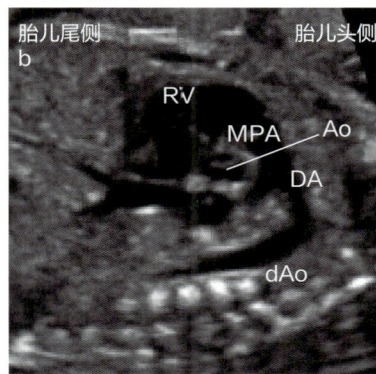

MPA 为主肺动脉
DA 为动脉导管
Ao 为主动脉
RV 为右心室

图10.72　主动脉弓、动脉导管弓
主动脉弓在心脏的几乎正中央发出，呈陡峭的弯曲状向上走行。有3支颈部血管的分支。动脉导管表现为在偏向胸壁的位置从右心室发出呈宽弧形向上走行，与背侧的降主动脉汇合。在正常情况下，绝不会出现2条弓状血管在同一个断面的情况

- 动脉导管弓
  - 动脉导管表现为在偏向胸壁的位置，从右心室发出向上走行，呈宽弧形样（曲棍球棒样）。
  - 可见从左心室起始后立即上行的主动脉的短轴包围动脉导管弓，这个表现也可以确认左、右流出道起始后立即垂直交叉。
  - 没有像主动脉弓那样的分支，在主动脉峡部与降主动脉汇合。
  - 在胎儿循环中动脉导管的收缩期流速最高。

观察矢状面的注意要点

- 2个弓状血管在矢状面上非常接近，尤其是在特异的病例中非常容易混淆这2个血管。因此应该与横断面的3VTV表现一起进行评估。
- 在正常情况下，绝不会出现2条弓状血管出现在同一个断面的情况。在诊断完全性大血管转位（TGA）时，要确认从前方的心室（右心室）起始的主动脉和主动脉弓，从后方的心室（左心室）起始的主肺动脉和动脉导管弓在同一断面并行的表现。
- 除了降主动脉和下腔静脉以外，发现其他血管通过膈肌时，要考虑到是肺静脉回流异常心下型（TAPVC Ⅲ型）的垂直静脉。
- 从心脏向胎儿尾侧的方向使用低速的彩色多普勒超声及能量多普勒超声扫查，可以观察到腹部静脉（图10.73）。静脉导管和脐静脉等腹部静脉血流波形是评估胎儿血流动力学的重要指标。

胎儿矢状面（2D+能量多普勒超声）　　　　　示意图

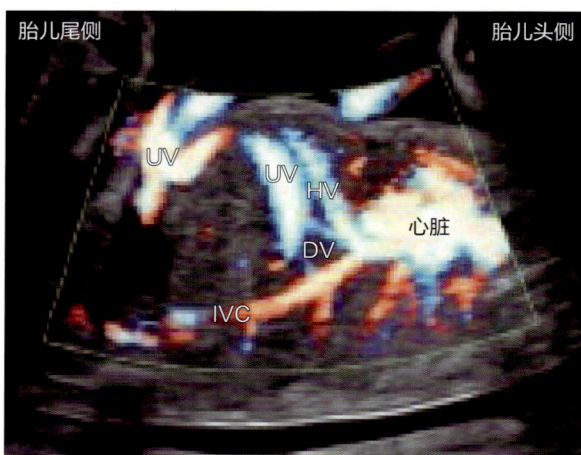

UV为脐静脉；HV为肝静脉；DV为静脉导管；IVC为下腔静脉

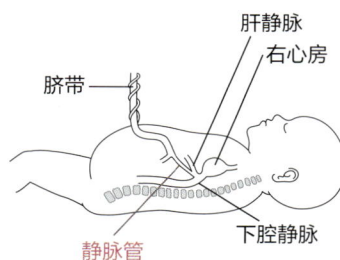

图10.73　腹部静脉

绝对不能漏诊的疾病

在本章的最后，作为在胎儿筛查中绝对不能漏诊的疾病，列举了完全性大血管转位（TGA）和法洛四联症（TOF）。无论哪种疾病，很多情况下仅仅观察4CV很难进行判断，要同时观察左右室流出道和3VV、3VTV才能做出诊断。

完全性大动脉转位（图10.74）

在胎儿时期做出完全性大血管转位的诊断，对新生儿预后具有重要意义。

a. 4CV
未见明显异常

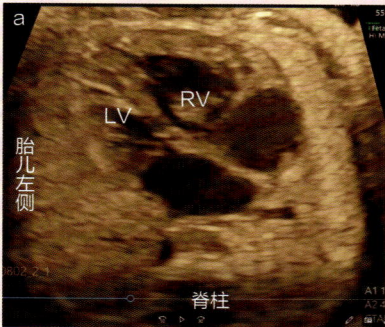

b. 左室流出道断面
从左心室起始的大血管起始后立即分为2支（箭头），可判断为主肺动脉

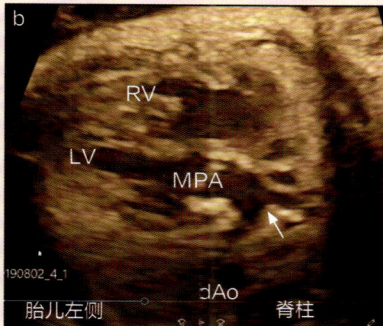

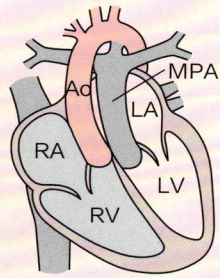

c. 3VTV
可见TGA的特征性表现Ⅰ字征

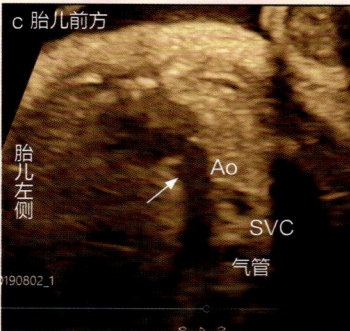

d. 矢状面
主动脉与主肺动脉不交叉并行

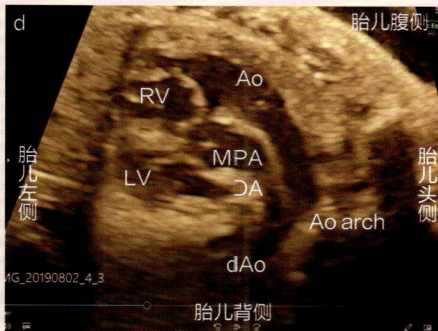

Ao为主动脉
MPA为主肺动脉
SVC为上腔静脉
LV为左心室
RV为右心室
DA为动脉导管
dAo为降主动脉
Ao arch为主动脉弓

图10.74　完全性大动脉转位

a中未见明显异常。从左心室起始的大血管起始后立即分为2支（箭头），判断为主肺动脉；降主动脉在脊柱的左前方，为左侧主动脉弓（b）。从右心室向后方走行的大血管（主动脉）在脊柱的前方向左走行，与降主动脉汇合。在3VTV不能观察到主肺动脉/动脉导管弓，只能观察到主动脉弓，这个表现（箭头）称为I字征，是提示TGA的特征性表现（c）。主动脉在前方的位置，从右心室发出后，在从左心室起始的主肺动脉的前方下行为降主动脉（主动脉与主肺动脉不交叉）（d）

胎儿超声表现

- 4CV：没有明显的异常。
- 左室流出道断面（图10.74b）：在正常胎儿，起始于左心室的大血管（主动脉）没有分支斜向右上方走行。在TGA发生时，从左心室起始的大血管（肺动脉）朝向后方，立即分为2支。
- 3VV：在正常心脏主肺动脉、主动脉、上腔静脉呈一条直线排列。在TGA发生时，主动脉位于主肺动脉的前方右侧，不是排列成一条直线。
- 3VTV（图10.74c）：正常情况下，动脉导管和主动脉呈V字形汇合。在TGA发生时，从右心室向后方的大血管（主动脉）在脊柱的前方向左走行，与降主动脉汇合。在3VTV不能观察到动脉导管弓，而可以观察到主动脉弓。这个表现称为I字征，是TGA的特征性表现。
- 矢状面（图10.74d）：在正常情况下，主动脉弓和动脉导管弓绝不会在一个断面同时显示，而在TGA发生时可以看到2个弓状血管并行。可以看到胸壁侧的心室（右心室）发出的血管分出了颈部血管并形成弓状，这个血管可以判断为主动脉弓。
- 据报道约有20%的TGA伴有RAA。

> TGA中有10%在出生后不久就会出现状态急剧恶化，在已知的高危病例中，胎儿时期开始就会出现卵圆孔和动脉导管狭窄。

法洛四联症（图10.75）

　　法洛四联症是CHD中发病率较高的疾病。众所周知，法洛四联症也是合并其他异常发生率较高的CHD，其中以染色体异常最为多见。

胎儿超声表现

- 4CV（图10.75a）：通常除了心尖部向左偏移比较明显以外，没有其他明显异常。
- 左室流出道切面（图10.75b）：直径扩大的主动脉的正下方可看到较大的室间隔缺损（VSD），扩张的主动脉与室间隔呈横跨状态，这个表现称为主动脉骑跨。
- 3VV（图10.75c）：主肺动脉比主动脉细，另外主动脉的位置比通常的位置稍微靠前。
- 3VTV（图10.75d）：可显示出狭小的动脉导管和直径扩大的主动脉。另外，伴有重度的肺动脉狭窄，以及动脉导管逆行血流（流向心脏方向的反流），这些表现提示重症TOF。
- 据报道，约有25%的TOF伴有RAA。

a. 4CV
通常除了心尖部向左偏移比较明显以外，没有其他明显异常

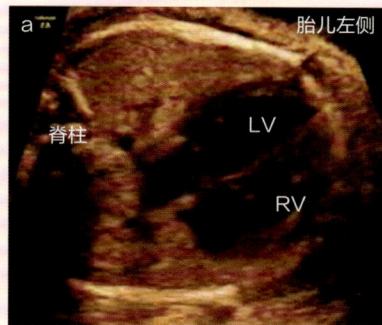

脊柱　LV　RV　胎儿左侧

b. 左室流出道切面
流出道可见较大的室间隔缺损，扩张的主动脉（◄►部）与室间隔呈骑跨状态

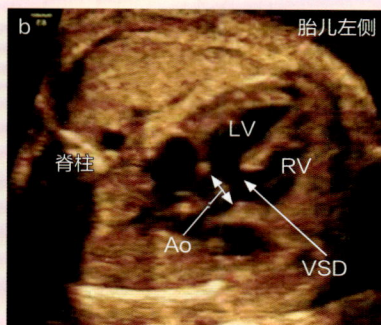

脊柱　LV　RV　Ao　VSD　胎儿左侧

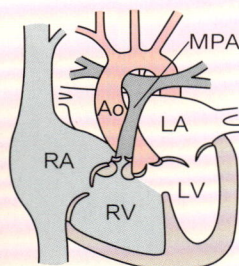

MPA　Ao　LA　RA　RV　LV

c. 3VV
可见主肺动脉狭窄，主动脉向前方移位

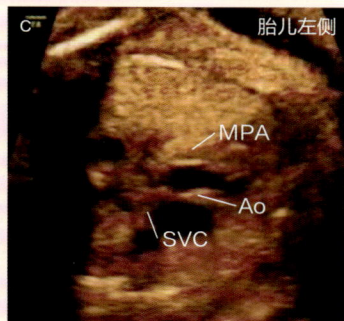

MPA　Ao　SVC　胎儿左侧

d. 3VTV，彩色多普勒超声图像
可见狭小的动脉导管与主动脉汇合，动脉导管内血流朝向背侧顺行

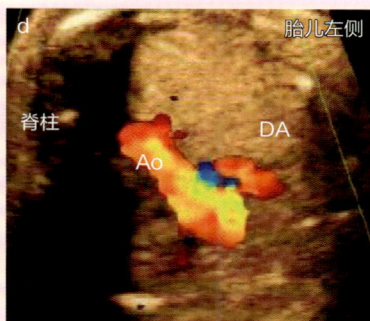

脊柱　Ao　DA　胎儿左侧

Ao 为主动脉
MPA 为主肺动脉
SVC 为上腔静脉
DA 为动脉导管
dAo 为降主动脉
LV 为左心室
RV 为右心室
T 为气管
VSD 为室间隔缺损

图10.75　法洛四联症
通常除了心尖部向左偏移比较明显以外，没有其他明显异常（a）。可见较大的室间隔缺损，扩张的主动脉与室间隔呈骑跨状态（主动脉骑跨）（b，箭头）。主肺动脉狭窄以及不同程度的主动脉前移（c）。可见狭小的动脉导管与主动脉汇合，动脉导管内血流顺行（d）

专栏

妊娠中期以后可以明确的疾病（图C.21、C.22）

　　CHD中主动脉瓣、肺动脉瓣的狭窄性疾病病例，以及二尖瓣、三尖瓣反流性疾病中的部分病例，随着妊娠周数的增加，异常的表现也越来越明确（图C.21）。此外，还存在由于胎儿感染等后天因素在妊娠中期以后发病的病例。另外，在妊娠30～36周进行检查时，诊断出动脉导管早期收缩和卵圆孔早期闭锁（premature closure of the foramen ovale，PCFO）*（图C.22）病例的情况也时有发生。

　　关于进行胎儿心脏筛查的周数，日本胎儿心脏病学会推荐在妊娠18～20周和妊娠30周前后进行2次检查。对于动脉导管早期收缩和卵圆孔早期闭锁等疾病，在妊娠35周左右进行筛查也是必要的。

a. 妊娠19周　　　　b. 妊娠25周　　　　c. 妊娠34周

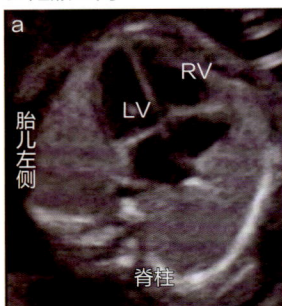
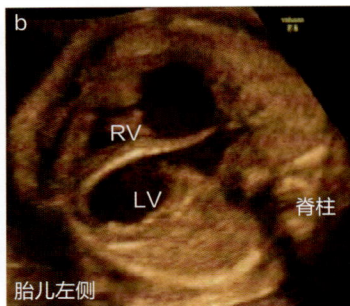
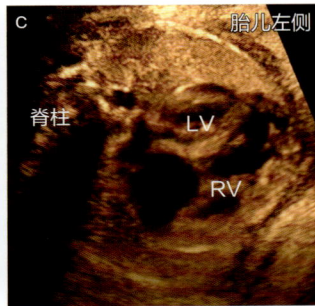

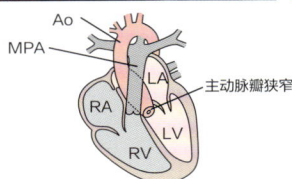
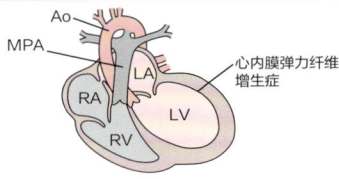
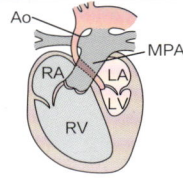

Ao 为主动脉；MPA 为主肺动脉；LA 为左心房；LV 为左心室；RA 为右心房；RV 为右心室

图C.21　严重的主动脉瓣狭窄病例

这个病例在妊娠中期以后，超声表现有很大变化

4CV：除CTAR30%左右，在正常上限以外无其他明显异常表现（a）。CTAR为38%，表现为轻度的心脏扩大，有左心室扩大的倾向，左室壁的回声增强，提示合并心内膜弹力纤维增生症（b）。发现左心房、左心室明显缩小及左室壁增厚（c）

> ＊ 卵圆孔早期闭锁（PCFO）是胎儿时期卵圆孔关闭导致左心发育不全的疾病，其病因和发病机制尚不清楚。胎儿时期会发生右心衰竭和胎儿水肿。另外，有出生后发生肺淤血、肺出血、肺动脉高压、呼吸衰竭的病例，也有许多病例只有轻度的过度呼吸或无明显症状。随着胎儿超声心动图的普及，在妊娠后期进行的胎儿筛查中单纯的PCFO在胎儿时期被诊断。胎儿4CV表现为左心室发育不良、右心室扩大导致的左右不平衡，以及房间隔异常（房间隔膨出瘤、卵圆孔膜的运动消失房间隔平坦、卵圆孔瓣的过度运动等）。

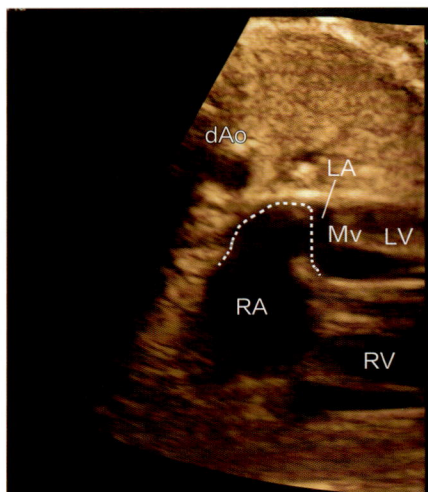

RA 为右心房
LA 为左心房
RV 为右心室
LV 为左心室
Mv 为二尖瓣
dAo 为降主动脉

图C.22　卵圆孔早期闭锁病例

妊娠37周。4CV图像提示左心房、左心室缩小及右心房、右心室扩增，呈明显的左右失衡表现。另外可见房间隔在左房侧呈瘤状膨出（房间隔膨出瘤），到达左房对侧壁（虚线部分），没有看到卵圆孔的血流。婴儿出生后不久，被发现左心功能衰竭，引起呼吸障碍、肺出血，导致反复发作的肺动脉高压，需要居家氧疗近1年。这个病例是在35周胎儿筛查中发现左心室狭小表现，因此在三级医疗机构进行详细检查，从而诊断为本病的病例

参考文献

1) 日本胎児心臓病学会/日本小児循環器学会(編):胎児心エコー検査ガイドライン(第2版). 日本小児循環器学会雑誌 2021;37:S1.1-S1.57.

2) Abuhamad AZ, Chaoui R: Chapter 1 Congenital Heart Disease: Incidence, Risk Factors, and Prevention Strategies. A Practical Guide to Fetal Echocardiography 3rd Ed. Lippincott Williams & Wilkins, 2015.

3) Shapiro I, Degani S, Leibovitz Z, et al: Fetal cardiac measurements derived by transvaginal and transabdominal cross-sectional echocardiography from 14 weeks of gestation to term. Ultrasound Obstet Gynecol 1998;12:404-18.

4) 辻村久美子:胎児心臓スクリーニング法. 川瀧元良(編). 胎児心エコーのすべて スクリーニング・精査・治療・そして家族支援. p.14-67, メジカルビュー社, 東京, 2017.

5) 川瀧元良:動画で見る胎児心エコー診断3. p.7, メジカルビュー社, 東京, 2009.

6) International Society of Ultrasound in Obstetrics and Gynecology, Carvalho JS, Allan LD, Chaoui, R, et al: ISUOG Practice Guideline (updated): sonographic screening examination of the fetal heart. Ultrasound Obstet Gynecol 2013;41:348-59.

7) 川瀧元良:胎児心エコー 診断へのアプローチ. 宝田正志(監修), メジカルビュー社, 東京, 2003.

8) 金 基成, 川瀧元良, 豊島勝昭, ほか:「胎児期の小さい左室」の予後. 産婦人科の実際 2017;66:363-7.

9) DeVore GR: Trisomy 21: 91% detection rate using second-trimester ultrasound markers. Ultrasound Obstet Gynecol 2000;16:133-41.

10) Woodward PJ, Kennedy A, Sohaey R, et al: Section 6 Heart. Diagnostic Imaging: Obstetrics, 3rd Ed. Amirsys, 2016.

11) Fesslova V, Villa L, Rizzuti T, et al: Natural history and long-term outcome of cardiac rhabdomyomas detected prenatally. Prenat Diagn 2004;24:241-8.

12) Bader RS, Chitayat D, Kelly E, et al: Fetal rhabdomyoma: Prenatal diagnosis, clinical outcome, and incidence of associated tuberous sclerosis complex. J Pediatr 2003;143:620-4.

13) Veldtman GR, Blackburn ME, Wharton GA, et al: Dystrophic calcification of the fetal myocardium. Heart 1999;81:92-3.

14) Tehrani M, Vettraino IM, Chang CH: Localized nodular hypertrophy mimicking rhabdomyoma in the fetal heart: prenatal sonographic and pathology findings. Pediatr Dev Pathol 2004;7:192-7.

15) Chan YF, Sampson A: Massive myocardial calcification in second-trimester fetuses: antenatal detection and causes. Ultrasound Obstet Gynecol 2005;25:193-6.

16) Serra V, Bellver J, Moulden M, et al: Computerized analysis of normal fetal heart rate pattern throughout gestation. Ultrasound Obstet Gynecol 2009;34:74-9.

17) Allan LD, Cook AC, Huggon IC: Fetal Echocardiography A Practical Guide. Cambridge University press, 2009.

18) Mendoza GJ, Almeida O, Steinfeld L: Intermittent fetal bradycardia induced by midpregnancy fetal ultrasonographic study. Am J Obstet Gynecol 1989;160:1038-40.

19) Gembruch U, Smrcek JM: The prevalence and clinical significance of tricuspid valve regurgitation in normal grown fetuses and those with intrauterine growth retardation. Ultrasound Obstet Gynecol 1997;9 374-82.

20) Messing B, Porat S, Imbar T, et al: Mild tricuspid regurgitation: a benign finding at various stages of pregnancy. Ultrasound Obstet Gynecol 2005;26:606-9; discussion 610.

21) Berg C, Georgiadis M, Geipel A, et al: The area behind the heart in the four-chamber view and the quest for congenital heart defects. Ultrasound Obstet Gynecol 2007;30:721-7.

22) 川瀧元良(編):胎児心エコーのすべて スクリーニング・精査・治療・そして家族支援. メジカルビュー社, 東京, 2017.

23) Kawazu Y, Inamura N, Kayatani F, et al: Evaluation of the post-LA space index in the normal fetus. Prenat Diagn 2019;39:195-9.

24) 青木昭和, 原田 崇, 宮崎康二:超音波断層法による胎児気管・気管支の出生前描出について. 超音波医学 2009;36:191-9.

25) 中澤 誠:わが国における新生児心疾患の発生状況. 日本小児科学会雑誌 1986;90:2578-87.

26) 山岸敬幸, 白石 公(編):先天性心疾患を理解するための臨床心臓発生学. メジカルビュー社, 東京, 2007.

27) Kawataki M: Right aortic arch(RAA)is a powerful marker for fetal cardiovascular anomaly screening. Ultrasound in Obstet Gynecol 2010;36:s61.

28) Abuhamad AZ, Chaoui R: Chapter 29 Right Aortic Arch, and Aberrant Subclavian Artery. A Practical Guide to Fetal Echocardiography, 3rd Ed. Lippincott Williams & Wilkins, 2015.

29) Miranda JO, Calaghan N, Miller O, et al: Right aortic arch diagnosed antenatally: associations and outcome in 98 fetuses. Heart 2014;100:54-9.

30) Zidere V, Tsapakis EG, Huggon IC, et al: Right aortic arch in the fetus. Ultrasound Obstet Gynecol 2006;28:876-81.

31) Berg C, Bender F, Soukup M, et al: Right aortic arch detected in fetal life. Ultrasound Obstet Gynecol 2006;28:882-9.

32) Rauch R, Rauch A, Koch A, et al: Laterality of the aortic arch and anomalies of the subclavian artery—reliable indicators for 22q11.2 deletion syndromes? Eur J Pediatr 2004;163:642-5.

33) Achiron R, Rotstein Z, Heggesh J, et al: Anomalies of the fetal aortic arch: a novel sonographic approach to in-utero diagnosis. Ultrasound Obstet Gynecol 2002;20:553-7.

34) Bronshtein M, Lorber A, Berant M, et al: Sonographic Diagnosis of Fetal Vascular Rings in Early Pregnancy. Am J Cardiol 1998;81:101-3.

35) Campanale CM, Pasquini L, Santangelo TP, et al: Prenatal echocardiographic assessment of right aortic arch. Ultrasound Obstet Gynecol 2019;54:96-102.

36) Hartyánszky IL, Lozsadi K, Marcsek P, et al: Congenital vascular rings: surgical management of 111 cases. Eur J Cariothorac Surg

1989 ; 3 : 250-4.

37） Abuhamad AZ, Chaoui R: Chapter 31 Anomalies of Systemic and Pulmonary Venous Connections. A Practical Guide to Fetal Echocardiography, 3rd Ed. Lippincott Williams & Wilkins, 2015.

38） Benson CB, Brown DL, Doubilet PM, et al: Increasing curvature of the normal fetal ductus arteriosus with advancing gestational age. Ultrasound Obstet Gynecol 1995 : 5 : 95-7.

39） 豊島勝昭：Ⅱ 胎児期から周生期に発症する循環器異常 周生期循環異常. 中澤 誠（編）. 先天性心疾患. p.75-84, メジカルビュー社, 東京, 2014.

40） 黒嵜健一：胎児動脈管早期収縮の診断と管理. 日本小児循環器学会雑誌 2012 ; 28 : 287-9.

41） 中島隆広, 春日晃子, 東 裕福, ほか：妊娠中の定期的なドライブルーン摂取が影響し, 右房拡大が診断の契機となった胎児動脈管早期閉鎖の一例. 東京産婦人科学会会誌 2015 ; 64 : 500-3.

42） Jan SL, Hwang B, Fu YC, et al: Isolated Neonatal Ductus Arteriosus Aneurysm. J Am Coll Cardiol 2002 ; 39 : 342-7.

43） Weichert J, Hartge DR, Axt-Fliedner R: The Fetal Ductus Arteriosus and its Abnormalities.-A Review. Congenit Heart Dis 2010 ; 5 : 398-408.

44） Dyamenahalli U, Smallhorn JF, Geva T, et al : Isolated Ductus Arteriosus Aneurysm in the fetus and Infant: A Multi-Institutional Experience. J Am Coll Cardiol 2000 ; 36 : 262-9.

45） Hornberger LK: Congenital ductus arteriosus aneurysm. J Am Coll Cardiol 2002 ; 39 : 348-50.

46） Tseng JJ, Jan SL: Fetal echocardiographic diagnosis of isolated ductus arteriosus aneurysm: a longitudinal study from 32 weeks of gestation to term. Ultrasound Obstet Gynecol 2005 ; 26 : 50-6

47） Sinkovskaya E, Abuhamad A, Horton S, et al: Fetal left brachiocephalic vein in normal and abnormal conditions. Ultrasound Obstet Gynecol 2012 : 40 ; 542-8.

48） Abuhamad AZ, Chaoui R: Chapter 29 Right Aortic Arch, Double Aortic Arch, and Aberrant Subclavian Artery. A Practical Guide to Fetal Echocardiography, 3rd Ed. Lippincott Williams & Wilkins, 2015.

49） Momma K: Cardiovascular anomalies associated with chromosome 22q11.2 deletion syndrome. Am J Cardiol 2010 ; 105 : 1617-24.

50） McElhinney DB, Clark BJ 3rd, Weinberg PM, et al: Association of chromosome 22q11 deletion with isolated anomalies of aortic arch laterality and branching. J Am Coll Cardiol 2001 ; 37 : 2114-9.

51） Zalel Y, Achiron R, Yagel S, et al: Fetal aberrant right subclavian artery in normal and Down syndrome fetus. Ultrasound Obstet Gynecol 2008 ; 31 : 25-9.

52） Paladini D, Sglavo G, Pastore G, et al: Aberrant right subclavian artery: incidence and correlation with other markers of Down syndrome in second-trimester fetuses. Ultrasound Obstet Gynecol 2012 ; 39 : 191-5.

53） De León-Luis J, Gámez F, Bravo C, et al: Second-trimester fetal aberrant right subclavian artery: original study, systematic review and meta-analysis of performance in detection of Down syndrome. Ultrasound Obstet Gynecol 2014 ; 44 : 147-53.

54） Scala C, Leone Roberti Maggiore U, Candiani M, et al: Aberrant right subclavian artery in fetuses with Down syndrome: a systematic review and meta-analysis. Ultrasound Obstet Gynecol 2015 ; 46 : 266-76.

55） Maeno YV, Kamenir SA, Sinclair B, et al: Prenatal features of ductus arteriosus constriction and restrictive foramen ovale in d-transposition of the great arteries. Circulation 1999 ; 99 : 1209-14.

56） 田仲健一, 川瀧元良, 柴崎 淳, ほか：左心不全による肺出血と遷延する肺高血圧を合併した胎児期卵円孔閉鎖の1例. 日本周産期・新生児医学会雑誌 2015 ; 51 : 277-82.

第十一章

胎儿筛查：
腹部

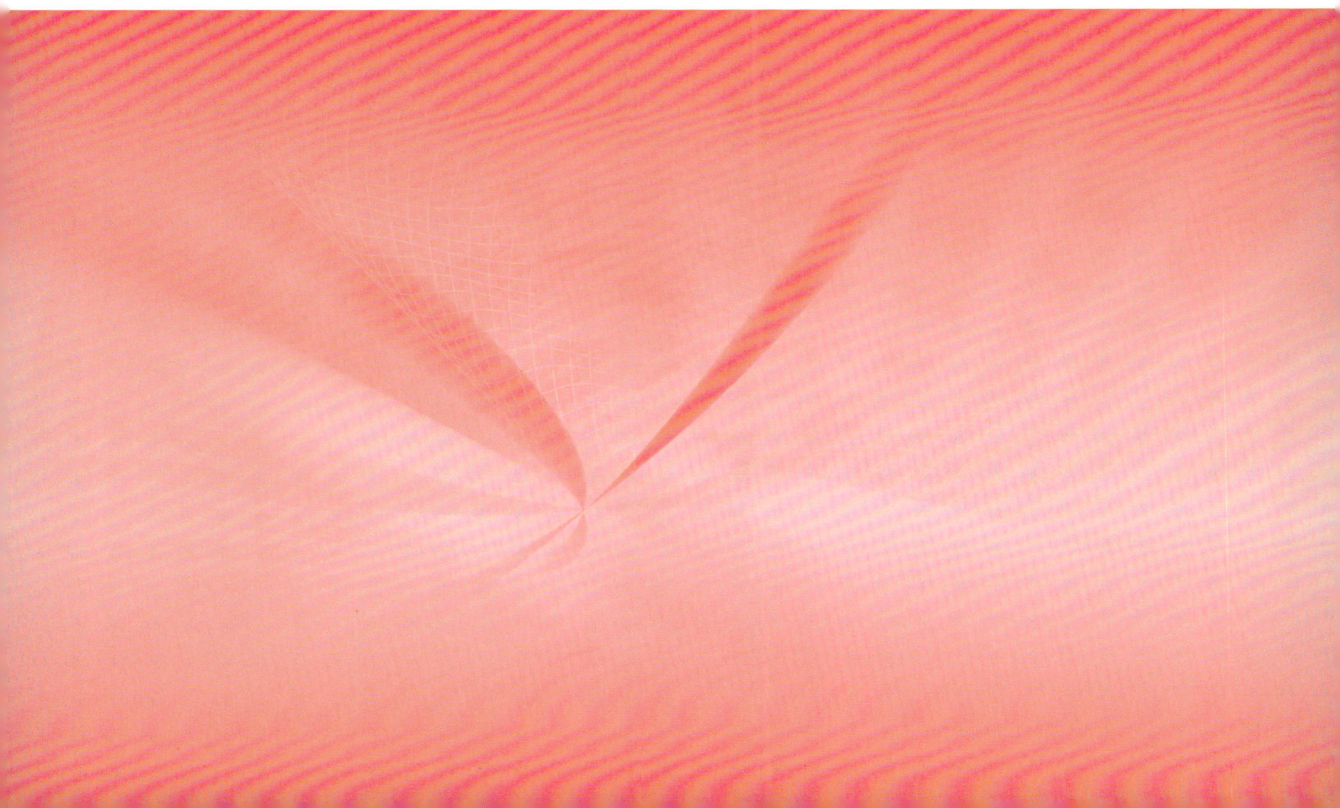

胎儿腹部疾病涉及消化系统、泌尿生殖系统、腹壁等多个方面。本章对胎儿腹部检查时需要理解的基本解剖、检查方法、观察要点及典型的胎儿腹部疾病进行讲解。

腹部解剖

在腹腔中，有以消化器官及泌尿器官为主的各种各样的器官（图11.1）。腹腔的上方有肝和胃，胃的正下方有横结肠走行，在其下方有小肠呈旋涡样排列。消化器官从口腔开始，依次为咽、食管、胃、小肠、大肠，直至肛门结束。在这些脏器后方的后腹膜腔内有肾脏、肾上腺、输尿管、腹主动脉、下腔静脉、脾、十二指肠等器官。

胎儿腹部的实际观察

检查方法

首先要辨别胎儿的左右

观察胎儿腹部时，在判断胎儿左右的基础上开始检查是非常重要的。现在日本国内广泛使用的是日本胎儿心脏病学会推荐的判断方法。

a. 腹部的主要脏器
腹腔的上方有肝和胃，胃的正下方有横结肠走行，其下方有小肠。实际上从胃的下方到腹部器官的前面，有被称为大网膜的腹膜覆盖

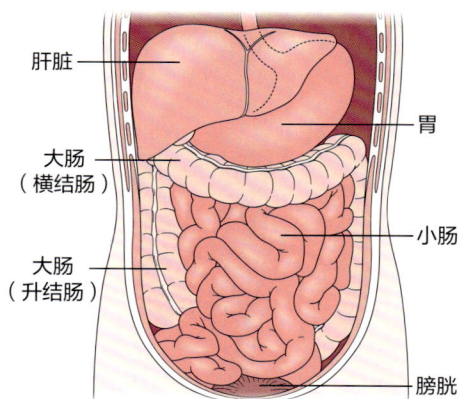

b. 位于后腹膜腔的部分脏器
腹膜后的脏器包括肾脏、肾上腺、十二指肠、胰腺、腹主动脉等。十二指肠连接胃和小肠，胰腺位于胃的背侧

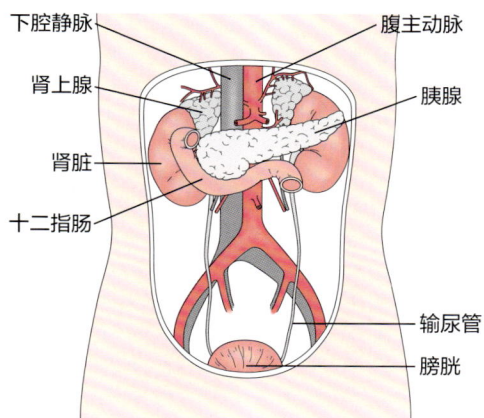

图11.1　腹部的脏器解剖

横断面观察：理解3个基本断面

筛查时对胎儿腹部的观察以横断面观察为基础。基本断面是：①腹部周长（pabdominal circumference，AC）测量水平；②脐带附着部位，肾脏水平；③膀胱水平。

基本断面：AC测量水平断面

这个断面要关注黑的囊性部分。胎儿的左侧显示出胃泡，前方的正中央是脐静脉*，并且在前方稍稍偏右侧显示出纺锤状的胆囊（图11.2）。乍一看胆囊容易与脐静脉混淆，用彩色多普勒超声可以显示脐静脉的血流信号，而胆囊内则没有颜色（图11.3）。

> * 在本书中将脐带中的血管称为脐带动脉、脐带静脉。将胎儿体内的血管称为脐动脉、脐静脉以示区别。

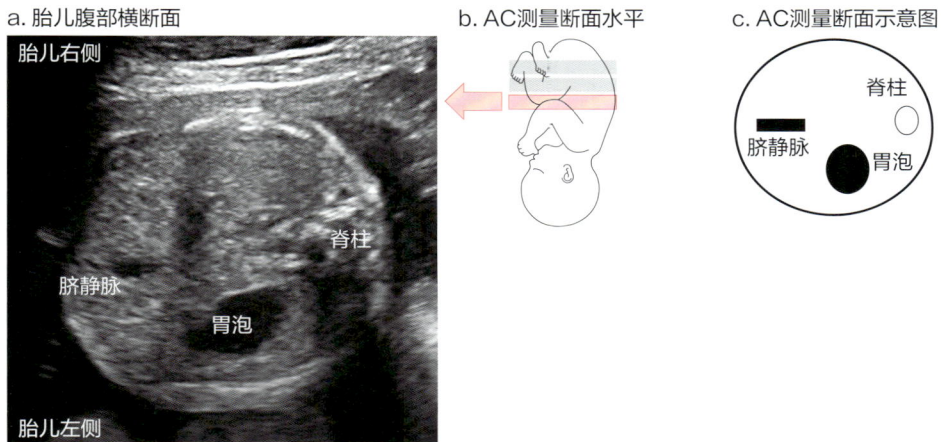

a.胎儿腹部横断面

b.AC测量断面水平

c.AC测量断面示意图

图11.2 胎儿腹部基本断面：AC测量水平断面-1
胃泡在胎儿左侧，前方的正中央可见脐静脉

B型超声/彩色多普勒超声图像同时显示

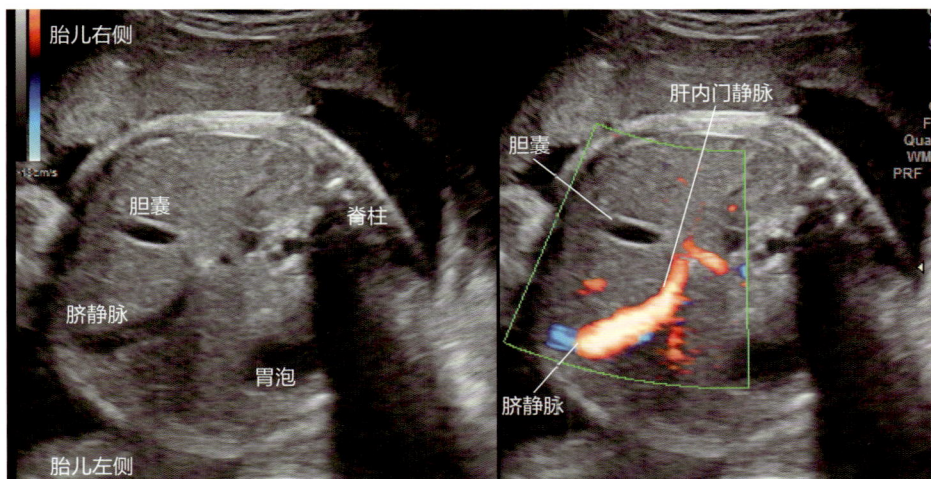

图11.3 胎儿腹部基本断面：AC测量水平断面-2
彩色多普勒超声图像可以显示胆囊内没有血流信号，可以此与脐静脉进行鉴别

基本断面：脐带附着部位，肾脏水平断面

从测量AC的断面向胎儿的尾侧移动探头，可在腹壁侧显示出脐带附着部位。在脊柱的前方可见左右肾（图11.4）。

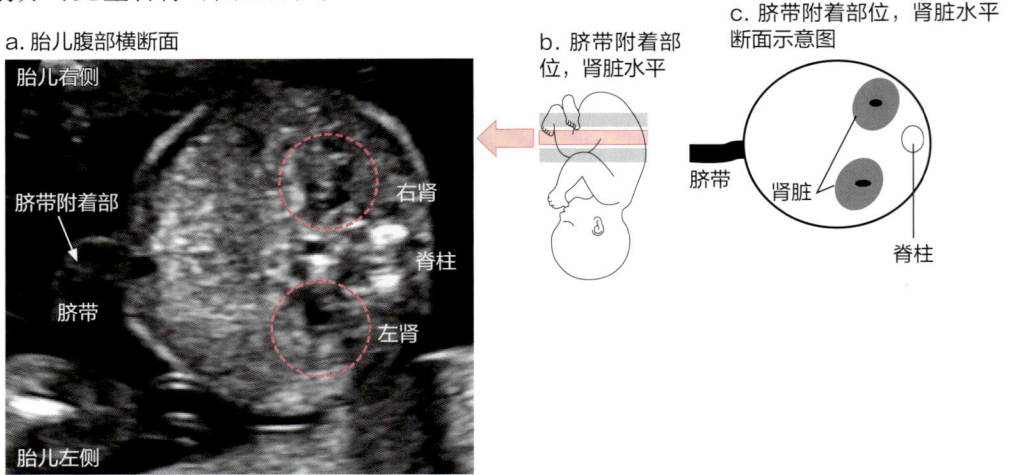

图11.4 胎儿腹部基本断面：脐带附着部位，肾脏水平断面
在脊柱的前方可见左右肾

基本断面：膀胱水平断面

在脐带附着部位、肾脏水平将探头进一步向胎儿尾侧移动，在胎儿的盆腔内可以看到黑色的囊性结构。使用彩色多普勒超声可见在膀胱两侧走行的左右脐动脉（图11.5）。这个表现可确定在胎儿盆腔内看到的黑色囊性结构为膀胱。

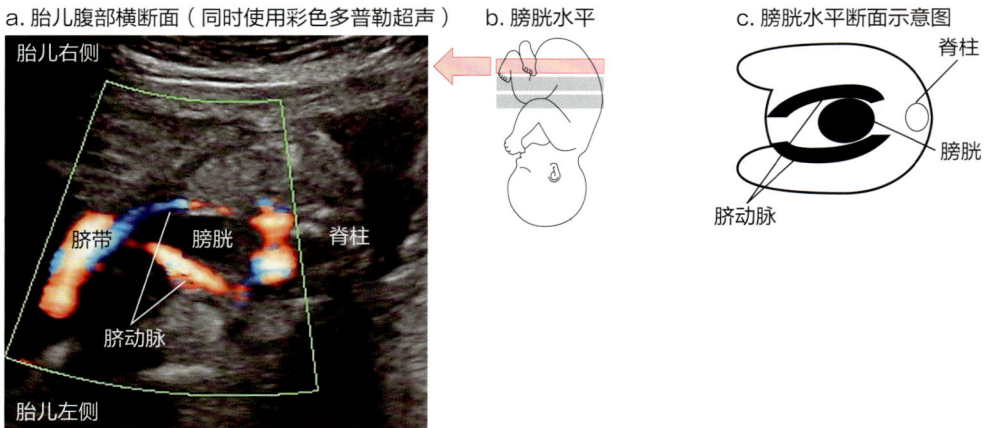

图11.5 胎儿腹部基本断面：膀胱水平断面
膀胱表现为黑色的囊性结构。使用彩色多普勒超声可见在膀胱两侧走行的左右脐动脉

检查项目

胎儿腹部有以下4个观察项目。

- 确认胃泡是否在胎儿左侧。

- 除胃泡、胆囊、膀胱以外是否还有其他囊性结构。
- 有无内脏从腹壁脱出。
- 有无胎儿水肿（胸腔积液、腹腔积液、皮下水肿）。

接下来对各个项目进行解说。

确认胃泡是否在胎儿左侧

- 如果根本不能确认胃泡，考虑以下疾病/状态
  - 羊水过少：胎膜早破、尿道闭锁、两侧肾缺如、尿路闭锁、双胎输血综合征（twin to twin transfusion syndrome，TTTS）中的供血儿，其他引起羊水过少的疾病。
  - 羊水吞咽障碍：中枢神经系统疾病、唇腭裂、肌肉/骨骼系统疾病。
  - 羊水不能到达胃部：食管闭锁。
  - 胃泡移位，不能在正常的位置看到：膈疝、腹壁异常（脐带疝、腹壁破裂）等。
  - 通过再次检查不久就可看到胃泡（正常胎儿）。
- 可以在左侧观察到胃泡，但非常小，要考虑下列情况
  - 即使正常胎儿也有胃泡看起来较小的情况，所以需要隔一段时间再检查，或者根据情况日后再检查。
  - 这个表现的代表性疾病有食管闭锁。在食管闭锁中发病率最高的Gross分类C型中，羊水通过气管进入胃，因此有时会出现小胃泡。如果有小胃泡同时出现羊水过多，则出现食管闭锁的可能性更大。

除胃泡、胆囊、膀胱以外是否还有其他囊性结构

正常情况下，腹腔内有胃泡、胆囊、膀胱3个囊性器官。除了这些以外的囊性结构都有可能是病理现象，主要有以下疾病（本章所列举的疾病用下划线标出）。

- 消化系统：十二指肠闭锁、小肠闭锁（空肠闭锁、回肠闭锁）、胎便性腹膜炎、肠道重叠症。
- 泌尿系统：多囊肾、肾积水、输尿管囊肿、后尿道瓣膜、脐尿管囊肿。
- 生殖系统：卵巢囊肿、子宫阴道积水。
- 肝胆：胆道扩张症、肝囊肿。
- 其他：肠系膜囊肿、肾上腺囊肿、脾囊肿、泄殖腔残留、血管病变。

腹腔内囊性病变的检查方法

- 判断来源脏器
  - 确认囊肿与相邻正常脏器的位置关系，判断来源器官。
- 囊肿的观察
  - 观察大小（长径、横径、前后径）。

- 观察形状（单房性/多房性/分叶状/管腔样等），观察囊壁的厚度、大小、内部回声。
- 观察有无蠕动（与来源于消化道的疾病鉴别）。
- 观察内部有无血流（使用彩色多普勒超声，与血管疾病鉴别）。
■ 持续观察
- 观察其有无随时间而变化。

腹腔内囊性病变的预后

胎儿时期自然消失。据报道妊娠后半期诊断的腹腔内囊肿5%~20%自然消失。另外，据报道在妊娠初期诊断的病例中，在没有发现其他并发症的情况下，约有80%自然消失。

没有合并其他异常，囊肿自然消失的情况下一般预后良好。在多次检查都能观察到囊肿的情况下（包含出生后需要外科治疗的病例），最好将患儿转到高级医疗机构进行管理。

有没有内脏从腹壁脱出

没有腹壁中断及突出，要确认腹壁光滑的连续性。有脏器从腹壁疝出时，要怀疑脐疝、腹壁破裂。

有无胎儿水肿（胸腔积液、腹腔积液、皮下水肿）（图11.6）

胎儿水肿是指发现2个以上腔隙积液（胸腔积液、腹腔积液、心包积液）或者1个腔隙积液的同时伴有皮下水肿*。

胎儿水肿分为血型不合引起的免疫性胎儿水肿和其他原因引起的非免疫性胎儿水肿。目前由于抗D免疫球蛋白的使用，免疫性胎儿水肿的发病率明显减少，90%的胎儿水肿是非免疫性胎儿水肿。

> * 在妊娠中期，胎儿头部、胸部的皮下厚度在5 mm以上时多为皮下水肿。

a. 胎儿矢状面

b. 胎儿头部横断面

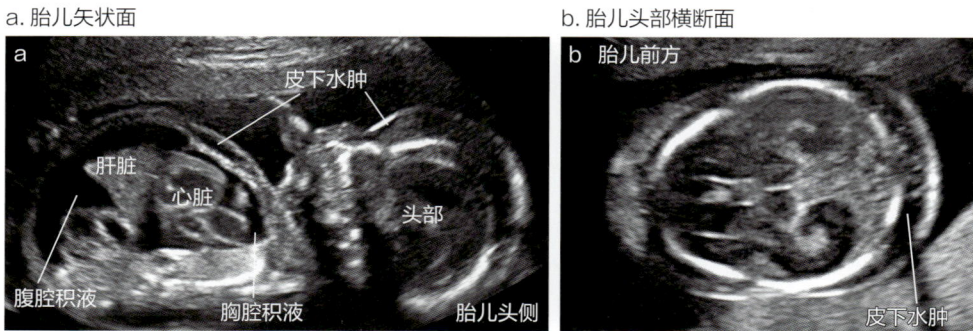

图11.6　胎儿水肿病例
全身皮下水肿，可见胸腔积液、腹腔积液（妊娠18周）

羊水量与胎儿的消化系统、泌尿系统疾病

　　羊水量的异常可能与胎儿的消化系统、泌尿系统疾病有关。在胎儿筛查发现羊水量异常的情况下，要注意这一点。

- 羊水量与胎儿的肾功能及吞咽功能、消化道的通过状态密切相关。
- 消化道闭锁时，消化道的羊水吸收、通过障碍就会造成羊水过多。在消化道闭锁中，食管闭锁、十二指肠闭锁等闭锁部位越靠近口部，越容易发生羊水过多。
- 妊娠中期以后，尿液的产生也反映在羊水量上。因此，如果泌尿系统出现异常，就会表现为羊水量异常（羊水过少）。如果发现羊水过少，则怀疑胎儿泌尿系统异常，需要检查肾脏和膀胱。

胎儿外生殖器的检查方法（图C.23）

　　在胎儿时期，有些疾病与胎儿的性别密切相关。作为检查者最好也要掌握观察胎儿外生殖器的方法。为了观察外生殖器，需要显示出左右大腿之间的腹股沟区域。在股骨长径的测量断面，稍微向胎儿内侧倾斜探头就会显示出外生殖器。

尽可能长地显示股骨

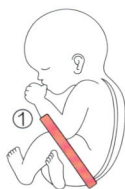

探头稍微向胎儿的外侧移动，同时略向内侧倾斜就会显示出外生殖器

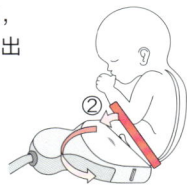

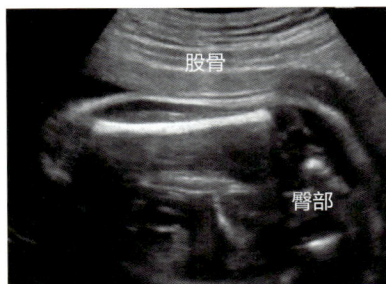

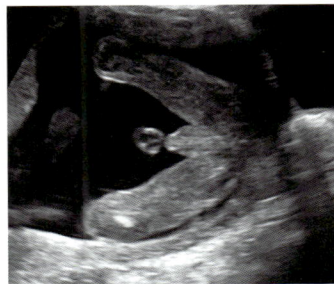

男胎外生殖器

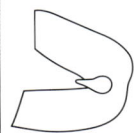

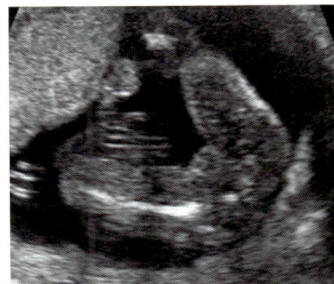

女胎外生殖器

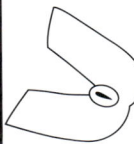

股骨

臀部

图C.23　胎儿外生殖器的检查方法

11

第十一章　胎儿筛查：腹部

291

观察腹部器官

消化系统器官

消化系统器官的正常图像（图11.7）

妊娠初期

■ 胃泡发生在妊娠5周半左右，经阴道超声检查从10周左右开始可以看到。一般在14周左右时用经腹超声检查，几乎所有的胎儿都可以显示出胃泡。

a. 妊娠22周，胎儿矢状面
肠道表现为高回声团块状（曲线包围的部分）

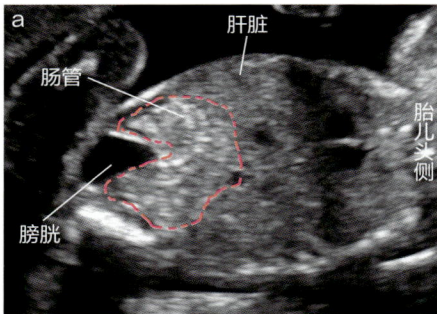

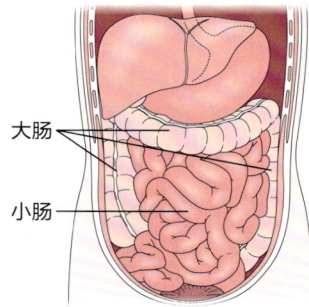

b. 妊娠35周，胎儿矢状面

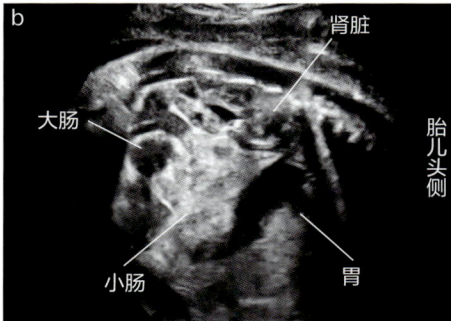

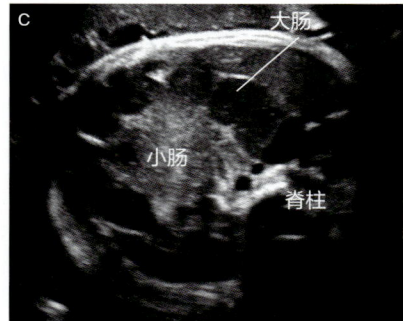

c. 妊娠35周，胎儿腹壁横断面
大肠位于腹腔的边缘，小肠被大肠包围在腹部中央

图11.7 消化道的正常表现

妊娠中期

■ 在妊娠中期，肠道表现为高回声团块状。大肠与小肠很难鉴别。

妊娠晚期

■ 进入妊娠后期可以鉴别大肠和小肠。

■ 大肠位于腹腔的边缘（腹部两侧，以及膀胱的上方），小肠被大肠包围在腹部中央。到了妊娠后期，大肠被粪便充满，在小肠的周围表现为低回声的管状结构，可以清晰显示出来。还可以观察到大肠的特征性*表现。

> * 从外侧看结肠时，表现为重复排列的大的隆起。

■ 小肠和大肠的直径随着妊娠周数的增加而增大。

 ● 小肠的内径通常不超过5 mm，7 mm以上时要怀疑肠管扩张。肠管壁的厚度3 mm以上时要怀疑肠管壁肥厚（肠管壁水肿）。

 ● 大肠管径在妊娠末期可到达18 mm。

■ 在妊娠25周左右可以看到小肠蠕动。

 ● 妊娠后期，几乎所有的胎儿筛查都能看到小肠的肠管中液体（肠液）潴留。

 ● 随着妊娠周数的增加，小肠蠕动的频率也增加。

 ● 没有发现大肠的蠕动。

消化道闭锁（图11.8）

■ 已知的消化道闭锁的疾病有食管闭锁、十二指肠闭锁、小肠闭锁（空肠闭锁、回肠闭锁），直肠、肛门闭锁。

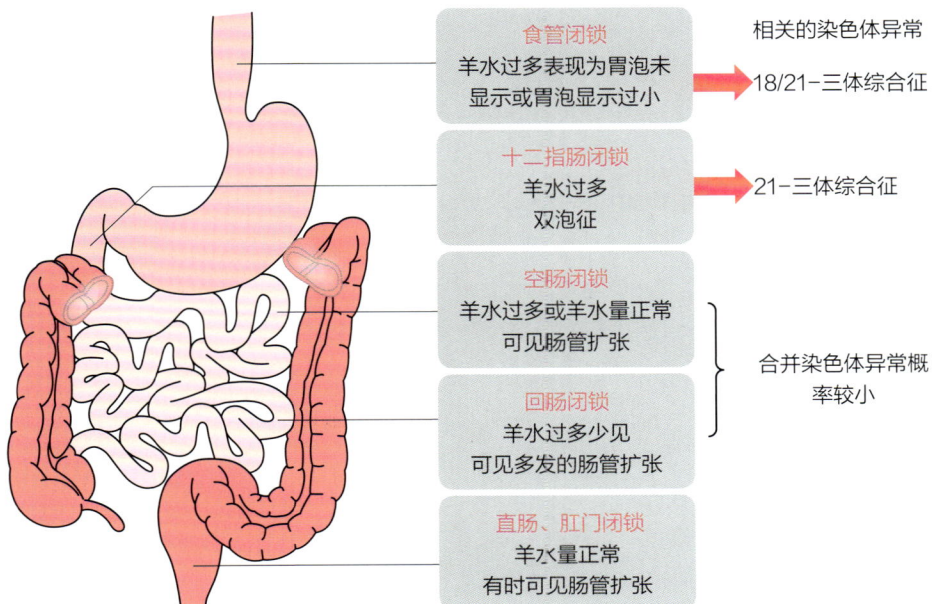

图11.8　胎儿超声表现与相关的染色体异常
典型的声像图表现，多数在妊娠25周以后出现

- 从闭锁部位至口部的消化道扩张，由于羊水吸收障碍可引起羊水过多。
- 闭锁位置越靠近口部，出现羊水过多的概率越大。
  - 很多食管闭锁、十二指肠闭锁等上消化道闭锁的病例在28周以后出现羊水过多的表现。回肠闭锁及肛门闭锁等下消化道闭锁时羊水量正常的情况多见。
- 消化道闭锁的典型超声图像表现，通常出现在妊娠25周以后。
- 消化道的超声图像随肠管蠕动而发生变化，反复检查对诊断很有帮助。
- 由于经常能发现心脏畸形及染色体异常等并发症，因此怀疑消化道闭锁时要对全身进行仔细检查。

胃内容物的超声表现（图C.24）

在胎儿的胃中，经常能看到沉淀物样的回声。也有报告显示，这个表现可见于0.3%的妊娠中期胎儿。这是由于胎儿吞咽的羊水中细胞成分沉淀所致，并非异常表现。

a. 病例1，妊娠21周
胎儿腹部横断面

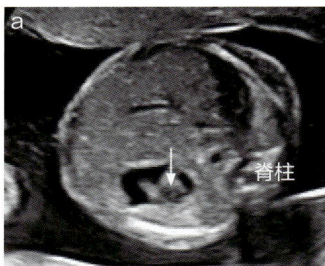

b. 病例2，妊娠29周
胎儿腹部横断面

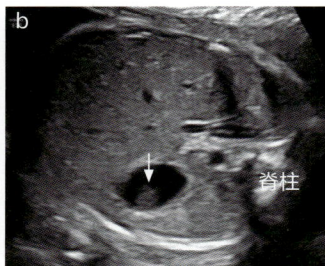

c. 病例3，妊娠34周
胎儿腹部横断面

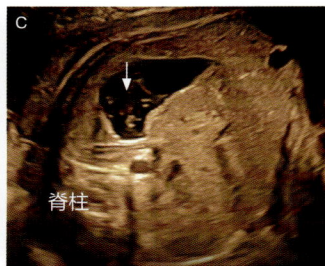

图C.24 胃内容物的超声表现并非异常所见

肠管的高回声（echogenic/hyperechoic bowel）表现

- "肠管的高回声表现"是指胎儿肠道表现为与胎儿骨骼相同或更高回声水平。有报告显示，在妊娠中期筛查中，这个表现的发生率为0.2%～1.8%。
- 这个表现的主要原因可能是肠内容物的异常及肠管壁的水肿。也有人提出了羊水减少、胎便的存在、缺血所致肠管蠕动的减弱、羊水内出血引起血性羊水的吞咽等为其主要原因。
- 据报道染色体异常（尤其是21-三体综合征）、囊肿性纤维化*、胎儿生长受限、胎内感染（尤其是巨细胞病毒感染）、肠管的闭塞性疾病等与其有相关性。

> * 据报道囊肿性纤维化的发病率有人种间差异，欧美人的发病率较高，日本人的发病率较低。

高回声肠管是20世纪90年代开始使用的词汇。当时通常使用的探头频率是3.5 MHz～5 MHz，最近5 MHz～8 MHz或更高频率的探头被广泛使用，并且搭载了谐波成像的仪器也已经被广泛使用，因此即使是正常胎儿也有肠管表现为高回声的倾向。在这种情况下，如果怀疑肠管高回声，在检查时要注意以下2点。

- 使用5 MHz以下的低频率探头进行检查。
- 将增益逐渐降低，至骨骼的回声消失而肠管的高回声仍然存在的情况下即可判断为"高回声肠管"。

备忘录

胆囊显示不良（non-visualization of fetal gallbladder，NVFGB）

- 胆囊从妊娠12～14周开始可以显示，到了妊娠中期以后，多数胎儿的胆囊都可看到。由于在3个小时左右的期间内，胆囊反复收缩和扩张，所以在这个时期内胆囊的大小可以不同。

- 妊娠中期以后的检查中经常可以遇到胆囊不能显示的情况。其中的多数情况，需要在胎儿时期进行多次观察。另外，也存在出生后仍然无法显示的病例（胆囊显示不良），可能与囊性纤维化、染色体异常、胆道闭锁（是罕见的重症疾病，是适合肝脏移植的疾病）、胆囊缺如等相关联。

- Di Pasquio等人根据对在本院检查的16例NVFGB，以及之前7个研究报告中的NVFGB共260例NVFGB进行分析，认为1周内2次检查均未显示胆囊的情况下可以判断为NVFGB。NVFGB的围产期管理流程图显示，没有合并其他异常，只是单独的NVFGB时，染色体异常、囊性纤维化、胆道闭锁的风险分别为1%～2%、2%～3%、3%～5%，如果合并其他异常则风险分别上升为20%、30%、18%。

备忘录

肝脏、脾脏表现

正常肝脏、脾脏的超声表现

- 肝脏：在AC测量断面（腹部横断面），在胎儿的正中至右侧表现为稍低回声的实质性脏器。在冠状面中表现为膈肌下方比肺的回声稍低的器官。
- 脾脏：在AC测量断面（腹部横断面），在脊柱的左侧、左侧膈肌的下方、胃泡的左后方表现为与肝脏回声基本相同的实质性脏器。
- 肝脏的测量：在胎儿腹部的冠状面，测量右膈肌到肝脏右叶下端的距离。

异常表现：肝脏/脾脏肿大（图11.9）

- 出现胎儿肝脏、脾脏肿大的已知疾病有胎儿宫内感染（巨细胞病毒和先天性梅毒等）、胎儿水肿、心功能不全、代谢异常、21-三体综合征合并一过性骨髓增生症*等。

> * 一过性骨髓增生症（transient abnormal myelopoiesis，TAM）
> 已知21-三体综合征中白血病的发病风险很高。在出生的21-三体综合征的新生儿中约有10%的患儿在新生儿时期出现一过性白血病样细胞在末梢血中增高的表现，也就是TAM的症状。据报道TAM中的20%患儿因脏器功能障碍在出生后早期死亡。
> **TAM的超声表现**
> 低回声的肝脏及脾脏肿大，可见心包积液。症状加重时，会出现心脏扩大、胎儿水肿、胎盘水肿。

a. 胎儿腹部横断面，妊娠29周。B型超声图像和能量多普勒超声2个画面同时显示

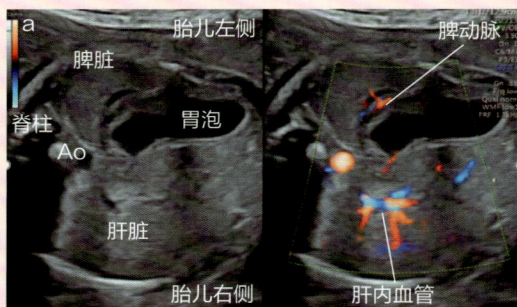

b. 胎儿冠状面，妊娠30周。肝右叶长径50 mm，在正常范围（箭头）

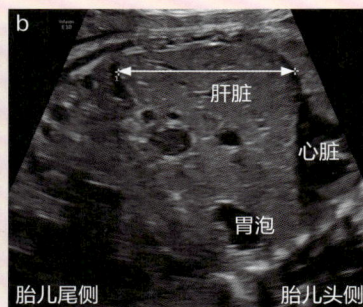

c. 胎儿腹部横断面，妊娠33周。与正常胎儿比较，肝脏、脾脏明显增大，内部回声减低

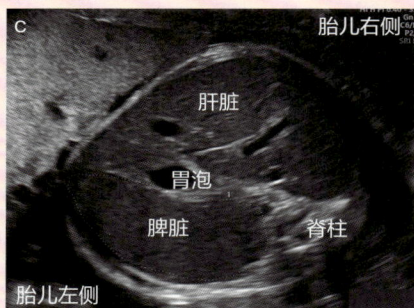

d. 胎儿冠状面，妊娠31周。肝右叶长径60 mm，95%以上有肿大的倾向（箭头）

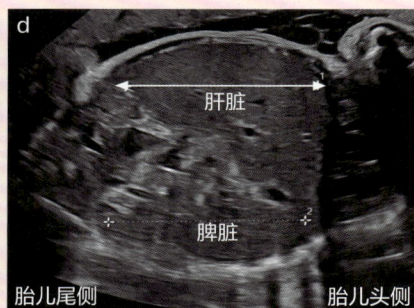

图11.9　肝脏、脾脏的正常表现和肝脏、脾脏肿大的表现

正常表现（a、b）。肝脏、脾脏肿大的表现（c、d），21-三体综合征伴有TAM的病例（c与d是不同的病例）

泌尿系统器官

泌尿系统器官的正常表现

妊娠初期

- 妊娠10周左右开始产生尿液。

- 通常，膀胱在妊娠12周以后，肾脏在妊娠14周以后可以通过超声确认，妊娠20周时基本所有胎儿都可以显示出膀胱和肾脏。

妊娠中期到后期（图11.10、11.11）

- 妊娠17周以前，肾实质回声是均匀的，显示比周围的脏器稍高的回声。妊娠21周以后，肾锥体（肾髓质）与表层部分的皮质相比表现为稍低回声。到了妊娠后期，经常有显示为低回声的肾锥体乍一看像囊肿。肾锥体围绕着肾盂规则排列，需要注意不要与囊性病变相混淆。
- 胎儿肾脏的表面呈凹凸不平的分叶状（图11.11）。这个现象在成年人也经常出现，被称为"永存胚胎期分叶状肾"。
- 胎儿肾脏长径的正常值是以妊娠周数+5为标准（例如妊娠30周，肾脏长径为35 mm）。

a. 妊娠20周胎儿横断面

b. 妊娠20周胎儿矢状面

c. 妊娠35周胎儿横断面

d. 妊娠35周胎儿矢状面

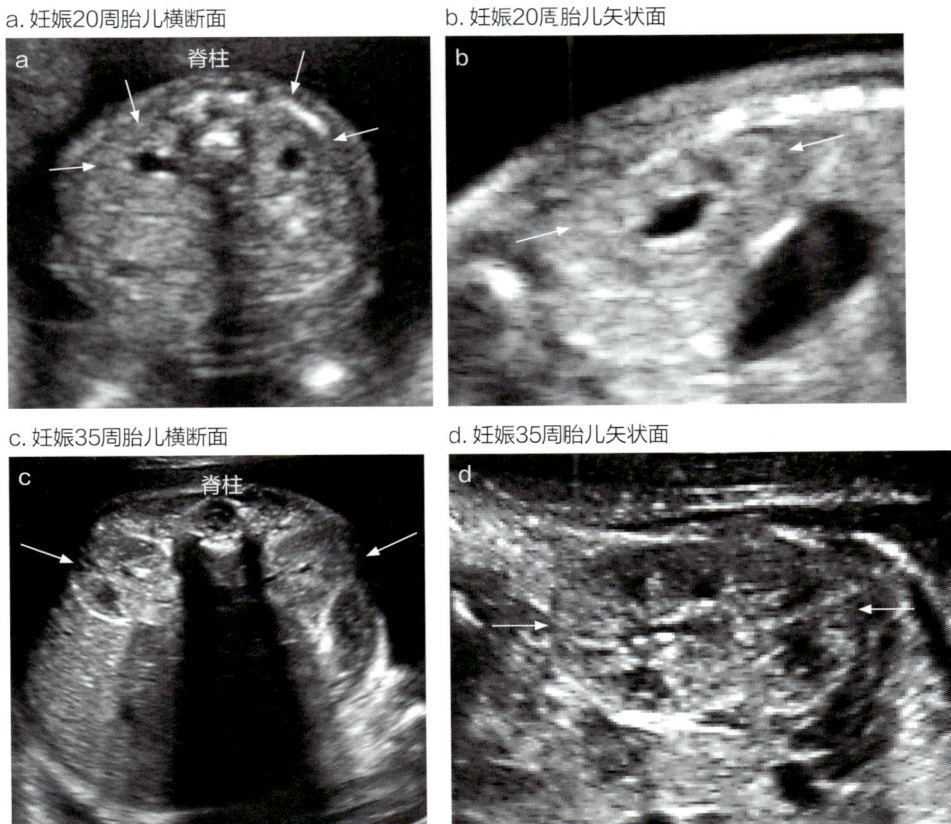

图11.10 正常胎儿肾脏的超声表现

妊娠20周的胎儿肾脏，肾实质显示为数个高回声（a、b）。

妊娠35周的胎儿肾脏，随着妊娠周数的增加，肾锥体显示为低回声（c、d）。

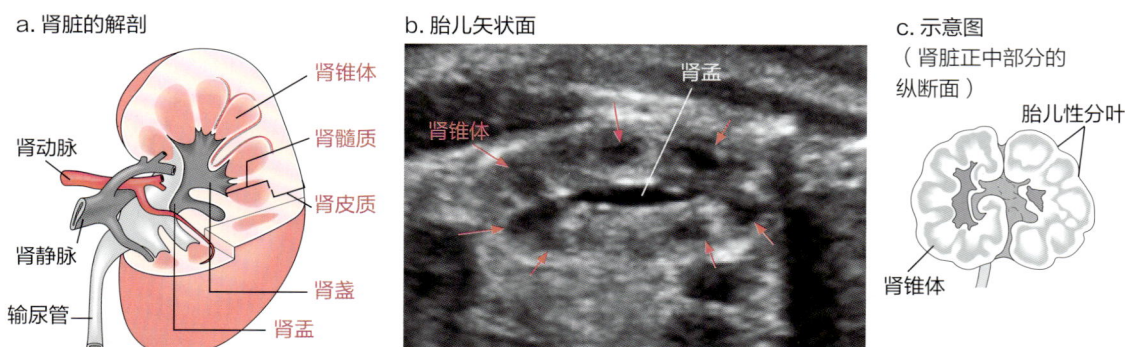

a. 肾脏的解剖　　　　　　b. 胎儿矢状面　　　　　　　　c. 示意图
（肾脏正中部分的纵断面）

图11.11　正常胎儿肾脏的解剖与超声表现

肾脏的实质分为外侧的肾皮质和内侧的肾髓质。肾髓质又分成十几个圆锥样结构，由于它的形态被称为肾锥体。肾锥体的顶端为肾盏（a）。到了妊娠后期可以看到肾锥体在肾盂的周围（b）。另外，胎儿时期肾脏表面凹凸不平，称为胎儿性分叶（c）

胎儿泌尿系统的筛查要点

羊水量

　　妊娠初期的羊水来源于母体血浆成分的渗出液。到了妊娠中期以后，大部分羊水来源于胎尿。因此，如果胎儿泌尿系统异常导致尿量减少就会引起羊水量异常（羊水过少）*。在羊水量极少的情况下，要考虑泌尿系统异常，检查肾脏及膀胱。

> ＊ 即使两个肾脏没有发育，在妊娠16周以前，羊水量也可以是正常的。明显的羊水量减少通常发生在妊娠中期以后。这是由于妊娠初期的羊水来源不是胎儿尿液。

肾脏、膀胱

■　确认左、右肾脏和膀胱（图11.12）

　　●　如果显示出腹部横断面，在脊柱前方的左右侧可以看到肾脏。B型超声图像显示困难时，在腹部冠状面用彩色/能量多普勒超声，可以看到腹主动脉向左右分出肾动脉的走行，这对观察肾脏是有帮助的。

　　●　对于膀胱的确定，在下腹部的横断面使用彩色/能量多普勒超声可见由脐带附着部延续在膀胱两侧走行的左右脐动脉，这对判断是否为膀胱是有效的（图11.5）。

> 当能够看到羊水，但不能发现膀胱的情况下，要怀疑泄殖腔外翻。泄殖腔存在于胚胎早期，随着胎儿发育，泌尿系统、生殖系统和消化道的开口处分离。泄殖腔外翻是指泄殖腔在分离的过程中发生障碍，使膀胱和肠管呈向体外外翻的状态。几乎所有的病例都是合并脐疝、上尿路畸形或脊髓疾病的复合畸形。

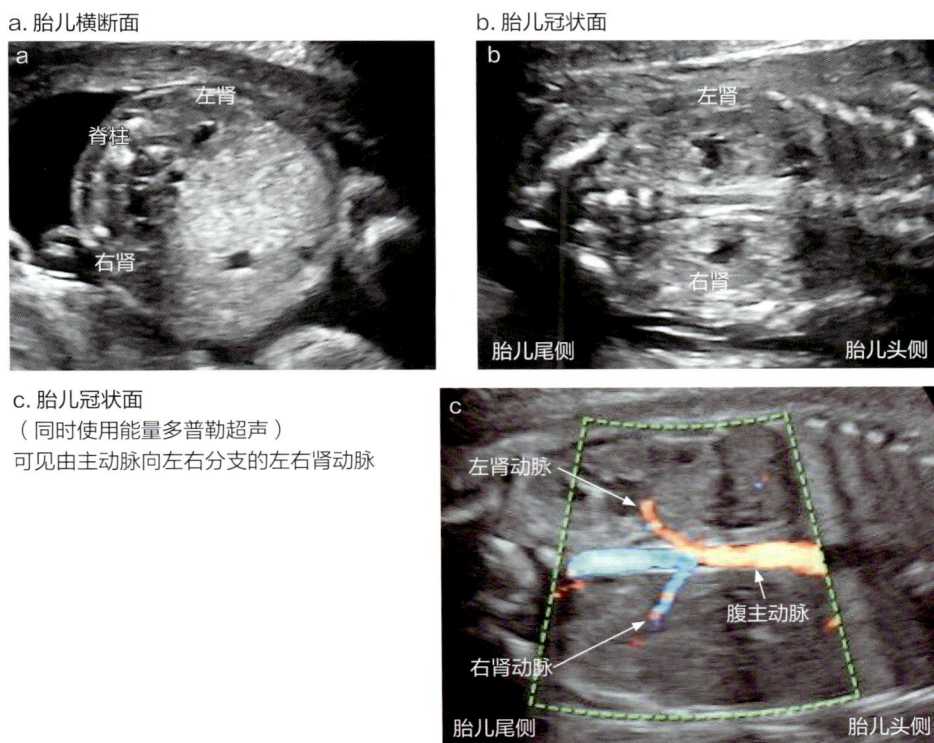

c.胎儿冠状面
（同时使用能量多普勒超声）
可见由主动脉向左右分支的左右肾动脉

图11.12　确认左右肾脏

■ 观察肾脏的大小及肾实质的回声

- 肾脏较大，肾实质回声呈高回声时，要怀疑常染色体隐性多囊肾和常染色体显性多囊肾。由于在其他各种疾病中也有这种表现，因此要观察有无其他合并异常。

■ 有无呈现囊性表现的部分

- 多囊性肾发育不良（multicystic dysolastic kidney，MCDK）没有正常的肾盂、肾实质，取而代之的是大小不等的囊肿。如果是单侧性且羊水量正常，则预后良好，如果双侧肾脏发病、膀胱未显示、羊水过少，则预后不良。

■ 有无肾盂、肾盏及输尿管扩张（图11.13）

- 肾盂、肾盏扩张是许多肾、尿路疾病的表现。如图11.13所示，尿路狭窄/闭塞时，可以看到狭窄/闭塞部位以上的尿路扩张。如果同时有肾盂及肾盏的扩张，称为肾积水。
- 胎儿的输尿管非常细，通常显示不出来。当尿路狭窄/闭塞时输尿管扩张，有时难以与周围的血管、肠管鉴别。使用彩色多普勒超声可以鉴别输尿管与血管。

■ 观察膀胱的形态

　　据报道胎儿在20分钟的周期内排尿，每单位时间产生的尿量随着妊娠周数的增加而增加。要观察膀胱的大小变化及膀胱壁有无增厚。

■ 有无尿道扩张

后尿道瓣膜是由于尿道闭锁引起尿液通过障碍,上尿路(膀胱输尿管、肾脏)处于尿潴留的状态,因此除了发现肾积水(肾盂、肾盏扩张)、输尿管积水(输尿管扩张)、膀胱扩张以外,还可看到后尿道扩张。

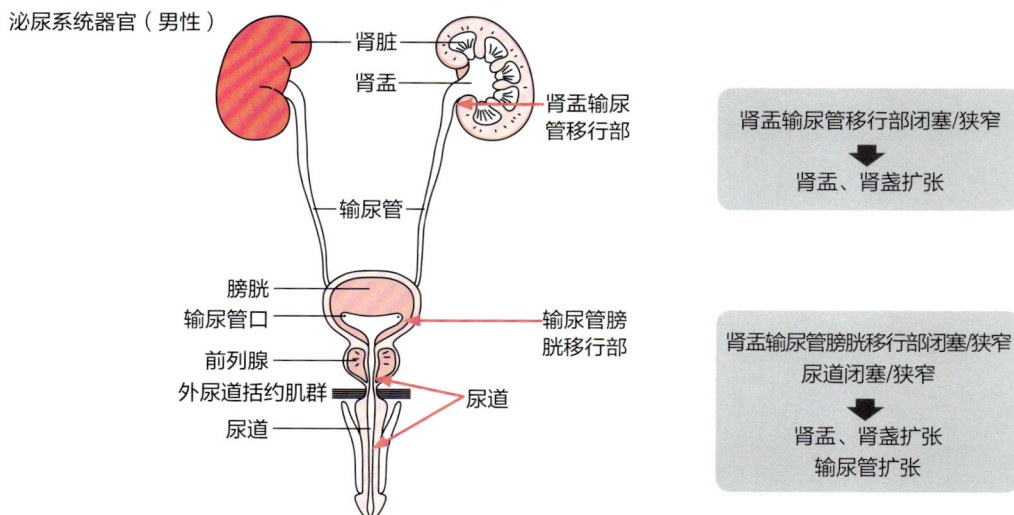

泌尿系统器官(男性)

肾脏
肾盂
肾盂输尿管移行部
输尿管
膀胱
输尿管口
前列腺
外尿道括约肌群
尿道
输尿管膀胱移行部
尿道

肾盂输尿管移行部闭塞/狭窄
→
肾盂、肾盏扩张

肾盂输尿管膀胱移行部闭塞/狭窄
尿道闭塞/狭窄
→
肾盂、肾盏扩张
输尿管扩张

图11.13 有无肾盂、肾盏、输尿管扩张
当有尿路狭窄/闭塞的病变时,可以看到病变部位以上的尿路扩张

专 栏

胎儿肾上腺

● 肾上腺是位于左、右肾脏上方的半月状器官,即使是在妊娠末期长径也只有10 mm的小器官。由边缘部分的肾上腺皮质和肾上腺髓质组成。

● 在妊娠前半期,存在于肾上腺皮质内侧的"胎儿性皮质"部分明显发育。进入妊娠后半期"胎儿性皮质"开始萎缩,出生后1岁左右消失。整个肾上腺的体积较胎儿时期明显缩小。

● 正常胎儿肾上腺的超声表现(图C.25):在肾脏水平的腹部横断面,将探头稍微向胎儿头部方向移动可显示肾上腺。在妊娠后期,肾上腺中央部分的髓质表现为高回声,周边部分的皮质表现为低回声,呈"冰激凌三明治"状。

● 肾脏上方看到肿瘤样病变时,要考虑到其来源于肾上腺。胎儿时期主要的肾上腺病变为肾上腺出血(图C.26)、神经母细胞瘤。

胎儿肾上腺断面图

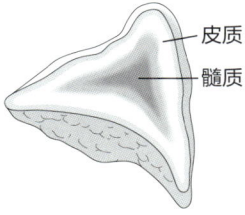

皮质
髓质

胎儿腹部横断面（探头在肾脏水平稍稍向头侧）

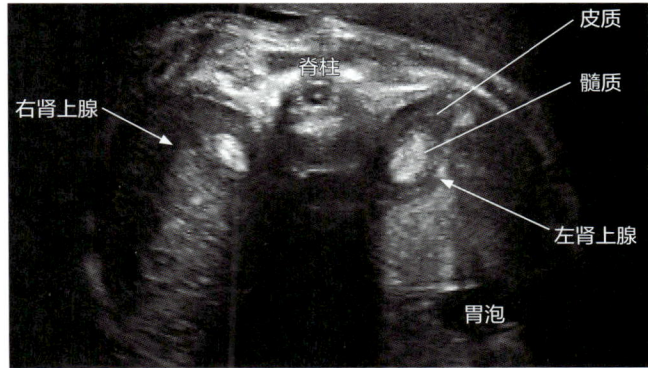

脊柱
皮质
髓质
右肾上腺
左肾上腺
胃泡

婴幼儿期的肾上腺/肾脏

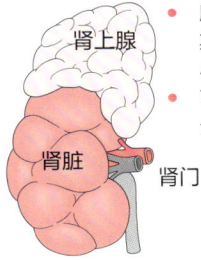

肾上腺
肾脏
肾门

- 胎儿～新生儿时期，肾上腺的大小比成人要大
- 可见肾脏胎儿性分叶表现

图C.25　胎儿肾上腺超声表现

肾上腺的超声表现呈"冰激凌三明治"状

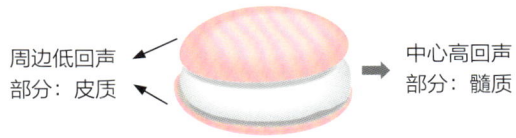

周边低回声部分：皮质
中心高回声部分：髓质

右肾上方，肝脏右叶的下方，可见一2 cm大小囊性包块，内部可见细点状回声及线状回声（箭头）。诊断为右侧肾上腺出血

胎儿腹部冠状面

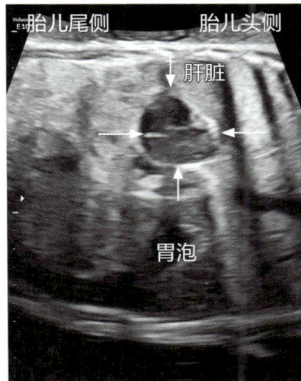

胎儿尾侧
胎儿头侧
肝脏
胃泡

胎儿腹部横断面

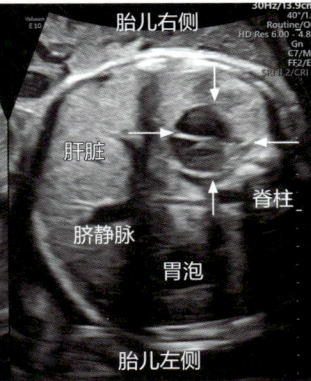

胎儿右侧
肝脏
脐静脉
脊柱
胃泡
胎儿左侧

图C.26　肾上腺出血病例，妊娠32周

备忘录

胎儿时期肾盂扩张的表现

在胎儿时期的超声检查中遇到肾盂扩张的概率很高，占胎儿综述的1%～5%。特别是10 mm左右的轻度肾盂扩张，在日常检查中时常遇到。

胎儿肾盂的测量

在胎儿腹部横断面，测量肾盂的前后径（图11.14）。

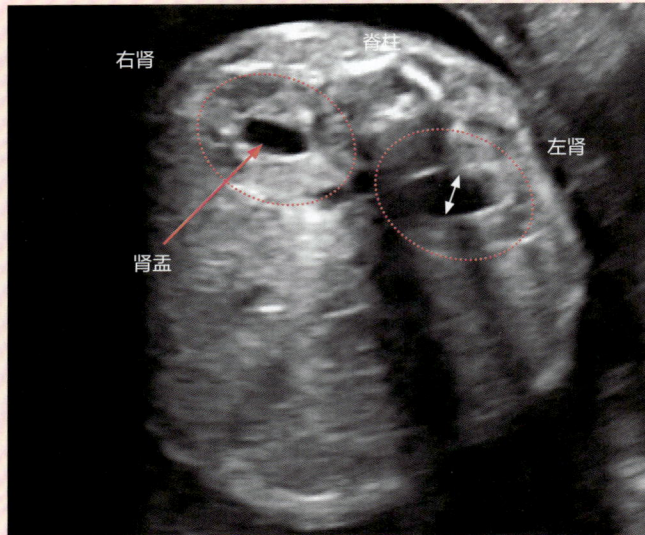

图11.14　胎儿肾盂的测量部位

在胎儿腹部横断面，测量肾盂的前后径（◀━▶）

胎儿肾盂扩张的评估及预后

- 表11.1显示了以国际学会的胎儿泌尿科学会（The Society for Fetal Urology，SFU）为标准的"以肾盂前后径诊断肾积水的定义"。根据肾盂的前后径分为轻度、中度、重度。出生后的患病率随着肾盂扩张程度的增加而增加。

- 关于肾盂扩张的标准有各种各样的报告，主流看法是妊娠28周以后肾盂的前后径在10 mm以上时为明显的肾盂扩张，需要进行病程观察。

- 除了SFU肾盂前后径的评估标准以外，还有加入肾盂、肾盏以及肾实质的形态的分级评估法（表11.2）。这个评估方法与出生后的病理性肾积水相关联，对预测出生后的肾功能有重要作用。

- 胎儿时期出现的肾盂扩张中40%～90%是一过性或生理性表现。

- 据Nguyen等人报道，在胎儿时期肾积水的原因疾病中，出现频率较高的是肾盂-输尿管移行部狭窄、膀胱输尿管逆流，其次是输尿管-膀胱移行部狭窄。

表11.1　肾盂扩张标准和出生后尿路畸形的发病风险（SFU的标准，2010）

扩张程度	妊娠中期 14^{+0}周～27^{+0}周	妊娠后期（28周～）	出生后尿路畸形率
轻度	4～7 mm	7～9 mm	12%
中度	7～10 mm	9～15 mm	45%
重度	10 mm以上	15 mm以上	88%

根据参考文献6、30制作

表11.2　胎儿肾积水的分级评估法（SFU分级）

分级	肾盂扩张	肾盏扩张	肾实质	
1级	+	−	正常	只有肾盂扩张
2级	+	一部分	正常	肾盂扩张及一部分肾盏扩张
3级	+	全部	正常	肾实质没有变薄／肾盂扩张及所有的肾盏扩张
4级	+	全部	菲薄	肾实质变薄／肾盂扩张及所有的肾盏扩张

根据参考文献30、32制作

日常检查中所见的轻度肾盂扩张的处理

- 不伴有肾盏扩张的轻度肾盂扩张大多是双侧性，约占正常胎儿的3%，男女比例为2∶1，男性胎儿多见。
- 大多数为突发性或一过性，生理性的多见。
- 双侧肾盂的轻度扩张表现，在妊娠中期是21−三体综合征的标志性超声表现之一。
- 由于经常会发展为肾积水，所以在发现后的4～8周内有必要进行动态观察。如果肾盂扩张持续存在，最好在出生后也进行检查。
- 单侧肾盂扩张时，梗阻性尿路疾病的风险上升。

需要知晓的胎儿腹部疾病

消化道闭锁

食管闭锁

- 关于食管闭锁需要了解的内容
  - 由妊娠6～8周发生的食管与气管的分离发生异常而引起。
  - 发病率：1/3 000～1/2 000，男性较多。
  - 约50%合并其他脏器的异常。合并染色体异常（尤其是18−三体综合征、21−三体综合征）及VACTERL*联合畸形的情况较多。

■ 食管闭锁是在胎儿时期很难诊断的疾病之一

据2013年新生儿外科全国统计（日本小儿外科学会）显示，这个疾病在胎儿时期的诊断率为43%（图11.15）。这是一种在胎儿时期很难诊断的疾病。

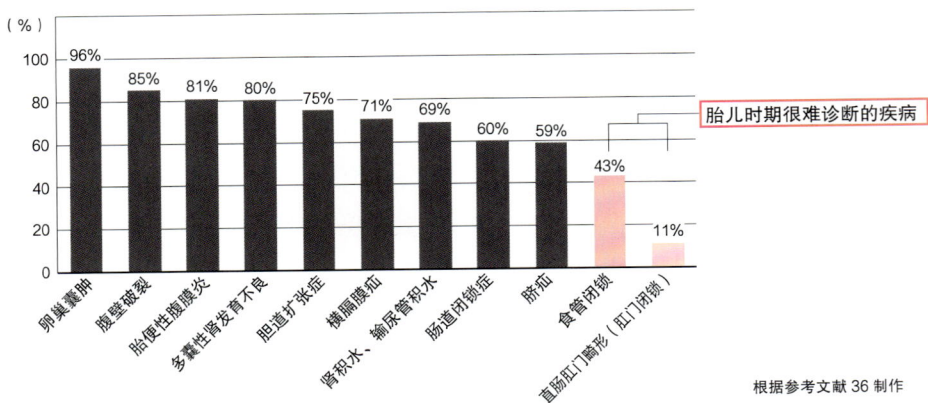

图11.15　日本新生儿外科疾病的出生前诊断率

■ 食管闭锁的分类：根据有无气管食管瘘及病变部位，Gross分型将食管闭锁分为A～E 5个类型（图11.16）。C型占85%～90%，A型约占10%。

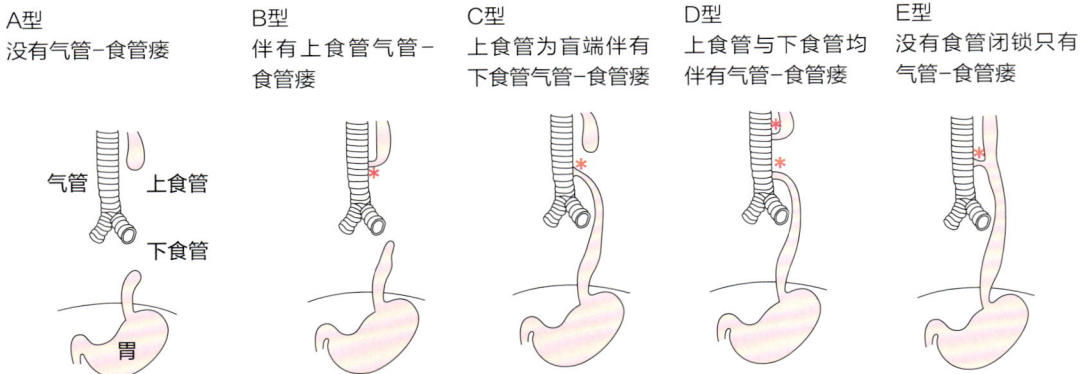

图11.16　食管闭锁的分类（Gross分型）

C型的发病率最高占85%～90%。* 气管食管瘘

■ 胎儿超声表现（图11.17、11.18）

　● 胃泡不显示或为小胃泡。

注意要点

①虽然是食管闭锁，但在伴有气管–食管瘘的类型中，由于羊水可通过气管–食管瘘进入胃中，所以有时胃泡可能是正常大小。另外，即使没有气管–食管瘘，也可通过分泌液识别胃泡。

②中枢神经系统疾病、肌肉骨骼系统疾病等伴有吞咽障碍的疾病与食管闭锁一样，胃泡不显示或非常小。

③即使是正常胎儿，也有胃泡暂时很小的情况，要过一段时间再进行观察。

■ 妊娠25周以后，有时会出现羊水过多。

■ 发生胎儿生长受限的情况较多。

■ 上食管的盲端一过性的囊状扩张，称为盲袋征（pouch* sign），是食管闭锁的直接特异性表现。

■ 盲袋征是食管闭锁的直接特异性表现。

■ 盲袋征不是一直显示，是在妊娠30周以后，随着胎儿的吞咽动作出现的一过性表现。文献报道，观察120分钟，可以看到1～8次，持续时间3～60秒。

> * pouch是指囊状部分呈袋状。

● 发现胃泡缺如或较小、羊水过多时，在妊娠30周以后要怀疑有盲袋征，进行颈部-胸部的检查对诊断食管闭锁是有意义的。

Sase等人提出了将胃面积比（gastric area ratio）作为筛查消化道闭锁的有效指标。胃面积比是指，显示出含有胃幽门部的最大胃泡，在腹部横断面测量胃泡的面积，所测得数值除以AC测量断面的腹部横断面积。正常胎儿在18～39周时，胃面积比在0.05～0.15，随着妊娠进展有降低的趋势。在食管闭锁的病例，胃面积比小于95%的可信区间，十二指肠闭锁及小肠闭锁的病例显示为大于95%的可信区间，这个方法对于消化道闭锁的产前诊断有一定意义。

盲袋征的显示方法　　　　　　　　　　　　　　　　　　　　　　专　栏

首先显示胎儿胸部横断面，从心脏的4CV将探头向头部移动，显示出3VV及3VTV，在将探头向头部一侧稍稍移动，在气管的后方可见囊状扩张的上食管盲端部分（盲袋征）。除了横断面以外，也可在矢状面及冠状面观察。

a. 胎儿腹部横断面

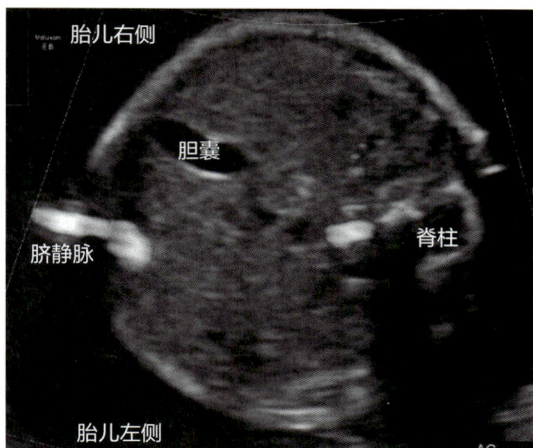

b. 食管闭锁 Gross分型A型
没有气管-食管瘘。羊水没有到达胃部（箭头）

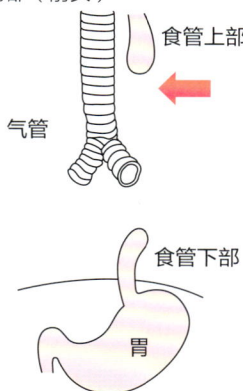

图11.17　食管闭锁（Gross分型A型）：病例

在AC测量的断面没有显示胃泡。正中～右侧可见的囊性部分为胆囊。可见羊水过多

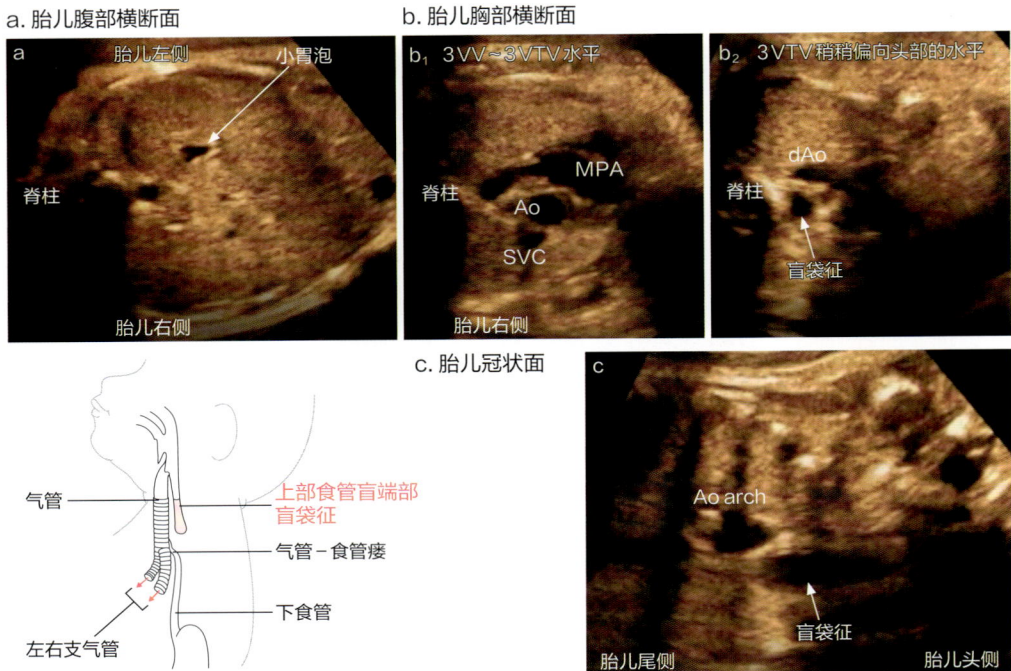

a. 胎儿腹部横断面　　　　　b. 胎儿胸部横断面

c. 胎儿冠状面

MPA为主肺动脉；Ao为主动脉；Ao arch为主动脉弓；SVC为上腔静脉；dAo为降主动脉

图11.18　食管闭锁（Gross分型C型）病例，妊娠35^{+2}周

测量的断面可以看到小胃泡（a）。在胸部横断面，3VTV稍稍向头侧的断面，脊柱的前方可见圆形的囊性结构（b）。胸部冠状面，主动脉弓的头侧可见卵圆形囊性结构（c）。无论哪个囊性结构都是上食管的盲端一过性囊状扩张的表现，也就是盲袋征。同时可见羊水过多

十二指肠闭锁、狭窄

关于十二指肠闭锁、狭窄需要了解的知识

■ 根据闭塞的程度分为闭锁症和狭窄症，闭塞的部位多数位于Vater乳头附近（图11.19）。由于引起羊水的通过障碍，可见胃及十二指肠扩张。扩张的程度因闭塞的程度不同而不同。

■ 作为这个疾病的主要发病原因，可能是发育初期十二指肠内腔形成过程的异常。在正常发育过程中，十二指肠在妊娠6周左右暂时闭锁，之后再开通形成管腔。如果这个过程发生障碍，被认为与发生狭窄、闭锁有关。

■ 发病率：1～3/10 000。

■ 合并异常

　● 染色体异常：约30%合并21-三体综合征。另外，21-三体综合征患儿中的5%～15%合并本病。

　● 合并各种脏器先天异常的概率也很高。据报道有消化器官形态异常（肠旋转异常、食管闭锁、肛门闭锁）、心血管系统形态异常、泌尿系统及生殖系统形态异常、骨骼系统形态异常（椎骨、肋骨、骶骨异常，足外翻等）。

　● 20%～30%合并环状胰腺。

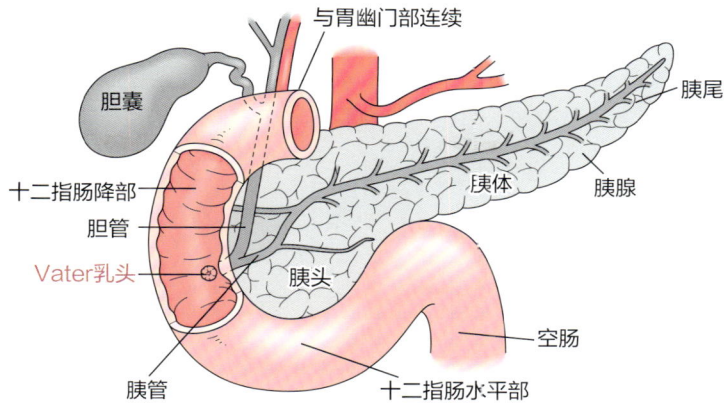

图11.19　十二指肠的解剖

胰管与胆管汇合后的胆总管开口于十二指肠的降部，开口处称为Vater乳头。大多数
十二指肠闭锁、狭窄在Vater乳头附近可见闭塞的部位

胎儿超声表现

■ 双泡征（double bubble sign）（图11.20）

　　胃泡在扩张的十二指肠近端显示为两个囊肿样结构，是本病的特征性表现。改变探
头角度会看到两个囊肿样结构相连。

　　● 由于反复呕吐及胃内容物通过狭窄部位，囊肿的容量发生变化，有时双泡征不
　　　典型。

■ 约50%的病例可见羊水过多。

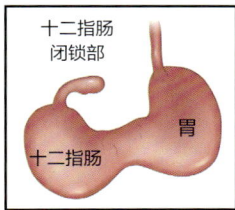

> 由于十二指肠狭窄时梗阻不完全，因此肠管扩张比较轻。另外，十二指肠闭锁合并羊水过多的概率较低，在胎儿时期较难诊断。

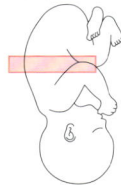

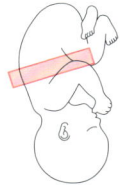

a. 胎儿腹部横断面-1

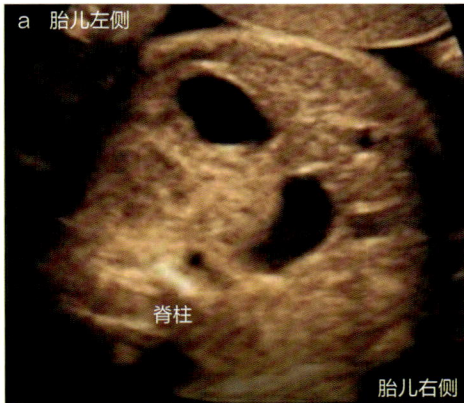

b. 胎儿腹部横断面-2

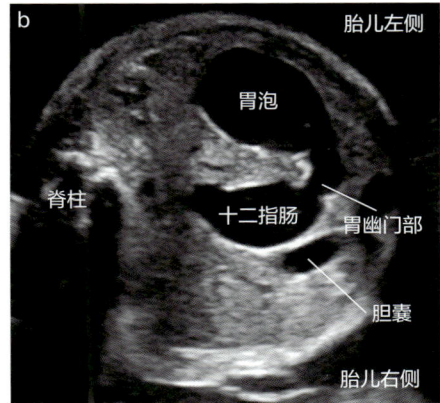

图11.20　胎儿十二指肠闭锁的超声表现

观察到本病的特征性表现双泡征。双泡征是胃泡与扩张的十二指肠相近显示出2个囊肿样结构。改变探头角度会看到2个囊肿样结构相连。另外，这个病例可见羊水过多，伴有心脏畸形（房间隔缺损），染色体结果显示21-三体综合征

小肠闭锁

关于小肠闭锁需要了解的内容

■ 是小肠水平（空肠、回肠）闭锁发生通过障碍引起的疾病。闭锁部位以空肠近端及回肠的远端多见。

■ 发病原因：由于胚胎时期的血管障碍而发生的学说占主导。

■ 发病率：1/（3000～5000）个新生儿。

■ 合并异常：肠旋转异常、肠扭转、肠重复畸形、胎便性肠梗阻、胎便性腹膜炎、大肠闭锁、肛门闭锁等消化道疾病。

- 合并消化道疾病以外的异常发生率较低。
- 要考虑合并囊性纤维化（在日本囊性纤维化的发生率较低）。
- 空肠闭锁时，有可能合并脐带溃疡（下页"专栏"）。

■ 需要鉴别的疾病：小儿克罗恩病、先天性巨结肠（又称希尔施普龙病）。

胎儿超声表现（图11.21）

■ 可见狭窄/闭锁部位以上肠管内液体潴留。也就是说，除了胃、十二指肠外，可见小肠扩张。

■ 妊娠24～26周，胎儿的吞咽动作变得活跃，可以看到腹腔内有多个蠕动的囊性结构。

■ 空肠近端闭锁时，扩张的消化道（胃、十二指肠、空肠）的表现称为三泡征。

- 通过蠕动可以确认，囊性结构来源于消化道。
- 扩张的肠管内回声水平越高，远端消化道闭锁的可能性就越大。
- 梗阻的部位靠下时，囊性结构（小肠扩张表现）的范围扩大而且囊性结构增多。

■ 妊娠后期可见羊水过多的表现。梗阻的部位越靠下，从消化道吸收的羊水就越多，羊水过多的发生率就越低。也就是说，空肠闭锁时容易发生羊水过多，回肠闭锁时羊水过多的发生率较低。

■ 伴有腹腔积液时，要考虑合并胎便性腹膜炎，需要进一步检查。

a. 空肠闭锁（胎儿腹部横断面）
可见扩张的肠管（箭头）

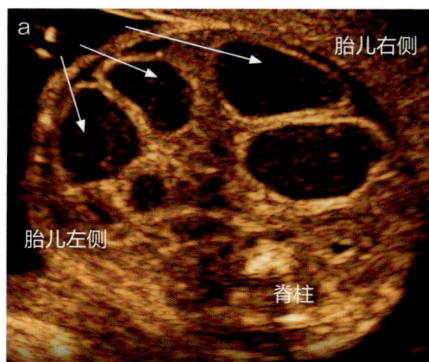

b. 回肠闭锁（胎儿腹部横断面）
箭头所指为扩张的肠管

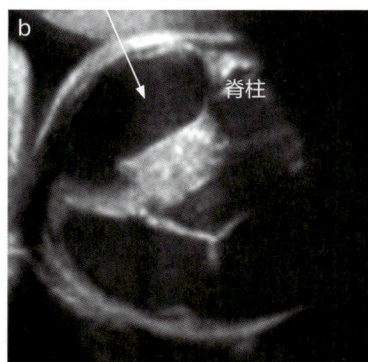

图11.21　小肠闭锁的胎儿超声表现
囊性的部分可见蠕动，可以确认为扩张的肠管

脐带溃疡（图C.27）

- 上消化道闭锁（十二指肠、空肠闭锁）并发的预后不良疾病。
  - 上消化道闭锁合并脐带溃疡可导致脐带血管的破裂，胎儿出现出血性休克，导致围产期胎儿死亡率上升。
  - 到目前为止，在国内外报道的54例脐带溃疡中，胎儿宫内死亡及出生后死亡的共22例，存活的32例中6例留下了重度残疾。
  - 87例十二指肠闭锁中，4例（4.6%）合并脐带溃疡，2例因脐带溃疡引起的出血在产程中死亡。另外，空肠闭锁的34例中9例（26%）合并脐带溃疡，3例因脐带溃疡引起的出血在产程中死亡。
- 以下内容可以作为发生机制的假说之一。当闭锁的部位在Vater乳头的远端时，胎儿将胆汁排在羊水中，脐带长时间暴露在含有胆汁的羊水中，脐带表面的脐带胶质溶解露出脐带血管，脐带血管的断裂导致胎儿失血性休克。
- 由于该病不可能提前预知，因此胎儿时期诊断非常困难。

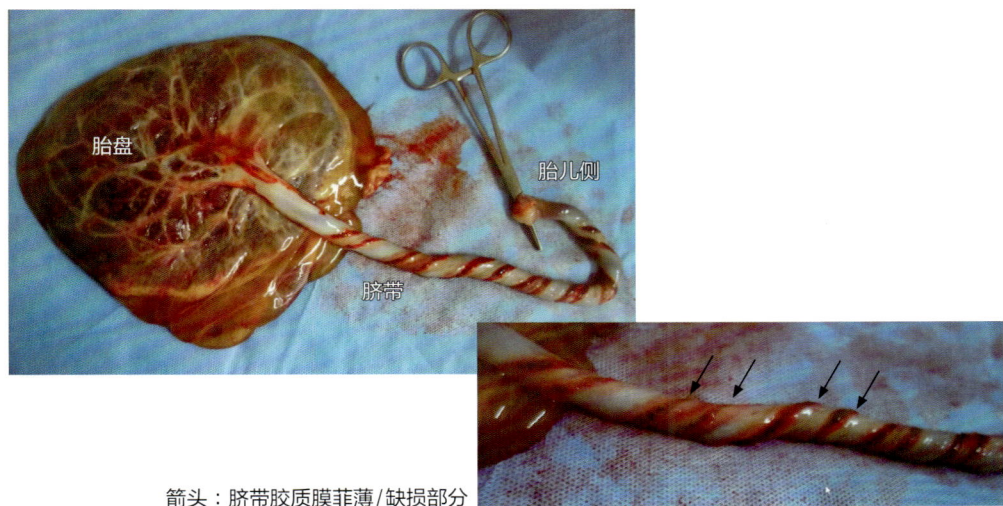

箭头：脐带胶质膜菲薄/缺损部分

图C.27　脐带溃疡病例，出生后表现

十二指肠闭锁的病例。妊娠33⁺¹周，死产。闭锁部位在十二指肠水平部，未发现合并异常。脐带全程脐带胶质膜菲薄，一部分壁破裂。脐带胶质膜菲薄/缺失的部位脐带血管壁破裂，转归是胎儿失血死亡

肛门闭锁

关于肛门闭锁需要了解的内容

- 与直肠肛门闭锁的意思相同，是指肛门或直肠呈闭锁的状态。
- 发生原因：胚胎早期泄殖腔*的分离过程发生异常。

> * 泄殖腔是胚胎初期出现的脏器。妊娠7周（胎龄5周）时，未来将发育成直肠、肛门与膀胱、尿道的部分存在于1个腔内，称为泄殖腔。之后，被从上方形成的尿直肠隔前后分离，妊娠11周（胎龄9周）腹侧形成膀胱、尿道，背侧形成直肠、肛门。

- 发病率：1/5000～1/1500。
- 分类：根据闭锁的直肠管盲端位于包绕直肠的括约肌（耻骨直肠肌）的上方还是下方，分为3类（高位、中位、低位）。直肠盲端位于耻骨直肠肌的下方，到达肛门皮肤附近的为低位。另外，还可根据有无瘘口及瘘口的位置进行细化分类。
- 是胎儿时期诊断困难的疾病之一。

　　据2013年新生儿外科全国统计（日本小儿外科学会）显示，这个疾病在胎儿时期的诊断率为11%（图11.15）。肛门闭锁时，很少有羊水过多的表现，多数病例没有肠管扩张，是一种已知的很难在胎儿时期诊断的疾病。

- 合并异常：一般认为40%～60%的肛门闭锁合并以下异常，包括食管闭锁、十二指肠闭锁、心血管系统形态异常、泌尿生殖系统形态异常、四肢形态异常、骶骨形态异常、21-三体综合征等。

胎儿超声表现（图11.22）

- 下腹部可见肠管扩张。
- 下腹部的肠管内可见高回声的胎便。
- 胎儿肛门的观察。

　　如上所述，肛门闭锁的超声表现，肠管扩张及肠管内高回声的胎便都是间接表现，在正常胎儿也可以看到，并不是肛门闭锁的特异性表现。最近有研究致力于从肛门的超声表现来诊断胎儿肛门闭锁。

　　● 在胎儿臀部的横断面观察肛门，正常的肛门可见肛门管及肛门括约肌等，表现为中心部分的高回声及周边部分的低回声所形成的环状结构。这个表现有时被称为靶环征（图11.23）。

- 据Moon等人报道，妊娠23周以后的正常胎儿90%以上可以看到靶环征。Ochoa等报

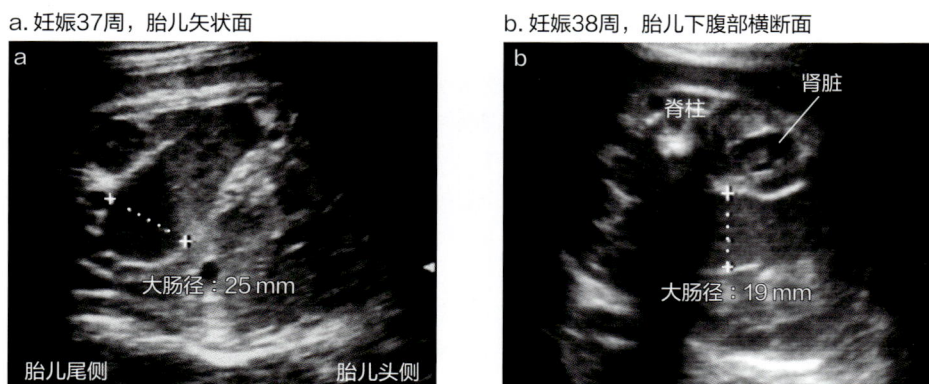

a. 妊娠37周，胎儿矢状面　　　　　b. 妊娠38周，胎儿下腹部横断面

大肠径：25 mm　　胎儿尾侧　　胎儿头侧

脊柱　　肾脏　　大肠径：19 mm

图11.22　肛门闭锁病例

大肠直径25 mm，可见胎便的高回声（a）。大肠直径19 mm有轻度扩张的倾向，内可见胎便的高回声，所有周数羊水量都在正常范围，也没有合并其他异常（b）。出生前未诊断肛门闭锁，出生后诊断为肛门闭锁

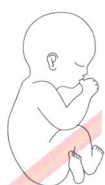

正常肛门的超声表现

箭头：中央部分的高回声，周边环绕低回声的环形结构（靶环征）

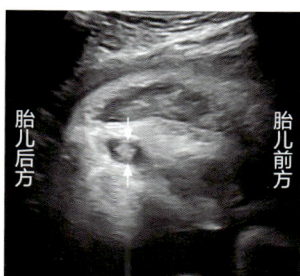

a. 显示胎儿下腹部横断面　　b. 探头向尾侧移动显示出骶骨　　c. 探头进一步向尾侧移动，显示出会阴部后方的肛门呈环状（箭头，靶环征）

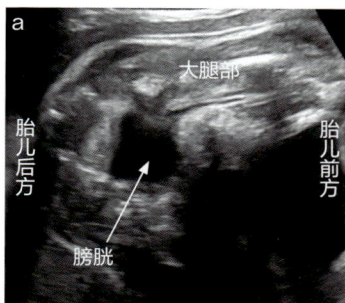

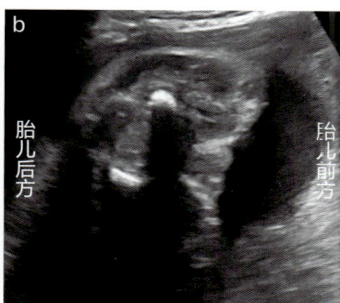

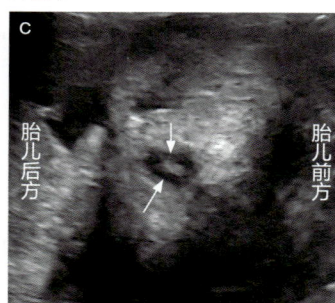

图11.23　正常肛门的观察：靶环征的显示

肛门的显示方法：下腹部横断面观察

道称，这个表现对175例正常胎儿及14例肛门闭锁的胎儿做出了诊断。另外Lee等的研究认为，如果很难看到这个表现的情况下，要怀疑肛门闭锁的可能，但是在低位肛门闭锁*的病例中有时也可以看到靶环征，难以做出诊断。

> * 低位肛门闭锁是指从直肠末端到肛门皮肤边缘的肛门闭锁。

胎便性腹膜炎

关于胎便性腹膜炎需要知晓的知识

- 某种原因引起肠道穿孔，胎便漏出到腹腔内，由于其化学刺激引起的无菌性腹膜炎。肠管的通过障碍、肠管的血运障碍是其发生的原因。一般认为，从形成胎便开始蠕动，到妊娠5个月以后发病。

- 发病率：1/35 000。

- 预后：如果没有合并囊性纤维化及巨结肠症等，预后良好。

胎儿超声表现（图11.24）。

- 根据发病时间和病情的不同，有腹腔积液、肠管扩张、肠管壁增厚、肠管壁及腹腔内的强回声（钙化）、腹部囊肿、羊水过多等各种各样的表现。多数情况下伴有腹腔积液、消化道扩张。

a. 病例1：妊娠30⁺⁰周
胎儿横断面
肠管扩张和钙化（箭头）

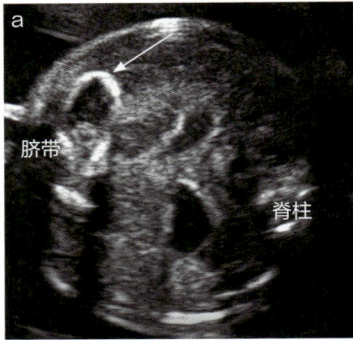

b. 病例2：妊娠30⁺⁶周
胎儿横断面
腹腔积液（箭头）

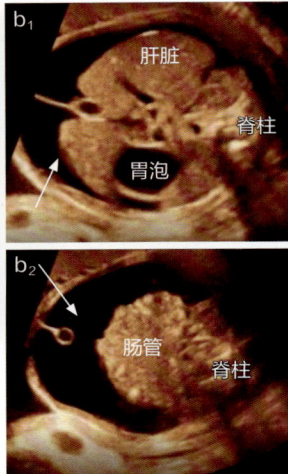

c. 病例3：妊娠36⁺⁰周
胎儿冠状面
可见腹腔内囊性病变（箭头）

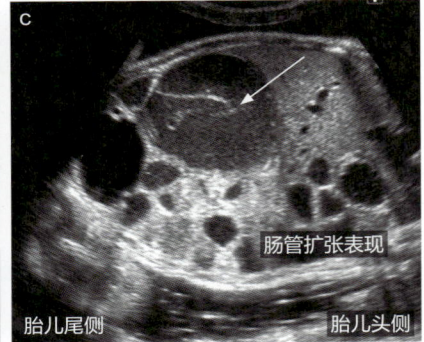

图11.24　胎便性腹膜炎的超声表现

3个病例都是回肠闭锁引起的胎便性腹膜炎

专栏

右脐静脉残留（persistent right umbilical vein）

- 是由于胎儿时期的右脐静脉残留引起的形态学上的变异。

　　肝脏在发生的初期阶段是左右对称的，经过之后的发育过程，形成了形态学上不对称的肝脏。通常在这个过程中左右脐静脉中的右侧退化而左侧残留，但由于某种原因的左侧退化而右侧残留称为右侧脐静脉残留。

- 发病率：0.2%～0.4%。
- 分型：肝内型和肝外型。
  - 肝内型：与肝内脐静脉连续，占82%。
  - 肝外型：不与肝内血管相通，直接进入体循环。
- 鉴别诊断：脐静脉瘤、重复胆囊、门静脉走行异常、肝囊肿。
- 合并异常：据报道有18-三体综合征、努南综合征、心脏畸形、肠管旋转异常等。肝外型合并异常的情况较多见。
- 预后：如果与门静脉之间存在交通支，且没有合并其他异常，通常预后良好。

- （肝内型）右脐静脉残留的超声表现（图C.28）
  - 胆囊右侧可见脐静脉走行。
  - 胆囊向正中移位。
  - 胆囊位于胃泡与脐静脉之间。

a. 解剖示意　　b. 腹部横断面　　c. 胎儿腹部横断面

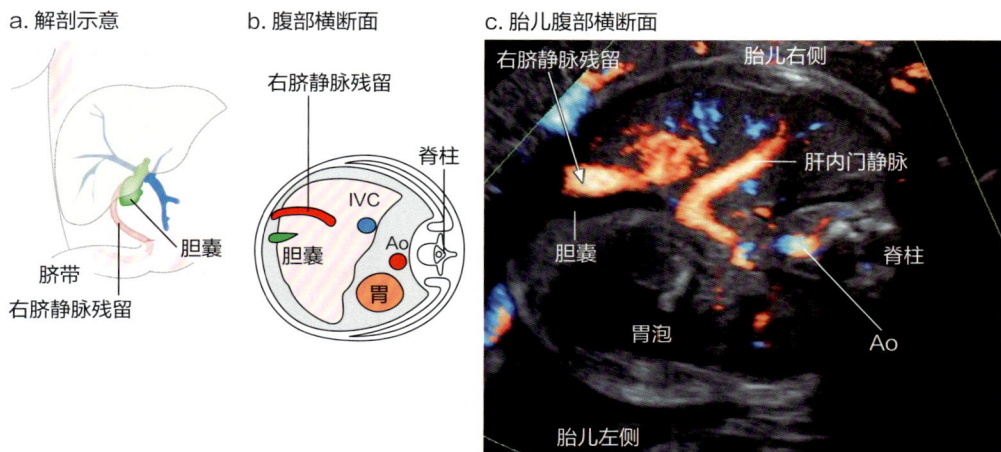

图C.28　右脐静脉残留的超声表现

腹壁异常

脐疝

关于脐疝需要了解的内容

- 妊娠10周左右，在发育的过程中由肠管向腹腔内移动时发生异常所致。由于腹壁的缺损，腹壁脏器被羊膜和腹膜组织形成的薄膜覆盖，从脐部脱出，在腹壁前形成肿瘤样结构。
- 发病率：1/3500。
- 分类
  - 根据缺损的部位分类：根据腹壁缺损的主要位置分为脐上型、脐部型、脐下型。脐部型是通常所说的脐疝。脐上型及脐下型多伴有多发畸形（代表性疾病有：脐上型伴有Cabtrell五联征，脐下型伴有泄殖腔外翻）。
  - （脐疝的分类）以疝囊的大小分类：根据疝囊的大小分为脐带内疝（小脐疝）与巨大脐疝（图11.25）。脐带内的疝门在4 cm以下为小脐疝，小肠的一部分疝出。巨大脐疝的疝门较大，疝囊内一部分肝脏疝出。
- 合并异常
  - 50%～88%的脐疝合并异常。
  - 最多的是合并心脏畸形（30%～50%），也有中枢神经系统形态异常、泌尿及生殖系统形态异常、消化系统形态异常的报道。

- 据报道30% ~ 40%合并染色体异常。尤其是与18-三体综合征、13-三体综合征、特纳综合征相关联。另外也有报道指出与畸形综合征（尤其是Beckwith-Wiedemann综合征）相关联。
- 脐带内疝（小疝囊）合并染色体异常的比例较高。

据报道，疝囊内有肝脏疝出的大疝囊型中约9%合并染色体异常，而疝囊内没有肝脏疝出的小疝囊型中约87%合并染色体异常。

- 影响预后的因素
  - 疝出脏器的种类与状态、有无合并其他异常。
- 鉴别诊断：腹壁疝

与腹壁疝的鉴别，根据有无疝囊、疝出的脏器，利用彩色多普勒超声判断脐带附着部有意义（表11.3）。脐疝疝出的脏器表面有膜样结构（疝囊）覆盖，用彩色多普勒超声观察时，可见脐带动脉、静脉在疝囊起始并通过，如果有肝脏疝出时脐疝的可能性较大。

- 约10%的脐疝可发生疝囊破裂。疝囊破裂的脐疝，疝出的脏器在羊水腔内漂浮，所以有时脐疝与腹壁疝难以鉴别。

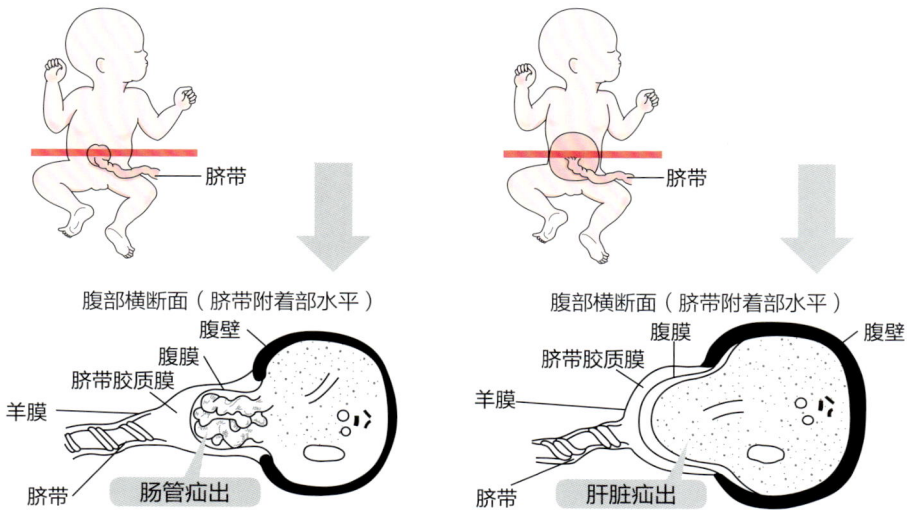

图11.25 脐疝的分类：以疝囊大小分类

胎儿超声表现（图11.26）

- 可见由腹部向前方突出的实质性肿瘤样回声。突出部分的内部可以看到由腹腔内疝出的脏器（胃、肠管、肝脏、脾脏）。
- 羊膜与腹膜构成疝囊，与胎儿的脐带附着处相连。
- 在脐带的附着部可见脐带动静脉走行偏移。
- 疝囊内有肝脏疝出的情况下，用彩色多普勒超声检查可见疝囊内来自肝脏的血管（门静脉、肝静脉）。

表11.3 脐疝与腹壁疝

	脐疝	腹壁疝
超声表现 胎儿横断面		
腹壁缺损部位	正中	脐右侧
脐带附着部	膨隆	正常
疝出脏器	肝/胃/肠管	肠管
消化道闭锁	很少	有
合并异常	有（尤其是心脏畸形）	很少
染色体异常	多（30%～40%）	基本没有
鉴别方法	• 脱出的脏器有薄膜结构（疝囊）覆盖 • 可见脐带动脉、静脉在疝囊起始并通过	• 脱出的脏器没有薄膜结构（疝囊）覆盖 • 可见脐带动脉、静脉在脐部正常起始（脐带附着部正常）

a. 脐带内疝（小疝囊）
可见肠管疝出（红色箭头）

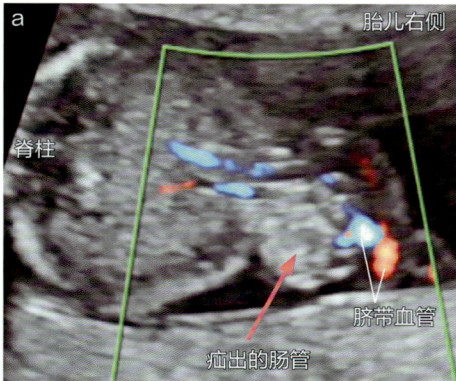

b. 巨大脐疝（大疝囊）
可见肝脏疝出（红色箭头）

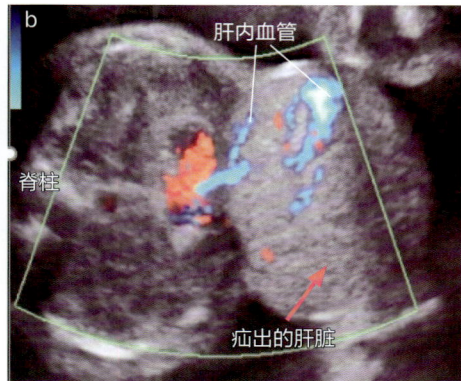

图11.26 脐疝的超声表现，胎儿腹部横断面（能量多普勒超声图像）

腹壁疝

关于腹壁疝需要知道的知识

- 脐带附着部位边缘的腹壁缺损，导致腹腔内脏器脱出。脱出的脏器多为脐右侧的肠管，脐带附着部正常。
- 发生率：1/2200，近年来有增加的趋势。
- 合并异常：由于肠管的血液循环障碍及粘连，有时会合并肠管旋转异常、肠扭转/闭锁/穿孔等。很少合并肠道以外的异常及染色体异常。

■ 预后

  • 一般预后良好，但羊水对脱出的肠管刺激和血液循环障碍导致肠管水肿及坏死时，需要广泛切除肠管，预后不良。

  • 8%～10%的胎儿宫内死亡。

  • 约50%的胎儿宫内发育迟缓。

  • 约62%的胎儿早产。

■ 已知母体的危险因素（低龄妊娠、吸烟）。

  母亲越年轻，发病风险越高。十几岁的母亲发病风险上升到25岁以上母亲的6～10倍。

■ 鉴别疾病：脐疝（表11.3）。

胎儿超声表现（图11.27）

■ 可见从脐部右侧的腹壁缺损部位脱出的肠管（没有疝囊）。

■ 脱出的脏器通常是肠管，没有肝脏疝出。

■ 脐带附着部位显示正常。

■ 妊娠末期，肠管壁增厚，多数肠管扩张。

■ 约1/3的病例可见羊水过多。

a.胎儿腹部横断面

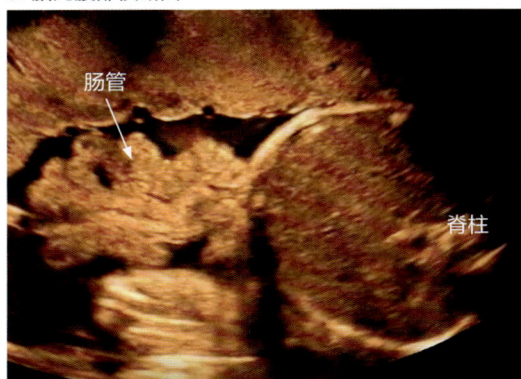

图11.27　腹壁疝的超声表现
疝出的肠管在羊水中漂浮

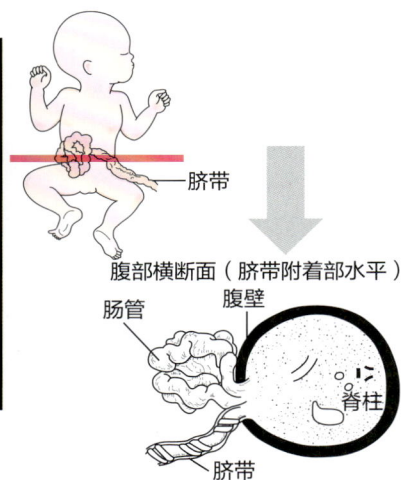

泌尿系统疾病

囊肿性肾脏疾病

多囊性肾发育不良（MCDK，Potter Ⅱ型）

  关于多囊性肾发育不良需要知道的知识

■ 肾脏失去正常形态，肾内为大小不等的囊肿，间质很难识别。外观呈葡萄串样。通常是无功能肾。

- 发病因素：有胎儿初期尿路通过障碍的说法，也有输尿管芽、后肾组织的发育异常所致的说法，原因尚不明确。
- 发病率：单侧1/1000，双侧1/5000。
- 男女比例为2：1，男性较多。
- 80%为单侧患病。
- 合并异常
  - 约40%的病例可见对侧肾除MCDK外的尿路形态异常（肾盂输尿管移行部闭锁、膀胱输尿管反流等）。
  - 约5%的病例合并肾脏以外的形态异常。
- 预后
  - 单侧异常时，预后良好。
  - 双侧异常伴有重度的羊水过少及肺发育不良时，预后不良。
  - 据报道有自然萎缩的倾向，尤其是哺乳期的幼儿。

  另外也有感染、高血压、恶化等的报道，需要慎重观察。

  由于无功能的肾发育不良，对侧肾脏有代偿性肥大的表现。
- 鉴别疾病：肾盂输尿管移行部闭锁引起的肾积水
  - MCDK时肾实质不能显示。另外囊肿部分的形状为圆形，每个囊肿是独立的。
- 胎儿的超声表现（图11.28）
  - 可见多发的大小不等的囊肿。
  - 肾盂、肾实质不能识别。
  - 每个囊肿独立存在。

a. 胎儿横断面，妊娠31周

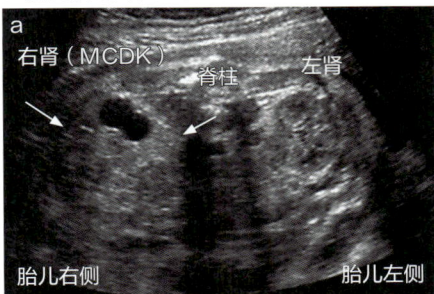

b. 胎儿冠状面，妊娠35周

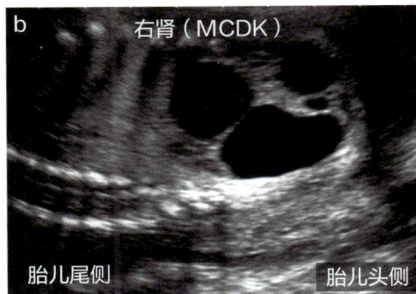

图11.28 多囊性肾发育不良病例

右肾区大小不等的多发囊肿（a箭头），每个囊肿独立显示。右肾没有看到肾实质，左肾正常

常染色体隐性多囊肾病（autosomal recessive polycystic kidney disease，ARPKD，小儿多囊性，Potter I 型）

- 关于常染色体隐性多囊肾病需要知道的内容
  - 常染色体隐性遗传性疾病，是以肾集合管的扩张及肝脏的纤维化为特征的疾病。
  - 组织学上，可见肾脏集合管的扩张及皮质部的小囊肿，伴有肾小管萎缩和间质的纤维化。由于非常小的囊肿多发，肾脏整体增大，外观呈海绵状。

- 发病率：1/5万～1/2万。
- 没有男女差异。
- 预后：随着发病时期不同而不同（表11.4）。

    胎儿时期发病的病例，可引起羊水过少及肺发育不良进而预后不良（胎儿死亡率为30%～50%）。发病的年龄越晚，肾功能障碍的程度越轻，而肝脏损害（肝脏的纤维化）的程度越重。新生儿期、幼儿期肾损害较轻，但肝脏的纤维化伴门脉高压症进展较快，5～13岁出现明显的症状。

- 常染色体隐性遗传，第2个孩子的发病率为25%，是有必要进行产前诊断和遗传咨询的疾病。
- 鉴别疾病：双侧多囊性肾发育不良、Beckwith-Wiedemann综合征、Meckel-Gruber综合征。

表11.4　常染色体隐性多囊肾的预后

不同发病时期的预后是有差异的。胎儿时期发病，由于肾脏损害严重（肾集合管的扩张比例），预后不良。随着发病年龄的推迟，肾脏损伤的程度逐渐减轻，而肝脏（肝脏的纤维化）的损伤程度逐渐加重。

发病时间	肾集合管扩张的比例（%）	肝脏纤维化的程度	生存时间
胎儿时期	90	极轻度	数小时
新生儿期	60	轻度	数月
幼儿期	20	中度	10年
青年期	<10	重度	50年

根据参考文献60、61制作

- 胎儿超声表现
  - 可见羊水过少
  - 双侧肾脏肿大、整体呈基本均匀的高回声（皮质、髓质边界消失）。没有看到明显的囊肿。
  - 妊娠20周以前多表现为正常的肾脏，多在妊娠24周以后出现上述表现。

a.胎儿横断面

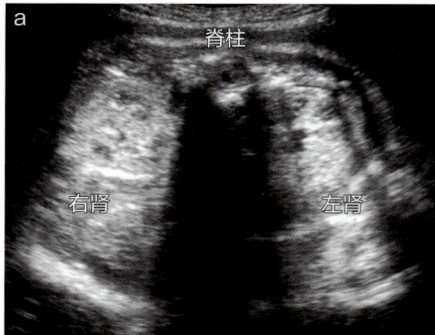

b.胎儿冠状面

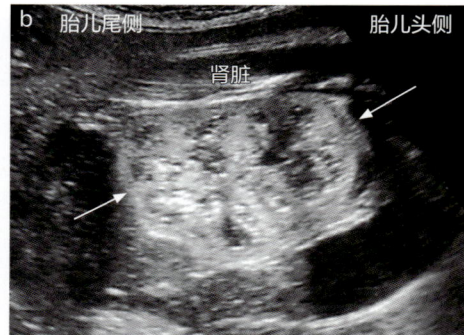

图11.29　常染色体隐性多囊肾病的超声表现

双侧肾脏肿大，呈高回声。没有看到明显的囊肿。羊水过少

> **高回声肾脏（echogenic kidney）表现**
>
> 作为胎儿时期肾脏高回声的疾病除了众所周知的ARPKD，还有同样表现的遗传综合征，如Meckel-Gruber综合征、Beckwith-Wiedemann综合征。另外，即使是正常胎儿也有肾脏回声增强的表现，检查者在日常检查中有可能不知道如何判断。在胎儿时期观察到高回声的肾脏时，要根据有无羊水过少、超声检查发现异常的周数、有无家族史、有无其他并发症等进一步检查。

常染色体显性多囊肾病（autosomal dominant polycystic kidney disease，ADPKD，成人型多囊肾，Potter III 型）

- 关于常染色体显性多囊肾病需要知道的内容
  - 常染色体显性遗传性疾病。
  - 通常，到成人期为止无明显症状，之后，到60岁约有50%的病例出现肾功能不全。胎儿时期发病很少。是多囊肾病中最常见的疾病。
- 胎儿超声表现
  - ADPKD胎儿时期最典型的超声表现为，羊水量在正常范围，双侧肾脏增大、皮质很少增强、肾髓质的回声减低（皮质与髓质间分界更明显），胎儿时期诊断比较困难。

尿路闭锁性疾病

肾盂输尿管移行部狭窄

- 关于肾盂输尿管移行部狭窄需要知道的内容
  - 是肾积水最常见的原因，多为功能性原因所致。
  - 发病率：1/2000，男性多见。
  - 90%为单侧，多发生在左侧。
  - 对侧肾脏正常时，预后良好。
  - 鉴别疾病：多囊性肾发育不良。
- 胎儿超声表现（图11.30）
  - 肾盂扩张，或肾盂、肾盏扩张（肾积水）的表现。

输尿管膀胱移行部狭窄

- 输尿管膀胱移行部狭窄是仅次于肾盂输尿管移行部狭窄的胎儿肾积水的第二大原因。

胎儿超声表现（图11.31）

- 肾积水（肾盂、肾盏扩张）及输尿管扩张（从肾盂至输尿管呈扩张迂曲的状态）。正常胎儿输尿管不能显示。
- 诊断输尿管扩张需要注意以下几点
  - 输尿管与血管鉴别：使用彩色多普勒超声，输尿管内有无血流信号。
  - 输尿管与肠管鉴别：根据有无蠕动来鉴别。

a. 胎儿横断面

胎儿右侧   右肾盂扩张约（15 mm）

脊柱

胎儿左侧

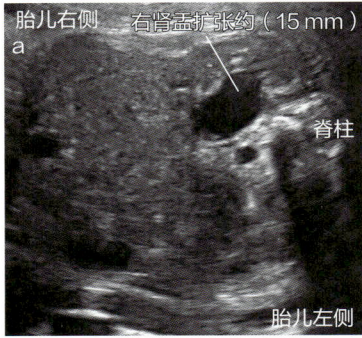

b. 胎儿矢状面（右肾）

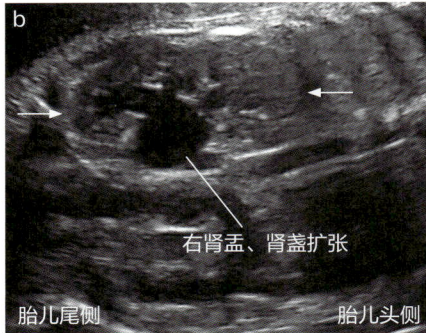

右肾盂、肾盏扩张

胎儿尾侧   胎儿头侧

c. 胎儿矢状面（左肾）

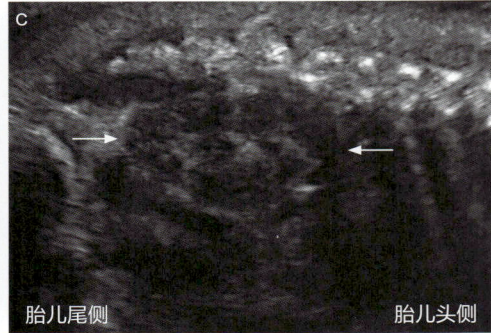

胎儿尾侧   胎儿头侧

图11.30   肾盂输尿管移行部狭窄病例，妊娠30周

可见右肾积水（肾盂、肾盏扩张）表现。左肾在正常范围

a. 胎儿冠状面，同时使用彩色多普勒超声

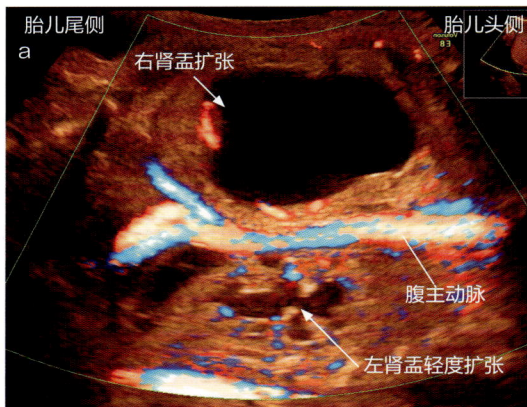

胎儿尾侧   胎儿头侧

右肾盂扩张

腹主动脉

左肾盂轻度扩张

b. 胎儿矢状面

胎儿尾侧   胎儿头侧

右肾盂、肾盏扩张

右输尿管扩张

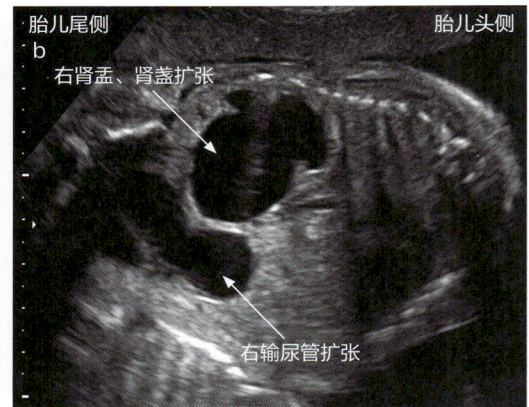

图11.31   输尿管膀胱移行部狭窄病例

可见右肾盂、肾盏扩张（肾积水），以及输尿管扩张

输尿管囊肿

- 关于输尿管囊肿需要知道的知识

  - 输尿管下端的黏膜先天性囊状扩张，扩张的部分向膀胱内突出。这个疾病根据输尿管下端的狭窄/闭塞的程度，可伴有肾积水（肾盂、肾盏扩张）及输尿管扩张，因此输尿管囊肿包含在输尿管膀胱移行部狭窄性疾病中。

- 分为单纯性输尿管囊肿与异位性输尿管囊肿（图11.32）
  - 单纯性输尿管囊肿是单一肾盂、输尿管的情况下发生的，输尿管囊肿发生在正常的输尿管开口部。很少引起重度输尿管狭窄，通常，在胎儿时期检查不到，少年及成人时期发现的情况较多。
  - 异位性输尿管囊肿伴有重复肾盂输尿管[*]。重复的输尿管异位开口于不同位置，可在下方的输尿管开口处形成输尿管囊肿。

> [*] 重复肾盂输尿管，是肾的上极和下极有2个肾盂，每个肾盂有输尿管连续。

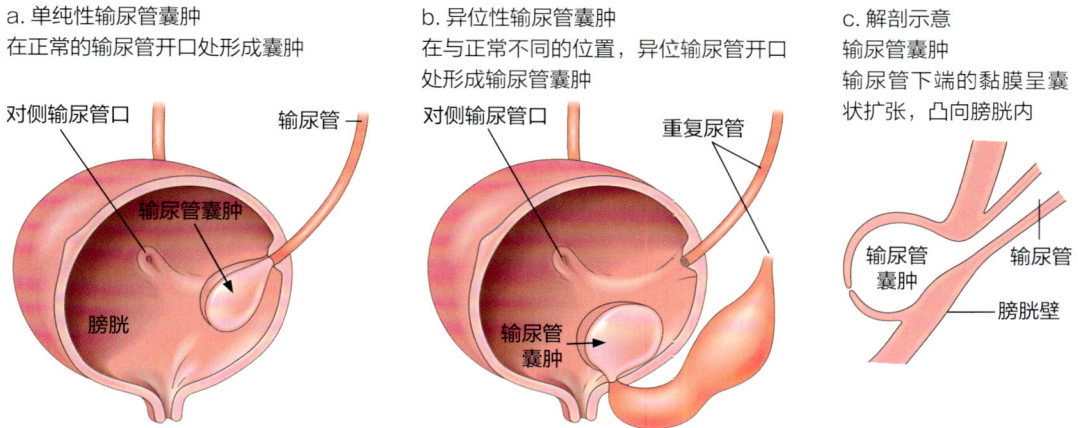

a. 单纯性输尿管囊肿
在正常的输尿管开口处形成囊肿

对侧输尿管口

输尿管

输尿管囊肿

膀胱

b. 异位性输尿管囊肿
在与正常不同的位置，异位输尿管开口处形成输尿管囊肿

对侧输尿管口

重复尿管

输尿管囊肿

c. 解剖示意
输尿管囊肿
输尿管下端的黏膜呈囊状扩张，凸向膀胱内

输尿管囊肿

输尿管

膀胱壁

图11.32　输尿管囊肿

- 发病率
  - 女性明显多于男性。女性是男性的4～7倍。
  - 左侧多于右侧。多见于左侧。
  - 异位性输尿管囊肿：单纯性输尿管囊肿＝3∶1，异位性输尿管囊肿多见。
  - 异位性输尿管囊肿多数合并重复肾盂输尿管。二者合并的发生率为1/9000。
- 预后：如果没有膀胱输尿管逆流及其他部位（对侧肾及尿道）的闭塞则预后良好。
- 鉴别疾病：乙状结肠扩张、膀胱憩室、巨输尿管等。
- 胎儿超声表现（图11.33）
  - 可见肾盂肾盏扩张（肾积水）的表现（图11.33a、b）。
  - 输尿管扩张表现（图11.33b）。
  - 可见膀胱内囊肿（cyst in cyst）（图11.33c）。由于这个表现随着输尿管蠕动和膀胱尿液的排泄，囊肿大小发生改变，有时难以通过超声诊断。

后尿道瓣膜

- 关于后尿道瓣膜需要知道的内容
  - 后尿道瓣膜是指男孩的前列腺部尿道有瓣膜状隆起，引起不同程度的尿道狭窄/闭锁。

a₁. 右肾盂前后径14 mm有扩张倾向，左肾 b₁. 可见右肾下部的肾盂、肾盏、 b₂. 可见右肾上部的肾盂、肾
盂前后径9 mm 输尿管扩张表现 盏、输尿管扩张表现。由此怀疑
右侧重复肾盂输尿管

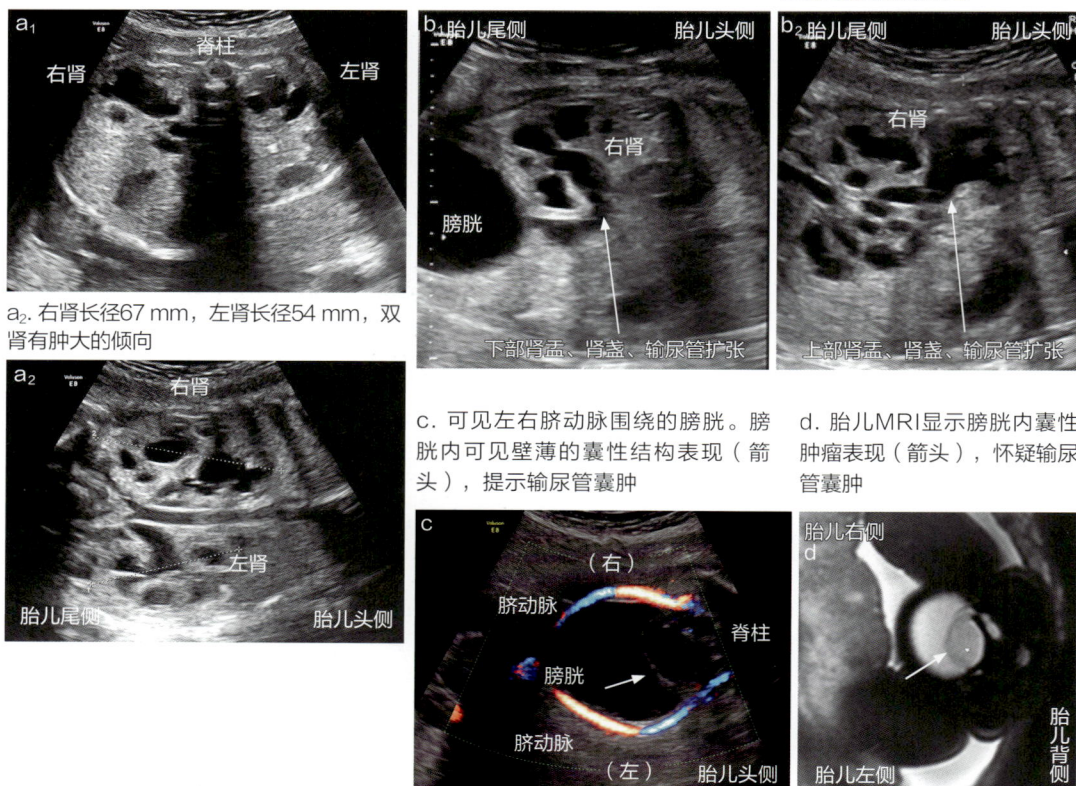

a₂. 右肾长径67 mm，左肾长径54 mm，双
肾有肿大的倾向

c. 可见左右脐动脉围绕的膀胱。膀 d. 胎儿MRI显示膀胱内囊性
胱内可见壁薄的囊性结构表现（箭 肿瘤表现（箭头），怀疑输尿
头），提示输尿管囊肿 管囊肿

图11.33 输尿管囊肿病例，妊娠32周

a~c为胎儿超声图像。a₁为胎儿腹部横断面，a₂为胎儿腹部冠状面；b为胎儿腹部矢状面；c为下腹部横断面；d为胎
儿MRI图像。出生后诊断：右侧重复肾盂输尿管，右输尿管囊肿，右输尿管囊肿伴双侧肾积水、输尿管积水

- 发病率：1/25 000～1/8000，仅仅发生在男孩。

- 合并异常：约40%合并心脏疾病及VACTERL联合
畸形。

> * 前列腺部尿道：膀胱出口附
> 近的尿道，称为后尿道。

- 预后：根据肾功能及合并异常的程度而不同。伴有羊水过少时预后不良。从胎
儿时期发病到青少年发病，发病年龄跨度较大。

- 鉴别疾病：尿道闭锁、Prune-Belly综合征。

■ 胎儿超声表现（图11.34）

- 男孩患病。

- 可见膀胱扩张及膀胱壁肥厚、不光滑的表现。

- 扩张的膀胱与后尿道部形成锁眼（keyhole）状，所以称为锁眼征（keyhole
sign）。这个表现在正常膀胱也有短暂出现，并不是后尿道瓣膜的特异性表现。
要经过一段时间的观察，确认它不是一过性表现。

- 双侧肾盂、肾盏、输尿管扩张（肾积水、输尿管积水）。

- 可见羊水过少。有羊水过少加上胸廓发育不良的表现，怀疑肺发育不良时预后不良。
- 有时会发现膀胱破裂及输尿管破裂等泌尿系统并发症。

a.胎儿横断面（膀胱水平）

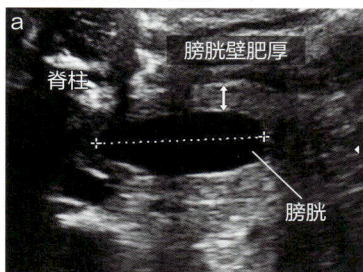

b.胎儿横断面（膀胱水平）：锁眼征

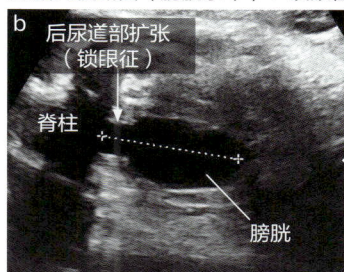

c.胎儿矢状面：左肾积水

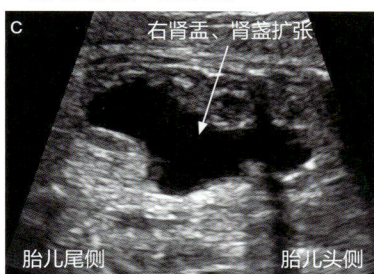

d.胎儿矢状面：右肾积水
肾实质周围可见囊性病变(箭头)

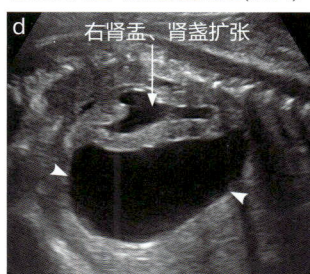

图11.34　后尿道瓣膜病例，妊娠36周

可见膀胱、后尿道部扩张（锁眼征），伴有膀胱壁肥厚。另外，可见双肾肾积水及左侧的输尿管积水。右侧未见输尿管积水表现，但肾实质周围可见囊性病变，怀疑为尿漏出（urinoma 尿性囊肿），AFI（amniotic fluid index）4.5～6.9为羊水过少

专栏

Potter 综合征

- 也称为羊水过少综合征（oligohydramnios sequence）。
- 由于泌尿系统的发育异常及慢性的羊水漏出引起的重度羊水过少。
- 可见以下表现。
    - 面部：Potter面容（鼻宽、眼睑裂间距大，内眦上方皮肤皱褶突起，大而薄的耳郭位置低，小颌等）。
    - 四肢、躯干：出生低体重，表现为脱水状态，皮肤皱褶多、肢体位置异常、关节屈曲挛缩、足尖内翻。
    - 肺发育不良。
    - 肾脏无发育，多囊肾的同时中肾管发育异常，精囊、输精管缺如，子宫阴道上部缺如。
    - 其他：羊水过少、肛门闭锁（臀位分娩有时可看到）、食管闭锁、十二指肠闭锁等。

- 发病率：1/10 000～1/5000。男女比例为1∶3。
- 预后非常差：40%是死产。几乎所有的新生儿在出生后几小时因肺发育不良而死亡。
- 狭义的Potter综合征是指双侧肾脏的未发育（1946年Potter等报告），广义的Potter综合征包括以下4个类型。
  - Potter I型：染色体隐性多囊肾（ARPKD）。
  - Potter II型：多囊性肾发育不良（MCDK）。
  - Potter III型：染色体显性多囊肾（ADPKD）。
  - 双肾未发育。

生殖系统异常

外生殖器的正常超声表现

男胎的正常图像（图11.35）

- 可以显示阴茎和阴囊。
- 正常的阴茎是笔直地指向头侧，尖端较细。排尿时可见由阴茎的尖端向前方的尿线。
- 睾丸通常在妊娠25～32周下降到阴囊内。妊娠20周左右，由于睾丸没有下降到阴囊内，所以阴囊显示较小，有时看起来像大阴唇，这点要注意。妊娠30周后，双侧睾丸降入双侧阴囊内，可以看到高回声的睾丸。

a. 男胎外生殖器（2D图像），妊娠20周

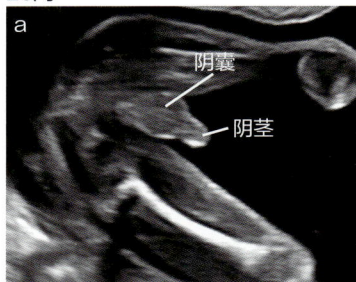

b. 男胎外生殖器（3D图像），妊娠20周

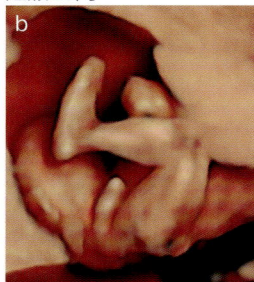

c. 男胎外生殖器（2D图像），妊娠30周

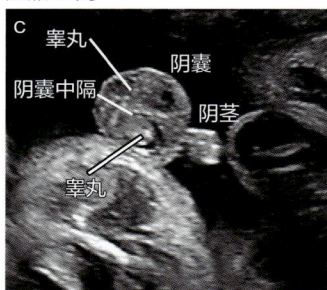

d. 男胎外生殖器（3D图像），妊娠30周

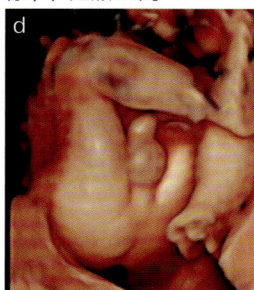

e. 男胎腹腔内所见（2D图像），妊娠30周

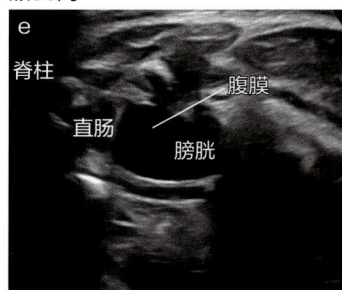

图11.35　男胎外生殖器的正常表现

可以显示阴茎和阴囊。妊娠20周左右，由于睾丸没有下降到阴囊内，所以阴囊显示较小（a、b）。妊娠30周后双侧阴囊内可见高回声的睾丸（c、d）。男胎的直肠和膀胱之间可见腹膜呈线状高回声（e箭头）

女胎的正常图像（图11.36）

■ 可见大阴唇及小阴唇表现为2～3条平行的线。随妊娠周数的增加形状越来越清晰。

■ 妊娠中期以后，可以看到女胎的膀胱与直肠之间的子宫。

a. 女胎外生殖器（2D图像），妊娠20周

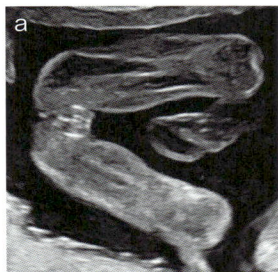

b. 女胎外生殖器（3D图像），妊娠20周

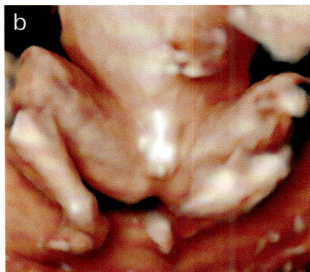

c. 女胎外生殖器（2D图像），妊娠30周

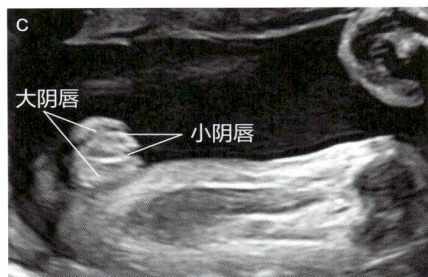

大阴唇　小阴唇

d. 女胎外生殖器（3D图像），妊娠30周

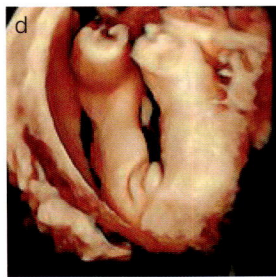

e. 女胎腹腔内所见（2D图像），妊娠30周

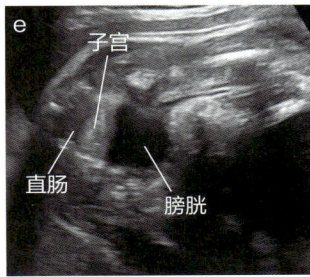

子宫

直肠　膀胱

图11.36　女胎外生殖器的正常表现

可见大阴唇及小阴唇表现为2～3条平行的线（a、b）。随妊娠周数的增加形状越来越清晰（c、d）。妊娠中期以后，可以看到女胎的膀胱与直肠之间的子宫（e）

生殖系统的异常表现

鞘膜积液

■ 关于鞘膜积液需要知道的有关内容

  ● 阴囊内睾丸周围的液体潴留称为鞘膜积液。

  ● 妊娠27周以后，在约15%的男胎中可以看到。

  ● 1/3为双侧，2/3为单侧。

  ● 基本上都是生理性表现，为一过性。约50%在妊娠37周左右消失。

■ 胎儿超声表现（图11.37）

  ● 阴囊内可见液体潴留*（无回声区）

> * 阴囊内没有显示睾丸时，要怀疑睾丸有没有下降到阴囊（隐睾）。

尿道下裂

■ 关于尿道下裂需要知道的内容

a. 病例1，妊娠35⁺⁴周　　b. 病例2，妊娠35⁺¹周

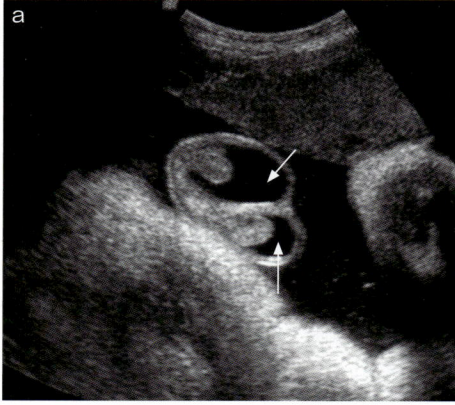

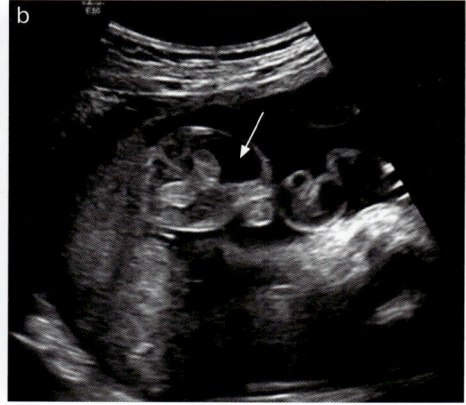

图11.37　鞘膜积液：胎儿超声表现
阴囊内可见液体潴留（无回声区）

- 是一种表现为阴茎形态异常的先天性疾病，外尿道口不位于阴茎的头部，而是在阴茎的腹侧（阴囊侧，从本人的角度看是阴茎的背侧）。典型的病例阴茎向下弯曲，由于阴茎包皮分布异常，龟头的前端没有包皮覆盖而外露。

- 根据外尿道口的位置分类（图11.38）。尿道外口距阴茎越远越严重。轻度时尿道外口位于龟头前部的冠状沟内。重度时尿道外口可位于阴茎的根部或阴囊。

- 发病率：1/300～1/250（男孩）。现已知多见于低出生体重儿。有报道近年来发病率增加，可能与环境因素有关。

- 合并异常

  - 约40%合并其他泌尿系统异常。

  - 7%～9%合并泌尿系统以外（心脏疾病、肛门闭锁、脊髓膜瘤等）的异常。

  - 在重症尿道下裂的病例中有时合并性器官分化障碍。

出生后，有重度尿道下裂的病例除了睾丸触及不到外也有合并整个外生殖器异常的情况，必要时要通过染色体检查来确定性别。

  - 合并胎儿生长受限*的病例较多。据报道，尿道外口越靠近阴囊，伴发胎儿生长受限的概率就越大。

> ＊ 胎儿生长受限与尿道下裂的相关性有以下假说。
> 胎儿外阴部的男性化所需的睾酮，是在胚胎早期由胎盘来源的人绒毛膜促性腺激素（hCG）诱导分泌的。所以在引起胎儿生长受限的胎盘功能不全的病例，胎盘产生的hCG不足。由此可导致尿道下裂的发生。

胎儿超声表现（图11.39）

  - 阴茎短小而末端变宽，未见正常阴茎的顶部较细的形状。另外，阴茎的顶部没有包皮覆盖。

  - 重度尿道下裂（尿道开口于阴囊或会阴部），阴茎小而弯曲，埋没于分离的阴囊

a. 尿道下裂的分类

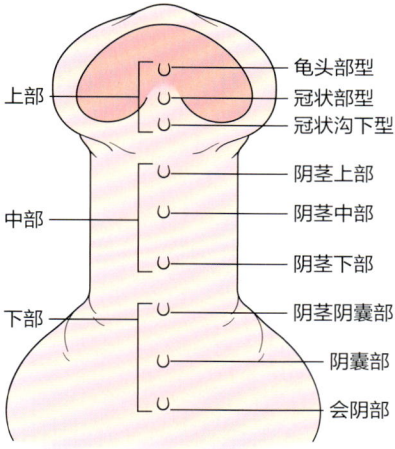

上部
- 龟头部型
- 冠状部型
- 冠状沟下型

中部
- 阴茎上部
- 阴茎中部
- 阴茎下部

下部
- 阴茎阴囊部
- 阴囊部
- 会阴部

（根据参考文献 70 制作）

b. 尿道下裂的分度
尿道外口至阴茎的前端越远越严重

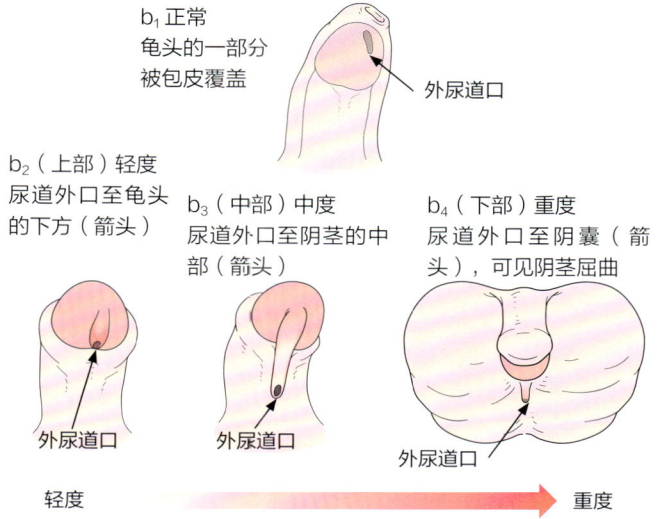

b₁ 正常
龟头的一部分
被包皮覆盖

外尿道口

b₂（上部）轻度
尿道外口至龟头
的下方（箭头）

b₃（中部）中度
尿道外口至阴茎的中
部（箭头）

b₄（下部）重度
尿道外口至阴囊（箭
头），可见阴茎屈曲

外尿道口

外尿道口

外尿道口

轻度 ──────────────→ 重度

图11.38　尿道下裂的分类及分度

a. 妊娠34周，2D图像
阴茎变宽，未见正常阴茎的顶部较细的
形状

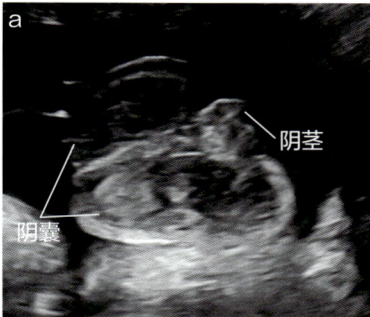

阴茎

阴囊

b. 妊娠34周，2D图像
可见阴茎弯曲，埋没于分离的阴囊中
（郁金香征）

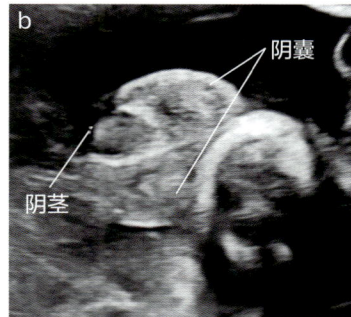

阴囊

阴茎

c. 妊娠34周，3D图像

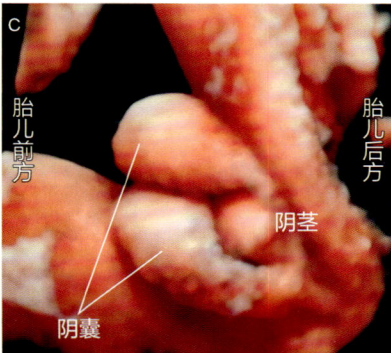

胎儿前方

胎儿后方

阴茎

阴囊

d. 出生后所见

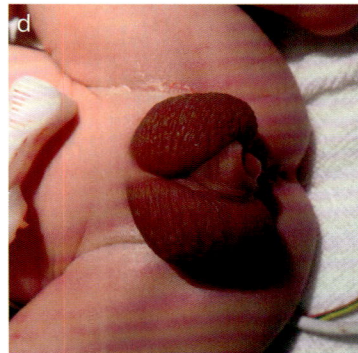

图11.39　尿道下裂病例

中。这个表现称为郁金香征（tulip sign）。据报道，这个表现提示重度尿道下裂。

- 越是轻度（尿道开口靠近龟头处）的病例，胎儿诊断越困难。重度病例（尿道开口于阴囊的类型）一方面在胎儿时期做出诊断的较多，另一方面判断胎儿性别较困难。
- 用彩色多普勒超声观察排尿时，可以看到尿液不是从阴茎的前端而是从后方尿出。

卵巢囊肿

■ 关于卵巢囊肿需要知道的知识
  - 胎儿卵巢受到来自母体及胎盘的促性腺激素的刺激，是其发生的主要原因之一。出生后，囊肿自然消退的病例有很多。现在已知在胎儿时期囊肿可能发生扭转，有引起卵巢坏死的危险。
  - 发病率：1/2500（女孩），是女孩最常见的腹腔内囊肿，多为单侧。
  - 合并异常：通常没有合并其他异常。
  - 预后：很多病例在胎儿时期或出生后囊肿自然消失。

> Heling等人报告了34/64（53%）的病例在胎儿时期或出生后囊肿自然消失。在囊肿自然消失的病例中，胎儿时期消失的有18例，出生后消失的有16例。另外，在囊肿自然消失的病例中，单纯性囊肿（内部完全无回声的囊肿）29/34（85%），复杂性囊肿（内有分隔及点状回声等的囊肿）5/34（15%）。

  - 有些卵巢扭转及囊肿不消退的病例，出生后要考虑外科手术治疗。
■ 鉴别疾病：腹部囊肿性疾病（肠管重复畸形、淋巴管瘤、肾积水、肠系膜囊肿、大网膜囊肿、脐尿管囊肿等）。
■ 胎儿超声表现（图11.40）
  - 通常在25周以后检出。
    - 妊娠中期以前（妊娠20周以前）检出的腹部囊性肿瘤，卵巢囊肿的可能性较低。
    - 在至今为止的报告中，最早是在妊娠22周检出。
  - 观察外生殖器及腹腔内，确定为女胎。
  - 下腹部可见囊肿病变。
    - 卵巢囊肿发生时，于骨盆内、膀胱头侧、正中稍稍偏外侧显示病变。
    - 确认脐动脉的走行，确认膀胱及肾脏等泌尿系统器官没有异常。另外，囊肿部分没有蠕动，也就是说它不是肠管。
  - 通常表现为壁薄、圆形的单房性囊肿，内部完全没有回声（称为单纯性囊肿）。囊肿内可见小的圆形囊肿，称为子囊征，是卵巢囊肿的特异性表现。这个表现提示存在卵泡。

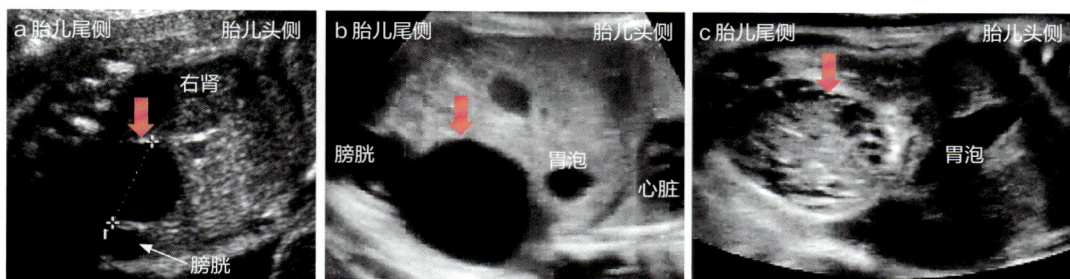

a.妊娠28周，胎儿矢状面　　b.妊娠34周，胎儿矢状面　　　c.妊娠35周，胎儿矢状面

图11.40　卵巢囊肿病例

膀胱的头侧，正中稍偏右可见一2.5 cm大小的囊性病变（a，箭头）；左右肾脏、消化道未见明显异常；性别确认为女孩。囊性病变的大小增加到5 cm（b，箭头）囊肿的大小为4 cm，内部回声变为不均匀，乍一看类似实质性肿瘤的表现（c，箭头）

日龄7天时，进行了右侧卵巢肿瘤摘除术，病理检查诊断为出血性囊肿。可能是由于卵巢囊肿蒂扭转导致囊肿内出血

- 囊肿内部出现回声，形成液面时，提示卵巢囊肿蒂扭转引起出血。
  - 卵巢囊肿蒂扭转引起囊肿内部出血的表现，内部回声有各种各样的表现。
  - 囊肿内的不均匀回声，多数囊壁增厚，可见实质性部分，片状回声及液面形成（称为复杂性囊肿）。
- 囊肿大小在40 mm以上时，卵巢囊肿蒂扭转的风险上升。

参考文献

1 ）Marchitelli G, Stirnemann J, AcanforaGiulia MM, et al: Prenatal diagnosis of intra-abdominal cystic lesions by fetal ultrasonography: diagnostic agreement between prenatal and postnatal diagnosis. Prenat Diagn 2015 ; 35 : 848－52 .

2 ）Ozyuncu O, Canpolat FE, Ciftci AO, et al: Perinatal outcomes of fetal abdominal cysts and comparison of prenatal and postnatal diagnoses. Fetal Diagn Ther 2010 ; 28 : 153－9 .

3 ）Hugele F, Dumont C, Boulot P, et al: Does prenatal MRI enhance fetal diagnosis of intra-abdominal cysts? Prenat Diagn 2015 ; 35 : 669－74 .

4 ）Khalil A, Cooke PC, Mantovani E, et al: Outcome of first-trimester fetal abdominal cysts: cohort study and review of the literature. Ultrasound Obstet Gynecol 2014 ; 43 : 413－9 .

5 ）田丸俊輔: 症例：妊娠中期⑪　腹腔内嚢胞を認めたときの鑑別診断のポイントは？　産婦人科画像診断トレーニング－この所見をどう読むか？　臨床婦人科産科 2017 ; 71 増刊号 : 89－93 .

6 ）岡本愛光（監修）：ウィリアムス産科学 原著25版（和訳版）. 南山堂，東京，2019 (= Williams Obstetrics 25 th Ed. Cunningham FG, Leveno KJ, Bloom SL, et al. eds. McGraw-Hill, 2018).

7 ）医療情報科学研究所（編）：妊娠の異常. 病気がみえる vol.10 産科 第4版. p.159，メディックメディア，東京，2018 .

8 ）Sohan K, Carroll SG, De La Fuente S, et al : Analysis of outcome in hydrops fetalis in relation to gestational age at diagnosis, cause, and treatment. Acta Obstet Gynecol Scand 2001 ; 80 : 726－30 .

9 ）佐村　修 : 145胎児水腫. 胎児異常－胸部・腹部. 周産期医学 2016 ; 46 増刊号 : 454－6 .

10 ）Nyberg DA, McGahan JP, Pretorius DH, et al: 13 . Abdomen and Gastrointestinal tract. Diagnostic Imaging of Fetal Anomalies. Lippincott Williams & Wilkins, 2003 .

11 ）Nyberg DA, Mack LA, Pattenet RM, et al: Fetal Bowel. Normal Sonographic Findings. J Ultrasound Med 1987 ; 6 : 3－6 .

12 ）Parulekar SG: Sonography of Normal Fetal Bowel. J Ultrasound Med 1991 ; 10 : 211－20 .

13 ）青木昭和 : 137胎児異常－胸部・腹部. 周産期医学 2016 ; 46 増刊号 : 419－30 .

14 ）根津優子：小児外科疾患を出生前診断する契機となった所見に関する検討. 現代産婦人科 2010 ; 59 : 33－7 .

15 ）Callen PW: Chapter 15 . Ultrasound of Fetal Gastrointestinal Tract. Ultrasonography in Obstetrics and Gynecology. 4 th Ed. W. B. Saunders, 2000 .

16 ）Norton ME, Scoutt LM, Feldstein VA: Section Ⅲ . Technical Considerations and Aberrations. Callen's Ultrasonography in Obstetrics and Gynecology 6 th Ed. Elsevier, 2017 .

17）Norton ME, Scoutt LM, Feldstein VA: Section I. Obstetrics. Chapter 14. Ultrasound Evaluation of the Fetal Gastrointestinal Tract and Abdominal Wall. Callen's Ultrasonography in Obstetrics and Gynecology 6 th ed. Elsevier, 2016.

18）Shen O, Rabinowitz R, Yagel S, et al: Absent gallbladder on fetal ultrasound: prenatal findings and postnatal outcome. Ultrasound Obstet Gynecol 2011；37：673−7.

19）Di Pasquo E, Kuleva M, Rousseau A, et al: Outcome of non-visualization of fetal gallbladder on second-trimester ultrasound: cohort study and systemic review of literature. Ultrasound Obstet Gynecol 2019；54：582−8.

20）村越　毅：6. 腹部 17. 肝臓の右下に嚢胞がある. 馬場一憲（編）. 所見から探る 産科超音波診断. p.259−61, 総合医学社, 東京, 2020.

21）林　忠佑：肝脾腫. 一歩進んだ胎児超音波検査. 周産期医学 2016；46 増大号：567−8.

22）Vintzileos AM, Neckles S, Campbell WA, et al: Fetal liver ultrasound measurements during normal pregnancy. Obstet Gynecol 1985；66：477−80.

23）Murano F, Takamori H, Hata K, et al: Fetal liver measurements by ultrasonography. Int J Gynaeco l Obstet 1987；25：381−5.

24）Roberts AB, Mitchell JM, Pattison NS: Fetal liver length in normal and isoimmunized pregnancies. Am J Obstet Gynecol 1989；161：42−6.

25）村越　毅：6. 腹部 4. 肝臓が大きい. 馬場一憲（編）. 所見から探る 産科超音波診断. p.238−9, 総合医学社, 東京, 2020.

26）Hamada H, Yamada N, Watanabe H, et al: Hypoechoic hepatomegaly associated with transient abnormal myelopoiesis provides clue to trisomy 21 in the third-trimester fetus. Ultrasound Obstet Gynecol 2001；17：442−4.

27）Ogawa M, Hosoya N, Sato A, et al: Is the degree of fetal hepatosplenomegaly with transient abnormal myelopoiesis closely related to the postnatal severity of hepatological abnormalities in Down syndrome? Ultrasound Obstet Gynecol 2004；24：83−5.

28）Rizzo A, Perotti G, Fiandrino G, et al: Prenatal diagnosis of transient abnormal myelopoiesis in three fetuses with Down syndrome: heterogeneous ultrasonographic findings and outcomes. Ultrasound Obstet Gynecol 2018；51：412−3.

29）Robertson M, De Jong G, Mansvelt E, et al: Prenatal diagnosis of congenital leukemia in a fetus at 25 weeks' gestation with Down syndrome: case report and review of literature. Ultrasound Obstet Gynecol 2003；21：486−9.

30）Nguyen HT, Herndon CDA, Cooper C, et al: The Society for Fetal Urology consensus statement on the evaluation and management of antenatal hydronephrosis. J Pediatr Urol 2010；6：212−31.

31）Nguyen HT, Benson CB, Bromley B, et al: Multidisciplinary consensus on the classification of prenatal and postnatal urinary tract dilation (UTD classification system). J Pediatr Urol 2014；10：982−98.

32）Fernbach SK, Maizels M, Conway JJ: Ultrasound grading of hydronephrosis: introduction to the system used by the Society for Fetal Urology. Pediatr Radiol 1993；23：478−80.

33）Woodward PJ, Kennedy A, Sohaey R, et al: Section 8 Genitourinary Tract. Diagnostic Imaging Obstetrics 3 rd Ed. Amirsys®, 2016.

34）Woodward PJ, Kennedy A, Sohaey R, et al: Section 7 Abdominal Wall and Gastrointestinal Tract. Diagnostic Imaging Obstetrics 3 rd Ed. Amirsys®, 2016.

35）大木　茂（編）：新生児の代表的疾患と病態生理マスターブック. ネオネイタルケア2017春季増刊. メディカ出版, 大阪, 2017.

36）日本小児外科学会学術・先進医療検討委員会：わが国の新生児外科の現状. 日本小児外科学会雑誌 2015；51：1234−45.

37）高村奈緒美, 川滝元良, 須波 玲, ほか：胎児食管閉鎖におけるポーチサインの描出. 超音波検査技術 2017；42：631−6.

38）Sase M, Asada H, Okuda M, et al: Fetal gastric size in normal and abnormal pregnancies. Ultrasound Obstet Gynecol 2002；19：467−70.

39）鎌形正一郎：Ⅳ. 消化管疾患　先天性消化管閉鎖症（腸閉鎖・狭窄症）. 小児内科 2002；34：404−5.

40）武　浩志, 大浜用克, 新開真人, ほか：9. 十二指腸閉鎖症・腸閉鎖症. 産科と婦人科 2008；75：1122−7.

41）藤岡泰生, 与田仁志, 石田英彦, ほか：当センターにおける臍帯潰瘍を合併した先天性小腸閉鎖4症例の検討. 日本周産期新生児医学会雑誌 2010；46：39−43.

42）Kimura T, Usui N, Kamata S, et al: Umbilical Cord Ulcer Associated with Fetal Jejunal Atresia : Report of 2 Cases. Fetal Diagn Ther 2003；18：144−7.

43）大山牧子：胎盤からわかる周産期疾患. 周産期医学 2010；40：1015−22.

44）堀越嗣博：臍帯嚢胞および臍帯潰瘍. 周産期医学 2019；49：95−7.

45）Vijayaraghavan SB, Prema AS, Suganyadevi P: Sonographic Depiction of the Fetal Anus and Its Utility in the Diagnosis of Anorectal Malformations. J Ultrasound Med 2011；30：37−45.

46）Ochoa JH, Chiesa M, Vildoza RP, et al: Evaluation of the perinatal muscular complex in the prenatal diagnosis of anorectal atresia in a high-risk population. Ultrasound Obstet Gynecol 2012；39：521−7.

47）Moon MH, Cho JY, Kim JH, et al: In-utero development of the fetal anal sphincter. Ultrasound Obstet Gynecol 2010；35：556−9.

48）Lee MY, Won HS, Shim JY, et al: Sonographic determination of type in a fetal imperforate anus. J Ultrasound Med 2016；35：1285−91.

49）加地　剛：腹壁疾患・消化管疾患・腹部腫瘤 周産期超音波検査バイブル. 臨床婦人科産科 2020；74：148−56.

50）小柳　彩, 森本識子, 山西智未, ほか：発症前から超音波断層法により結果観察し得た胎便性腹膜炎の1例. 超音波医学 2012；39：17−20.

51）黒田達夫, 本名敏郎, 森川信行, ほか：7. 胎便性腹膜炎. 特集 産科医が見逃したくない小児外科疾患. 産科と婦人科 2008；55：1111−6.

52）Lorimer WS, Ellis DG: Meconium peritonitis. Surgery 1966；60：470−5.

53）Woodward PJ, Kennedy A, Sohaey R, et al: Section 10 Placenta, Membranes, and Umbilical Cord. Diagnostic Imaging Obstetrics 3 rd

Ed. Amirsys®, 2016.

54） Weichert J, Hartge D, Germer U, et al: Persistent right umbilical vein: a prenatal condition worth mentioning? Ultrasound Obstet Gynecol 2011；37：543−8.

55） 青木昭和：下大静脈，静脈管，臍帯静脈の血流計測とその意義．臨床婦人科産科 2010；64：673−83.

56） Wolman I, Gull I, Fait G, et al: Persistent right umbilical vein: incidence and significance. Ultrasound Obstet Gynecol 2002；19：562−4.

57） 加地　剛：腹壁疾患・消化管疾患・腹部腫瘍 周産期超音波検査バイブル．臨床婦人科産科 2020；74：148−56.

58） Nyberg DA, McGahan JP, Pretorius DH, et al: 12. Ventral Wall Defect. Diagnostic Imaging of Fetal Anomalies. Lippincott Williams & Wilkins, 2003.

59） 杉林里佳，小澤克典，和田誠司，ほか：泌尿生殖器の異常　c.腎嚢胞性疾患．第4章 心臓以外の超音波検査．産婦人科の実際 2020；69 臨時増刊号：1500−3.

60） Deget F, Rudnik-Schöneborn S, Zerres K: Course of autosomal recessive polycystic kidney disease（ARPKD）in siblings: a clinical comparison of 20 sibships. Clin Genet 1995；47：248−53.

61） Nyberg DA, McGahan JP, Pretorius DH, et al: 14. Genitourinary Malformation. Diagnostic Imaging of Fetal Anomalies. Lippincott Williams & Wilkins, 2003.

62） Brun M, Maugey-Laulom B, Eurin D, et al: Prenatal sonographic patterns in autosomal dominant polycystic kidney disease: a multicenter study. Ultrasound Obstet Gynecol 2004；24：55−61.

63） Chaumoitre K, Brun M, Cassart M, et al: Differential diagnosis of fetal hyperechogenic cystic kidneys unrelated to renal tract anomalies: a multicenter study. Ultrasound Obstet Gynecol 2006；28：911−7.

64） 関沢明彦，佐村　修，四元淳子（編）：周産期遺伝カウンセリングマニュアル 改訂3版．中外医学社，東京，2020.

65） 梶井　正，黒木良和，新川詔夫，ほか（編）：新 先天奇形症候群アトラス．南江堂，東京，1998.

66） Norton ME, Scoutt LM, Feldstein VA: Section I. Obstetrics. Chapter 15. Fetal Genitourinary Tract. Callen's Ultrasonography in Obstetrics and Gynecology 6th Ed. Elsevier, 2016.

67） 松岡　隆：超音波断層法 外性器・子宮・精巣の描出のコツ．特集 一歩進んだ胎児超音波検査．周産期医学 2016；46：591−4.

68） Chitayat D, Glanc P: Diagnostic approach in prenatally detected genital abnormalities. Ultrasound Obstet Gynecol 2010；35：637−46.

69） 杉多良文：尿道下裂．特集　乳幼児健診でみつかる疾患 I. 乳幼児健診において外から見てわかる疾患．小児科診療 2012；75：237−41.

70） 小児外科で治療する病気．尿道下裂．日本小児外科学会ホームページ．http://www.jsps.or.jp/archives/sick_type/nyoudoukaretu

71） Hashimoto Y, Kawai M, Nagai S, et al: Fetal growth restriction but not preterm birth is a risk factor for severe hypospadias. Pediatr Int 2016；58：573−7.

72） 上出泰山：第4章 心臓以外の超音波検査 9 泌尿生殖器の異常 d. 尿道下裂，二分陰嚢．産婦人科の実際 2020；69：1504−6.

73） 芦名真理子，藤岡一路，福嶋祥代，ほか：臨床研究・症例報告 重症 small for gestational age における尿道下裂合併症例とその出生時臨床像の検討．小児科臨床 2018；71：180−3.

74） Kaji T, Hichijo A, Yonetani N, et al: P17, 10: Fetal hypospadias: association of its severity and prenatal diagnosis. Ultrasound Obstet Gynecol 2019；54（Suppl 1）：212.

75） 藤本隆夫，加部一彦，中野玲二，ほか：極低出生体重児に急増する尿道下裂−その特徴と周産期背景因子−．パネルディスカッション10「極低出生体重児と外科疾患」．日本周産期・新生児医学会雑誌 2005；41：825−30.

76） Meizner I, Mashiach R, Shalev J, et al: The 'tulip sign': a sonographic clue in-utero diagnosis of severe hypospadias. Ultrasound Obstet Gynecol 2002；19：250−3.

77） Trinh TW, Kennedy AM: Fetal ovarian cysts: review of imaging spectrum, differential diagnosis, management, and outcome. Radiographics 2015；35：621−35.

78） Heling KS, Chaoui R, Kirchmair F, et al: Fetal ovarian cysts: prenatal diagnosis, management and postnatal outcome. Ultrasound Obstet Gynecol 2002；20：47−50.

79） Bascietto F, Liberati M, Marrone L, et al: Outcome of fetal ovarian cysts diagnoses on prenatal ultrasound examination: systematic review and meta-analysis. Ultrasound Obstet Gynecol 2017；50：20−31.

80） Lee H-J, Woo SK, Kimet JS, al: "Daughter cyst" sign: a sonographic findings of ovarian cyst in neonates, infants, and young children. AJR Am J Roentgenol 2000；174：1013−5.

81） Quarello E, Gorincour G, Merrot T, et al: The 'daughter cyst sign': a sonographic clue to the diagnosis of fetal ovarian cyst. Ultrasound Obstet Gynecol 2003；22：433−4.

82） 田中　潔：出生前診断された卵巣嚢腫の治療方針．産婦人科治療 2011；103：301−5.

第十二章

胎儿筛查：
脊柱四肢

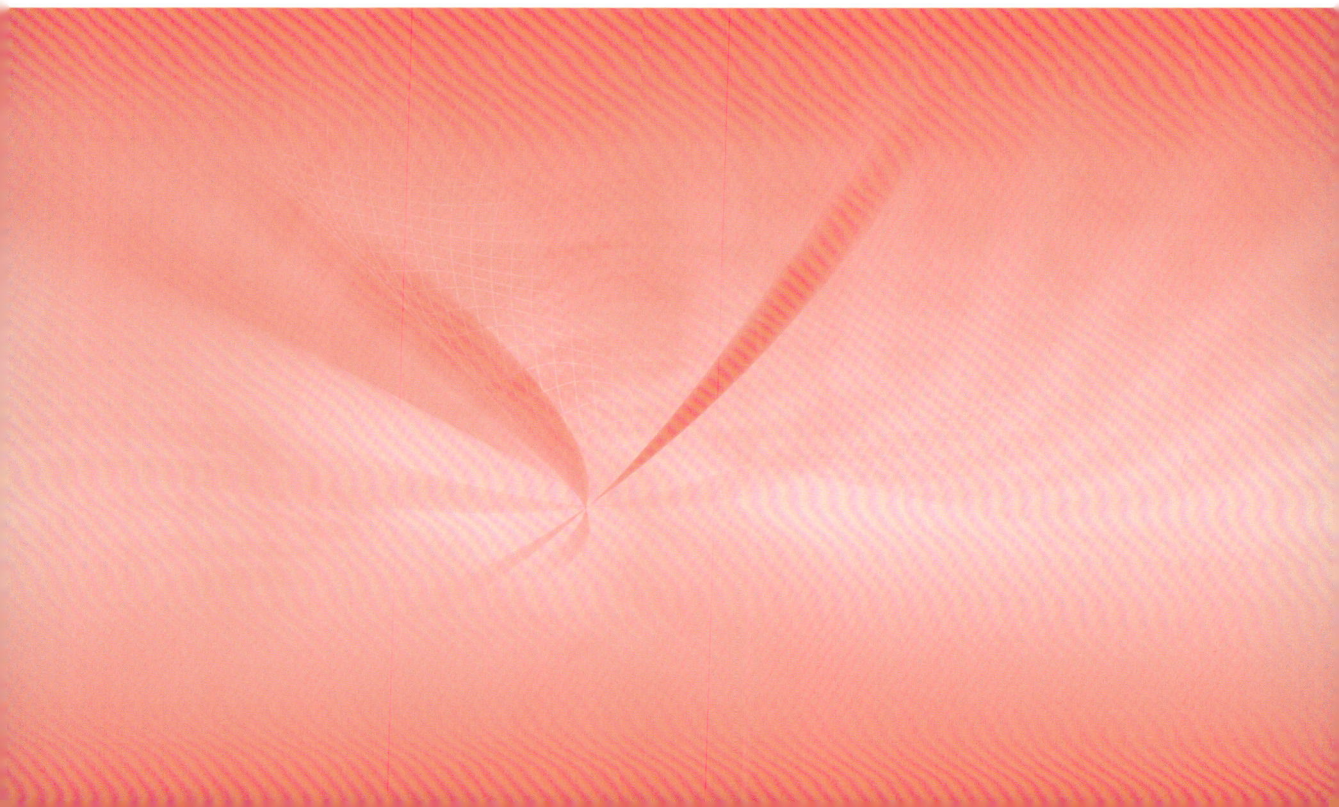

本章对观察脊柱、四肢时需要了解的解剖、观察方法、观察项目、正常表现、异常表现等进行解说。虽主要着眼于胎儿时期发现的代表性疾病显性脊柱裂及重症骨骼系统疾病的描述，但也不能忘记某些脊柱异常（脊柱侧弯和隐性脊柱裂等）及多数四肢骨骼异常在胎儿时期没有做出诊断胎儿就出生了的现状。

提高筛查质量的新方法是今后的课题，首先要掌握本章所述的基本检查方法，尽可能多观察正常病例，培养发现异常的能力。

脊柱的筛查

脊柱的解剖

脊柱是由被称为椎骨（脊柱骨）的不规则形状的骨头连接而成。构成人体脊柱的椎骨，有7节颈椎、12节胸椎、5节腰椎、5节骶椎、3~5节尾椎（图12.1）。

- 骶椎、尾椎在青年时期（20~30岁）以后，融合成为1块骨骼（骶骨、尾骨）。胎儿时期骶椎还没有融合，因此可以看到每一块椎骨。另外，尾椎在胎儿时期还无法显示。

- 人体的脊柱骨数量不固定，是因为尾骨的数量是3~5节，存在个体差异。

- 脊柱和脊柱：脊柱是指构成脊柱的骨头（椎骨），与脊柱的意思相近，混用的情况也很多见（例如脊柱侧弯、脊柱侧弯）。

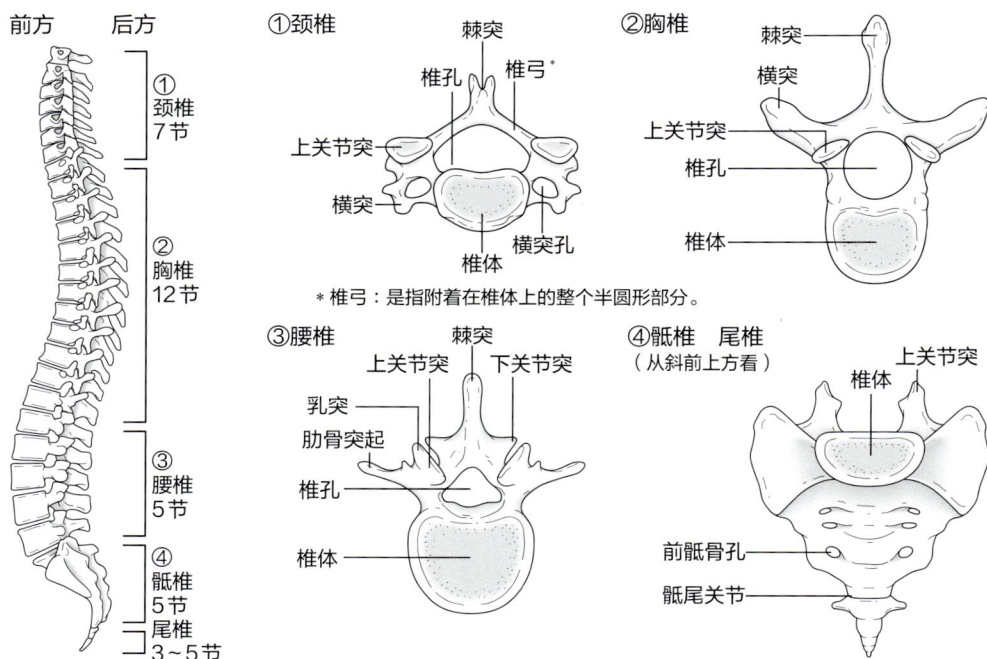

* 椎弓：是指附着在椎体上的整个半圆形部分。

334　　图12.1　脊柱的解剖

椎骨位置不同，形态也不同

图12.1所示，椎骨的形态根据各个部位稍有不同，但基本上是由位于前方的半圆柱状椎体和附着在其上的半圆形椎弓，以及从椎弓突出的突起（1个棘突、左右1对横突、上下1对关节突起）构成。中间的孔称为椎孔，从脑部向下的脊髓贯穿其中。

- 脊柱中央后方的棘突，是背部正中央手指可触及的部分。这部分有韧带和肌肉附着，把脊柱结合在一起，并且可以弯曲运动。

人体的脊柱前后弯曲（生理性弯曲）

头部向前，胸部向后，腰部向前，骶部向后，正好是将两个S上下连接的形状。

如何看脊柱：检查方法

胎儿脊柱的筛查：矢状面/横断面

在脊柱的筛查中，首先在矢状面上观察整个脊柱。沿着胎儿的体轴探头平行于脊柱，可以比较容易地显示矢状面。再将探头与胎儿体轴垂直，在脊柱的横断面进行观察。

脊柱的观察方法

①从测量胎儿双顶径的测量断面，向胎儿后方稍微向尾侧移动探头，同时将探头旋转90°。

②从胎儿头部向尾侧方向扫查时，可以显示出从胎儿颈椎开始相连续的脊柱。在考虑胎儿姿势的同时，为了连续显示脊柱，要不断修正探头的方向，慢慢扫查。

③如果显示出脊柱矢状面，在该位置将探头旋转90°，观察脊柱的横断面。尽量将探头放在脊柱的正上方，从头侧至尾侧进行观察。

脊柱观察的注意要点（图12.2）

- 胎儿俯卧位时适合观察脊柱

在观察脊柱时重要的是将探头放在尽可能靠近脊柱的地方。胎儿的背部在母体的腹侧时，即胎儿为俯卧姿势时，只要探头在胎儿的脊柱上方并与之平行就可以显示脊柱的矢状面，这是观察脊柱的最合适的姿势。与其相反，胎儿的背部朝向母体的背侧时，也就是说胎儿是仰卧位时，探头距脊柱较远，不易观察脊柱。根据胎儿的朝向，在不能很好显示脊柱矢状面的情况下，可以隔一段时间再检查，或从头侧到尾侧连续观察脊柱的横断面。

■ 巧妙地利用羊水腔观察

　　如果胎儿的背侧与胎盘或子宫壁接触，有时脊柱后方的皮肤表面不能很好地显示。要确认胎儿背部及臀部有无异常隆起，子宫壁与胎儿之间有羊水时比较容易观察。用探头轻轻按压胎儿背部附近的母体腹壁后探头迅速抬起，胎儿和子宫壁就会分开，羊水腔就会出现，脊柱就容易显示。另外在检查过程中，有时也会不知不觉地将探头过度按压在母体腹壁，如果稍微减轻探头的压迫，在胎儿的背部与母体之间也会出现羊水间隙，也可能会容易观察。

a. 观察脊柱正确的断面
胎儿俯卧位，探头靠近脊柱。另外脊柱周围有大量羊水。是适合观察脊柱的断面

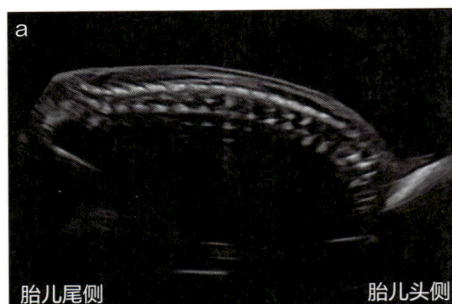
胎儿尾侧　　　　　胎儿头侧

b. 观察脊柱不正确的断面
b₁. 胎儿仰卧位，探头距脊柱较远。这不是适合观察脊柱的断面

b₂. 脊柱周围没有足够的羊水。胎儿背部靠近子宫壁，脊柱后方的皮肤表面不能很好地显示

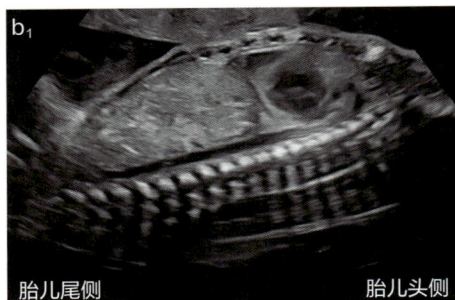
胎儿尾侧　　　　　胎儿头侧

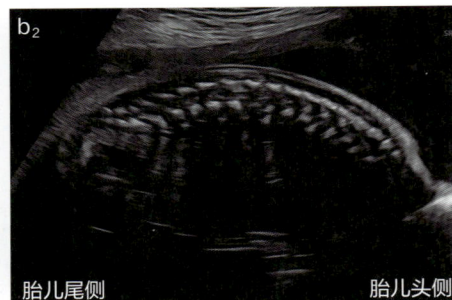
胎儿尾侧　　　　　胎儿头侧

图12.2　脊柱观察的要点
观察脊柱时探头尽可能地靠近脊柱

观察项目、正常表现、异常表现

矢状面：观察脊柱的整体图像（图12.3、12.4）

　　在矢状面中，注意以下几点。

矢状面
√ 脊柱的排列是否有规律？
√ 有无异常的弯曲？
√ 有无异常的隆起？

- 在矢状面观察脊柱的整体图像。要确认从头侧到尾侧脊柱是否呈规则的、正确的排列，有无异常的隆起及弯曲、缺损。矢状面的2条脊柱线的两侧分别可见椎体和棘突，这个表现称为双轨征。
- 脊髓脊膜膨出及脊膜膨出多发生在骶尾部。在矢状面脊柱的头侧至尾侧观察，要确认有无肿瘤样病变。尤其臀部附近是脊髓脊膜膨出及脊膜膨出的好发部位，要充分观察。

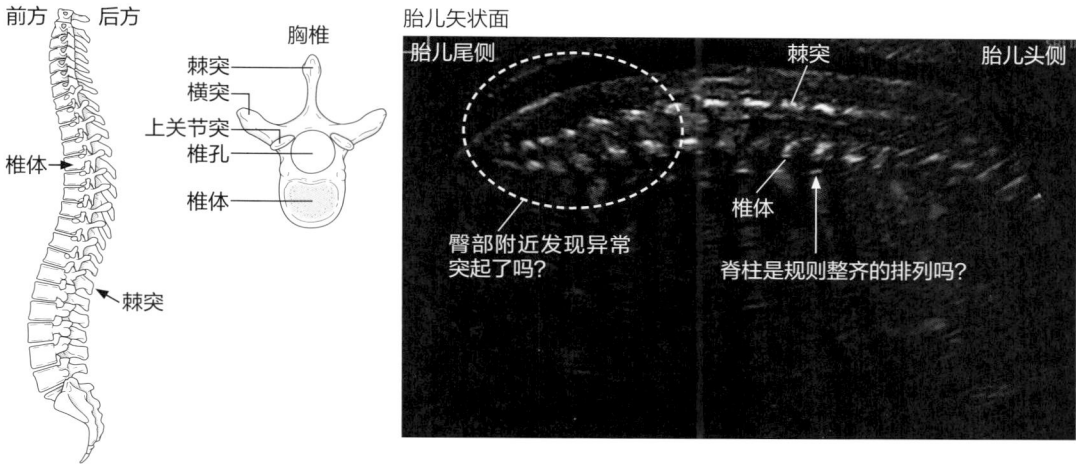

图12.3 脊柱的观察项目（矢状面）
在矢状面观察脊柱的整体图像

a. 正常表现（胎儿矢状面）

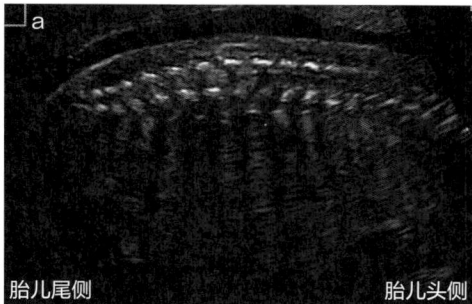

b. 脊髓脊膜膨出
脊柱腰椎部可见肿瘤样病变（箭头）

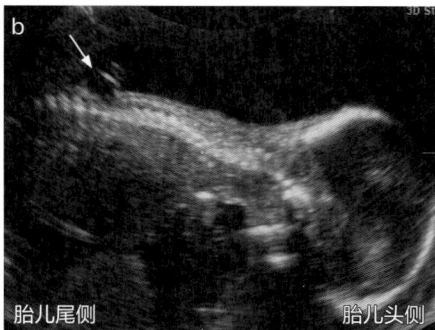

c. 骶尾部畸胎瘤
脊柱的尾侧可见肿瘤样病变（箭头），脊柱正常

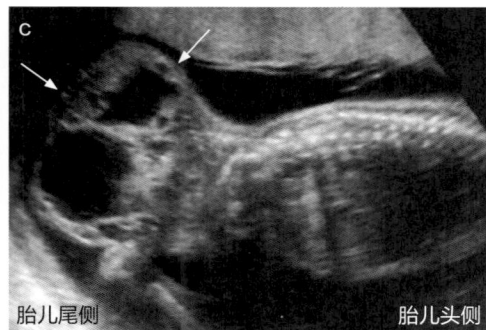

图12.4 脊柱矢状面的异常表现

第十二章 胎儿筛查：脊柱四肢

> **骶尾部畸胎瘤**
>
> - 胎儿尾部末端发生的肿瘤。可表现为实性、囊性，或者实性与囊性的混合性（图12.4c）。
> - 这个疾病不是来源于脊柱的病变，但是肿瘤性病变发生在骶椎周围，因此有时需要与脊髓脊膜膨出及脊膜膨出进行鉴别。观察肿瘤与脊柱的关系是有必要的。

横断面：要关注3个骨化中心（图12.5）

在横断面，要关注以下几点。

> **横断面**
>
> √ 后方的2个骨化中心有无异常增大？
>
> √ 脊柱后方有无隆起性病变？
>
> √ 脊柱有无皮肤覆盖？

a. 胸椎
粉色区域，可见高回声的部分（3个骨化中心）

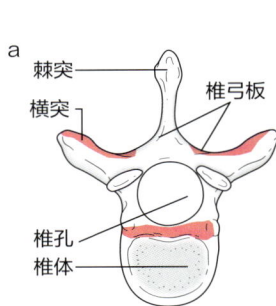

b. 正常表现（胎儿横断面）
后方的2个骨化中心是左右2个椎弓板和横突，前方的骨化中心是椎体

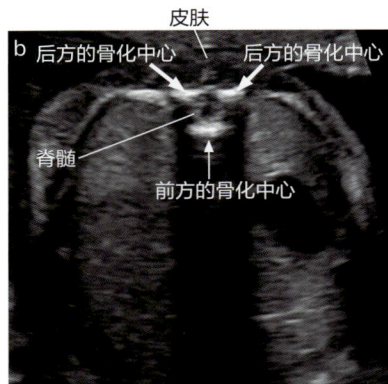

c. 异常表现（胎儿横断面）
脊膜膨出。后方的骨化中心增大（→），脊柱的后方有隆起性病变（→）

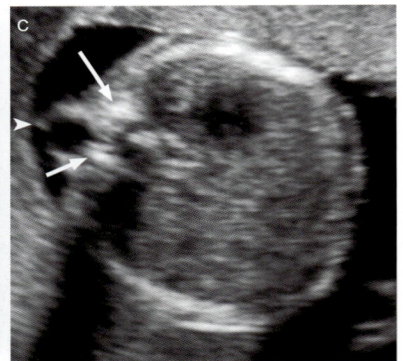

图12.5 脊柱的观察项目（横断面）
在横断面要关注3个骨化中心（a、b）。主要是后方的2个骨化中心有无异常增大（b、c）。有无隆起性病变（c），脊柱可见皮肤覆盖（b、c）

- 开始发生骨化的部位称为骨化中心。在观察胸椎、腰椎的横断面时，可以看到3个高回声的骨化中心。胎儿后方的2个骨化中心是左右2个椎弓板和横突，前方的骨化中心是椎体（图12.5）。在其背侧，可见低回声的肌肉组织和呈线状高回声的皮肤组织。

- 3个骨化中心，在妊娠中期的前半程表现为点状，随妊娠周数的增加骨化进展，三角形的结构变得明显。

备忘录

脊柱要观察到尾部

即使探头从胎儿的背侧显示了脊柱的矢状面，也要清晰地追踪到脊柱尾部的末端部位（骶骨水平），这点非常重要。与横断面同时观察，是否能在膀胱水平看到脊柱，如果可能的话要挨个仔细确认。如果怀疑脊柱的尾部缺损要考虑尾部退化综合征，有必要详细检查下肢骨骼及骨盆。但是，骶骨的骨化要在20周以后，在20周以前是不能评估脊柱尾部的，这点要注意。

图12.6是尾部退化综合征*的胎儿超声图像。显示出脊柱的矢状面，可见脊柱的尾部缺损。

> * 尾部退化综合征（caudal regression syndrome），也被称为骶骨缺损综合征，脊柱的尾部（骶椎、腰椎）、骨盆、双下肢发育不全。据报道，已知合并中枢神经系统、消化系统、泌尿系统、循环系统等各种各样的脏器畸形，其中肛门闭锁约占60％，肾脏畸形约占50％，心脏畸形约占25％，外生殖器发育不良约占15％。另外本病与母体糖尿病相关联，据报道，由糖尿病母体出生的本病新生儿约占1％。

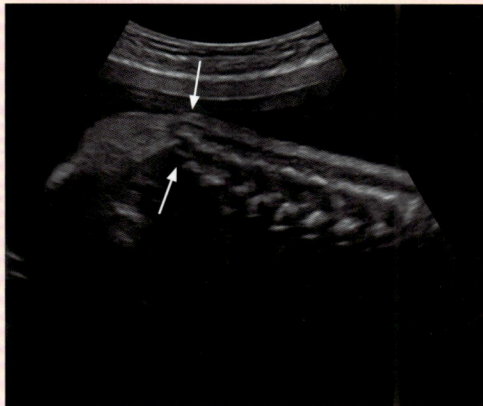

图12.6 尾部退化综合征病例，妊娠34周
显示出脊柱的矢状面，可见脊柱的尾部突然中断，
即为缺损的表现（→）

四肢的筛查

四肢骨的解剖与正常表现（图12.7、12.8）

- 以股骨及肱骨为代表的四肢细长骨称为长管骨（或长骨）。这些骨骼在超声图像上表现为清晰的线状高回声。
- 股骨及肱骨在超声图像上很难区别，所以有必要通过确认骨骼与臀部或肩部的连续性来辨别。小腿骨及前臂骨均为2根，由此与股骨和肱骨鉴别。
- 由于前臂骨（桡骨、尺骨）、小腿骨（胫骨、腓骨）都显示为并列的2根，测量时经常出现混淆的情况，需要注意。留意以下几点来区别每个骨头。
  - 前臂骨：尺骨比桡骨长（尺骨 > 桡骨）。尺骨位于更近的位置（更靠近躯干）。桡骨的位置更远一些。
  - 小腿骨：胫骨比腓骨长（胫骨 > 腓骨）。腓骨在胫骨的外侧，显示出来比胫骨要薄。近侧位（膝部）胫骨的位置更近，远侧位（足底侧）胫骨、腓骨位置基本相同。

观察方法

下肢的观察：大腿骨-小腿-足底

①由股骨长径（FL）的测量断面将探头向胎儿的尾侧移动，从膝关节开始可以看到小腿骨（胫骨、腓骨）的一部分。

②这时探头移动到小腿的长轴方向，可以完整地显示出2根小腿骨（胫骨、腓骨）。

③继续向胎儿的尾侧移动探头，可显示足底、足趾。

上肢的观察方法：肱骨-前臂-手

①将探头从胎儿头部向尾侧稍前方移动时，可以显示出肩胛骨、肱骨的一部分。探头如果移动到上臂的长轴方向可完整显示肱骨［肱骨长径（HL）测量断面］。

②从肘部向前扫查，在长轴方向显示出2根前臂骨（尺骨、桡骨）。

③继续向胎儿的尾侧移动探头，可显示手部。手部比足部的可动范围要大，手指也有开、闭的动作，所以比足部难以显示。

专 栏

手指、足趾的观察

　　确认有5根手指、足趾，不是初次筛查的必须观察项目。这是因为单独的手指、足趾异常的情况下，即使未进行产前诊断，也不太可能影响胎儿的预后。另外，"孩子有5根手指、足趾"是患者非常关心的项目。检查后给患者看胎儿的手指、足趾图像时，她们往往会很高兴。为了积累经验，如果有精力的话，就试着观察胎儿的手指、足趾吧！

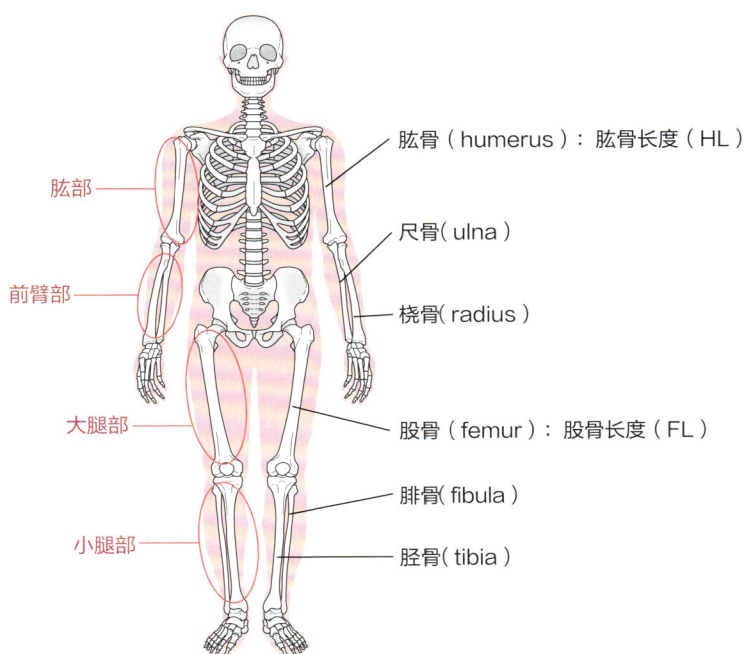

图12.7　四肢骨的解剖

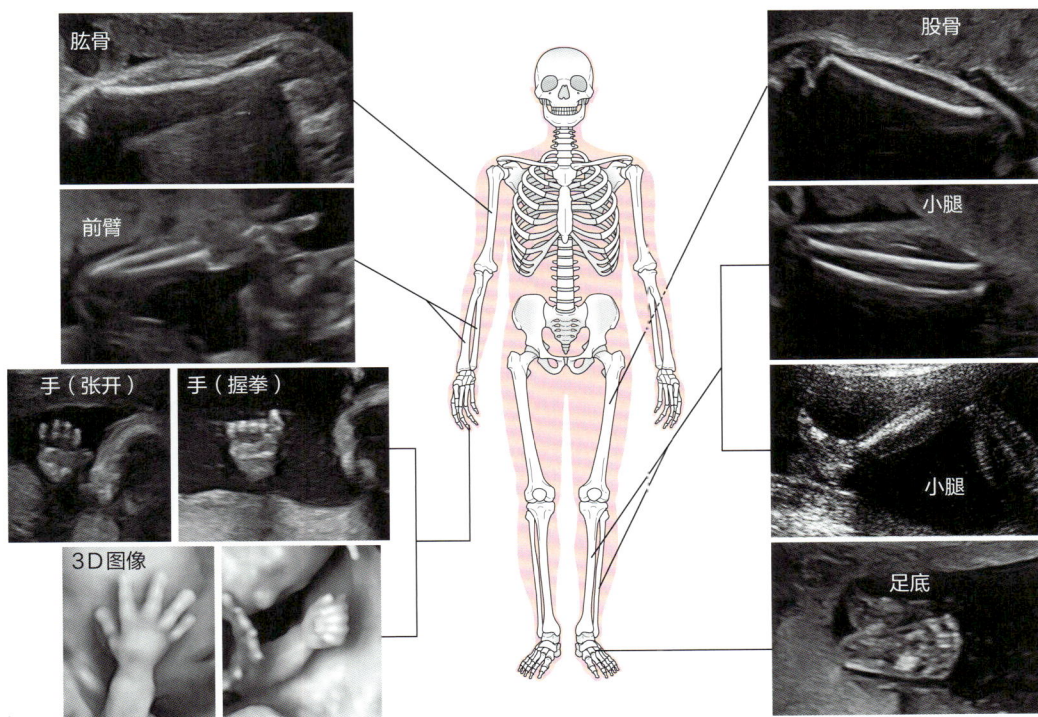

图12.8　四肢骨的正常表现

以股骨及肱骨为代表的四肢长管骨，在超声图像上表现为清晰的线状高回声。由于股骨及肱骨在超声图像上很难区别，要根据胎儿的姿势，通过确认骨骼与臀部或肩部的连续性来辨别。小腿骨及前臂的长管骨均为2根，由此可以与股骨和肱骨相鉴别

观察项目

FL是否缩短：FL较-3～ -4 SD短时，要怀疑胎儿异常

- 作为四肢筛查的项目，首先是FL测量。也有根据FL缩短的表现诊断骨骼疾病的情况，所以FL的测量不仅可用来估测胎儿体重，在骨科疾病的筛查中也发挥着重要作用。在发现四肢骨明显缩短或变形的病例中，不能否定伴有胸廓（肺）发育不良的严重骨骼疾病的可能性。

- 虽然FL缩短可能提示胎儿生长受限、染色体异常、胎儿骨骼系统疾病，但正常胎儿还是占多数。妇产科诊疗指南（2020年）指出，"在怀疑包括骨骼系统疾病在内的胎儿异常时，将FL缩短的标准设定为-3～ -4 SD以下是合适的"。

- 在妊娠初期除了长管骨非常短的重症骨骼系统疾病以外，其他异常检出的可能性非常小，所以骨骼发育的筛查应该在妊娠20～24周时进行。

确认四肢的长度是否正常

- 确认上肢、下肢有明显缩短，或不能明确确认的情况为筛查阳性。

- 在发现FL缩短的情况下，如果可能的话，将所有的四肢骨即左右上肢（肱骨、桡骨、尺骨）和左右下肢（股骨、胫骨、腓骨）逐一进行测量、确认。

四肢的异常表现

骨骼系统疾病

骨骼系统疾病是指以全身骨和软骨发育不全为特征的罕见疾病群。据报道胎儿时期的骨骼系统疾病有400种以上，其中包括导致围产期死亡的预后不良的病例。进行适当的围产期管理和双亲咨询，做出正确的产前诊断非常重要。

- 出生后发现骨骼系统疾病的概率约为2/10 000[*]。其中约半数是预后很差的疾病。表12.1显示的是代表性疾病出生后的发病率。致死性软骨发育不全（thanatophoric dysplasia）、成骨发育不全Ⅱ型预后不良，软骨发育不良的平均寿命基本正常。

> [*] 骨骼系统疾病的发病率：如表12.1所示，虽然个别骨骼系统疾病的发病率较低，但整个骨骼系统疾病在一般人群中的发病率相当高，估计每1 000例中就有1例以上发病。这与唐氏综合征（21-三体综合征）的发病率大致相同。这与以往认为的"骨骼系统疾病是罕见病"观点有很大差异。

骨骼系统疾病病例

致死性骨发育不全Ⅰ型（图12.9）

该病是在20周以前能够检出的重症骨骼系统疾病中，发病率较高的疾病。致死性骨发育不全分为Ⅰ型和Ⅱ型，在围产期预后较差。四肢骨明显缩短及弯曲、头部增大、胸

廓发育不全是Ⅰ型的主要胎儿超声表现。众所周知的四肢骨弯曲呈电话机样改变，是正面X线的表现，由于超声波束的入射方向不同得到的图像也有很大的差别，因此不一定能看到这个表现。在图12.9中，病例1中只看到股骨缩短，但在病例2中除股骨缩短外，还看到了股骨弯曲（电话机样改变）。这是由于超声波束进入骨骼的方向不同而引起的。另外，妊娠30周左右，多数病例出现羊水过多。其原因是胸廓发育不良引起气管、食管受压从而造成羊水吞咽障碍所致。

表12.1 骨骼系统疾病的发病率

疾病	出生后发病率（1万个分娩儿）
致死性骨发育不全 thanatophoric dysplasia	0.69
软骨发育不全 achondroplasis	0.37
成骨不全Ⅱ型 osteogenesis imperfecta type Ⅱ	0.23
Ⅱ型以外的成骨不全 osteogenesis imperfecta other type	0.18
窒息性胸廓发育不良 asphyxiating thoracic dysplasia	0.14
点状软骨发育不良 chondrodysplasia punctate	0.09
躯干发育异常 campomelic dysplasia	0.05
软骨外胚层发育不全 chondroectodermal dysplasia	0.05
拉森综合征 Larsen syndrome	0.05
肢中骨发育不全 mesomelic dysplasia	0.05
其他	0.46

引自参考文献7

a. 病例1：妊娠20周
a₁. 可见股骨（FL）明显缩短　　a₂. BPD增大

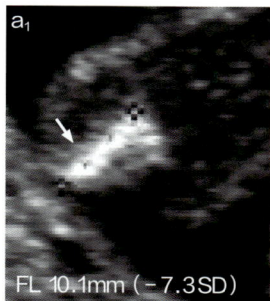

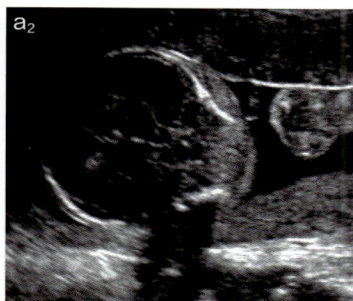

FL 10.1mm（-7.3SD）

b. 病例2：妊娠20周
b₁. 可见股骨（FL）明显缩短、弯曲样表现（电话机样改变）（箭头）　　b₂. 胎儿矢状面，可见胸廓发育不良（箭头）

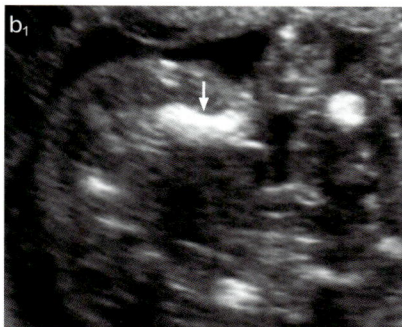

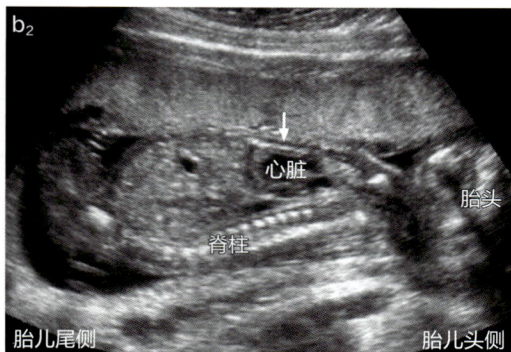

心脏
脊柱
胎头
胎儿尾侧
胎儿头侧

图12.9 致死性骨发育不全病例

a. 股骨
可见股骨（FL）缩短

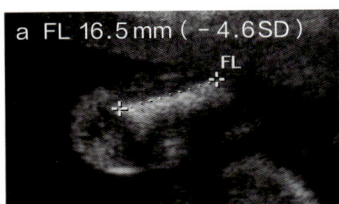

b. 肱骨
可见肱骨（HL）缩短、变形

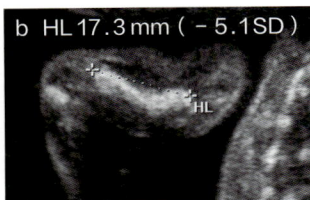

c. 颈部横断面
可见双顶径（BPD）有增大的倾
向，颅骨的骨化不全（膜样颅骨）。
探头一侧的近大脑表面的颅内结构比
一般情况下显示得更清楚

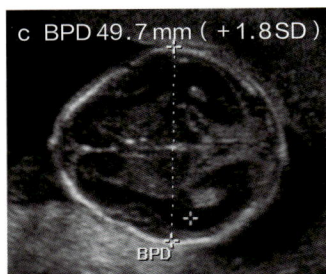

d. 胸部横断面
可见肋骨变形及多发骨折（箭头）

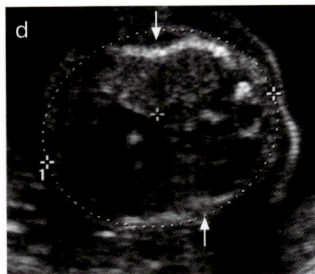

e. 3D图像（曲面模式）

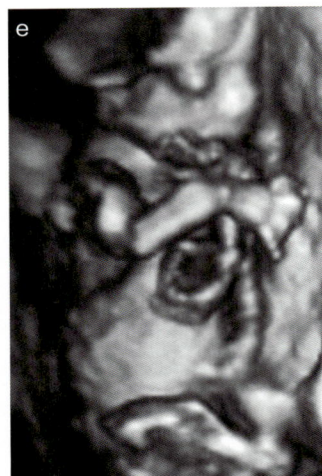

图12.10　成骨发育不全Ⅱ型病例，妊娠19周

成骨不全Ⅱ型（图12.10）

　　成骨不全（osteogenesis imperfecta）是以骨密度降低引起的易骨折、蓝色巩膜（眼睛的白眼球部分变蓝）、耳聋为三个主要症状的遗传性疾病。根据临床特征可分为Ⅰ～Ⅳ型。其中Ⅱ型是从胎儿时期开始反复骨折的严重成骨不全，围产期预后很差。胎儿时期有长管骨的骨折表现（多发性骨折时，由于在子宫内骨折反复愈合而导致骨骼缩短和变形）、膜样颅骨表现（由于颅骨的骨化不良，颅骨像膜样柔软，可清晰地观察到大脑表面的颅内结构），此外，肋骨的多发骨折可导致胸廓发育不良。

怀疑有骨骼系统疾病时的检查内容

　　在日常检查中，出现FL和HL缩短时，也就是长管骨缩短的情况下，应怀疑有骨骼系统疾病。在遇到这样的病例时，以下可以作为进一步检查的内容。前臂骨（桡骨、尺骨）及小腿骨（胫骨、腓骨）的测量；观察长管骨的形状、有无骨化；观察颅骨、颜面、肋骨、脊柱、手指、足趾。表12.2是怀疑有骨骼系统疾病时的检查内容。

染色体异常与四肢异常

　　染色体异常经常伴有股骨缩短及其他四肢异常。表12.3列举了与染色体异常相关的结构异常和超声特点。

表12.2 怀疑有骨骼系统疾病时的检查内容

骨骼表现
长管骨（股骨、肱骨、胫骨、腓骨、尺骨、桡骨）的测量
观察长管骨的形状（直线状、弯曲、骨折）
观察骨端：是否呈分叉状，呈杯状
观察骨化的程度：有无变形，有无超声波穿透
观察颜面部：有无形态异常，确认鼻骨、下颌骨及前头部
观察脊柱：有无侧弯，确认有无骨化
观察盆骨的形状
观察肩胛骨：有无肩胛骨，形状有无异常
观察锁骨：有无锁骨
观察手指：数量、形状
观察胸廓：形状、大小，肋骨的数量
全身骨骼的对称性
羊水测量：有无羊水过多
检查有无合并其他异常（尤其是有无心脏畸形）
羊水测量：有无羊水过多
合并异常的检查：有无心脏畸形

引自参考文献7、13

表12.3 与染色体异常相关的结构异常和超声特点

特征	21-三体综合征	18-三体综合征	13-三体综合征
明显的结构异常	• 心脏畸形（AVSD等） • 十二指肠闭锁 • 颈部囊性淋巴管瘤 • 胎儿水肿	• 心脏畸形（VSD/DORV等） • 小脑蚓部发育不良 • 重叠指/手腕挛缩 • 脑梁缺损/脊髓脊膜膨出 • 脐疝/膈疝 • 食管闭锁 • 足内翻 • 肾脏畸形 • 唇腭裂 • 囊状水瘤 • 胎儿水肿	• 全前脑畸形 • 唇腭裂 • 单眼症/小眼球 • 无鼻/象鼻 • 脐疝 • 心脏畸形 • 多指/多趾 • 肾脏异常（高回声、肿大） • 囊状水瘤 • 胎儿水肿
超声特征	• NT增厚 • 右锁骨下动脉起始异常 • 侧脑室轻度扩大 • 股骨/肱骨缩短 • 高回声肠管 • 肾盂扩张 • 胎儿心内强回声 • 鼻骨缺损/发育不良 • 短头 • 髂骨角扩大	• NT增厚 • 侧脑室轻度扩大 • 脉络丛囊肿 • 股骨/肱骨缩短 • 高回声肠管 • 后颅窝池扩大 • 小颌症 • 草莓型颅骨 • 重叠指 • 单一脐带动脉	• NT增厚 • 侧脑室轻度扩大 • 高回声肠管 • 后颅窝池扩大 • 胎儿心内强回声 • 重叠指 • 单一脐带动脉

注：AVSD：房室间隔缺损；VSD：室间隔缺损；DORV：右室双出口；NT：颈项透明层

根据参考文献14制作

与18-三体综合征相关的手足异常（图C.29）

- 重叠指（overlapping fingers）（图C.29a）

　　手指紧握，典型表现为第二指在第三指的上面，第五指在第四指的上面重叠，呈现出紧握拳头的样子。是18-三体综合征常见的表现，据报道40%～50%的18-三体综合征患儿可见重叠指。

- 摇椅足（rocker bottom foot）（图C.29b）

　　表现为足跟上翘，足弓塌陷，呈摇椅形状，也称为摇篮状足底。距骨（支撑小腿的骨骼）与跟骨（形成足跟的骨骼）的位置关系异常。这是18-三体综合征的常见表现。

- 足内翻（clubfoot，talipes equinovarus）

　　足尖朝向内下方，足掌向内侧的足部形态改变。足内翻由足部骨骼（距骨、跟骨、舟状骨）的排列异常所致。

  - 发病率：1/1 000。
  - 预后：根据有无并发症，其预后不同。单独发生时预后良好，出生后不久进行治疗，通常可以行走。
  - 合并异常：50%～60%伴有其他异常。常见的合并异常有神经管闭锁不全、四肢挛缩（图C.29c）、肌紧张性营养不良等。约30%合并染色体异常，其中18-三体综合征最多。另外，据报道仅发现足内翻时，1.7%～3.6%合并染色体异常。
  - 胎儿超声表现：足底、足趾与小腿骨（胫骨、腓骨）在同一画面显示（图C.29d）。

a. 重叠指

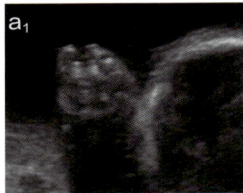

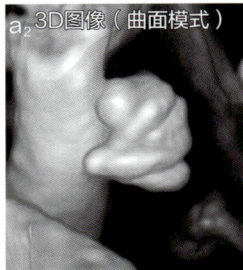

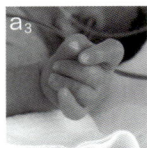

b. 摇椅足

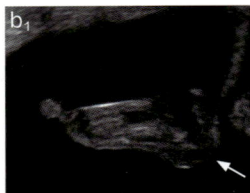

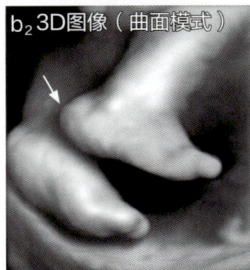

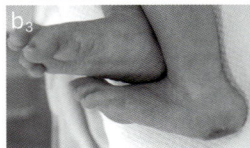

c. 手腕的异常挛缩

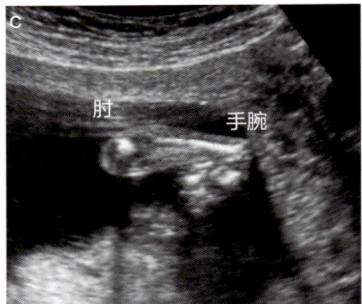

d. 足内翻

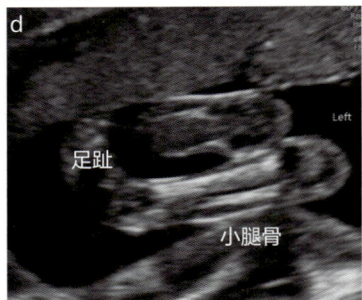

图C.29　与18-三体综合征相关的手足异常

参考文献

1) 馬場一憲，市塚清健（編）：超音波胎児形態異常スクリーニング　産婦人科医・助産師・臨床検査技師のために．文光堂，東京，2015．

2) 谷垣伸治：7　背中・臀部　1．背中・臀部の正常像．馬場一憲（編）．所見から探る産科超音波診断．p.288-9．総合医学社，東京，2020．

3) Woodward PJ, Kennedy A, Sohaey R, et al: Section 3 Spine. Diagnostic Imaging: Obstetrics 3rd Ed, Amirsys®, 2016.

4) Jian N, Tian MM, Xiao LX, et al: Normal development of sacrococcygeal centrum ossification centers in the fetal spine: a postmortem magnetic resonance imaging study. Neuroradiology 2018；60：821-33．

5) 藤井喜充，平山善章，矢加部茂，ほか：尾部退行症候群の一例．日本小児外科学会雑誌 1993；29：1003-6．

6) Resnik R, Lockwood C, Moore T, et al: 28 D Sacrococcygeal teratoma and sacral agenesis. PART 2 Obstetric Imaging. Creasy and Resnik's Maternal-Fetal Medicine: Principles and Practice, 8th Ed. p.448-52. Elsevier, 2018.

7) 西村　玄，室月　淳，澤井英明（編）：骨系統疾患 出生前診断と周産期管理．メジカルビュー社，東京，2011．

8) 竹村秀雄（編著）：正常妊娠がよくわかる 新版 助産師外来で役立つ 超音波検査ガイドブック．メディカ出版，大阪，2018．

9) 日本産科婦人科学会／日本産婦人科医会（編）：CQ106-4 胎児大腿骨長（FL）の短縮が疑われた場合には？産婦人科診療ガイドライン産科編 2020．p.89-93，日本産科婦人科学会，東京．2020

10) 宮嵜　治：骨系統疾患のX線診断入門—鑑別診断のためのコツ—．特集　第53回日本小児放射線学会学術集会 "Pediatric radiology is fun!" ランチョンセミナー1より．日本小児放射線学会雑誌 2017；33：38-45．

11) 堤　誠司：10．四肢骨格の異常　a．タナトフォリック骨異形成症．第4章　心臓以外の超音波検査．発生から紐解く胎児超音波診断アトラス．産婦人科の実際 2020；69臨時増刊号：1510-2．

12) 室月　淳：10．四肢骨格の異常　c．骨形成不全症．第4章　心臓以外の超音波検査．発生から紐解く胎児超音波診断アトラス．産婦人科の実際 2020；69臨時増刊号：1517-21．

13) 篠塚憲男：症例：妊娠中期（15）　四肢骨格の異常を診断するポイントは？産婦人科画像診断トレーニング．臨床婦人科産科 2017；71増刊号：111-6．

14) 石本人士：特別企画 産科超音波：こんな時どうする．日本超音波医学会 第24回学術集会関東甲信越地方会，2012．

15) Norton ME, Scoutt LM, Feldstein VA：Section I Obstetrics. Chapter 3. Ultrasound Evaluation of Fetal Aneuploidy in the First and Second Trimester. Callen's Ultrasonography in Obstetrics and Gynecology. 6th Ed. p.76-7, Elsevier, 2016.

16) Woodward PJ, Kennedy A, Sohaey R, et al: Section 12 Aneuploidy. Diagnostic Imaging: Obstetrics 3rd Ed. Amirsys®, 2016.

17) 岡本愛光（監修）：Section 5 胎児：10 胎児の画像診断．ウィリアムス産科学 原著25版（和訳版）．p.255，南山堂，東京，2019（= Cunningham FG, Leveno KJ, Bloom SL, et al: Williams Obstetrics, 25th Ed. McGraw-Hill, 2018）．

18) Woodward PJ, Kennedy A, Sohaey R, et al: Section 9 Musculoskeltal. Diagnostic Imaging: Obstetrics 3rd Ed. Amirsys®, 2016.

第十三章

妊娠初期的超声检查

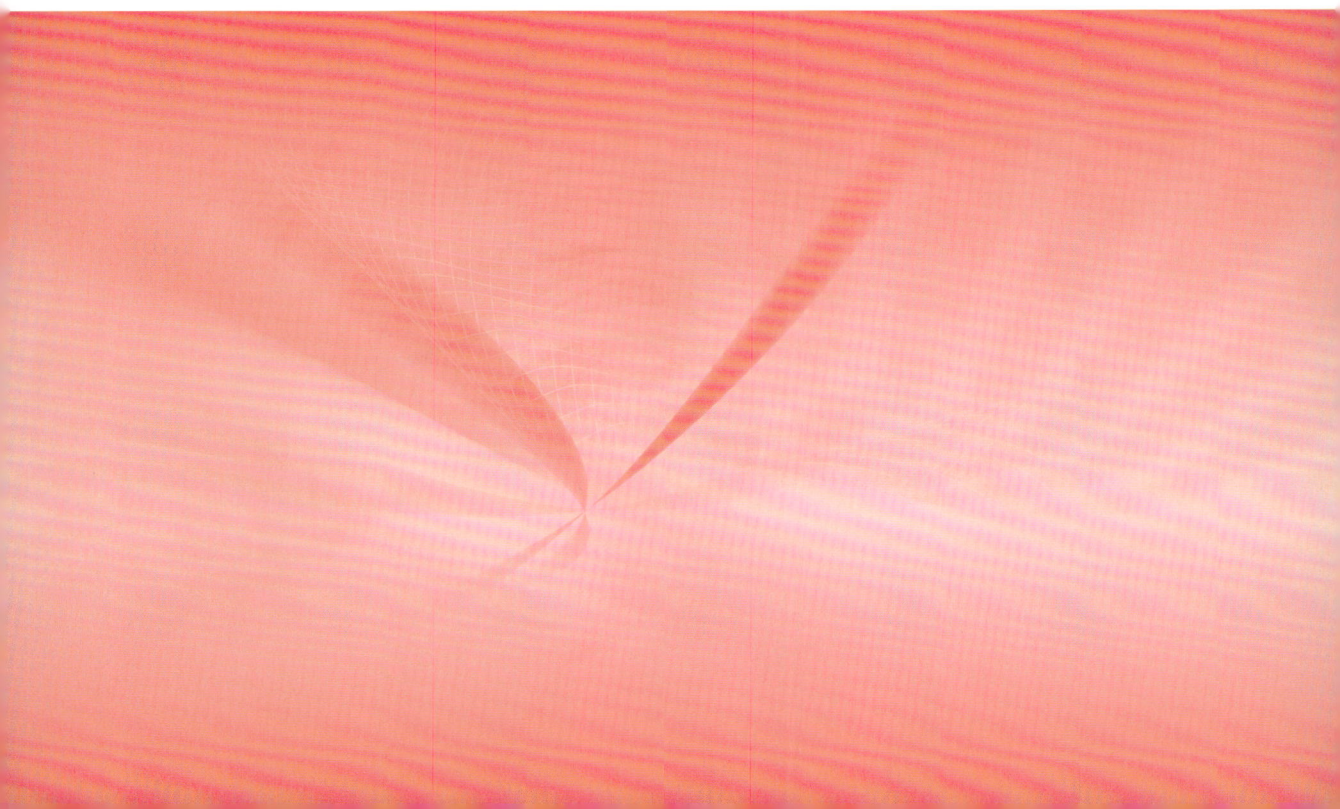

说到胎儿超声检查，很多人首先想到的是妊娠中期要做的胎儿检查。在关注妊娠中期以后的超声检查的同时，也要关注妊娠早期的超声检查。在妊娠初期，有对以后围产期管理具有重要意义的观察指标。

在本章中，对妊娠初期超声检查必须具备的解剖知识、检查方法、正常表现、代表性的异常表现，以及需要知晓的母体并发症进行了阐述。

女性生殖系统解剖

女性生殖系统的解剖

■ 子宫是胎儿在母体内成长的袋状器官，几乎位于盆腔的正中央，在膀胱的后方、直肠的前方。子宫头侧的2/3为子宫体部，尾侧的1/3为子宫颈部。子宫壁分为子宫内膜、子宫肌层、子宫外膜。非妊娠时期的成熟女性的子宫差不多鹅蛋大小，全长约7 cm。子宫体与子宫颈之间不足1 cm的部分称为子宫峡部，妊娠时其伸展形成子宫下段。

■ 子宫体的最上部为子宫底，左右两侧连接输卵管，输卵管捕捉到从卵巢排到腹腔的卵子并将其运送到子宫，同时成为受精及受精卵分裂的场所。输卵管全长约10 cm，分为输卵管间质部、输卵管峡部、输卵管壶腹部、输卵管漏斗部、输卵管伞，输卵管伞呈包裹卵巢的形状（图13.1、13.2）。

■ 子宫、卵巢、输卵管全体被称为子宫阔韧带的腹膜前后覆盖。

■ 子宫直肠窝是子宫与直肠之间的部分，因为它在腹膜腔中最低的部位，所以容易积存腹腔积液，是临床上重要的结构。

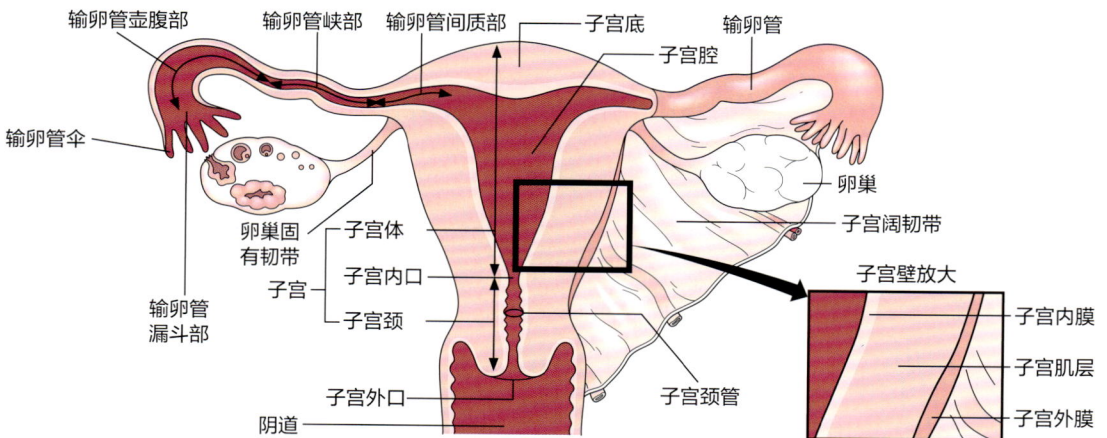

图13.1 女性生殖系统解剖示意（正视图）

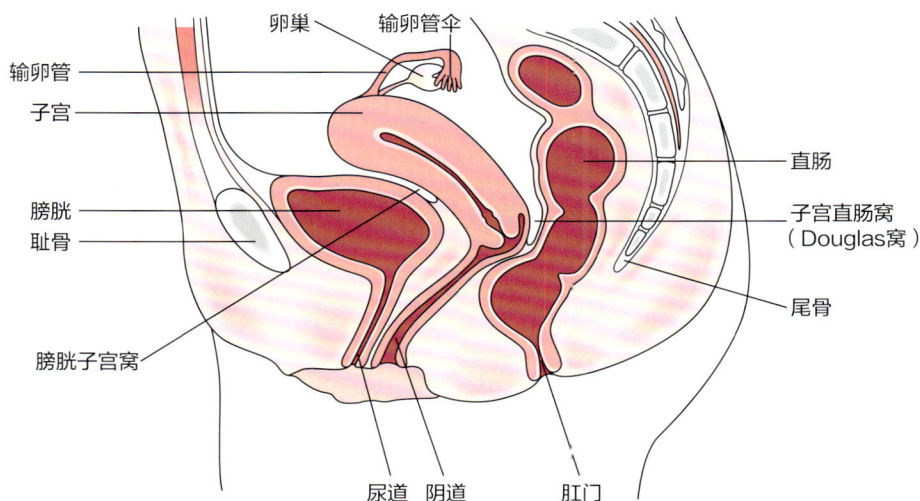

图13.2　女性生殖系统解剖示意（侧视图）

妊娠初期的经腹超声检查

妊娠初期的超声检查

妊娠初期，尤其是妊娠10周以前经阴道超声检查更为适合。通过经阴道超声检查，可以从胎儿所在的子宫/卵巢附近用更高频率的超声进行观察，能得到妊娠初期小胎儿的更加精细的图像。另外，到了妊娠11～12周以后，胎儿长大，需要观察到深部的更大范围。所以要使用低频率的探头，在母体的腹壁上大范围扫查，所以多使用经腹超声检查。

- 胎儿形态异常的评估及染色体异常的筛查在妊娠11周以后进行，所以一般要使用经腹超声检查。
- 以下几种情况，即使是在妊娠10周以前也要使用经腹超声检查。
  - 想要观察整个盆腔的状况。
  - 超声明显衰减，经阴道超声检查不能得到良好的图像。
  - 经阴道超声检查困难的病例。

在此基础上，对妊娠初期的经腹超声检查进行阐述。

观察方法

经阴道和经腹超声检查（图13.3、13.4）

经阴道超声检查是将经阴道探头插入阴道，观察包括子宫及卵巢在内的附件区域。由于探头与对象脏器的距离较近，而且二者间没有复杂的结构，使用5 MHz～9 MHz的高频率超声可以得到高分辨率的清晰图像。

a. 经阴道超声
○阴道附近的结构不能显示
○清晰度高
○原则上排尿后检查
经阴道超声图像（妊娠6周）

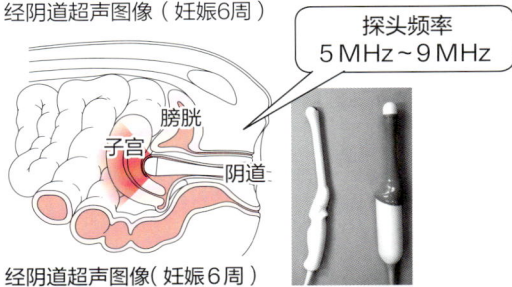

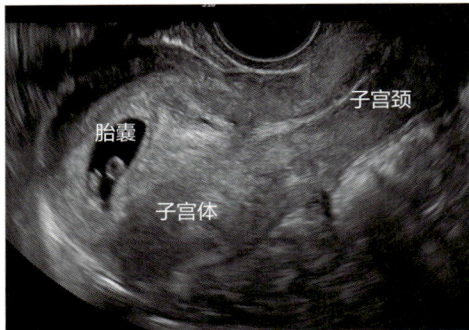

探头频率
5 MHz ~ 9 MHz

膀胱
子宫
阴道

经阴道超声图像（妊娠6周）

胎囊
子宫颈
子宫体

b. 经腹超声
○可以观察整个腹腔
○与经阴道超声相比清晰度较低
○妊娠初期需要膀胱充盈
下腹部矢状面（妊娠6周）

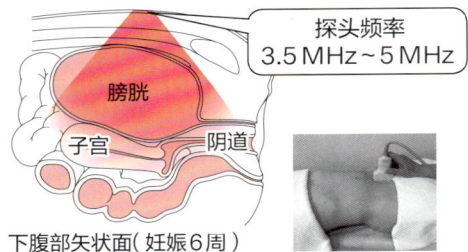

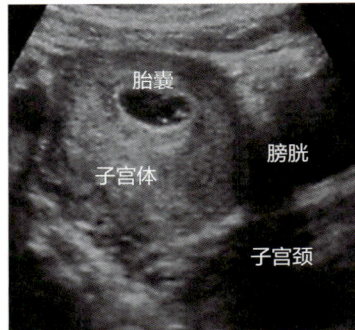

探头频率
3.5 MHz ~ 5 MHz

膀胱
子宫
阴道

下腹部矢状面（妊娠6周）

胎囊
膀胱
子宫体
子宫颈

图13.3　经阴道超声与经腹超声的特点

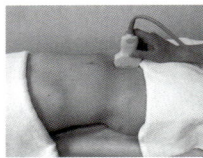

a. 排尿后
由于肠管的气体，子宫显示不清晰

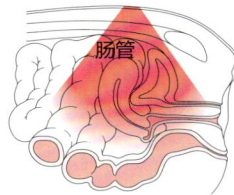

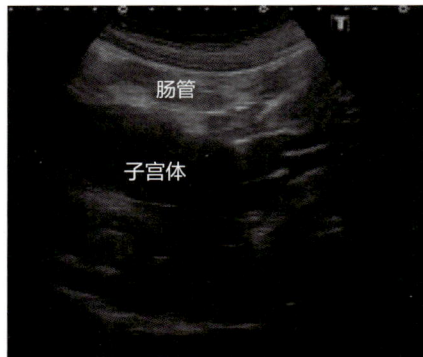

肠管

b. 膀胱充盈时
为了排除肠管气体的干扰，需要充盈膀胱

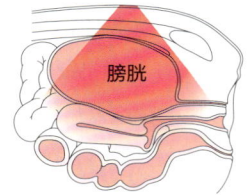

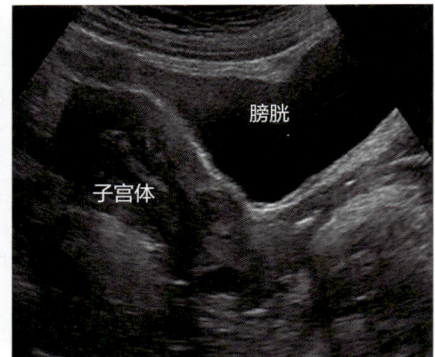

膀胱

肠管
子宫体

膀胱
子宫体

图13.4　膀胱是否充盈的经腹超声检查图像不同

经腹超声观察子宫及卵巢时，通常使用3.5 MHz～5.0 MHz凸阵探头或3D探头。由于子宫与腹壁之间有肠管，为了排除肠管气体的影响，清晰地显示子宫，有必要在膀胱尽可能充满尿液的状态下进行检查。

经腹超声检查方法（图13.5）

子宫纵断面扫查

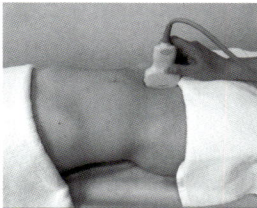

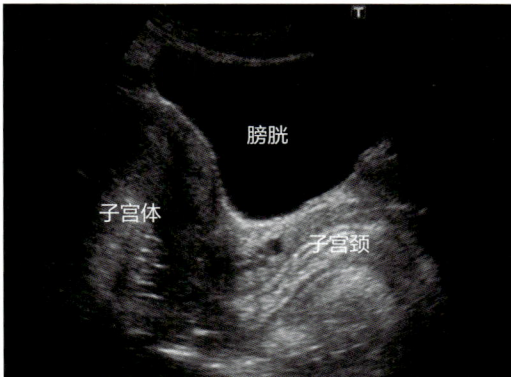

- 探头放在母体下腹部，显示出子宫的纵断面。
- 探头左右移动并稍稍倾斜，观察子宫及左右附件。

子宫横断面扫查

- 在纵断面扫查时，探头90°旋转，显示出子宫的横断面。
- 移动或倾斜探头，对子宫颈—子宫底，以及左右附件区进行观察。

- 扫查要点
  - 一边确认与位于膀胱背侧的子宫颈的连续性，一边显示出子宫体—子宫底。子宫并不一定位于正中央的位置，有时向左或右偏移，所以左右两端都要扫查至看不到子宫为止。

a. 子宫纵断面扫查   b. 子宫横断面扫查

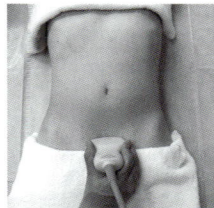

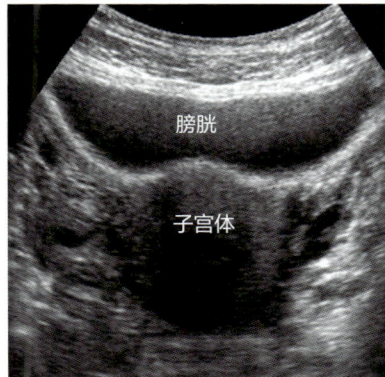

图13.5　经腹超声的扫查方法

a. 子宫纵断面扫查。探头放在母体下腹部，显示出子宫的纵断面。移动探头并向左右倾斜，观察到左右附件区

b. 在纵断面扫查时，探头90°旋转，显示出子宫的横断面。移动并前后倾斜探头，对子宫颈—子宫底，以及左右附件区进行观察

- 探头的下端放在耻骨联合的上缘处，探头向头侧倾斜进行扫查，充分利用膀胱，以更清楚地显示出其背侧的子宫。
- 多数情况下，卵巢位于髂动、静脉背侧的周边（卵巢窝），有时位置变化较大，存在于髂腰肌—子宫直肠窝附近，这点检查时要注意。

■ 妊娠初期经腹超声检查的注意要点
- 膀胱适当充盈时容易显示出整个子宫，故要在排尿前检查。
- 扫描出的胎儿图像较小，要将图像适当扩大。
- 尽可能使用高频探头*。

> * 尽可能使用高频探头：例如比起3.5 MHz要使用5.0 MHz。

妊娠初期超声的安全性

关于超声波照射胎儿（胎芽）的安全性，目前，在妇产科领域使用的超声波诊断设备通常仅仅取得B型图像，没有特别的问题。但是在最近，有在妊娠初期使用彩色/能量多普勒超声的情况，声音能量输出的增加对胎儿（胎芽）的影响令人担忧。在这样的背景下，2011年国际妇产科超声学会（International Society of Ultrasound in Obstetrics and Gynecology，ISUOG）发表了关于妊娠11～13^{+6}周安全使用超声脉冲多普勒的声明，日本超声波医学会器械安全相关委员会提出了该声明的日译版。正如该声明中记载的那样，在妊娠初期的日常检查中控制使用脉冲多普勒，在检查胎心计数的情况下，不使用脉冲多普勒超声而是用M型超声测量。

> 国际妇产科超声学会（ISUOG）关于妊娠11～13^{+6}周安全使用超声波脉冲多普勒的声明的摘要
> 1. 脉冲多普勒（频谱、能量、彩色血流成像）超声技术不应在常规检查中使用。
> 2. 脉冲多普勒超声检查，可以在详细检查有三体风险的临床适应证时使用。
> 3. 超声多普勒检查时显示的热指数（TI）要在1.0以下，暴露时间尽可能缩短（通常为5～10分钟），最长不应超过60分钟。

观察项目

不同周龄的观察项目

图13.6显示的是不同周龄的观察项目。每个观察项目都有各自对应的观察时期。另外，有必要知道妊娠周数所对应的检查项目并进行检查。

妊娠11～13周的观察项目
■ 胎心搏动
■ 胎儿个数

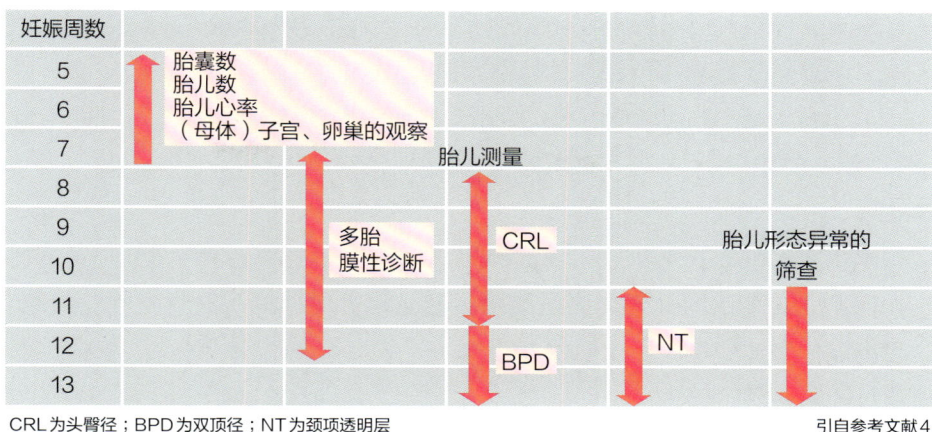

CRL 为头臀径；BPD 为双顶径；NT 为颈项透明层

引自参考文献4

图13.6　不同周龄的观察项目

- 观察多胎妊娠时有无隔膜
- 胎儿测量（头臀径、双顶径）：确认妊娠周数（预产期）
- 胎儿形态的观察
  - 头部：颅骨、正中线回声。
  - 体部：胃泡、膀胱、脐带附着部、有无液体潴留。
  - 四肢：左右上下肢。
- （母体）子宫、卵巢的观察：有无子宫肌瘤、卵巢肿瘤。

胎儿测量

在妊娠初期胎儿测量的第一个目的是计算妊娠周数。在个体差异较小的妊娠初期进行胎儿测量，根据需要修正预产期，这是在之后进行胎儿发育评估的重要步骤。妊娠初期进行胎儿测量的参数是头臀径和双顶径。为了准确评估妊娠周数，要求对适当的周数进行正确的测量。头臀径和双顶径的测量都准确的话，预产期的误差可以缩小在4天之内。

头臀径的测量（图13.7）

- 测量方法
  - 在矢状面扫描出胎儿轻度屈曲的姿势，测量从头顶部到臀部的两点之间的最长直线距离*。

  > * 在不能扫描出胎儿矢状面的情况下，测量胎儿头顶端到不包括下肢的躯体末端。

- 头臀径与妊娠周数的推测
  - 推测妊娠周数的时期是头臀径在14 ~ 41 mm（妊娠8^{+1}周 ~ 11^{+2}周）。
  - 在《妇产科诊疗指南–产科篇（2020）》中，当用末次月经开始日期计算的预产期与正确的测量头臀径求出的预产期之间有差异时，推荐修正为根据头臀径计算得出的预产期。

- 妊娠11周以后，或头臀径在50 mm以上时，受胎动的影响，头臀径测量的误差增大。所以需要测量双顶径来计算预产期。

双顶径的测量（图13.8）

- 测量方法
  - 扫描出有胎儿正中线回声的头部横断面，在显示脉络丛最大断面的高度将稍微偏向胎儿尾侧的断面作为测量断面。测量颅骨的外侧与对侧颅骨的内侧之间的距离。
- 双顶径与妊娠周数的推测
  - 推测妊娠周数的时期是妊娠12～15周，双顶径在20～30 mm。
  - 双顶径正常值参考从妊娠10周开始，但是考虑到测量的准确性，12周以后测量值的可靠性更高。

头臀径测量断面
妊娠10^{+3}周，CRL 33 mm

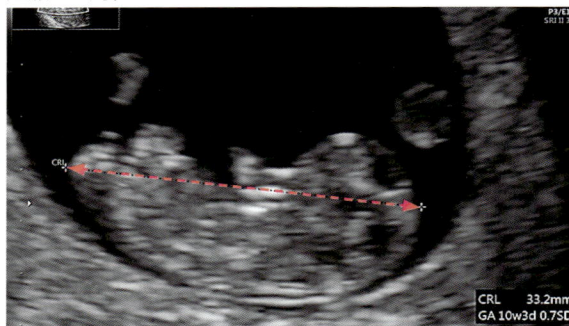

头臀径测量部位的示意图

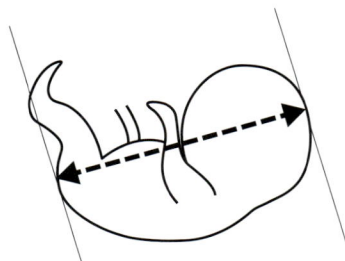

图13.7　妊娠初期的胎儿测量：头臀径
测量头臀径的注意点，是胎儿呈轻度屈曲的姿势。显示出胎儿的矢状面，测量头部至臀部的直线距离。推测妊娠周数的时期是8^{+1}周～11^{+2}周，头臀径在14～41 mm

a. 显示脉络丛最大的断面
妊娠12^{+5}周
（＊为脉络丛）

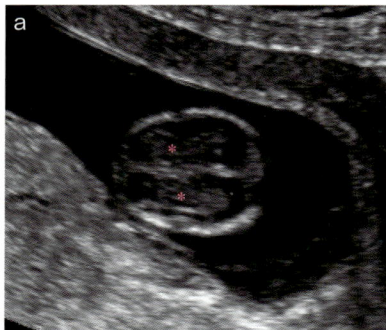

b. 测量双顶径的断面
妊娠12^{+5}周（与a为同一病例）比a稍稍偏向胎儿尾侧的断面

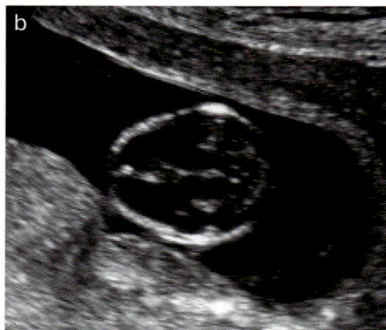

图13.8　妊娠初期的胎儿测量：双顶径
在显示脉络丛最大的断面的高度（a），将稍微偏向胎儿尾侧的断面（b）作为测量断面

超声检查时，在子宫内看到胎囊（gestational sac，GS），可判定为正常妊娠。

经阴道超声检查最早确认胎囊的时间是在妊娠4周半以后。经腹超声检查受腹壁的脂肪厚度及子宫位置的影响，确认胎囊要比经阴道超声检查晚1周，约在6周左右（图13.9～13.11）。

> * 胎囊
> 胎囊是超声诊断学上的名称，不是解剖学上的结构名称。孕卵在发育过程中的复杂状况被超声检查捕捉并记录下来。

以下对各妊娠周数在经阴道超声的表现进行解说。经腹超声检查确认的时间，比所记载的经阴道超声检查的周数迟1周左右（图13.9）。

- 妊娠4周后半：显示出胎囊
  - 妊娠4周后半周左右，在脱膜化肥厚的子宫内膜中可以观察到胎囊。

  胎囊表现为直径2～4 mm 的圆形结构。其特征是高回声的白环，这部分主要反映的是绒毛膜。中间圆形或椭圆形的是胎囊。

  - 正常妊娠时，经阴道超声显示胎囊，在4周时约为80%，5周时约为100%。

- 妊娠5周前半：显示出卵黄囊（yolk sac）
  - 卵黄囊是直径约5 mm的圆形结构，大小基本没有变化，直到11周左右都可以显示。
  - 即使在子宫内发现了胎囊，在确认卵黄囊之前，还是不要诊断胎囊比较可靠。
  - 卵黄囊是存在于羊膜腔外的绒毛膜腔，在妊娠初期为胎儿提供营养。

- 妊娠5周后半～6周前半：确认胎芽、胎心搏动
  - 可见2～3 mm稍细长的胎芽。

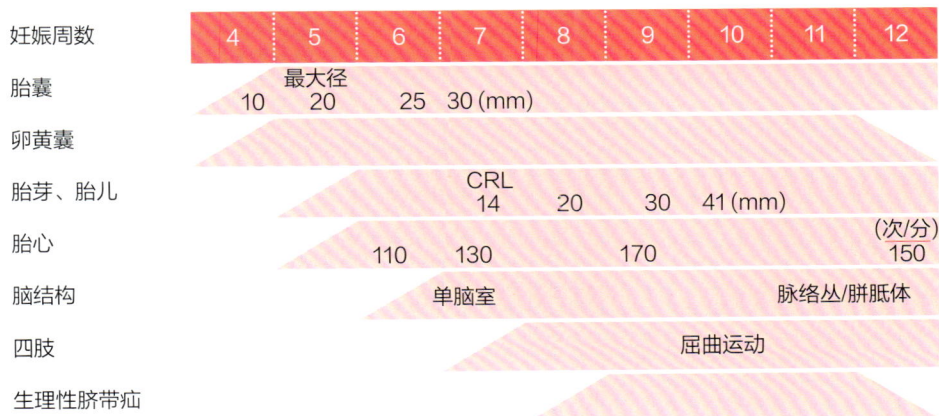

妊娠周数	4	5	6	7	8	9	10	11	12
胎囊	10	最大径 20	25	30 (mm)					
卵黄囊									
胎芽、胎儿				CRL 14	20	30	41 (mm)		
胎心			110	130		170			(次/分) 150
脑结构				单脑室			脉络丛/胼胝体		
四肢						屈曲运动			
生理性脐带疝									

图13.9 正常妊娠初期的超声表现出现的时间

- 胎芽出现的同时期可检出胎心搏动，但在初期也有不明确的情况，要慎重判断。
- 妊娠初期在卵黄囊与胎囊壁之间看到胎芽。6周以后胎芽从卵黄囊与胎囊壁之间脱离，开始发育。
- 胎芽的发育速度为每天1~2 mm。
- 没有观察到整个胎芽的运动。

> **胎儿与胎芽**
> 妊娠10周以内（胎龄不到8周）的生命定义为胎芽，妊娠10周到胎儿娩出称为胎儿。另外，也有将妊娠8周以内的生命定义为胎芽。

- 妊娠6周后半~7周：可以区分胎芽的头部及躯干。
- 妊娠7~8周（头臀径9~13 mm）：可以看到脑泡。
  - 胎儿头部后方可看到囊肿样图像。这个表现相当于发生初期的菱脑（之后形成第四脑室的部分），是正常表现。

a. 妊娠5⁺¹周
出现胎囊/卵黄囊

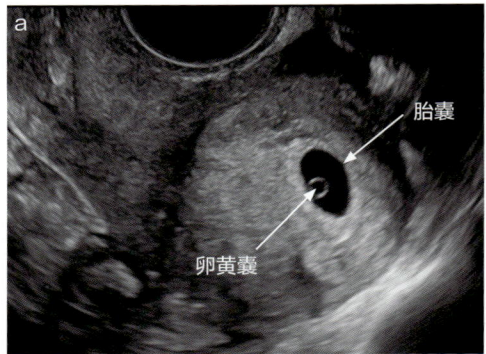

b. 妊娠6⁺³周
头臀径4 mm，可以确认胎芽、胎心搏动

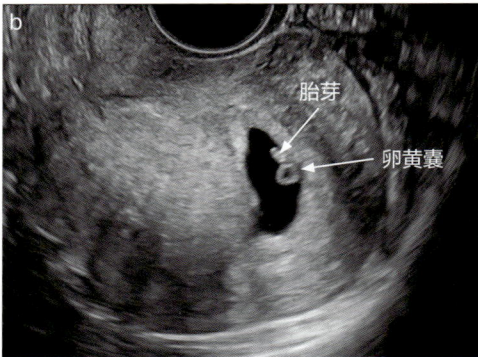

c. 妊娠7⁺⁵周
头臀径13 mm，可以区别胎芽的头部与躯干部

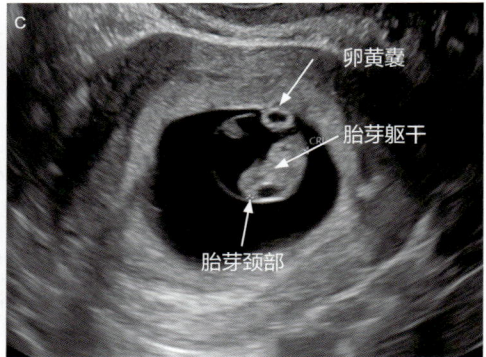

图13.10 妊娠初期（妊娠5~7周）经阴道超声表现

a. 妊娠8⁺¹周
头臀径14 mm，可以观察到脑泡

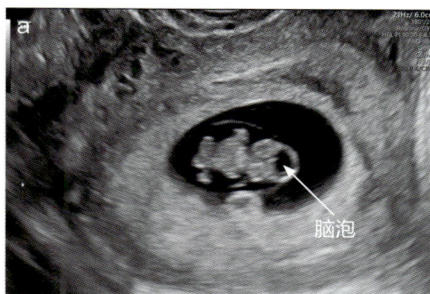

脑泡

b. 妊娠8⁺⁴周
头臀径20 mm，可以观察到胎动
b₁. 2D图像

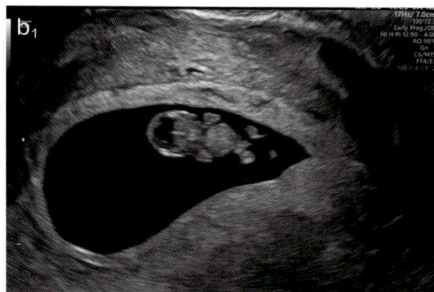

b₂. 2D图像

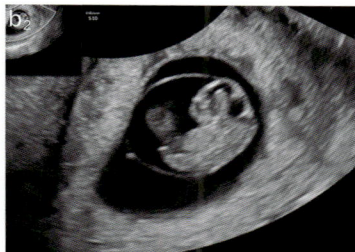

b₃. 3D图像

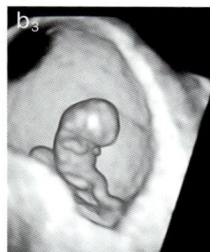

图13.11　妊娠初期（妊娠8周）的经阴道超声表现

- 妊娠8周（头臀径，14～19 mm）：可以观察到胎动
  - 可看到整个躯干的缓慢胎动。
  - 头部与躯干分开，可以看到颈部。
  - 妊娠8周左右，可以看到脐带（附着处）
- 妊娠8周后半：可以看到胎芽的上下肢。生理性脐疝开始形成。
- 妊娠9周（头臀径20～28 mm）：形成胎儿头部的大脑镰、左右侧脑室。
  - 可见头部大脑镰（正中线回声），可以看到左右侧脑室及其内部的脉络丛形成。
  - 此时的心率是在发育过程中的最大值，为170～180次/分。
  - 腹部的生理性脐疝变得更加明显。
- 妊娠10周（头臀径29～37 mm）：形成人的形状
  - 可以测量双顶径。
  - 全身的骨骼系统开始骨化。
- 妊娠11周（头臀径38～45 mm）：生理性脐疝还纳至腹腔已基本完成。
  - 颅内的基本构造发育完成。
  - 可以观察心脏的4CV。
  - 可以显示胃泡。
  - 一过性脱出形成生理性脐疝的中肠袢已经返回腹腔。
  - 可以观察膀胱。
    - 在11周时95%可以观察到膀胱，在妊娠13周可以100%的观察到。通常长径在6 mm以下。用彩色多普勒超声观察时，在膀胱的两侧可以看到双侧脐带动脉。

- 基本上所有的骨骼都可以显示出来。
- 妊娠12周：胎儿的基本结构已经大致发育完成。

> **妊娠4~12周是器官形成期**
> 妊娠4~12周是胎芽及胎儿的发育阶段，被称为"器官形成期"，是最容易受到对器官形成有害的因素（放射线、药物、病毒感染等致畸因素）影响的时期。如果这个时期母体暴露在致畸因素之下，胎儿就容易发生先天异常。

胎儿心率的变化

- 胎儿心率，经阴道超声在5周后半，经腹超声在6周后半可以观察到。
- 图13.12 是妊娠初期胎儿心率变化的曲线图。
  - 胎儿心率，在6周左右最初被检出时为90~100 次/分。妊娠6周左右的心率比妊娠中期要慢，这点需要注意。
  - 在此之后，第9周左右胎儿心率快速上升，9~10周时达到180 次/分的峰值。
  - 妊娠9周后胎儿心率逐渐减慢，妊娠中期以后稳定在130~150 次/分。
- 妊娠初期的胎儿心率增加，可能与心脏的形态、心脏功能的发育有关。之后的心率减慢，可能与副交感神经的功能发育成熟有关。
- 妊娠6~7周表现为异常心动过缓的胎儿，之后发生稽留流产的可能性较高。
- 染色体异常的胎儿有心率异常的倾向。尤其是13-三体综合征有心动过速的倾向。

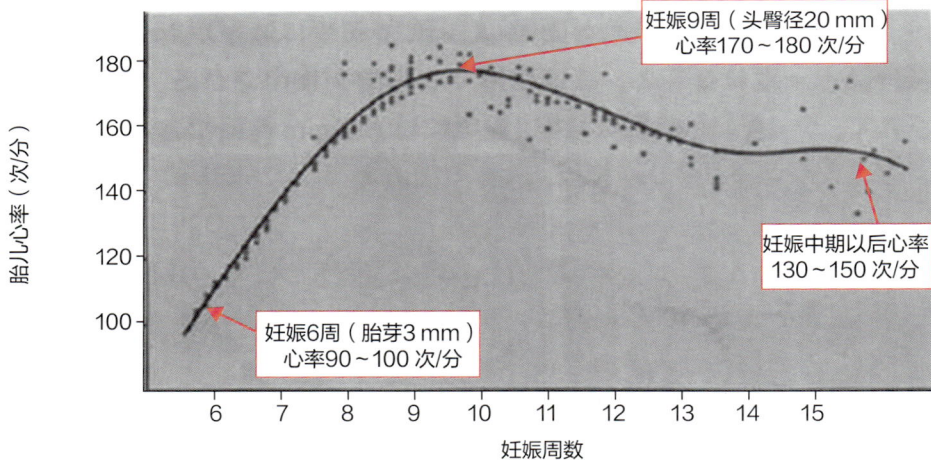

引自参考文献12

图13.12 妊娠周数与胎儿心率的变化
胎儿心率，在6周左右最初被检出时为90~100 次/分。在此之后，胎儿心率快速上升，9~10周时达到170~180 次/分的峰值。然后胎儿心率逐渐减慢，妊娠中期以后稳定在130~150 次/分

妊娠初期的子宫断面图像的理解（图13.13、13.14）

- 羊膜、绒毛膜来源于受精卵（胎儿由来），蜕膜是由母体的子宫内膜妊娠发生变化而来（母体由来）。

- 羊膜、绒毛膜、蜕膜这3层膜，在着床位置绒毛膜和蜕膜明显发育、肥厚形成胎盘，在其他部位融合，形成卵膜（图13.13）。
  - 卵膜由羊膜、绒毛膜（平滑部）、包蜕膜组成。
  - 着床后，从胎芽向胎儿发育，附着茎成为脐带与胎儿相连接。胎儿在羊膜腔的羊水中漂浮，其周围（由内侧起）有羊膜、绒毛膜、蜕膜共3层（卵膜）包绕。

- 胎儿存在的羊膜腔外侧为绒毛膜腔*。卵黄囊在绒毛膜腔内（图13.14）。

- 妊娠13~14周羊膜与绒毛膜融合。

> * 绒毛膜腔：绒毛膜腔又称为胚外体腔。

妊娠10周的子宫断面

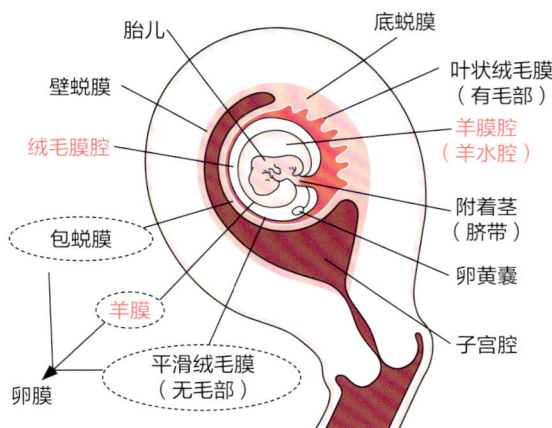

胎儿　壁蜕膜　绒毛膜腔　包蜕膜　羊膜　卵膜　平滑绒毛膜（无毛部）　底蜕膜　叶状绒毛膜（有毛部）　羊膜腔（羊水腔）　附着茎（脐带）　卵黄囊　子宫腔

妊娠8周的示意图

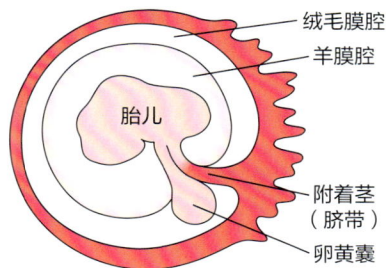

绒毛膜腔　羊膜腔　胎儿　附着茎（脐带）　卵黄囊

图13.13　妊娠初期的子宫断面
胎儿在羊膜腔的羊水中漂浮，其周围（由内侧起）有羊膜、绒毛膜、蜕膜共3层（卵膜）包绕。在不断扩大的羊膜腔，附着茎和卵黄囊一起形成脐带

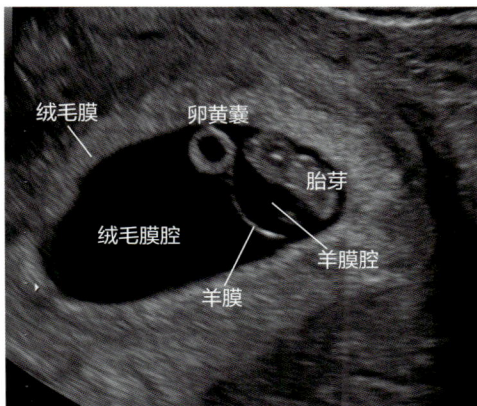

绒毛膜　卵黄囊　绒毛膜腔　胎芽　羊膜腔　羊膜

图13.14　绒毛膜腔与羊膜腔
妊娠8[+5]周，经阴道超声表现

生理性脐疝

- 在妊娠8~11周，在所有的胎儿身上都可以看到脐带附着部的膨隆。
- 在正常的发育过程中，长度急剧增加的肠管的一部分由脐带内疝出的表现，由于是一过性（生理性）的表现所以被称为生理性脐疝（图13.15）。
- 如果是生理性脐疝大小不会超过7 mm，通常在妊娠11^{+5}周左右肠管完全返回腹腔。
- 有以下表现时，病理性脐疝的可能性较大，需要进一步检查。

  - 疝囊的大小超过7 mm。
  - 头臀径在62 mm以上的胎儿有脐疝表现。
  - 妊娠13周以后的脐疝。

a. 生理性脐疝
妊娠10周，经阴道超声图像可见5 mm的生理性脐疝（箭头）

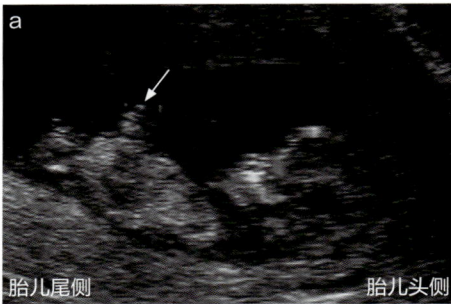

b. 病理性脐疝
妊娠12周，经腹超声图像疝囊的大小在10 mm，在之后的检查中诊断为脐疝

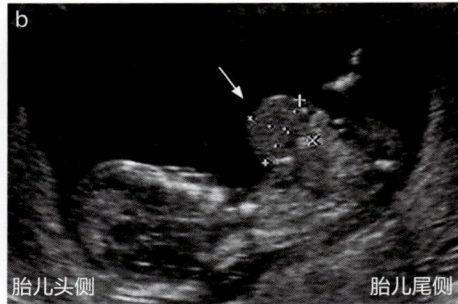

c. 生理性脐疝的示意图
妊娠8~10周

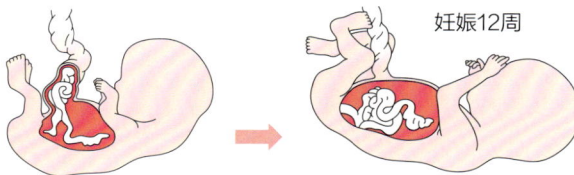

图13.15　生理性脐疝与病理性脐疝

异常妊娠

异位妊娠（子宫外妊娠）

什么是异位妊娠

- 受精卵在正常着床位置（子宫腔内）以外的部位着床，是一种生育疾病。
- 近年来，由于生化学（检查妊娠的手段）及影像学的进步，使其早期诊断成为可能。然而，有时也会因异位妊娠输卵管破裂等引起腹腔内大量出血并危及生命。

- 是妇产科发病率较高的急腹症之一，是当妊娠反应阳性时，最初应该鉴别的疾病。另外，在面对处于生殖年龄的女性急腹症时，应该时刻警惕本病。

发病率

- 占全部妊娠的1% ~ 2%。

发生部位

- 根据着床的部位不同，如图13.16所示，可分为输卵管妊娠（间质部妊娠、峡部妊娠、壶腹部妊娠、伞部妊娠）、卵巢妊娠、腹腔妊娠、宫颈管妊娠。其中98%为输卵管妊娠，输卵管妊娠中多为壶腹部妊娠。

临床症状

- 本病的特征性表现为下腹部疼痛、闭经、阴道出血。

危险因素

- 既往有异位妊娠、输卵管成形术、输卵管结扎术。
- 子宫内放置避孕器（intra-uterine device，IUD）。
- 既往有衣原体感染及淋病等性病感染史。
- 体外受精–胚胎移植。

诊断要点

- 妊娠6周以后妊娠反应阳性，且超声检查在子宫内没有发现胎囊，这时要考虑可能是异位妊娠、正常妊娠的初期或流产。在这种情况下，人绒毛膜促性腺激素

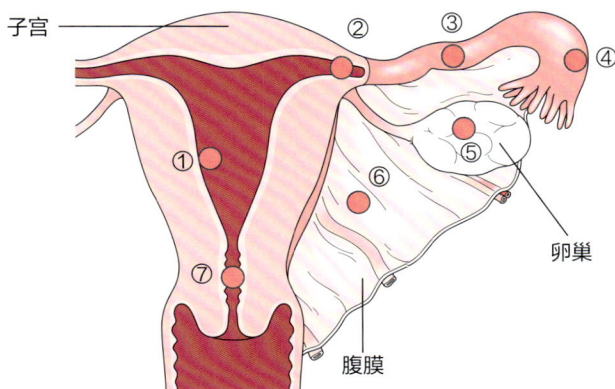

图13.16　正常妊娠的着床部位与异位妊娠的发生部位
①正常妊娠，②间质部妊娠，③峡部妊娠，④壶腹部妊娠、伞部妊娠，⑤卵巢妊娠，⑥腹腔妊娠，⑦宫颈管妊娠。②~④为输卵管妊娠，占异位妊娠的98%

（human chorionic gonadotropin，hCG）值可以作为诊断参考，血中（或尿中）hCG 在1599～2000 IU/L以上，在子宫内不能确认胎囊的情况下考虑异位妊娠的可能性。

- 异位妊娠的确诊是通过超声检查在子宫外看到胎囊，其中有卵黄囊或胎儿（胎芽）来进行的。除了通过超声检查得到的与着床部位相关的信息外，还要根据尿中hCG 值、腹腔内有无出血和出血量的变化，进行诊断和治疗。
- 越是异位妊娠发病初期，表现越不明确，诊断越困难。随着妊娠的进展，症状变得明显，诊断变得容易。要在引起输卵管破裂和大量腹腔出血之前进行诊断和治疗。

超声表现（图13.17）

- 子宫内未见胎囊
- 子宫内膜增厚
  - 内膜蜕膜化，显示为高回声并且增厚。有时子宫内膜的厚度超过20 mm。

> 假胎囊（pseudogestational sac）表现
> 异位妊娠时，有时子宫内膜可见类似胎囊的囊性部分（假胎囊），是来源于蜕膜化的子宫内膜的分泌物及血液潴留在宫腔的表现。它有时可能被误认为是胎囊，这一点需要注意。

- 子宫外胎囊的检查
  - 异位妊娠的着床部位90%以上在输卵管内，首先有必要检查双侧附件区。输卵管妊娠，越靠近子宫越容易发现胎囊和血肿，离子宫较远的妊娠位置多为卵巢附近或子宫直肠窝。
  - 胎囊，正常（子宫内）妊娠时表现为高回声白色环包绕的类圆形低回声区，异位妊娠时，白色的环有时并不像宫内妊娠时那么清晰。

备忘录

辅助生殖技术* 与异位妊娠

- 辅助生殖的妊娠与自然妊娠相比，发生异位妊娠的风险更高。

  体外受精-胚胎移植中异位妊娠的发生率高达2%～4%。将通过体外受精成长到着床阶段的受精卵胚胎移植到子宫内时，受精卵穿过子宫体，误入输卵管并着床而发病。

  > * 辅助生殖技术（artificial reproductive technology，ART）：是对不孕症实施的体外受精-胚胎移植、显微受精、冷冻胚胎移植等的技术。

- 辅助生殖的妊娠中子宫内与子宫外同时妊娠的发生率明显高于自然妊娠。

  自然妊娠中的宫内和宫外同时妊娠的发生率为1/（15 000～30 000），比较罕见，如果子宫内确认有妊娠囊就可以否定异位妊娠。据报道在辅助生殖中异位妊娠的发生率明显升高，为0.15%～1%。所以，在辅助生殖妊娠中，确认子宫腔内妊娠以后，也要考虑到异位妊娠的可能性。

a. 病例1，左输卵管妊娠，经腹超声图像
a_1为横断面；a_2为纵断面

b. 病例2，右输卵管妊娠。经腹超声图像
b_1为横断面；b_2为纵断面

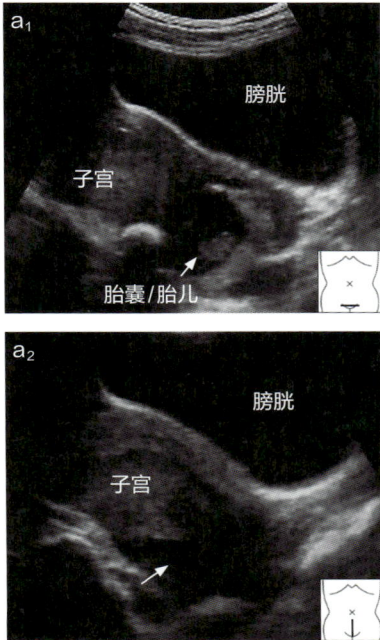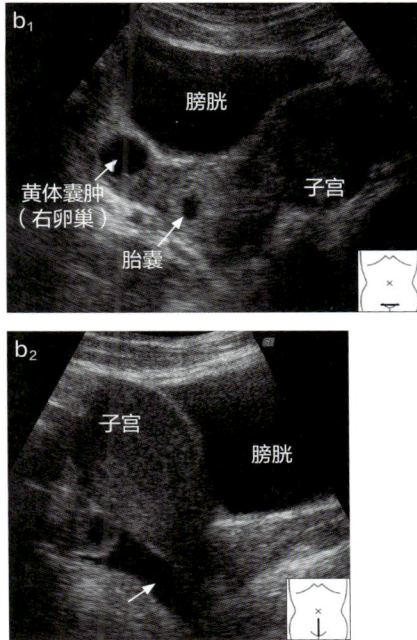

图13.17　异位妊娠病例

子宫外可见胎囊/胎儿。子宫直肠窝可见液体潴留（a_2、b_2箭头）

- 在左右哪一侧可以看到子宫周围及子宫直肠窝血肿，那么哪一侧发生输卵管妊娠的可能性就较大。
- 正常卵巢图像（妊娠黄体、出血性卵巢囊肿）及输卵管扩张时，看不到胎囊。

> ＊无回声区：是指没有回声的区域（除外声影）。

- ■ 子宫直肠窝可见无回声区。
  - 子宫直肠窝有无回声区＊时，提示有液体潴留。不能否定异位妊娠时的腹腔内出血。

稽留流产

　　稽留流产（missed abortion）是指胎芽或胎儿在宫内死亡后没有被排出来，仍留在宫内，整个过程没有症状。没有出血及下腹痛等自觉症状，超声检查是唯一的诊断依据，所以一定要正确、慎重地进行诊断。

初期流产的发生率

- ■ 在临床上诊断为妊娠的病例中约有15%会发生自然流产。其中80%以上发生在12周以前，尤其是妊娠7～9周较多。
- ■ 各阶段的流产发生率如下表（表13.1），随着妊娠的进展流产率降低。

表13.1　各阶段的流产发生率

阶段	流产发生率
子宫内看到胎囊阶段	11.5%
看到卵黄囊阶段	8.5%
看到5 mm以上的胎芽阶段	7.2%
头臀径6~10 mm的阶段	3.3%
头臀径10 mm以上的阶段	0.5%

初期流产的原因

■ 初期流产多数是由于胎芽/胎儿异常引起，其中染色体异常是最常见的原因。

超声表现（图13.18）

■ 有以下表现时，要怀疑稽留流产（枯死卵）

- 胎囊最大径在25~30 mm，没显示胎芽时。
- 头臀径在5~10 mm，没有显示胎心搏动。
- 妊娠7周以后且时期明确，经阴道超声未见胎芽及胎心搏动（经腹超声在8周以后）。
- 胎囊内未见胎芽，1周后胎囊未见增大时。

a. 病例1，经腹超声图像
胎囊内可见卵黄囊，未见胎芽

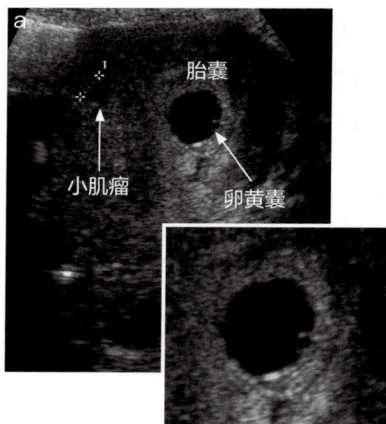

b. 病例2，经腹超声图像
胎囊内可见卵黄囊、胎芽，未见胎心搏动

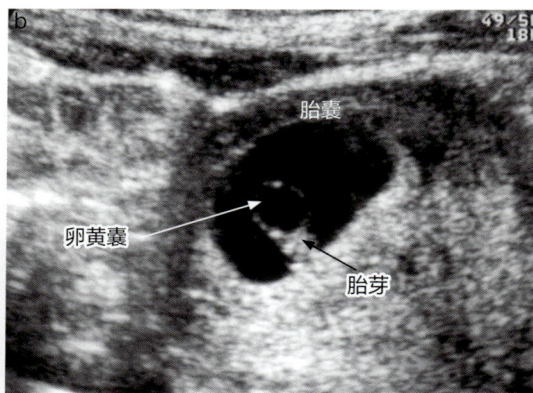

图13.18　稽留流产病例

注意要点

　　由于超声的分辨率及受肠管气体影响不能做出正确诊断的情况也时有发生。注意不要把正常妊娠误诊为稽留流产。

卵黄囊的大小与妊娠的预后

- 据报道，卵黄囊的大小在4.5（测量内缘到内缘）~6 mm（测量外缘到外缘）。妊娠12周以后逐渐缩小，至消失。
- 已知卵黄囊异常缩小（2 mm以下），或者是异常增大（6 mm以上）时，流产的风险增加。

头臀径与胎囊大小的平衡

- 据报道，头臀径（胎儿的大小）与胎囊大小相比较小的病例，发生胎儿死亡的概率较高。

备忘录

流产的定义及分类

定义

- 胎儿在母体外不能生存的时期妊娠终止称为流产。在日本，22周以内的妊娠终止被定义为流产。

分类

- 先兆流产*：（妊娠22周以内）胎芽或胎儿，以及附属物还没有排出，子宫口呈关闭状态，无论有无下腹痛都有少量子宫出血称为先兆流产。包括可逆性和不可逆性。

- 难免流产：子宫颈管开大，胎囊或胎盘进行型剥离、出血、下腹痛的症状加重。胎儿及其附属物仍在子宫内，多数症状进一步加重，妊娠终止。

- 完全流产：胎儿及附属物完全排出的状态。出血、下腹痛等症状消失。但是，由于蜕膜的残留，需要进行清宫术。

- 不全流产：孕囊排出，卵膜的一部分或全部残留在宫腔内的状态。出血及下腹痛持续存在，需要进行清宫术。

- 稽留流产：稽留流产是指，胎芽或胎儿在宫内死亡后没有被排出来，仍留在宫内，整个过程没有症状。虽然没有出血及下腹痛等流产的症状，但超声检查发现胚胎停止发育，即被诊断为流产。这是超声检查完成后可得到的诊断。

> * 与先兆流产相对的先兆早产
> 早产是指妊娠22周以后至妊娠未满37周的分娩。先兆早产是指子宫收缩规律且频繁发作，引起子宫口开大等。被认为是早产危险性较高的状态。

- 通常要考虑到排卵延迟的因素，间隔适当的时间（1~2周）进行多次复查。
- 能够确认胎儿、胎芽但没有胎心搏动的情况下，要进行多次复查，或有多名医务人员进行确认。

葡萄胎

　　近年来，葡萄胎的发病率呈下降的趋势。但是由于有发生恶性葡萄胎和绒癌的风险，因此作为妊娠初期的疾病，有必要了解。

■ 葡萄胎是由于绒毛囊性化所致。分为完全性葡萄胎和部分性葡萄胎。在完全性葡萄胎时大部分绒毛水肿、增大，没有胎儿成分存在。部分性葡萄胎时，一部分绒毛水肿、增大，多数有胎儿成分存在。

■ 临床症状有停经、异常子宫出血、妊娠剧吐、妊娠早期出现妊娠高血压表现。另外尿中、血中hCG值多数高于正常妊娠。

■ 葡萄胎刮宫后，10%~20%继发恶性葡萄胎、绒癌。

超声表现

完全性葡萄胎（图13.19）

■ 胎囊不明确。

■ 子宫内未见胎芽或胎儿结构。

■ 子宫内可见多个小囊肿*。

■ 经常出现伴有出血的不规则无回声区，其内有高回声。

> ＊ 小囊肿只有在绒毛的水肿发展到一定程度才能看到，所以，妊娠7周以前，看不到特征性的小囊肿表现，经常与稽留流产相混淆，不易鉴别。
> 过去认为落雪征是葡萄胎的特征性超声表现。但是随着超声仪器的分辨率的提高，可以观察到多数小囊肿的回声，因而不再表现为落雪征。

a. 经腹超声图像（下腹部纵断面）　　　　　b. 经腹超声图像（下腹部横断面）

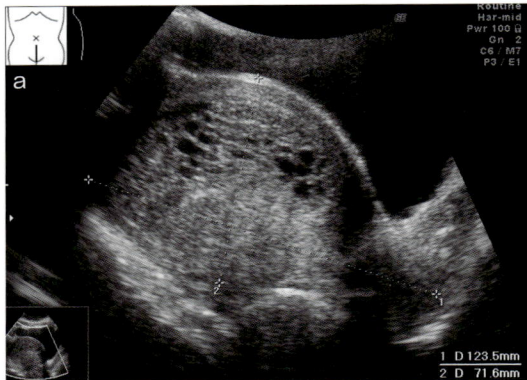

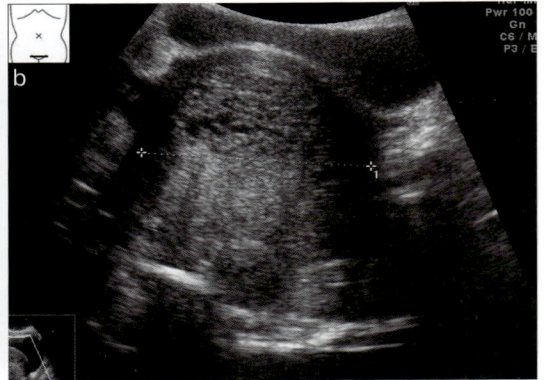

图13.19　完全性葡萄胎病例
子宫增大（子宫大小：纵径12 cm×横径7 cm×厚径7 cm）。子宫腔内可见多发小囊肿，多数可见回声不均匀的部分。

双胎妊娠

流行病学

■ 双胎的发生率，在每80例自然妊娠中约有1例。其中30%为同卵，70%为异卵。

- 同卵双胎的发生率与人种无关，基本上是固定的，每1000次妊娠中有3～5例。
- 异卵双胎的发生频率每1000次妊娠中有4～50例，报道中有很大的差异。据说与人种和遗传因素有关，按照黑色人种、白色人种、黄色人种的顺序发生率依次升高。

■ 母体年龄越大多胎妊娠的概率越大，35～39岁是双胎发生率的高峰。

■ 经产妇多胎妊娠的发生率较高。
- 据报道初次妊娠的双胎率为1.3%，4次经产以上的双胎率为2.7%，几乎翻了一倍。

■ 近年来，在发达国家随着不孕不育症治疗方法的进步，多胎妊娠有明显增加的趋势。不孕症的治疗是一次排出多个卵子（促排卵），或将多个受精卵植入子宫（ART），因此与自然妊娠相比容易发生异卵双胎。

双胎的卵性和膜性

根据卵性的双胎分类（图13.20）

■ 卵性是由受精卵的数量进行分类
- 单卵双胎：1个卵泡和1个精子受精后，不久就分裂，发育成2个胎芽。2个孩子具有相同的遗传信息，性别、血型也相同。
- 异卵双胎：同时有2个以上的卵泡排出，分别受精、着床、发育。2个孩子具有不同的遗传信息，有时性别、血型等也不相同。

■ 在一般的印象中，"同卵双胎"是指性别相同，长相非常相似的2个双胞胎，"异卵双胎"是性别可以相同也可以不同，长相不太相似的双胞胎。

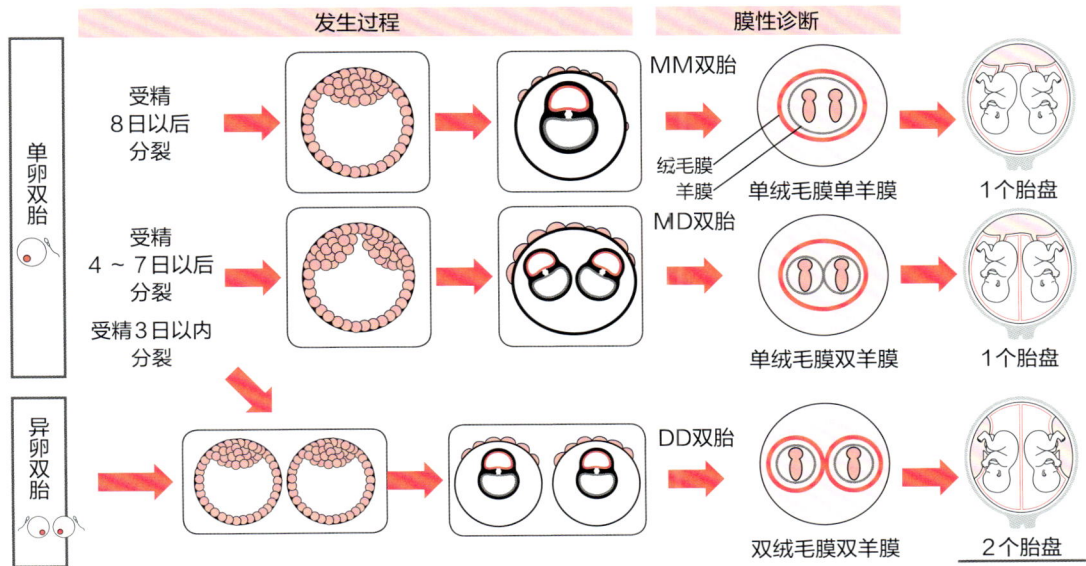

图13.20　卵性与膜性

根据膜性的双胎分类（图13.20）

- 根据包裹胎芽（胎儿）绒毛膜和羊膜的数量进行分类。
- 在妊娠管理上，比起卵性更重要的是膜性。
- 绒毛膜的数量与胎盘的数量相同。在具有1个绒毛膜的单绒毛膜双胎中，2个胎儿共有1个胎盘。所以，存在由胎盘吻合血管引起的各种并发症的风险。
- 单卵双胎根据受精卵的分割时期，有以下不同的膜性。
  - 受精3日内（受精卵）分裂时：双绒毛膜双羊膜双胎（dichorionic diamniotic twin，DD双胎）同卵性的发生频率：25%；这时与异卵性双胎膜性相同。2个胎儿各有1个胎盘。有时胎盘融合形成1个胎盘，有时2个胎盘完全分开。
  - 受精4~7日内（受精卵）分裂时：单绒毛膜双羊膜双胎（monochorionic diamniotic twin，MD双胎）同卵性的发生频率：75%；2个胎儿共有1个胎盘。
  - 受精8日后（受精卵）分裂时：单绒毛膜单羊膜双胎（monochorionic monoamniotic twin，MM双胎）同卵性的发生频率：1%以下；2个胎儿共有1个胎盘。
  - MM双胎在受精13日后分裂时：2个胎儿不能完全分离而愈合形成连体双胎（conjoined twin），非常罕见。
- 如果是异卵双胎，几乎100%是DD双胎。
- 在DD双胎时，2个胎儿可以是同性别，也可以是不同性别。MD/MM双胎时2个胎儿是相同性别。

膜性诊断

膜性诊断的重要性（图13.21）

异卵双胎2个胎儿分别由各自的绒毛膜、羊膜包绕（DD双胎）。有独立的胎盘和胎儿循环，在互不影响的稳定状态下继续妊娠。如前所述，单卵双胎由于受精卵分裂的时期不同，2个胎儿的包膜结构不同，有3个类型。其中单绒毛膜双胎（MD/MM双胎）是2

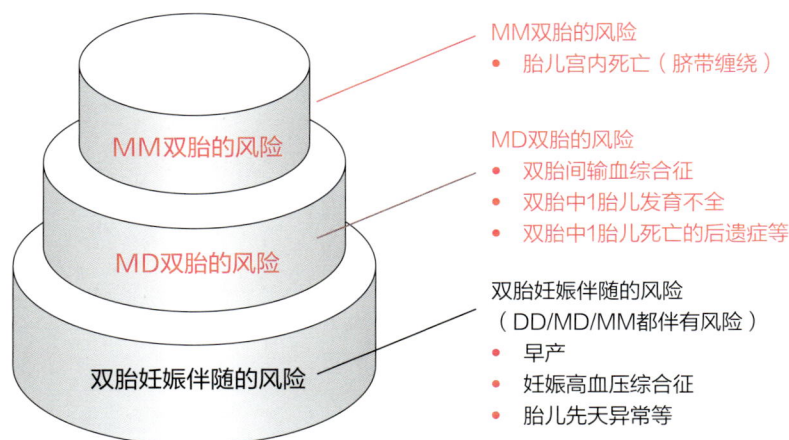

MM双胎的风险
- 胎儿宫内死亡（脐带缠绕）

MD双胎的风险
- 双胎间输血综合征
- 双胎中1胎儿发育不全
- 双胎中1胎儿死亡的后遗症等

双胎妊娠伴随的风险
（DD/MD/MM都伴有风险）
- 早产
- 妊娠高血压综合征
- 胎儿先天异常等

根据参考文献23制作

图13.21　妊娠初期的膜性诊断与风险评估

个胎儿共有1个胎盘，胎盘内的血管有吻合。所以存在双胎输血综合征，1个胎儿发育不全，1个胎儿死亡的可能性。而且MM双胎时由于2个胎儿之间没有羊膜存在，脐带互相缠绕，使胎儿宫内死亡的风险增加。由于以上原因，单绒毛膜双胎比双绒毛膜双胎，围产期的死亡率要高2～6倍，脑性麻痹等并发症的风险也会增高。

膜性不同围产期的预后也不同。所以，妊娠初期的膜性诊断，对以后的围产期管理非常重要。

膜性诊断的实际操作

- 最迟在妊娠14周进行膜性诊断
  - 随着妊娠的进展，绒毛膜相对变薄，分别显示的羊膜、绒毛膜互相重叠，膜性诊断很困难。
  - 膜性诊断的时期，在妊娠9～11周最适合。最迟在14周之前进行诊断。
- DD（双绒毛膜双羊膜）双胎的超声表现（图13.22）
  - 可见2个胎囊，分别可见胎儿及卵黄囊。
  - 2个胎儿之间的膜较厚，为羊膜–绒毛膜–绒毛膜–羊膜共4层。
  - 隔膜的起始部呈三角形，这个表现称为λ字征或双胎峰征。
  - 随着妊娠的进展，2个胎儿之间的隔膜变薄，与MD双胎的鉴别较难。
- MD（单绒毛膜双羊膜）双胎（图13.22）
  - 1个胎囊中有2个羊膜腔，分别可见胎儿及卵黄囊。2个胎儿之间的膜，为羊膜–羊膜共2层，非常薄。
  - 妊娠7周以前很难看到羊膜。误认为是1个胎囊中有2个胎儿，有时与MM双胎不易鉴别。

a. DD双胎，妊娠12周   b. MD双胎，妊娠10周

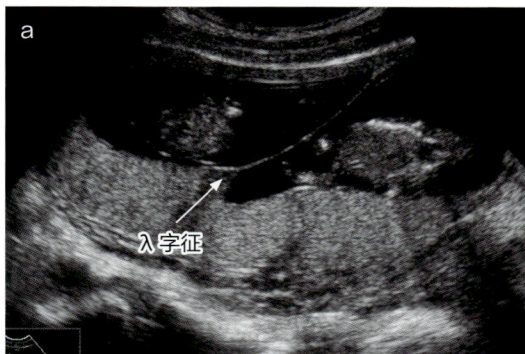

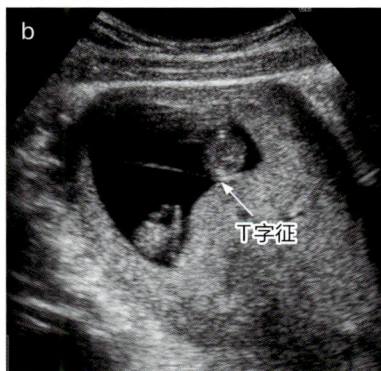

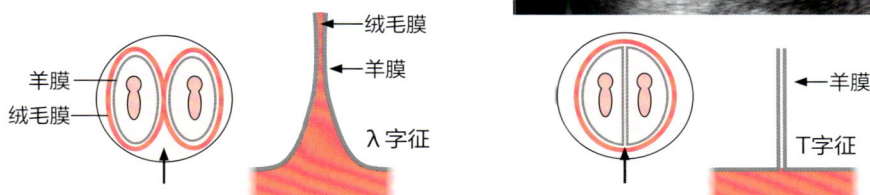

图13.22　膜性诊断

- 隔膜的起始部不是较宽的连续结构，这个表现被称为T字征。
- MM（单绒毛膜单羊膜）双胎
  - 1个胎囊内有2个胎儿，可见1个卵黄囊。胎儿与胎儿之间没有看到隔膜（羊膜）。表13.2总结了妊娠早期膜性诊断要点。

表13.2　妊娠初期双胎膜性诊断要点

	双卵性		单卵性	
	双绒毛膜双羊膜	双绒毛膜双羊膜	单绒毛膜双羊膜	单绒毛膜单羊膜
受精卵分裂时期		受精3日内	受精4～7日	受精8日以后
胎囊个数	2	2	1	1
卵黄囊个数	2	2	2	1
羊膜腔个数	2	2	2	1

（根据参考文献25制作）

妊娠中期双胎超声检查的注意事项

妊娠中期以后双胎的胎儿测量、羊水测量与单胎的测量一样，以下是注意要点。
- 将距宫颈内口近的胎儿作为第1胎儿观察。

  妊娠中期以后观察双胎时，将距宫颈内口近的胎儿作为第1胎儿（图13.23）。
- 切实地区别2个胎儿
  - 在进行胎儿测量时：妊娠中期以后2个胎儿有重叠在一起的状况。进行测量时，要注意的是如果不按照每个胎儿头部–躯干–大腿的顺序进行，2个胎儿的测量值有可能混在一起。
  - 进行病程观察时：由于胎盘附着部位及性别不同，由此来区别2个胎儿。
- 双胎的羊水测量，测量最大羊水深度，或测量羊水池。

  双胎时要测量每个胎儿的羊水，测量最大羊水深度，或测量羊水池。

经腹超声表现（矢状面）

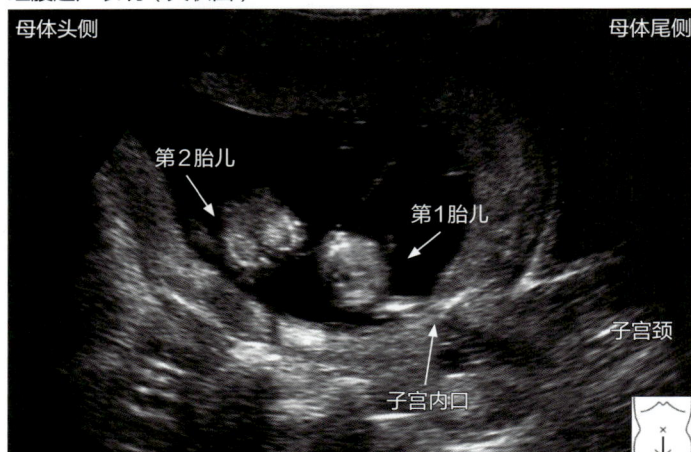

图13.23　第1胎儿与第2胎儿的鉴别
将距宫颈内口近的胎儿作为第1胎儿观察

卵黄囊的数目不用于膜性诊断

羊膜数与卵黄囊数不一定一致

确定了有1个胎囊，其中有2个胎儿时，就是单绒毛膜双胎，有必要鉴别是MD双胎还是MM双胎。一般来说，羊膜与卵黄囊的数量一致，看到2个胎儿分别包含羊膜（双羊膜），并且可以看到2个卵黄囊就可做出MD双胎的膜性诊断。

但是近年来，也有少数羊膜与卵黄囊的数量不一致的病例报道。村越等人及Corbett等人报道了妊娠初期虽然发现了2个卵黄囊，但在之后的检查中发现在2个胎儿之间没有羊膜，结果为MM双胎的病例。

在妊娠8周以前羊膜隔膜还不能明确确认的单绒毛膜双胎中，如果可以确认2个卵黄囊，虽然可以大概推测MD双胎的可能性很高，但是说到底膜性诊断还是要到9周以后，建议观察隔在2个胎儿之间的羊膜后再做决定。

■ 充分观察胎盘、脐带

在双胎时，伴有前置胎盘及正常位置胎盘早剥等胎盘异常，卵膜附着等脐带附着位置异常的风险较单胎有所增加。充分观察胎盘和脐带十分必要。

■ 2个胎儿的体重差值比（discordancy rate）

● 体重差值比（%）= 大胎儿的胎儿推算体重（estimated fetal weight，EFW）−小胎儿的胎儿推算体重（EFW）/大胎儿的胎儿推算体重（EFW）× 100%

● 与双绒毛膜双胎相比单绒毛膜双胎显示出的体重差不均衡双胎的频率要高，围产期预后不良的比例较多。体重差值比在25%以上的不均衡双胎在单绒毛膜双胎中占11%~20%。

■ 进行包括心脏在内的胎儿筛查

双胎是胎儿系统异常的危险因素之一。需要进行包括心脏在内的胎儿全身筛查。

■ MD双胎在羊水量异常时，要特别注意观察胎儿膀胱。

双胎妊娠的并发症

多胎妊娠时并发流产、早产、胎儿先天异常、妊娠高血压综合征、围产期死亡的风险增加均是高危妊娠。双胎妊娠的并发症主要有以下几点。

■ 母体：流产、早产、妊娠高血压综合征、羊水过多症、微弱阵痛、缓慢出血等。

■ 胎儿：双胎间输血综合征、双胎中一胎儿发育不全、双胎中一胎儿死亡、无心胎双胎、双胎贫血多血症、胎位异常、胎儿系统异常等。

双胎中一胎死亡

■ 在1个胎盘2个胎儿共有的MD双胎时，妊娠中期以后1个胎儿宫内死亡时，通过2个胎儿之间的胎盘吻合血管，存活的胎儿血液流向死亡的胎儿，有时可引起存活胎儿的脑部、肾脏为首的全身脏器障碍，导致胎儿死亡。

- 不是胎盘共有的DD双胎，一胎死亡对存活的胎儿几乎没有影响。
- 妊娠初期发生双胎中一胎死亡时，死亡的胎儿往往会消失，被称为双胎消失（vanishing twin）现象。

双胎输血综合征（twin-twin transfusion syndrome，TTTS）（图13.24）

- 是在MD双胎中，通过胎盘的吻合血管引起2个胎儿间的循环血液量不均衡，引起2个胎儿循环功能不全的综合征。
- MD双胎的共有胎盘，几乎100%可见2个胎儿之间的血管吻合，彼此的血液互相来往。通常由于2个胎儿之间的血流平衡，没有合并TTTS，妊娠继续。由于某种原因，这个平衡被打破向一方面倾斜时，就会发生TTTS。
- 由于慢性的血液供给引起供血儿循环功能不全，发生贫血、低血压、尿量减少、羊水过少、胎儿生长受限、肾功能不全。由于慢性血容量增多受血儿发生多血、高血压、尿量增加（多尿）、羊水过多、心功能不全、胎儿水肿。2个胎儿最终都会死亡，生存儿的神经系统的后遗症发生率较高。
- TTTS不是1个胎儿出现症状的疾病，特点是2个胎儿都出现症状。
- 发生率是MD双胎的10%～20%。
- MD 双胎妊娠时，从妊娠16周到分娩，至少每2周进行1次超声检查，要注意羊水量是否均衡及胎儿发育情况。

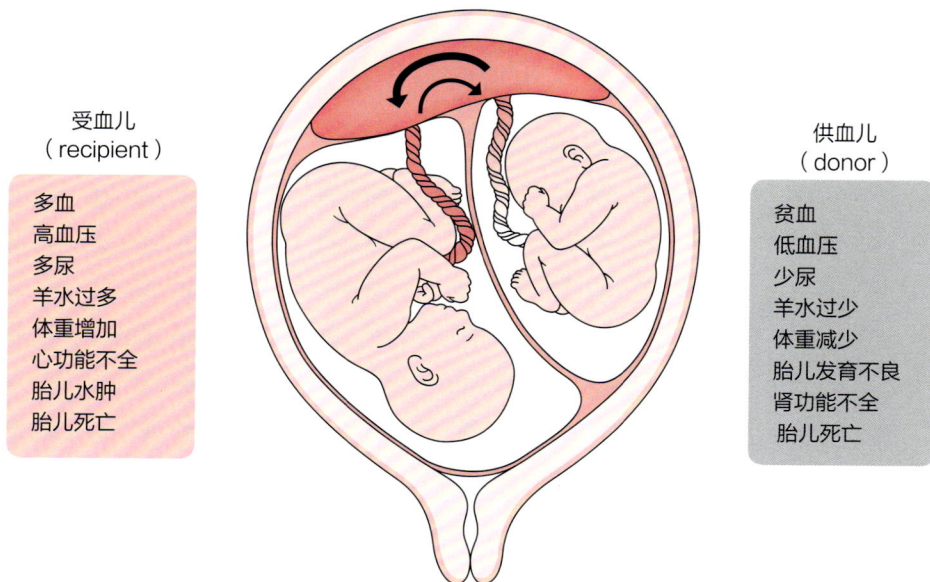

受血儿
（recipient）

多血
高血压
多尿
羊水过多
体重增加
心功能不全
胎儿水肿
胎儿死亡

供血儿
（donor）

贫血
低血压
少尿
羊水过少
体重减少
胎儿发育不良
肾功能不全
胎儿死亡

图13.24　双胎输血综合征的病理
胎盘吻合血管造成双胎间的慢性血流不均衡

- TTTS的诊断标准有以下几点

    ①MD双胎

    ②羊水过多和羊水过少同时存在

        一胎羊水过多（受血儿）：最大羊水深度8 cm以上，膀胱较大。

        一胎羊水过少（供血儿）：最大羊水深度2 cm以下，膀胱较小或找不到。

- 根据上述的诊断标准诊断为TTTS时，使用Quintero程度分类（表13.3）进行诊断。
- 预后极其不良。据报道，在不治疗的情况下，围产期死亡率超过80%。尤其是22周之前发病的病例，在不治疗的情况下，围产期死亡率几乎100%。
- 2000年以后，开始在胎儿镜下进行吻合血管激光凝固术（fetoscopic laser photocoagulation，FLP），据报道该手术效果良好[*]。现在，在妊娠中期（26周以前）诊断为TTTS，首选FLP治疗。

> [*] 据报道，日本FLP的治疗效果，胎儿生存率约80%，神经系统后遗症约5%。2个胎儿生存率60%～70%，1个胎儿生存率25%～30%，还有至少1个胎儿的生存率超过90%的报道。

表13.3　Quintero程度分类

Ⅰ级	可见供血儿的膀胱，2个胎儿均未发现血流异常
Ⅱ级	供血儿的膀胱未显示
Ⅲ级	在1个胎儿发现了严重的血流异常[*] ● Ⅲ级非典型：可见血流异常，供血儿膀胱可见 ● Ⅲ级经典型：可见血流异常，但供血儿膀胱不可见
Ⅳ级	任何1个胎儿出现胎儿水肿
Ⅴ级	胎儿死亡

[*]脐带动脉的舒张期血流中断、反流，静脉导管的反流波，脐带静脉为连续波形

（引自参考文献23）

胎儿形态异常

过了11周，妊娠的诊断及双胎的膜性诊断等已经完成，终于到了要观察胎儿的时期了。这个时期进行超声检查要确认胎儿的较大结构异常，这将起到决定之后妊娠方向的重要作用。

- 妊娠初期（妊娠11～13周）可以诊断的胎儿形态异常如下（表13.4）。

表13.4　妊娠初期的胎儿异常

头部	无脑畸形（anencephaly）/无颅骨畸形（acrania）、脑瘤、全前脑畸形（holoprosencephaly）、囊状淋巴管瘤（cystic hygroma）等
胸部	胸腔积液、心脏疝出、膈疝等
腹部	脐疝、腹壁裂、巨大膀胱、羊膜索综合征

无脑畸形／无颅骨畸形

- ○是颅骨上部/大脑半球缺损的重度脑畸形，在神经管发育不全中，是胎儿时期最常

见的致死性疾病。是妊娠初期不可漏诊的疾病之一。

- 发病率：1/1000。

胎儿超声表现（图13.25）

头部的圆形缺如，表现为不规则形。通常双顶径无法测量。无颅骨畸形的状态是由于颅骨缺损脑实质暴露在羊水腔中。之后，没有颅骨覆盖的大脑实质部分消失，与无脑畸形表现相同，眼窝以上的线状回声完全不能显示。

全前脑畸形

- 在发育的最早期出现的异常，由前脑的2个脑半球分裂不全引起的复杂脑畸形。
- 发病率：1/10000。
- 根据障碍出现的时期不同，异常的程度也不同，分为以下3型（表13.5）。

表13.5 全前脑畸形的分型

无分叶型（alobar type）	左右大脑半球几乎完全没有分离，脑室为单脑室，丘脑融合。是最严重的类型，可以在妊娠初期诊断
半分叶型（semilobar type）	大脑半球不完全分离，大脑镰形成不全导致前脑的不完全分离，有时有丘脑融合
分叶型（lobar type）	大脑皮质完全分离，丘脑愈合的程度较低，胼胝体、透明隔腔异常

- 多伴有面部畸形，尤其是重症的无分叶型，伴有单眼症及象鼻（没有鼻孔的结构，看到的只是一个凸起物）等重症畸形。
- 与13-三体综合征相关。

a. 无脑畸形/无颅骨畸形，妊娠12周
头部表现为不规则形（箭头），颅骨缺损，脑实质暴露在羊水腔中

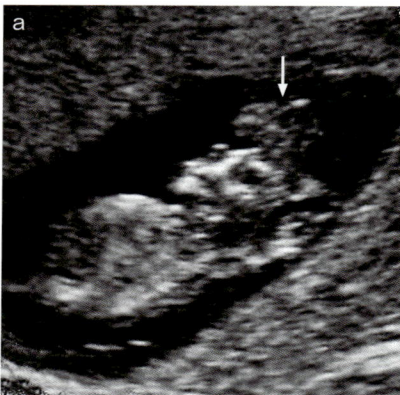

b. 全前脑畸形，妊娠12周
未显示正中线回声，脑室表现为1个大腔
b₁头部横断面；b₂头部矢状面

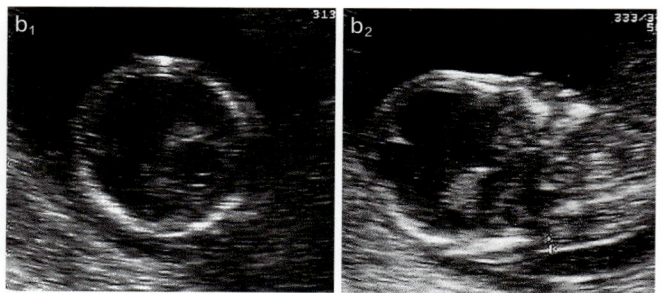

图13.25 无脑畸形/无颅骨畸形、全前脑畸形

//////////////// **备忘录**

关于无脑畸形与无颅骨畸形

按无颅骨畸形（acrania）→脑外露（exencephaly）→无脑畸形（anencephaly）病程发展。

- 由于颅骨缺损（无颅骨畸形）脑实质暴露在羊水腔中，随妊娠周数的增加，由于胎动的摩擦和羊水的溶解，大脑逐渐缩小，进而发展为无脑畸形。无脑畸形是无颅骨畸形的最终结局。
- 无颅骨畸形是颅骨缺损，可见崩离的脑组织突出。无脑畸形时颅骨和大脑结构缺损，可见颅底骨及眼窝。

胎儿超声表现（图13.25）

重症病例（无分叶型）脑正中线缺如，可见脑室为1个腔（单脑室）。无法正常的测量双顶径。

颈部囊状淋巴管瘤

- 胎儿期的淋巴液在妊娠8～9周时流入颈部两侧的颈静脉，形成颈部囊状淋巴管瘤（cystic hygroma）。这里的淋巴回流发生障碍，会导致淋巴管扩张，从颈部两侧进入后颈部形成淋巴囊肿。
- 是否应该与颈项透明层（nuchal translucency，NT）增厚进行鉴别，还没有一致的意见。
- 据报道，伴有明显的隔膜而诊断为该病时，约半数病例染色体异常，多数胎儿在子宫内死亡，预后很严峻。Craesslin及Malone等人报道，出生后无问题生存的概率在20%左右。

胎儿超声表现（图13.26）

以后颈部的皮下组织为中心，可见内部伴有分隔的囊性肿瘤。

脐疝

- 在胎儿期应该闭合的脐带部分，有脏器脱出的病理状态。妊娠初期，正常发育过程中有生理性脐疝发生。妊娠12周以后看到脐疝时有病理性脐疝的可能性。
- 脐疝时，伴有各种各样并发症的概率较高。尤其是妊娠初期发生脐疝时，据报道约60%与染色体异常（18/13-三体综合征）有关。

a. 病例1，妊娠13周　　　　　　　b. 病例2，妊娠10周
a₁ 胎儿冠状面　　　　　　　　　　b₁ 胎儿冠状面

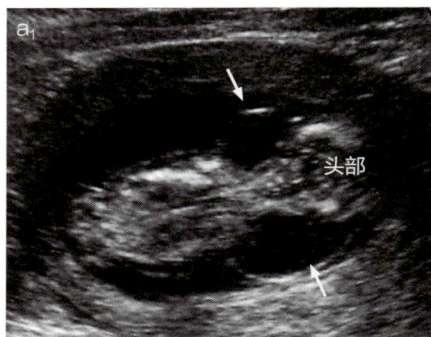

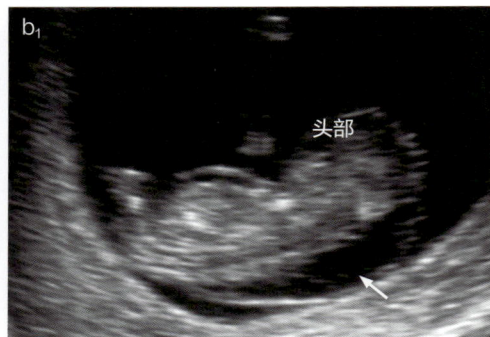

a₂ 颈部横断面　　　　　　　　　　b₂ 颈部横断面

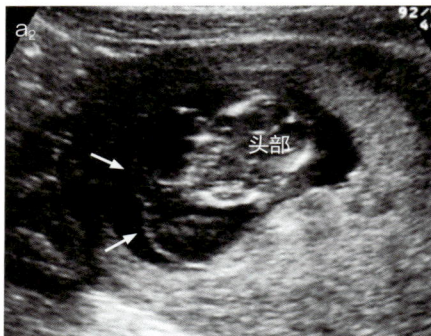

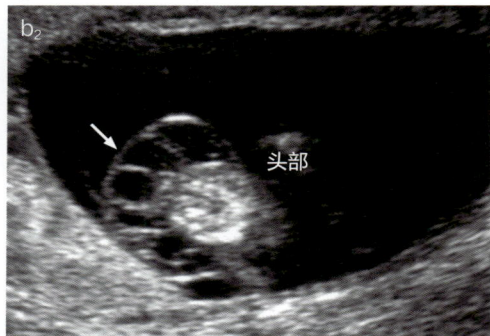

图13.26　颈部囊状淋巴管瘤
头颈部背侧为中心，可见内部伴有分隔的囊性肿瘤（箭头）

羊膜带综合征

- 羊膜带综合征（amniotic band syndrome，ABS）是妊娠初期羊膜破裂形成的索状物，影响胎儿正常发育的综合征。羊膜与胎儿腹壁、四肢等胎儿部分粘连在一起，可发生多个结构异常。脐带正常（图13.27）。

- 与羊膜带综合征类似的疾病，已知的有体蒂异常（body-stalk anomaly，BSA），肢体体壁综合畸形（limb-body wall compex，LBWC）。

  - BSA：伴有巨大腹壁缺损、脊柱侧弯、四肢异常。是预后极差的先天异常。脐带完全缺失。

  - LBWC：伴有脑、颜面部异常，腹壁缺损、四肢异常中的2个以上的复杂性先天异常。脐带可以正常，也可以缩短或缺失。

- ABS、BSA、LBWC的疾病概念尚不完全明了。由于这几种疾病多预后不良，最好在妊娠初期进行筛查。

巨大膀胱

- 巨大膀胱是指在妊娠初期可见占据胎儿下腹部正中的囊性结构。在胎儿的横断面，用彩色多普勒超声检查，可见在膀胱两侧走行的左右脐带动脉。

- 膀胱的长径在7 mm以上称为巨大膀胱。

a. 胎儿矢状面　　　　　b. 胎儿3D图像

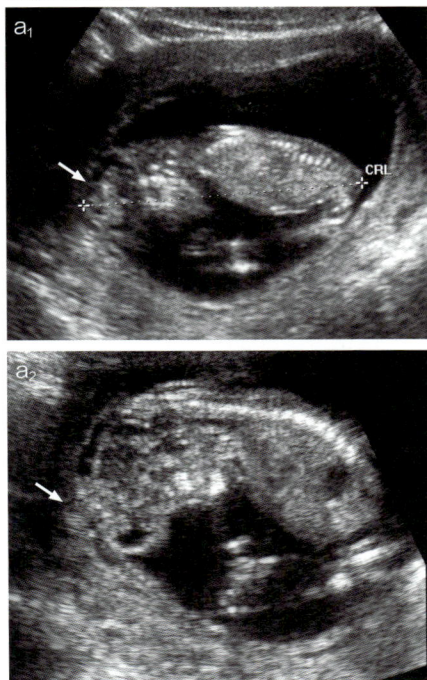
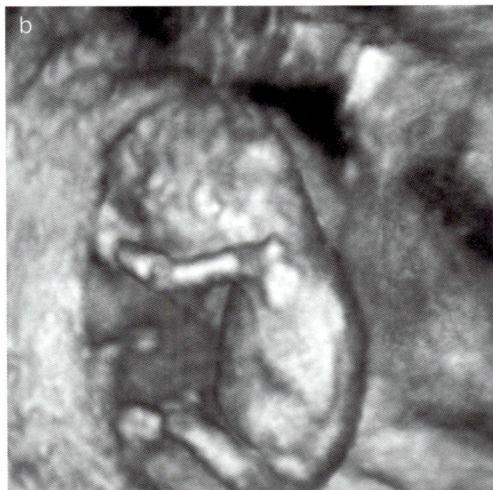

图13.27　羊膜带综合征的超声表现

妊娠13周。可见头部异常（正中线回声不明确，脑部轮廓不完整）。前头部突出，固定在羊膜上（箭头），以俯卧的姿势看不到其在羊水腔内的活动。

尸检发现颅骨缺损、耳郭低位、唇腭裂、左眼球缺失。双手有5根手指，但由于羊膜带附着手指呈融合状态。诊断为羊膜带综合征及无颅骨畸形

- 发病率：据报道，妊娠11～13周，约1500例中有1例。
- Liao等人对145例妊娠10～14周的巨大膀胱进行分析，结果如下。
  - 长径在7～15 mm的病例，约有25%伴有染色体异常（13/18-三体综合征），染色体正常的病例中，90%自然缩小*。
  - 膀胱长径在15 mm以上的病例，染色体异常的合并率约10%。染色体正常的病例多伴有进行性闭塞性尿路疾病（多数为后尿道瓣膜等尿道闭锁）。

> *　膀胱长径15 mm以下的巨大膀胱多数有自然缩小的趋势。原因是支配膀胱平滑肌及排尿功能的自主神经在妊娠13周以后发育，在这之前膀胱功能的发育过程中会出现暂时性功能失调所致。

专栏

妊娠初期（11～13周）筛查的结果
来自英国的报告

　　图C.30是来自英国国王学院医院的报告，显示了2006年3月—2009年9月由专业医生进行的妊娠初期（妊娠11～13周）筛查的结果。

- 在45 191例中，形态异常有488例（1.1%），在妊娠11～13周诊断的有13例（43%）。
- 无脑畸形、全前脑畸形（无分叶型）、脐疝、腹壁破裂、巨大膀胱、BSA诊断率几乎是100%。
- 致死性骨骼系统疾病、膈疝、多指症、四肢缺失等的诊断率为20%～80%。
- 小头畸形、脑中隔缺损、全前脑畸形（半分叶型）、肺分化症、消化道闭锁、肾脏发育不良等的诊断率为0。

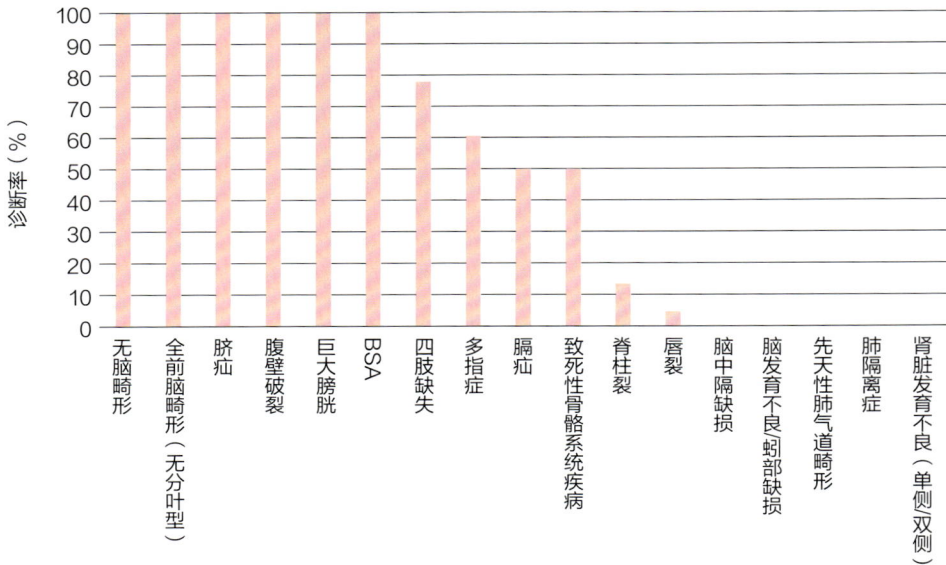

图C.30　妊娠初期胎儿形态诊断

妊娠11～13周胎儿形态诊断的疾病诊断率。显示的是英国国王学院医院由专业医生进行筛查的结果

备忘录

颈项透明层（NT）

什么是NT

- 在妊娠初期的胎儿矢状面颈后部看到的无回声区域称为NT。
- NT的发生与下列几个因素有关。
  - 先天性心脏畸形伴发的心功能低下、颈部的静脉回流受阻、淋巴液回流异常、细胞外的基质合成异常、胎儿低蛋白血症、细小病毒所致的宫内感染等。
- 已经发现NT增厚时，包括胎儿染色体异常及心脏畸形在内的胎儿异常的发生率上升。
- 以下是NT增厚时可能发生的胎儿异常。
  - 染色体异常、先天性心脏病、脐疝、羊膜带综合征，膈疝、尿路闭锁、骨骼异常、代谢性疾病、遗传性疾病等。

- 由于不是结构上的异常，无论是否合并染色体异常，大多NT增厚在妊娠16～18周消失。另外，如果在妊娠初期有一过性NT增厚的表现，出生后为正常新生儿的可能性也非常大。
- NT作为妊娠初期评估染色体异常风险的超声指标之一，应用最为广泛。除了NT之外，妊娠初期评估的超声指标还有鼻骨、三尖瓣反流、静脉导管血流等。

使用NT时的注意事项

在《妇产科诊疗指南—产科篇（2020）》中，NT值的测量被定位为以检测出胎儿染色体异常为目的的产前遗传学检查方法之一，孕妇和伴侣在充分了解检查方法、意义、检查后可能发生的状况的基础上，应该在遗传咨询后进行筛查。NT值的筛查需要由充分掌握了操作技术的技术人员以正确的方法进行。

专栏

胎儿医学基金会（Fetal Medicine Foundation，FMF）

FMF是以正确理解和普及以NT为首的妊娠初期筛查为目的设立的，是英国王室公认的慈善团体。

在FMF的网站上可以在线学习妊娠初期筛查的理论。通过输入NT值可以计算胎儿染色体异常风险的软件已获得许可，在接受线上理论学习后，上传自己拍摄的NT照片，经过考试合格后方可使用该软件。利用这个软件，可以进行更准确的评估。

上述软件以从国际数据得到的结论为基础，长谷川等人就日本人的NT值进行了研究，报告称到目前为止，海外数据和日本人的数据之间没有显著差异。

NT的测量方法（图13.28）

由于NT测量是具有上述特点的检查项目，因此需要正确的数据。这需要遵守以下测量方法，进行精细的测量。

①测量时期：妊娠11^{+0}周～13^{+6}周，头臀径在45～84 mm。

②将图像放大，使画面中只显示头部～胸部。

③正确显示矢状面（显示鼻骨、鼻尖部、间脑，上腭为长方形）。

④胎儿处于中立的位置（neutral position），没有头部的伸展和弯曲。

⑤区别胎儿皮肤与羊膜。

⑥为了清晰显示测量线，要尽量降低增益。

⑦在显示的最大部位垂直测量。

⑧将测量标尺设为"on-to-on"（将测量的标尺放在境界线上），多次测量，使用最大值进行评估。

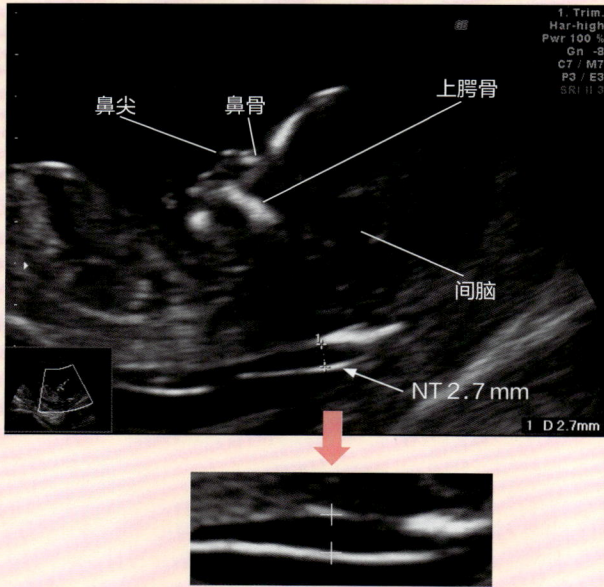

图13.28　NT的测量断面

为了画面中只显示胎儿头部～胸部，将图像放大。显示出正中矢状面（显示鼻骨、鼻尖部、显示为长方形的上腭、间脑的断面）。将测量的标尺放在境界线上进行测量

注意要点①：基本采用经腹超声测量。

经腹超声比经阴道超声的观察范围更大，探头的扫查范围经腹超声有压倒性优势。另外根据胎儿的位置，有时检查需要一段时间，而长时间的经阴道检查对孕妇来说不是很好的体验，也有不能坚持的情况，所以最好使用经腹超声检查。

注意要点②：需要显示出正确的头臀径测量的断面（图13.29）。

在进行染色体异常的风险评估时，由于以NT值为首的妊娠初期的所有超声指标都是以头臀径值为基础进行评估的，所以要尽可能显示出正确的头臀径测量的断面。

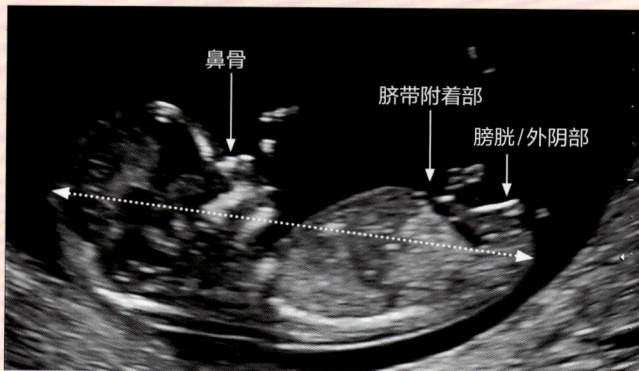

图13.29　正确的头臀径测量断面

在进行染色体异常的风险评估时，必须要显示出正确的头臀径测量断面。作为注意要点，躯体与头部在一条直线的正中矢状面，鼻骨、脐带附着部、膀胱/外阴部在同一断面显示。没有显示颅骨及下肢。图中显示妊娠12^{+5}周的头臀径为68 mm

- 正确的头臀径测量断面有以下几点标准。
  - 躯体与头部在一条直线的正中矢状面。
  - 鼻骨、脐带附着部、膀胱及外阴部在同一断面显示。
  - 没有显示颧骨及下肢。
- 这样显示的断面测量相距最远的两点之间的距离。首先将一光标放在臀部后，另一光标放在头部的顶端，将其作为头臀径。

NT的相关资料

各种筛查方法对21-三体综合征检出率的比较，NT的正常范围，NT与围产期预后见图13.30、13.31，表13.6。

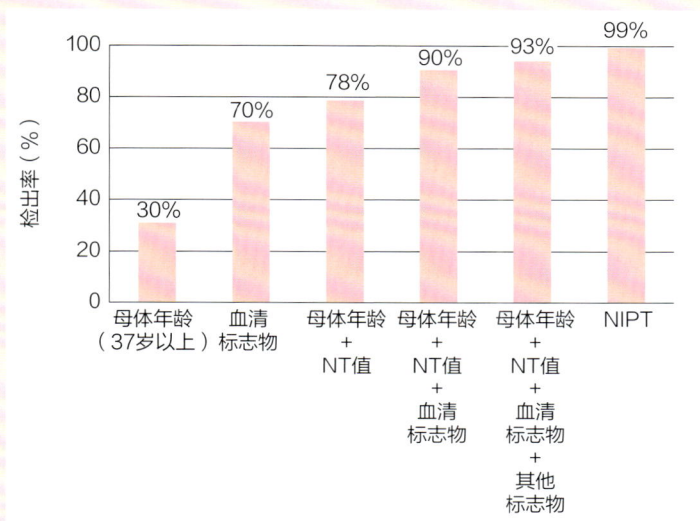

图13.30　各种筛查方法对21-三体综合征检出率的比较
母体年龄的检出率为30%，母体年龄加上NT检出率上升为78%。母体年龄加上血清标志物（游离hCG.PAPP-A），以及其他指标（鼻骨缺损、静脉导管血流波形、三尖瓣反流）检出率进一步升高。近年来出现的无创产前DNA检测（NIPT）的检出率已高达99%，这是一个划时代的筛查方法

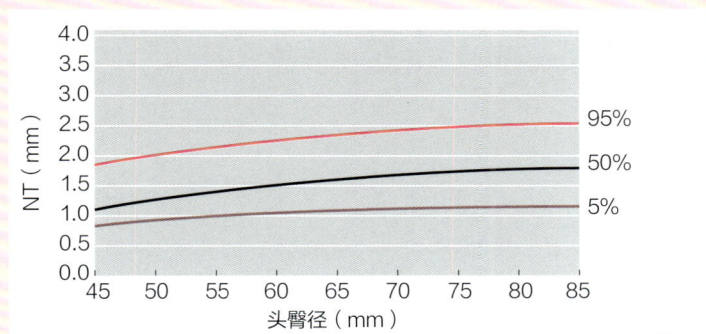

图13.31　NT 的正常范围
随着头臀径值的增加，NT的正常值也会增加。NT值在95%以上时为增厚

表13.6　NT 与围产期预后

随着NT值的增加，染色体异常、胎儿宫内死亡、胎儿形态异常、心脏畸形的风险增加。

NT	染色体异常	染色体正常			正常生存
		宫内死亡	胎儿形态异常	心脏畸形	
百分位数95%以下	0.2%	1%	1.5%	0.3%	97%
百分位数95%~99%	3.5%	1%	2.5%	0.5%	93%
3.5~4.4 mm	20%	2.5%	10%	3%	70%
4.5~5.4 mm	33%	3.5%	20%	6.5%	50%
5.5~6.4 mm	50%	10%	25%	10%	30%
6.5 mm及以上	65%	20%	45%	20%	15%

后颈皮褶厚度（nuchal fold thickening，NFT）（图13.32）

- 妊娠初期染色体异常（尤其是21-三体综合征）的超声特征性表现之一。
- 测量方法：妊娠15~21周，在小脑水平的颈部横断面（显示透明隔腔、小脑后颅窝池的断面），测量后颅骨外侧到皮肤外侧（out-out）的距离。
- 测量值在6 mm以上时，染色体异常（尤其是21-三体综合征）的风险明显升高。

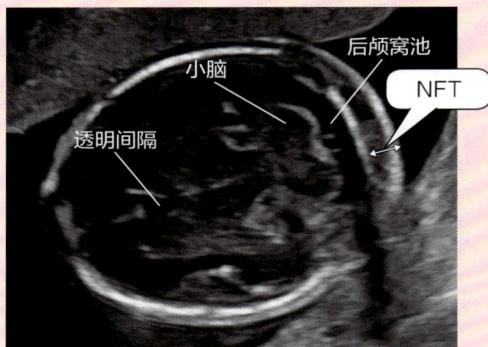

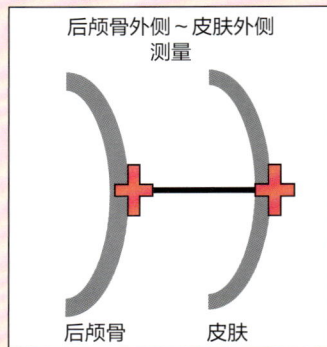

图13.32　后颈皮褶厚度（NFT）

妊娠15~21周，在小脑水平的颈部横断面测量后颅骨外侧到皮肤外侧的距离。测量值在6 mm以上时，染色体异常（尤其是21-三体综合征）的风险明显升高

图中所示为妊娠20周，NFT为5 mm

母体并发症

子宫肌瘤

- 在子宫肌层发生的良性肿瘤，由肌纤维和结缔组织构成的平滑肌瘤。
- 是盆腔内最常见的肿瘤，生殖年龄女性的发病率为20%~50%。
- 闭经后肌瘤有缩小的趋势。

- 根据在肌层的生长方向，分为黏膜下肌瘤、肌壁间肌瘤、浆膜下肌瘤（表13.7、图13.33）。
- 黏膜下肌瘤、肌壁间肌瘤有时会导致月经过多和着床障碍。另外，浆膜下肌瘤几乎没有月经过多和子宫不正常出血，大多数在长大后才被发现。有蒂的浆膜下肌瘤有时会发生蒂扭转。

表13.7　子宫肌瘤的分类

黏膜下肌瘤	发生在宫腔附近（黏膜下），并向宫腔内生长 在黏膜下肌瘤中，有的带蒂的肌瘤核从宫腔内脱出到阴道内被称为"肌瘤分娩"
肌壁间肌瘤	发生在子宫肌层，并在肌层内生长
浆膜下肌瘤	发生在子宫表面附近，朝向浆膜生长 在子宫浆膜面有蒂生长的称为"有蒂的浆膜下肌瘤"

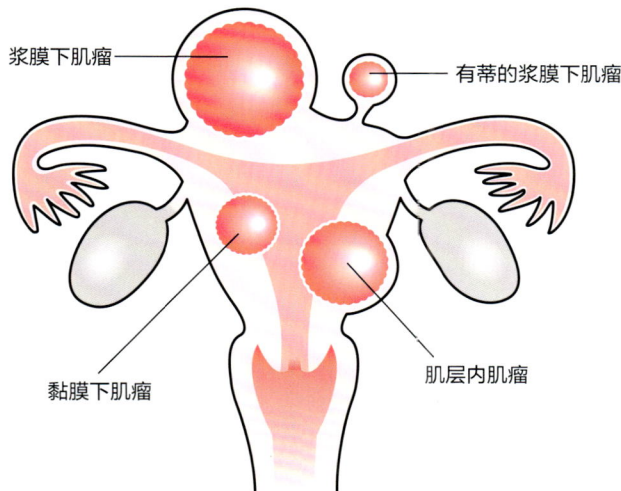

图13.33　子宫肌瘤的分类

超声表现

- 子宫肌层内或与肌层相接触的部位，可见边界清楚的类圆形实质性肿瘤。通常，其内部（与子宫肌层相比）为等回声或稍低回声。有时内部发生变性，表现为从高回声到无回声的各种各样的回声图像，肿瘤后方往往伴有声影（表13.8）。

表13.8　发现肿瘤性病变（子宫肌瘤）时的观察要点

肿瘤的位置①： 肿瘤在子宫的什么位置	前壁/后壁/右侧壁/左侧壁/子宫底/子宫颈
肿瘤的位置②： 肿瘤在子宫壁的什么位置	黏膜下/肌层/浆膜下
测量大小	纵径、横径、前后径3个方向测量

回声水平	（与子宫肌层比较）高回声/等回声/低回声/无回声
后方回声	衰减、增强
肿瘤的边缘	规则/不规则
肿瘤的边界	清晰/不清晰
内部回声	均匀/不均匀
必要时应用	彩色/脉冲多普勒超声

子宫肌瘤合并妊娠（图13.34）

■ 据报道，在日本子宫肌瘤合并妊娠的发生率为0.45%~4%。随着高龄妊娠的增加，近年来该情况有增加的趋势。

■ 妊娠后初次发现子宫肌瘤的病例较多。在妊娠初期的超声检查中，确认有无子宫肌瘤非常重要。

■ 多数子宫肌瘤在妊娠期间基本没有任何症状，预后良好。

■ 疼痛是子宫肌瘤合并妊娠最常见的症状。妊娠中期~后期，尤其是多见于大于5 cm的浆膜下肌瘤。肿瘤的快速增大伴有血液循环障碍、变性、坏死等，是导致疼痛的原因。多数在静养1~2周后症状改善。

a. 子宫体部约10 cm大小的肌瘤，在其尾侧靠近胎囊

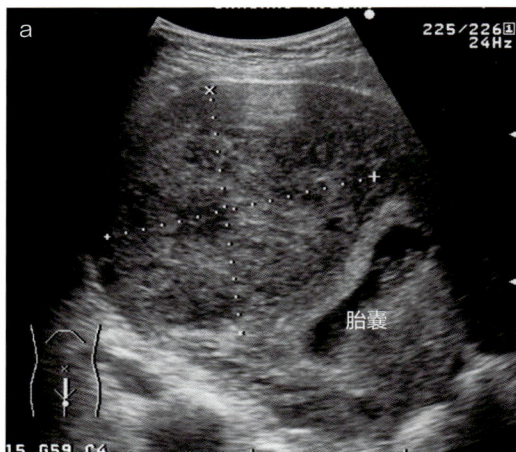

b. 妊娠30周，子宫侧壁可见肌瘤（箭头）

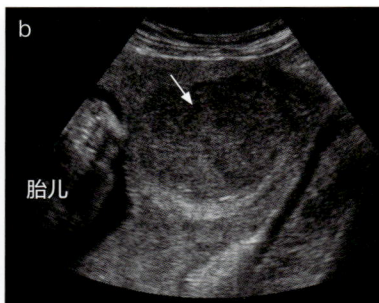

c. 妊娠35周，子宫前壁可见多个肌瘤（箭头）

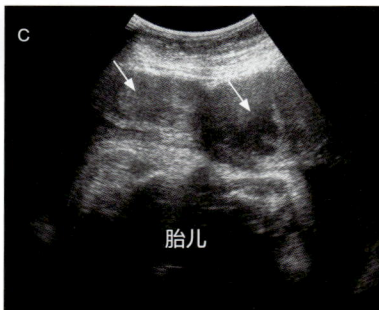

图13.34　子宫肌瘤合并妊娠的超声图像

- 妊娠中观察子宫肌瘤的变化
  - 位置：在妊娠的过程中，由于子宫增大肌瘤的位置会发生很大变化。妊娠初期在子宫前壁的肌瘤，妊娠中期以后常常出现在子宫侧壁。
  - 大小：约20%的病例在妊娠中肌瘤会增大。有时会发生肌瘤增大伴发肌瘤内部变性，从而引发疼痛。
  - 内部回声：如果发生肌瘤变性，内部回声会发生各种各样的变化。
- 5 cm以上的肌瘤会引起下列并发症的概率增加：先兆流产/早产、胎位异常、前置胎盘、胎盘早剥、羊水量异常、妊娠高血压综合征、胎膜早破等。
- 胎盘附着部的正下方有7~8 cm黏膜下肌瘤时，正常位胎盘早剥的风险增加。

子宫畸形

- 在发育初期，子宫由左右Muller管融合而成。这个过程受到干扰，就会发生各种各样的子宫畸形。另外，这个时期也会发生泌尿形态异常。
- 发病率：据报道为0.4%~5%。
- 已知子宫畸形是不孕症的原因之一。

备忘录

部分子宫收缩（图13.35）

　　子宫的大部分由肌肉组成，而肌肉有收缩、舒张的功能。子宫收缩是肌肉出现紧张的状态，如果收缩的肌肉只是局部（部分的子宫收缩），在超声图像上可以看到局部的子宫壁呈瘤状突起，乍一看，会误认为是这个肌瘤。部分子宫收缩是一过性表现，过一段时间就会消失。如果一段时间内没有变化，要注意有子宫肌瘤等肿瘤性病变的可能，并进一步筛查。

a. 子宫收缩时（经腹超声表现，矢状面）

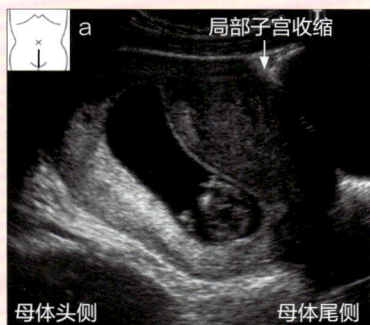

b. 子宫收缩消失时（经腹超声表现，矢状面）

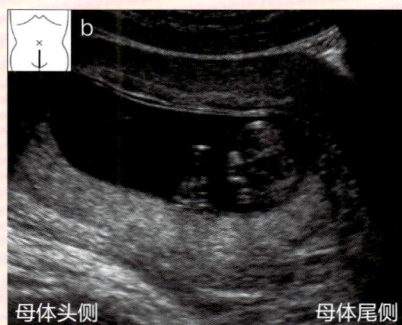

图13.35　部分子宫收缩

妊娠11⁺⁶周，可见子宫前壁部分子宫收缩。乍一看类似子宫肌瘤（a）。过一段时间再进行检查，前壁所见的子宫部分收缩表现消失（b）

- 由于多数子宫畸形没有症状，多在因妊娠及流产、不孕症等原因接受检查时发现。也有在妊娠初期超声检查中偶然发现。

子宫畸形的分型

- 图13.36所示现在应用最广泛的美国生殖医学会（American Fertility Society，AFS，现为American Society for Reproductive Medicine，ASRM）提出的Muller管畸形分型（AFS分型）。
- 各型的发生率如下：双角子宫39%、纵隔子宫34%、重复子宫11%、弓状子宫7%、单角子宫5%、发育不良/缺如4%。

子宫畸形对妊娠的影响

- 流产：在子宫畸形时由于形态异常和伴随的血流障碍，影响受精卵着床和发育是引起流产的原因。一般来说，纵隔子宫的流产率最高。
- 围产期并发症的增加：子宫畸形与正常子宫相比，在妊娠34周之前的早产、臀位、胎膜早破（妊娠37周以前的破水）、剖宫产分娩、胎儿生长受限、前置胎盘、胎盘早剥等病例数增加。

子宫畸形与泌尿系统的形态异常

在发生学上生殖系统和泌尿系统的形成有非常紧密的关联，所以很多时候子宫、卵巢等生殖系统的形态异常与肾脏、输尿管的形态异常是同时发生的。在子宫畸形的病例中，有高达30%同时合并泌尿系统形态异常。成年女性的腹部超声检查中，任何一个系统的脏器出现形态异常时，都需要确认另一系统的脏器情况。

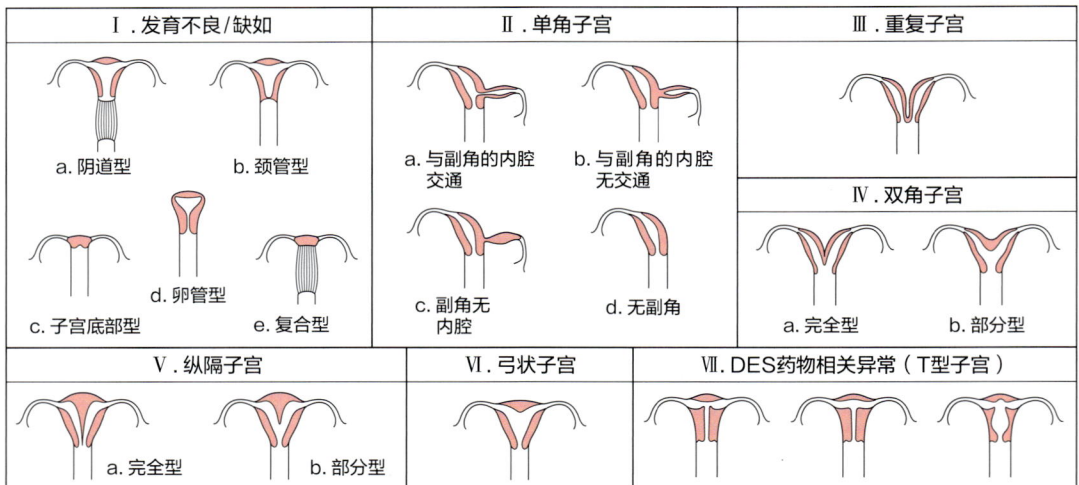

图13.36　子宫畸形的分型
美国生殖医学会提出的Muller管畸形分型。分为7类，最常见的是Ⅳ型双角子宫

超声表现

图13.37、13.38是重复子宫合并妊娠的病例。

a. 下腹部横断面

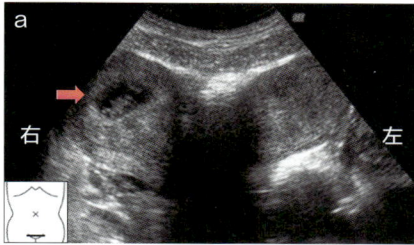

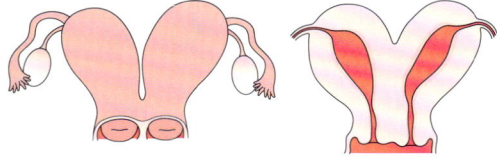

重复子宫（AFS分类 Ⅲ型）

b. 右下腹部横断面

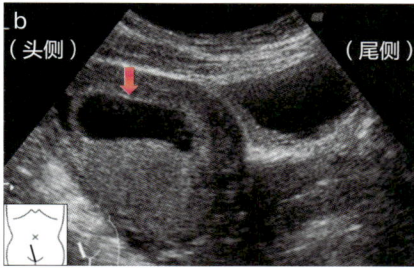

c. 左下腹部横断面

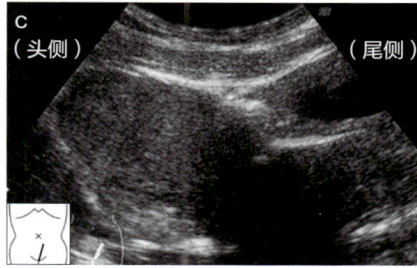

图13.37　重复子宫合并妊娠/右肾缺如病例1

可见2个子宫体。右侧子宫内可见胎囊（箭头）

a. 左侧腹部矢状面

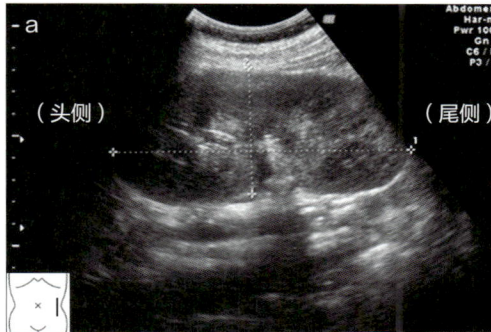

b. 右侧腹部矢状面

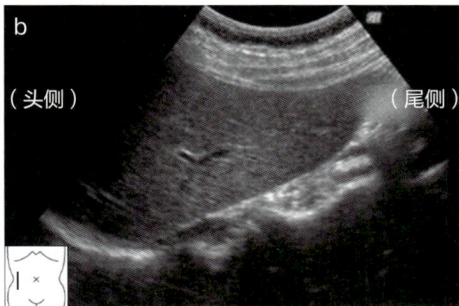

c. 右侧腹部横断面

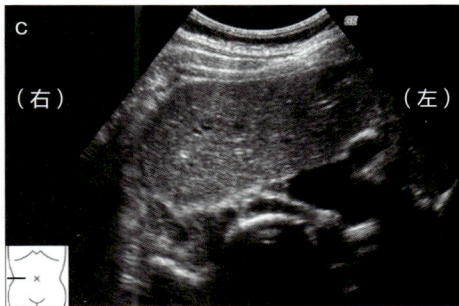

图13.38　重复子宫合并妊娠/右肾缺如病例2

可见左肾长径13 cm，有增大的倾向（a）。另外，在本来右肾的位置没有显示出右肾（b，c）

卵巢肿瘤

- 据报道妊娠中发现卵巢肿瘤*的概率为0.01%～10%，不同的报道频率不同（表13.9）。

> *卵巢肿瘤是表示在卵巢中发生的"肿瘤"和"类肿瘤样病变"的用语。"肿瘤"和"肿块"不是同义词。"肿块"是指身体和脏器的一部分产生的包块（疙瘩），包括炎性病变、增生、肿瘤等。"肿瘤"是指异常增殖的细胞集聚在一起，分为良性肿瘤和恶性肿瘤。

- 妊娠中发现的卵巢肿瘤多数是黄体囊肿（叶黄素囊肿）这样的功能性囊肿。（内部伴有分隔）多房性囊肿及5 cm以上的单房性囊肿（不伴有分隔）约有70%会消失。
- 肿瘤性病变多数是皮样囊肿、浆液性囊腺瘤等良性肿瘤，恶性肿瘤比较罕见。

超声表现

在日本广泛使用的是日本超声医学会超声检查基于卵巢肿瘤内部回声的分型（图13.39）。以此作为参考，对肿瘤的良、恶性做出判断。提示恶性的表现为，肿瘤壁肥厚、腔内有乳头状凸起、存在实质性部分。

	回声类型		其他项目	解释
I型	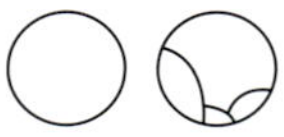	囊肿型（内部无回声）	有无分隔（双房或多房）	单个至数个囊肿 无论有无分隔 有分隔时，薄而光滑 内部无回声
II型	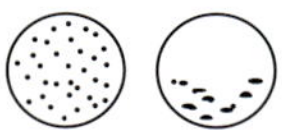	囊肿型（内部有回声）	有无分隔（双房或多房）内部回声的状态（点状、线状）（部分～全部）	无论有无分隔 有分隔时，薄而光滑 内部整体或部分有点状回声 或部分有点状或线状回声
III型	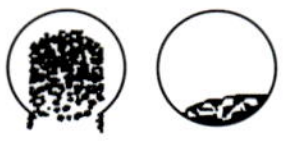	混合型	囊性部分：有无分隔内部回声的状态实质性部分：是否均匀边缘、轮廓	中心部分没有实质性回声 边缘部分有表面光滑的实质回声 后方回声衰减（声影）
IV型	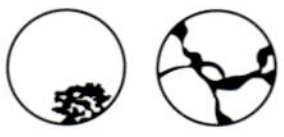	混合型（囊性占优）	囊性部分：有无分隔内部回声的状态实质性部分：是否均匀边缘、轮廓	边缘部分有表面不光滑的实质性回声（从肿瘤壁隆起），可见薄厚不均的分隔
V型	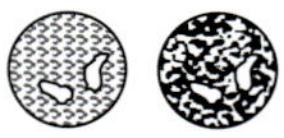	混合型（实性占优）	囊性部分：有无分隔内部回声的状态实质性部分：是否均匀边缘、轮廓	肿瘤内实质性回声占优势，可见部分囊性回声 实质性部分可见回声强弱不等的部分及回声均匀的部分
VI型	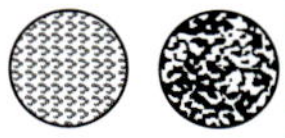	实质型	内部回声的均匀性边缘、轮廓	肿瘤整体为实质性回声 实质性部分可见回声强弱不等的部分及回声均匀的部分
不能分类			上述项目	I～VI型不能分类

注：1）分隔整体或部分增厚时，没有实质性部分，纳入IV型。
　　2）记载的是医用超声用语。

图13.39　日本超声医学会的卵巢肿瘤回声分型

根据参考文献64制作

根据回声类型恶性或边界恶性的比例如下

I、II、III型：3%以下；IV型：约50%；V型：约70%；VI型：约30%

卵巢肿瘤合并妊娠的处理

- 妊娠过程中卵巢肿瘤的风险有肿瘤破裂、蒂扭转、产道通过障碍等。
  - 据报道，妊娠过程中肿大的卵巢发生扭转的最大概率是7%，其中的60%左右发生在妊娠初期，多数直径在6 cm以上。
- 在怀疑恶性肿瘤时，无论妊娠周数多大都应该尽早手术摘除。
- 《妇产科诊疗常规–妇产科篇（2020）》中指出，怀疑良性卵巢肿瘤时，肿瘤在6 cm以下时可动态观察，10 cm以上时考虑手术治疗。6～10 cm的单房性囊肿可以动态观察，内有分隔及小结节怀疑恶性肿瘤时，建议考虑手术治疗。
- 如果被诊断为需要手术的卵巢肿瘤，手术最好在妊娠12周以后进行。但是，怀疑恶性肿瘤及临界恶性肿瘤时，发生了剧烈的疼痛，怀疑扭转、破裂、出血等，无论妊娠周数多大都应该尽早手术摘除。
- 卵巢肿瘤在妊娠过程中，其大小、性状、位置都可能发生较大变化。最好进行多次超声检查。

黄体囊肿

- 黄体呈囊状，直径在3 cm以上时称为黄体囊肿（lutein cyst）。这属于功能性囊肿*。
- 发生在生殖年龄的女性，也有增大到拳头大小的病例，2～3个月自然消退。
- 妊娠初期在1/4～1/3的孕妇中可以见到。是妊娠初期最常见的卵巢囊性病变。
- 通常在妊娠12～14周慢慢缩小。80%左右在妊娠16周前后消失。

> * 功能性囊肿是指卵巢在每个月经周期的变化过程中发现的囊肿，有卵泡囊肿和黄体囊肿。

超声表现（图13.40）

- 表现为边界清楚、表面光滑的囊性回声。
- 多为单侧、单房性，大小在3～8 cm，比卵泡（通常在7 cm以下）稍大。
- 由于妊娠初期黄体功能亢进，与非妊娠时期（平常的月经周期）的黄体相比，其内部表现为各种各样的回声。

黄体囊肿出血

- 黄体囊肿内出血的疾病。与月经周期相关，约80%在黄体期发病。
- 由于多在下次月经时缩小，观察其随时间的变化对诊断是有帮助的。

超声表现（图13.40）

- 表现为边界清楚、表面光滑的囊性回声。
- 内部回声多种多样，随时间而改变。

a. 病例1：黄体囊肿 妊娠11周
黄体囊肿（箭头）：其最大径分别为4 cm
及2 cm
a₁ 经腹超声图像，右下腹纵断面

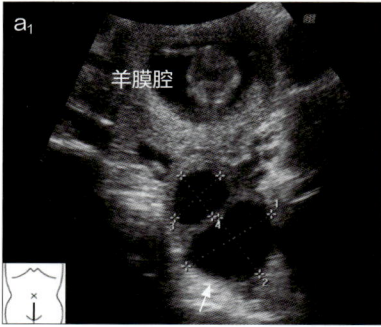

b. 病例2：黄体囊肿出血
经腹超声图像，左下腹纵断面

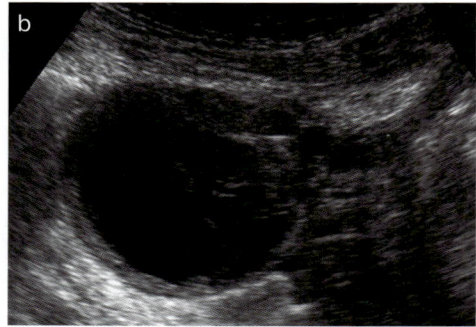

a₂ 经腹超声图像，右下腹横断面

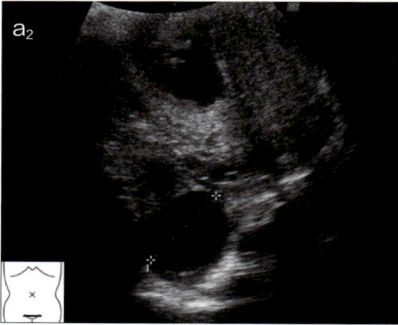

c. 病例3：黄体囊肿出血
经阴道超声图像

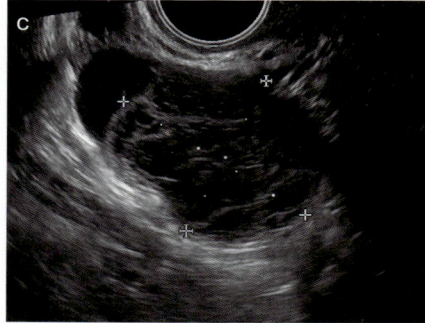

图13.40　黄体囊肿/黄体囊肿出血

畸胎瘤（成熟畸胎瘤、成熟囊性畸胎瘤、类皮样囊肿）

- 畸胎瘤（dermoid cyst）是内部包含皮肤、毛发、皮脂腺、骨骼等成分的囊性肿瘤。它属于良性肿瘤。

- 年轻女性（20～35岁）多发。

超声表现（图13.41）

- 表现为边界清楚、表面光滑的囊性肿瘤。由于各种各样的内部成分，表现为以下多彩的回声类型。

  - 高回声肿瘤的周边可见线状回声，毛发球（hair ball）型。
  - 由没有形成球状的毛发构成，表现为线状高回声（hair line）型。
  - 可见皮脂成分与浆液成分的分界处形成液平面，脂肪-液体（fat-fluid level）型。
  - 骨骼及牙齿形成伴有声影的高回声。

- 附件区域卵圆形肿瘤，有线状回声及声影等多彩回声的情况下考虑皮样囊肿的可能。根据日本超声医学会的分型多分为Ⅱ型或Ⅲ型。

- 内部回声水平较高时，与周围肠管气体难以区别，有漏诊的可能性。如果是皮样囊

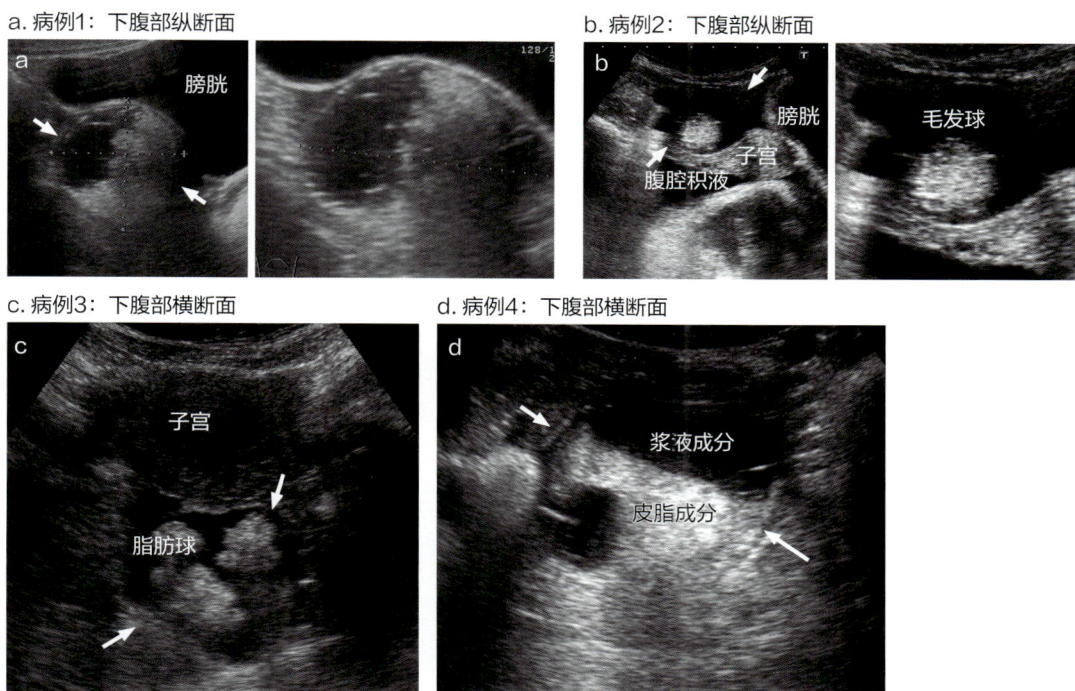

c. 病例3：下腹部横断面

d. 病例4：下腹部横断面

图13.41 畸胎瘤病例

皮样囊肿表现为各种各样的内部回声，边界清楚、表面光滑的囊性肿瘤（a～d，箭头）。以下讲述其特征性的多彩内部回声

病例1：囊肿内部可见毛发及皮脂构成的高回声（a）

病例2：囊肿内部可见高回声部分周围的线状回声（毛发球形成）（b）

病例3：囊肿内部可见脂肪球形成的多个实质性高回声（c）

病例4：可见皮脂成分及浆液成分的分界处形成液平面，为脂肪-液体（fat-fluid level）型（d）

肿，可见特有的卵圆形及特征性线状回声，没有肠管一样的蠕动，这几点可以鉴别。
■ 常常双侧发生。

子宫内膜异位症（巧克力囊肿）

■ 见于20～40岁性成熟期，是导致不孕症的原因。

■ 子宫内膜或与子宫内膜类似的组织，在卵巢反复出血形成含有血液成分的囊肿。

■ 多数形成在子宫直肠窝周围，大部分病例子宫与盆腔粘连。

■ 病变快速增大，出现实质性部分，内部表现为低回声（内部变黑），可检出血流信号，C125上升，出现这些情况时，要怀疑病变恶性化。

超声波表现（图13.42）

■ 表现为边界清晰的囊性回声。

■ 多表现为内部可见弥漫性颗粒样回声的囊肿样类型（日本超声学会分型Ⅱ型）。有时可见分隔、血凝块等形成的实性回声。通常，在妊娠过程中逐渐缩小。

表13.9 发现卵巢肿瘤时的观察要点

肿瘤的位置	左/右/子宫直肠窝
大小	测量纵径、横径、前后径3个径线
内部回声	高回声、等回声、低回声、无回声、线状回声
肿瘤的边缘	规则/不规则
肿瘤的边界	清晰/不清晰
肿瘤内部的观察	• 有无实质性部分，有实质性部分观察其边缘 • 有无分隔，有分隔要观察有无不均匀肥厚 • 必要时：实质性部分及分隔的彩色/脉冲多普勒超声检查

a. 病例1：下腹部横断面　　　　　　　　b. 病例2：下腹部横断面

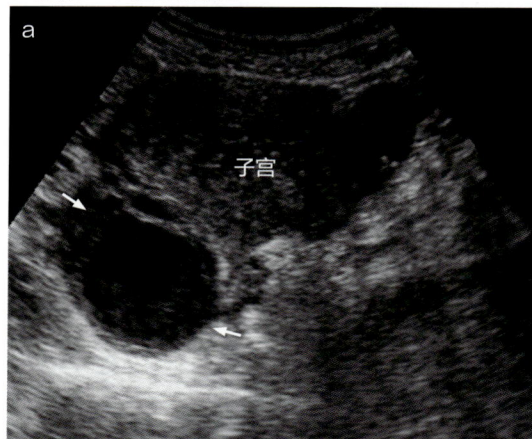

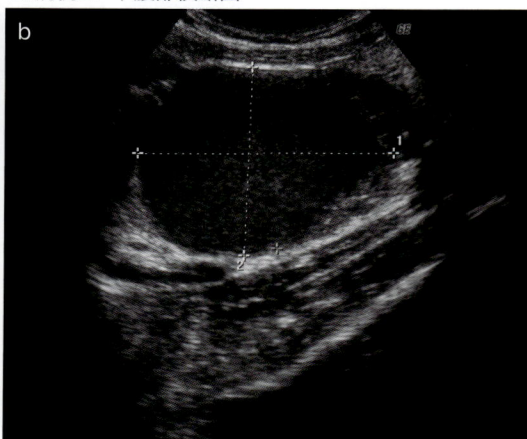

图13.42　子宫内膜异位症病例
均表现为边界清晰的囊肿。典型表现为囊肿内部均匀的颗粒状回声

参考文献

1) 日本超音波医学会 機器及び安全に関する委員会：胎児超音波検査の安全性について．超音波医学 2012；39：541−8．

2) 日本超音波医学会機器及び安全に関する委員会/電子情報技術産業協会超音波専門委員会（編）：超音波診断装置の安全性に関する資料 第4版．p.29．2020年9月公開．https://www.jsum.or.jp/committee/uesc/pdf/safty.pdf

3) Salvesen K, Lees C, Abramowicz J, et al: ISUOG statement on safe the use of Doppler in the 11 to 13 + 6- week fetal ultrasound examination. Ultrasound Obstet Gynecol 2011；37：625−8．

4) 市塚清健，長谷川潤一，松岡 隆，ほか：妊娠初期の超音波検査．J Med Ultrasonics 2014；41：301−8．

5) Salmon LJ, Alfirevic Z, Bilardo CM, et al: ISUOG Practice Guidelines: performance of first-trimester fetal ultrasound scan. Ultrasound Obstet Gynecol 2013；41：102−13．

6) 日本超音波医学会用語診断基準委員会：超音波胎児計測の標準化と日本人の基準値．日本超音波医学会雑誌 2003；30：J415−40．

7) 日本産科婦人科学会/日本産婦人科医会（編）：CQ 009 分娩予定日の決定法については？ 産婦人科診療ガイドライン・産科編 2020．p.43，日本産科婦人科学会，東京，2020．

8) 日本産婦人科医会（編）：研修ノート No.74 妊娠初期の超音波検査，2005．

9) 石本人士：妊娠11週（初期）までの検査．特集 いまさら聞けない超音波検査のABC．周産期医学 2015；45：1317−24．

10) 日本産科婦人科学会（編）：産科婦人科用語集・用語解説集 改訂第4版．日本産科婦人科学会，東京，2018．

11) 室月 淳，原田 文，Nicolaides K（編）：妊娠初期超音波と新出生前診断．メジカルビュー社，東京，2014．

12) 穂坂正暢：8.産婦人科領域の超音波診断．超音波診断 第1版．日本超音波医学会編，p.644，医学書院，東京，1988．

13) 篠塚憲男：超音波断層法．腹壁の異常．特集 一歩進んだ胎児超音波検査—具体的な描出法/測定方法を教えます．周産期医学 2016；46：587−90．

14) 日本産科婦人科学会/日本産婦人科医会（編）：CQ 203 異所性妊娠の取り扱いは？ 産婦人科診療ガイドライン・産科編 2020．p.115，日本産科婦人科学会，東京，2020．

15） 池ノ上 克，鈴木秋悦，高山雅臣，ほか（編）：エッセンシャル産科学・婦人科学 第2版．医歯薬出版，東京，1996．

16） 医療情報科学研究所（編）：病気がみえる Vol.10 産科 第4版．メディックメディア，東京，2018．

17） 関谷隆夫，木下孝一，西澤春紀，ほか：2 知っておきたい妊娠の知識．超音波エキスパート 12 胎児エコー－スクリーニングから精密検査まで－．p.12-23，医歯薬出版，東京，2012．

18） 日本産科婦人科学会/日本産婦人科医会（編）：CQ 202 妊娠12週未満の流産診断時の注意点は？ 産婦人科診療ガイドライン・産科編2020．p.111，日本産科婦人科学会，東京，2020．

19） Norton ME, Scoutt LM, Feldstein VA: Section I Obstetrics Chapter 4. Ultrasound of the Early First Trimester. Callen's Ultrasonography in Obstetrics and Gynecology. 6th Ed. Elsevier, 2016.

20） Green JJ, Hobbins JC: Abdominal ultrasound examination of the first trimester fetus. Am J Obstet Gynecol 1988；159：165-75.

21） 平野和雄，大池澄孝，植竹 実，ほか：CRL/GS 解離と流産．日本超音波医学会研究発表会講論集 1984；44：751-2．

22） 松井英雄，小川正樹：75 絨毛性疾患．周産期医学必修知識 第8版．周産期医学 2016；46 増刊号：226-8．

23） Japan Fetoscopy Group（編）：一絨毛膜双胎 基本から Update まで．メジカルビュー社，東京，2007．

24） 日本産科婦人科学会/日本産婦人科医会（編）：CQ 701 双胎の膜性診断の時期と方法は？ 産婦人科診療ガイドライン・産科編2020．p.338，日本産科婦人科学会，東京，2020．

25） 竹村秀雄（編著）：正常妊娠がよくわかる 新版 助産師外来で役立つ 超音波検査ガイドブック．メディカ出版，大阪，2018．

26） 中田雅彦，長島 克，森山 梓：149 双胎一児発育不全．周産期医学必修知識 第8版．周産期医学 2016；46 増刊号：465-8．

27） Shen O, Samueloff A, Beller U, et al: Number of yolk sac does not predict amnionicity in early first-trimester monochorionic multiple gestations. Ultrasound Obstet Gynecol 2006；27：53-5．

28） Murakoshi T, Ishii K, Matsushita M, et al: Monochorionic monoamniotic twin pregnancies with two yolk sacs may not be a rare finding: a report of two cases. Ultrasound Obstet Gynecol 2010；36：384-6．

29） Corbett SL, Shmorgun D: Yolk sac number does not predict reliably amnionicity in monochorionic twin pregnancies: a case of a monochorionic monoamniotic twin pregnancy with two distinct yolk sacs on early first-trimester ultrasound. Ultrasound Obstet Gynecol 2012；39：607-8．

30） 村越 毅：5 多胎妊娠．産科と婦人科 2019；86：1059-64．

31） 村越 毅：147 双胎間輸血症候群（TTTS）．周産期医学必修知識 第8版．周産期医学 2016；46 増刊号：460-2．

32） 村越 毅：148. 双胎一児死亡．周産期医学必修知識 第8版．周産期医学 2016；46 増刊号：463-4．

33） 日本産科婦人科学会/日本産婦人科医会（編）：CQ 705 双胎の基本的な管理・分娩の方法は？ 産婦人科診療ガイドライン・産科編2020．p.348，日本産科婦人科学会，東京，2020．

34） 長瀬寛美：胎児脊柱管閉鎖障害．臨床婦人科産科 2020；74：120-7．

35） 青木昭和：136 胎児異常－頭部・頸部．周産期医学必修知識 第8版．周産期医学 2016；46 増刊号：412-8．

36） 岡本愛光（監修）：Section 5 胎児：10 胎児の画像診断．ウィリアムス産科学 原著25版（和訳版）．南山堂，東京，2019（＝ Williams Obstetrics 25th Ed. Cunningham FG, Leveno KJ, Bloom SL,et al, eds. McGraw-Hill, 2018.）．

37） Kagan KO, Staboulidou I, Syngelaki A, et al: The 11-13 week scan: diagnosis and outcome of holoprosencephaly, exomphalos and megacystis. Ultrasound Obstet Gynecol 2010；36：10-4．

38） 原田 文，井ケ田小緒里，室月 淳：021 胎児超音波スクリーニング－妊娠11～13週．周産期医学必修知識 第8版．周産期医学 2016；46 増刊号：65-70．

39） Molina FS, Avgidou K, Kagan KO, et al: Cystic hygromas, nuchal edema, and nuchal translucency at 11-14 weeks of gestation. Obstet Gynecol 2006；107：678-83．

40） Graesslin O, Derniaux E, Alanio E, et al: Characteristics and outcome of fetal cystic hygroma diagnosed in the first trimester. Acta Obstet Gynecol Scand 2007；86：1442-6．

41） Malone FD, Ball RH, Nyberg DA, et al: First -trimester septated cystic hygroma: prevalence, natural history, and pediatric outcome. Obetet Gynecol 2005；106：288-94．

42） 高橋雄一郎：妊娠12～18週の検査：この時期にも超音波画像から診断される胎児異常．周産期医学 2015；45：1339-44．

43） 篠塚憲男：超音波断層法．腹壁の異常．特集 一歩進んだ胎児超音波検査．周産期医学 2016；46：587-90．

44） 大山牧子：胎盤からわかる周産期疾患．周産期医学 2010；40：1015-22．

45） Norton ME, Scoutt LM, Feldstein VA: Section I Obstetrics Chapter 14. Ultrasound Evaluation of the Fetal Gastrointestinal Tract and Abdominal Wall. Callen's Ultrasonography in Obstetrics and Gynecology 6th Ed. Elsevier, 2016.

46） Liao AW, Sebire NJ, Geerts L, et al: Megacystis at 10-14 weeks of gestation: chromosomal defects and outcome according to bladder length. Ultrasound Obstet Gynecol 2003；21：338-41．

47） Syngelaki A, Chelemen T, Dagklis T, et al: Challenges in the diagnosis of fetal non-chromosomal abnormalities at 11-13 weeks. Prenat Diagn 2011；31：90-102．

48） 日本産科婦人科学会/日本産婦人科医会（編）：CQ 106-3 NT（nuchal translucency）値の計測については？ 産婦人科診療ガイドライン・産科編2020．p.86，日本産科婦人科学会，東京，2020．

49） Hasegawa J, Nakamura M, Hamada S, et al. Distribution of nuchal translucency thickness in Japanese fetuses. J Obstet Gynecol Res 2013；39：766-9．

50） Snijders RJ, Noble P, Sebire N, et al: UK multicentre project on assessment of risk of trisomy 21 by maternel age and fetal nuchal-translucency thickness at 10-14 weeks of gestation. Fetal Medicine Foundation First Trimester Screening Group. Lancet 1998：352：343-6．

51） Norton ME, Scoutt LM, Feldstein VA: Section I Obstetrics. Chapter 3. Ultrasound Evaluation of Fetal Aneuploidy in the First and

Second Trimester. Callen's Ultrasonography in Obstetrics and Gynecology. 6th Ed. Elsevier, 2016.

52） Agathokleous M, Chaveeva P, Poon LC, et al: Meta-analysis of second-trimester markers for trisomy 21. Ultrasound Obstet Gynecol 2013；41：247–61.

53） 脇川晃子，林　和俊：4 子宮筋腫（妊娠の可否）．周産期医学必修知識 第8版．周産期医学 2016；46 増刊号：15–7.

54） 小松篤史：指導検査士に必要な産婦人科の知識．超音波医学 2017；44：423–34.

55） 川端伊久乃，中井章人：特集 超音波から何がわかる？ 7.切迫早産，子宮筋腫・卵巣腫瘍合併妊娠と超音波検査．BIRTH 2012；1：53–61.

56） 福武麻里絵，田中　守：065 子宮奇形・筋腫合併妊娠．周産期医学必修知識 第8版．周産期医学 2016；46 増刊号：196–8.

57） 吉岡範人：婦人科合併症．臨床産科学テキスト，長谷川潤一（編）．p.37–41，メディカ出版，大阪，2019.

58） 日本産科婦人科学会/日本産婦人科医会 編：CQ 501 妊婦に子宮筋腫を認めた場合の対応は？ 産婦人科診療ガイドライン・産科編 2020．p.279，日本産科婦人科学会，東京，2020.

59） 佐藤健一郎，水内英充：女性性器奇形の超音波所見．臨床婦人科産科 2005；59：91–104.

60） The American Fertility Society: The American Fertility Society classifications of adnexal adhesions, distal tubal occlusion, tubal occlusion secondary to tubal ligation, tubal pregnancies, müllerian anomalies and intrauterine adhesions. Fertil Steril 1988；49：944–55.

61） Nahum GG: Uterine anomalies. How common are they, and what is their distribution among subtypes? J Report Med 1998；43：877–87.

62） Woodward PJ, Kennedy A, Sohaey R, et al: Section 16 Maternal Conditions in Pregnancy. Diagnostic Imaging: Obstetrics 3rd Ed. Amirsys®, 2016.

63） 近藤英治，小西郁生：66 卵巣腫瘍合併妊娠．周産期医学必修知識 第8版．周産期医学 2016；46 増刊号：199–200.

64） 日本超音波医学会用語・診断基準委員会：卵巣腫瘤のエコーパターン分類の公示について．J Med Ultrasonics 2000；27：912–4.

65） 日本産科婦人科学会/日本産婦人科医会（編）：CQ 504　妊娠中に発見された付属器腫瘤の取り扱いは？ 産婦人科診療ガイドライン・産科編 2020．p.286，日本産科婦人科学会，東京，2020.

第十四章

多普勒超声与
产科血流检查

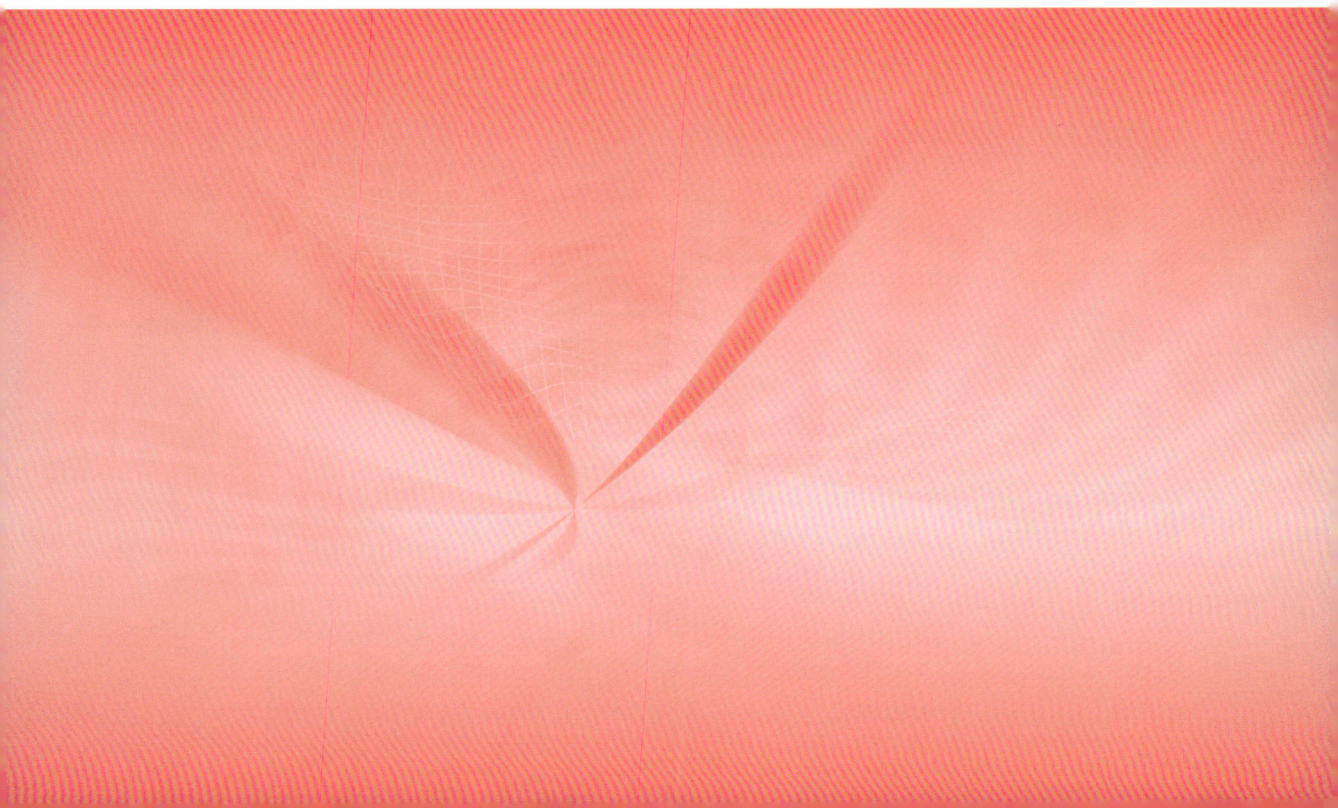

与循环系统和消化系统的超声检查一样，在产科领域也广泛使用多普勒超声检查方法来获取血流信息。在本章中，首先，为了顺利地进行检查，将介绍最低限度要了解的多普勒的基本知识。然后，将介绍主要检查方法、检查对象的正常/异常表现等。

关于多普勒

多普勒是什么

多普勒效应

- ■ "声源"或"观察者"运动时，声音（超声）的波长及频率随着"声源"或"观察者"的运动速度而变化的现象称为多普勒效应。
- ■ 我们能够切身体验到的多普勒效应，例如听到救护车鸣笛经过时，会有这样的现象：靠近我们的救护车鸣笛声（比实际音调）听起来更高，而远离我们的救护车鸣笛声（比实际音调）听起来更低。这就是多普勒效应（图14.1）。
- ■ 随着声源的接近，频率变高（＝音调变高），随着声源的远离，频率变低（＝音调变低）。另外，声源的速度（救护车的移动速度）越快频率变化就会越大。
- ■ 当声源本身移动，或听声源的观察者移动时，由于多普勒效应，耳朵听到的音调（声音的频率）就会发生变化。另外声源移动的速度越快，音调（声音的频率）变化得越大。如果知道反射回来的声音频率的变化大小，就可以知道对方移动的方向和速度。

超声设备的应用

多普勒效应发生在移动的反射体上。在超声设备中，将血管内流动的红细胞作为反射体来捕捉，从而应用多普勒效应来显示血流信息。

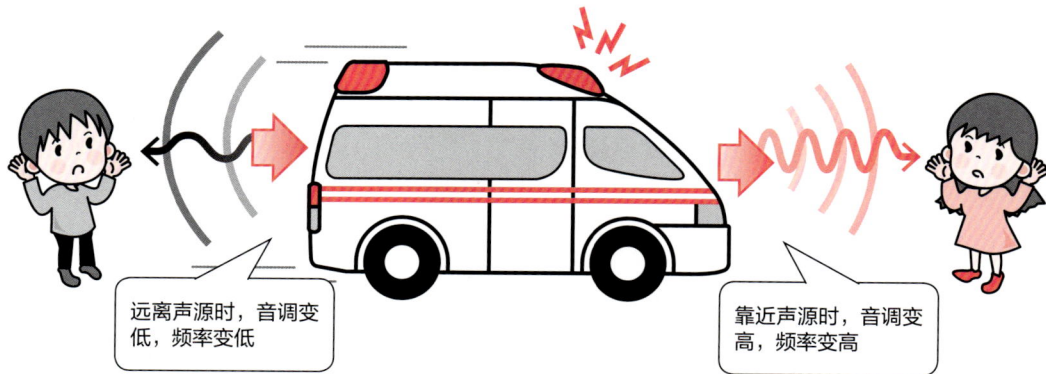

远离声源时，音调变低，频率变低

靠近声源时，音调变高，频率变高

图14.1　救护车鸣笛声和多普勒效应

从探头发出的超声被血管内红细胞反射回来时，反射回来的声波（反射波）由于多普勒效应，红细胞接近探头，则声音变高（频率增高），红细胞远离探头，则声音变低（频率减低）。从探头发出的频率与红细胞反射回来的频率之差与在血管内移动的红细胞的移动速度成正比。利用这一点，根据公式求出红细胞移动的方向和移动速度（血流速度），可以在超声设备的画面上以各种形式表示出来[*]。

> [*] 如果测量频率差，可以求出红细胞（血流）的移动方向和移动速度（血流速度）。将该频率差称为多普勒频移或（多普勒偏移频率）。多普勒频移的频率由发送频率和接收频率之差得出。

多普勒的原理

必须知晓的基本公式

当向某一血管发送超声时（发送频率f_0），血管内移动的红细胞反射的超声频率发生变化（接收频率f_1）。于是频率变化量（f_0-f_1）成为由于多普勒效应而变化的频率（多普勒频移f_d）。如果将入射角度（血流方向与超声波束所成的角度）设为θ，声速为c，血流速度为v，则形成图14.2的关系，根据f_d值可求出v。另外，超声诊断设备将声速设定为1530 cm/s。

多普勒超声的种类

多普勒超声有以下3种类型（图14.3）

- 彩色多普勒超声：朝向探头的血流用红色表示，背离探头的血流用蓝色表示。
- 能量多普勒超声：血流方向没有区别，高灵敏度彩色显示低流速血流。
- 脉冲多普勒超声：显示某一特定部位的血流频谱。可检测的血流速度是有限的，不适合测量高速血流速度。

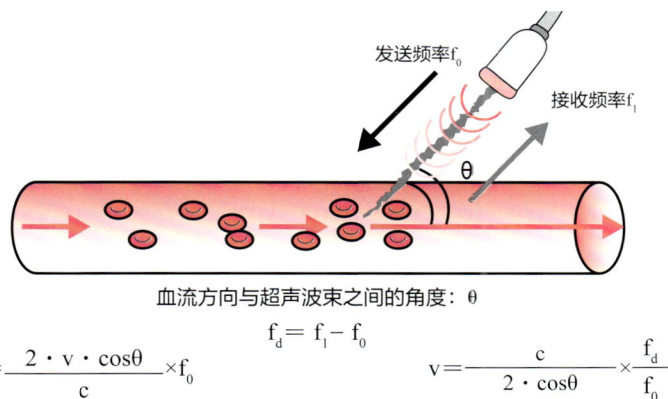

发送频率f_0

接收频率f_1

血流方向与超声波束之间的角度：θ

$$f_d = f_1 - f_0$$

$$f_d = \frac{2 \cdot v \cdot \cos\theta}{c} \times f_0$$

$$v = \frac{c}{2 \cdot \cos\theta} \times \frac{f_d}{f_0}$$

图14.2　多普勒原理

■ 连续波多普勒：可显示某超声波束上的血流频谱。虽然有可以进行高速血流测量的优点，但是不能识别检测出的血流频谱是位于超声波束上的哪个部位的血流信息。主要应用于循环系统的超声检查。

多普勒超声检查*

通常，按照以下流程进行检查。

①用B型超声模式观察目标区域。

②用彩色多普勒超声或能量多普勒超声确认有无血流。

③确认有血流部位的脉冲多普勒超声频谱。

> * 通常，产科领域使用的是彩色多普勒超声、能量多普勒超声、脉冲多普勒超声。

a. 彩色多普勒超声（单脐带动脉）

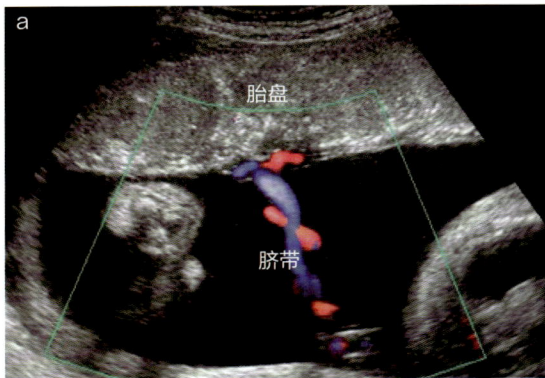

b. 能量多普勒超声（血管环）
胎儿颈部横断面（3VTV）

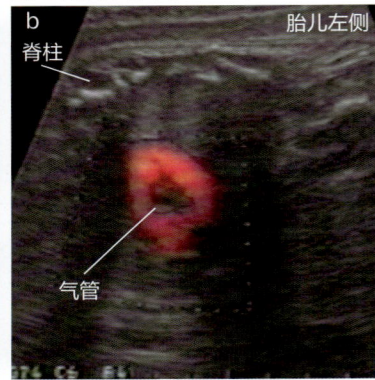

c. 脉冲多普勒超声
（静脉导管频谱，正常）

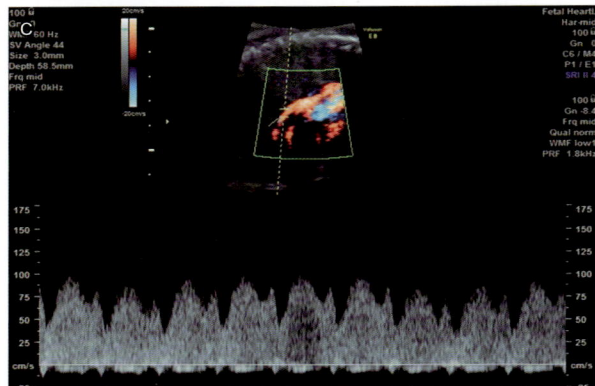

d. 连续波多普勒超声（二尖瓣反流频谱，胎儿左室瘤病例）

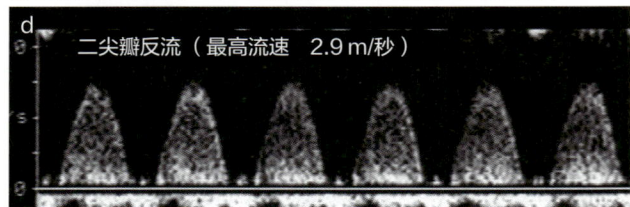

图14.3　多普勒超声的类型

彩色多普勒超声/能量多普勒超声的使用方法

彩色多普勒超声

- 彩色多普勒超声是将血流速度和血流方向等血流信息对应的色彩重叠显示在B型超声模式图像上。可以实时观察彩色显示范围内的血流动力学状态，可以实时掌握血流在哪里，以怎样的方向、怎样的速度流动。
- 彩色多普勒超声使用与后述的脉冲多普勒超声同样的脉冲反射法原理。
  - 发送间歇性的短波（脉冲波），在没有发送的间期进行接收。
  - 接收到的信号通过快速傅里叶变换（fast Fourier transform，FFT）进行频率解析，得到多普勒频移频率（f_d，发送频率与接收频率的差）。
  - 将得到的频率（f_d）的平均值转换成红、蓝色与浓度，这个转换高速而反复进行，用彩色表示血流速度、血流方向、血流紊乱等信息。

显示的规则（图14.4、14.5）

- 一般来说，接近探头的血流用红色表示，远离探头的血流用蓝色表示。
- 在相同颜色中，快速血流显示为色彩明亮，流速较慢的血流表现为色彩暗淡。高速血流信号为黄色或绿色的马赛克样表现。

检查要点

- 调整探头的位置（图14.6）

  超声波束与血流方向垂直部分的管腔内没有彩色。调整探头的位置，尽可能减小血流方向与超声波束之间的夹角（θ）。
- 尽可能小的设定彩色取样框（图14.7）

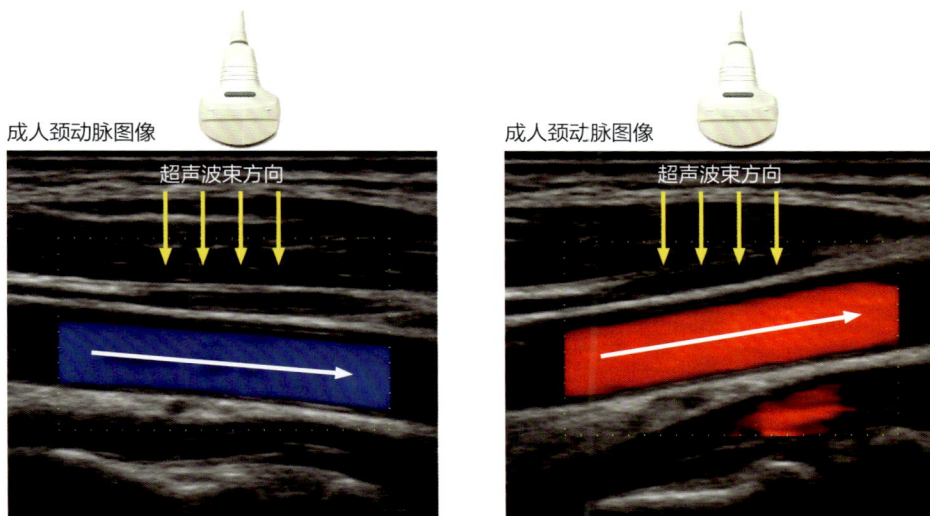

成人颈动脉图像 超声波束方向

成人颈动脉图像 超声波束方向

图14.4　彩色多普勒超声检查法1：血流方向的表示
接近探头的血流用红色表示，远离探头的血流用蓝色表示

a. 单纯性肺动脉闭锁

4CV，可见收缩期TR。TR的流速较高，表现为明亮的彩色马赛克状

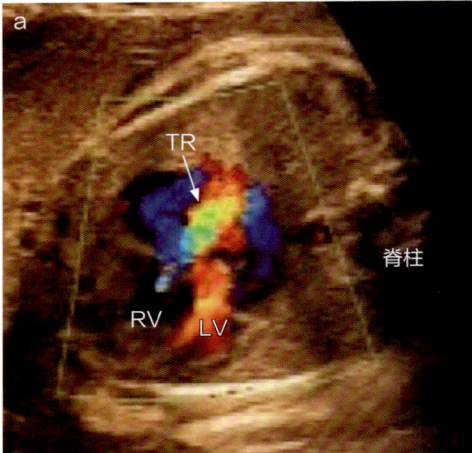

b. 重度主动脉瓣狭窄

4CV，可见收缩期MR。MR的流速较高，表现为明亮的彩色马赛克状

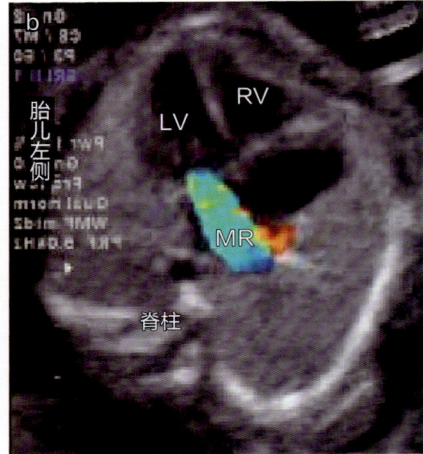

TR为三尖瓣反流；RV为右心室；LV为左心室

MR为二尖瓣反流；RV为右心室；LV为左心室

图14.5　彩色多普勒超声检查法2：血流方向的表示

显示的是胎儿心脏畸形的病例。明亮的部分表示快速血流，暗淡的部分表示低速血流

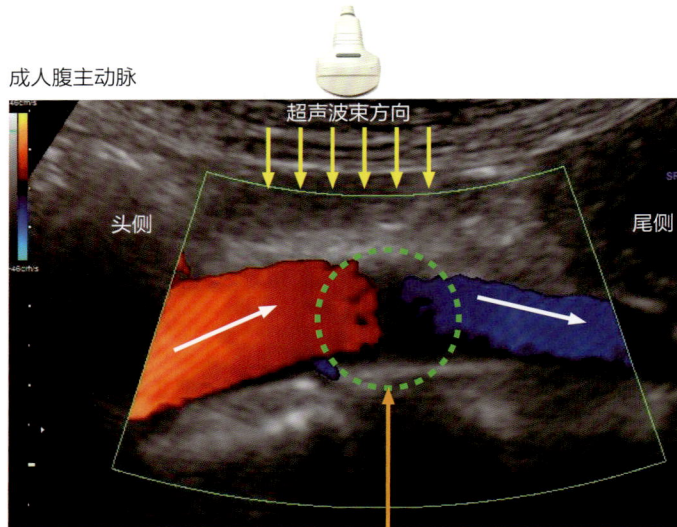

超声波束与血流方向垂直的部分没有彩色
↓
移动探头，使血流方向尽可能与超声波束平行

图14.6　彩色多普勒超声检查要点1：调整探头位置

- 帧频（1秒钟内显示图像的张数）根据彩色取样框的大小而变化。如果彩色取样框较大，其内需要处理的信息增多，需要花费时间就增加。所以如果彩色显示的范围大，帧频降低，则实时性受到影响。因此，彩色取样框要尽量缩小。

a. 彩色多普勒超声取样框过大的图像，成人腹部横断面
帧频低至5，图像实时性较差

b. 彩色多普勒超声取样框大小合适的图像，成人腹部横断面
帧频为16，与a图像比较实时性更好

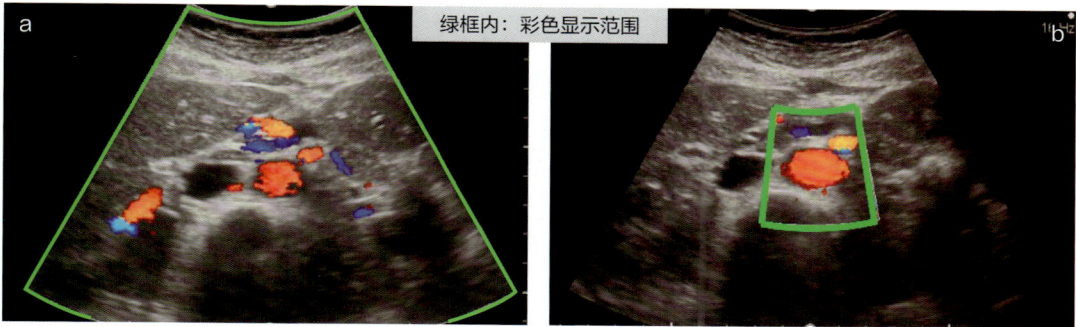

图14.7　彩色多普勒超声检查要点2：彩色取样框的设定
彩色多普勒超声取样框过大时帧频（1秒钟内显示图像的张数）减小，图像的实时性较差，所以取样框要尽可能小

- 如果帧频在20以上时人类的眼睛就会识别为实时图像，所以检查时的帧频最好在20~25。

■ 设定与检查部位相适应的血流速度范围

- 如果设定的流速范围与检查部位的血流速度不匹配，就得不到适当的彩色多普勒超声血流图像。流速范围的数值一般表示在屏幕左侧彩色条的上、下端。目标血管的血流速度大大超过流速范围的血流速度时难以显示彩色血流，产生折返现象，导致显示出彩色呈马赛克状，不是真正的血流方向。
- 通常，动脉流速快，静脉流速慢。另外，近心端较粗的血管流速快，远心端血管流速慢。胎儿的流速范围设定是以动脉约50 cm/s，静脉约20 cm/s作为标准。

■ 调节彩色多普勒超声增益

- 彩色多普勒超声增益过低时，无法得到充分的血流显示。将彩色多普勒超声增益调到最大之后慢慢下调，当血管外溢（渗出、模糊）的表现消失时，这个画面的增益就是最适合的。
- 作为彩色多普勒超声的特点，彩色多普勒超声显示的血管比实际的血管径要粗。在判断图像时，要考虑到多少有血管外溢的因素。

■ 调节壁滤波器（wall motion filter，WMF）

- 在人体内，除了血液流动以外，血管壁及心脏的瓣膜等运动缓慢的物体也可得到多普勒超声信号，这些信号在观察血流情况时，可成为噪声而影响检查。滤波器具有将这些噪声从脉冲多普勒超声的频谱中除去的作用。在进行彩色多普勒超声检查时要适当地设定滤波器。

■ 低截滤波器、高通滤波器。

■ 要注意的是如果将滤波器设定得过高，噪声被过滤的同时低速的血流信号也会被屏蔽。

■ 如果将滤波器设定得过低，受噪声影响，对血流信号的判断会发生错误。

同时使用彩色多普勒超声时需要知晓的内容

- 由于胎儿呼吸样运动及母体腹壁的活动，使本来没有血流的部分可能也会出现类似血流一样的表现。所以血流检查要在胎儿呼吸样运动停止时进行。另外根据需要，可嘱孕妇暂时屏住呼吸进行观察。
- 彩色多普勒超声显示的血管径比实际的血管径要大，所以需要用B型超声图像对比。
- 彩色多普勒超声的发送频率，B型超声的发送频率应分别设定。一般情况下没有必要变更，当深部的彩色显示不佳时，降低彩色多普勒超声的发送频率，即可改善深部血流的显示。

能量多普勒超声

显示的规则（图14.8）

彩色多普勒超声是显示平均流速和方差及血流方向的速度显示，而能量多普勒超声是显示平均信号强度的能量显示。在彩色多普勒超声难以检测出血流方向与超声波束垂直区域的血流时，能量多普勒超声能够检测出血流方向与超声波束垂直区域的血流（不依赖角度），还可显示血管较细且流速低的血流，与彩色多普勒超声相比血流检测的灵敏度更好。但是由于血流信息是用单色显示，不能判断血流方向。在想了解血流方向及血流速度有无湍流的情况下，使用彩色多普勒超声；在想了解有无血流和血管连续性时，使用能量多普勒超声。最近，搭载了具有方向性的能量多普勒超声的超声设备也被广泛应用。

检查要点

由于能量多普勒超声不依赖角度，与彩色多普勒超声不同，可以不太考虑超声波束的入射角度。其他要点与彩色多普勒超声相同。

a. 彩色多普勒超声：成人肝内门静脉血流
彩色多普勒超声不能显示与超声波束垂直区域的血流

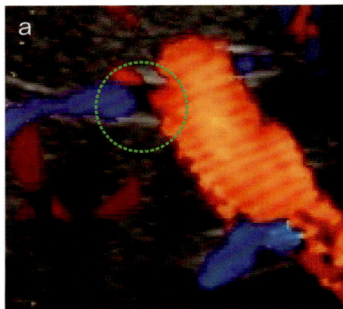

b. 能量多普勒超声：成人肝内门静脉血流
能量多普勒超声显示为单色血流。由于不依赖角度，可以显示与超声波束垂直区域的血流

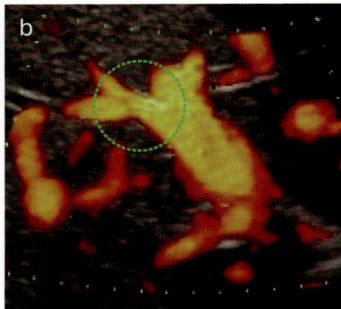

c. 能够显示血流方向的能量多普勒超声：成人肝内门静脉血流
与彩色多普勒超声相同血流方向的色彩改变。由于不依赖角度，可以显示与超声波束垂直区域的血流。另外也可显示低速血流

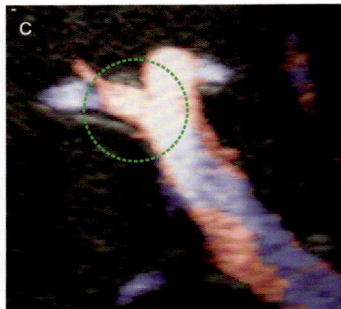

图14.8 彩色多普勒超声与能量多普勒超声图像对比

脉冲多普勒超声的使用方法

脉冲多普勒超声可以用来测量血流速度，可以定量评估血流表现。作为评估指标有PI、RI及流速值。在产科领域主要用于脐带动脉及胎儿的大脑中动脉的评估。

脉冲多普勒超声

脉冲多普勒超声与B型超声同样使用了"脉冲反射法"。间歇性发送短脉冲波，在没有发送的间期进行接收。在脉冲多普勒超声检查中，向目标血管发送超声波束，只接收从设定的取样框部分反射的超声波束。反射回来的超声波束根据血流速度，因多普勒效应频率发生变化。将该变化的频率换算成血流速度，通过脉冲多普勒超声频谱显示出来。如图14.9所示，纵轴表示血流速度，横轴表示时间，朝向探头的血流用基线向上的频谱表示，远离探头的血流用基线向下的频谱表示。

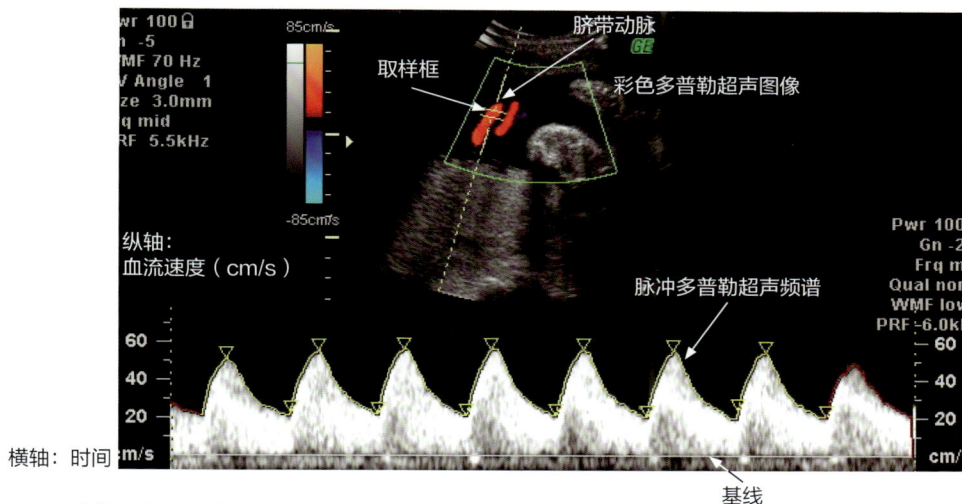

图14.9　脐带动脉脉冲多普勒超声频谱
在下面的彩色多普勒超声图像中显示为红色的2条血管，是脐带中流动的脐带动脉。表现为红色，所以是朝向探头的血流。在脐带动脉中放置取样框，显示出以下血流频谱。由于是朝向探头的血流，表现为在基线以上的搏动性波形。纵轴表示血流速度，横轴表示时间

脉冲重复频率和折返现象的关系

■　脉冲重复频率（pulse repetition frequency，PRF）

探头内的换能器不能同时进行发送和接收，每个换能器依次进行发送和接收。将每秒钟发送和接收的重复次数称为脉冲重复频率，PRF越高，越能检测出快速血流速度，但检测的深度较浅。也就是说，在观察位于表浅位置的血流时，由于从发送超声到接收超声的时间较短，所以能够将PRF设定得较高，PRF越高，能够检测的流速就越快。另外，位置较深的血流由于发送到接收完成的时间延长，所以不能将PRF设定得过高，导致可检出的最高流速降低。

■ 折返现象

　　如上所述，多普勒法是检测从探头发送后，反射回来的超声波束频率变化了多少，也就是检测发送频率和接收频率的变化（多普勒频率f_d），计算出血流速度。可以用脉冲多普勒超声检测到的f_d，是PRF的1/2。即最大检测频率为 ± 1/2 PRF，这是最大检出频率，或称为奈奎斯特频率。当最大检测频率（ ± 1/2 PRF）超过所观察的快速血流，就会出现图14.10、图14.11所示的折返现象，无法进行血流速度的计算。所以，脉冲多普勒超声虽然可以检测特定部位的血流速度，但是能够检测出的血流速度是有限的。

a. 脉冲多普勒频谱表示
当测量的流速超过最大的检测频率（ ± 1/2 PRF）时，超过测量范围的部分显示在相反侧。称为折返现象

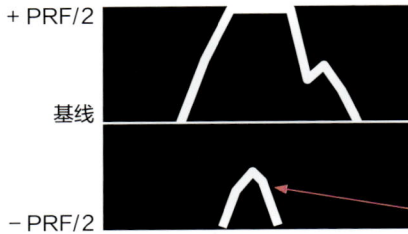

b. 彩色多普勒频谱表示
当流速超过最大的检测频率（ ± 1/2 PRF）时，彩色多普勒超声图像的颜色反转，表现为类似相反的血流。在这种情况下，流向探头的红色血流中，可以看到表示反方向血流的蓝色。称为折返现象

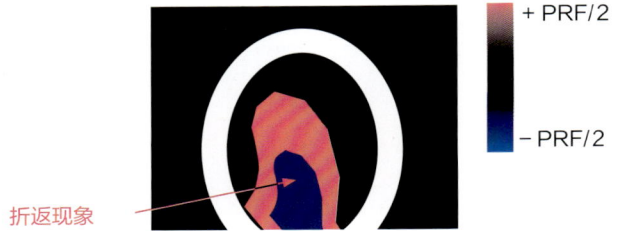

图14.10　折返现象①
当测量的流速超过最大的检测频率（ ± 1/2 PRF）时会发生折返现象

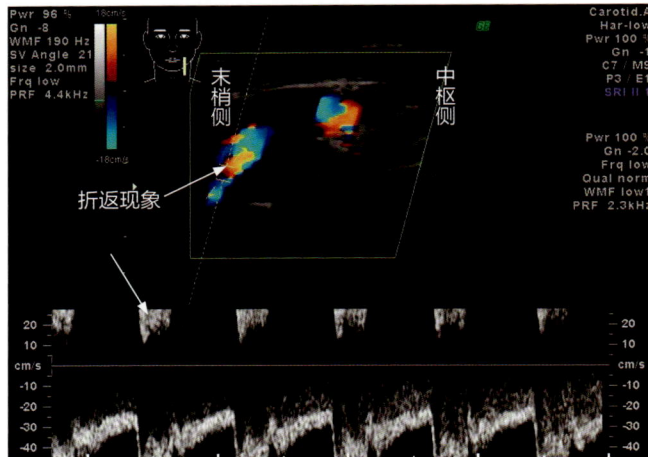

图14.11　折返现象②
成人颈内动脉的图像，从近心端到远心端，即血管是在远离探头的方向，彩色多普勒超声显示蓝色，脉冲多普勒超声只有向下的频谱。在这个图像中目标血管的流速超过了最大检出流速，所以其超过测量范围的部分，彩色多普勒/脉冲多普勒超声频谱可见折返表现

最大检出频率（1/2 PRF）与最大检出流速（v_{max}）的关系

图14.2中提示的①式的f_d，用最大检出频率（1/2 PRF）代替则成为②式的关系。

$$① v = \frac{c}{2 \cdot \cos\theta} \times \frac{f_d}{f_o} \quad \rightarrow \text{将} f_d \text{由} 1/2 \text{ PRF代替} \rightarrow \quad ② v = \frac{c \times PRF}{4 \times \cos\theta \times f_o}$$

例如：PRF = 6 KHz，f_o = 5 MHz，θ=0°时

$$v_{max} = \frac{1\ 530\ \text{m/s} \times 6\ \text{KHz}}{4 \times 1 \times 5\ \text{MHz}} = 0.46\ \text{m/s} \quad \rightarrow \text{最大检出流速为} 0.46\ \text{m/s}。$$

■ 脉冲多普勒超声频谱根据探头的所指方向而变化

脉冲多普勒超声频谱的大小和方向随着血流方向和超声波束方向所成的角度，即根据探头朝向血管的方向不同而发生很大的变化（图14.12）。血流方向和超声波束方向所成的角度为0°时，频率变化最大，频谱也就最大。血流方向和超声波束方向所成的角度越接近垂直，频谱就越小，当垂直时则不产生多普勒效应，就得不到频谱。根据血管相对于探头的方向不同，血流频谱发生很大变化。

检查要点

■ 如图14.12所示，超声波束相对于血管的入射角（入射角θ）变大，血流频谱也会发生大的变化。为了准确地进行血流测量，超声波束的入射方向应尽可能与血流方向平行，必须调整探头的位置。

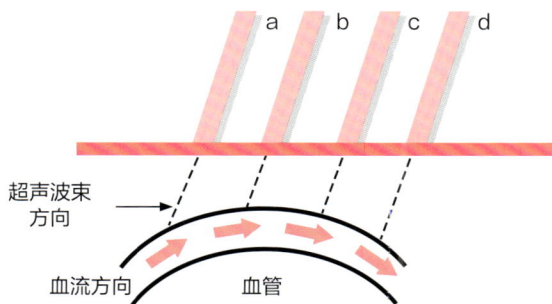

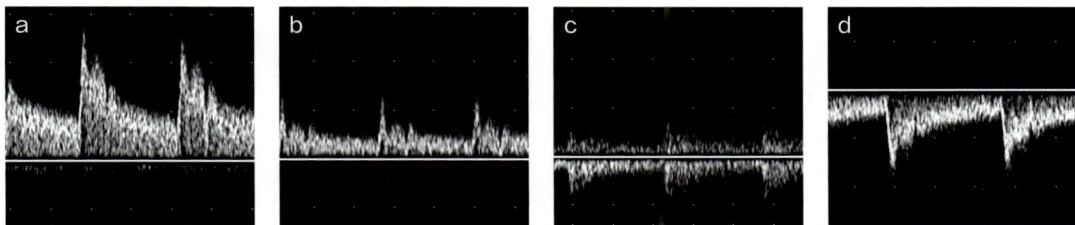

图14.12　随着多普勒入射角变化频谱的变化
超声波束和血流方向所成的角度接近0°时，频谱变得最大（a）。角度越接近垂直，频谱就越小（c）

- θ越大，血流速度测量的误差就越大（图14.13）。θ在30°时误差在5%左右，超过60°时误差急剧增大。所以多普勒超声检查法测量血流速度时需要进行角度修正（cos）。
- 测量时，至少调整θ在60°以下进行测量。尤其是测量大脑中动脉那样的高速血流并且将流速值本身用于评估的情况下，应尽可能使θ接近0。

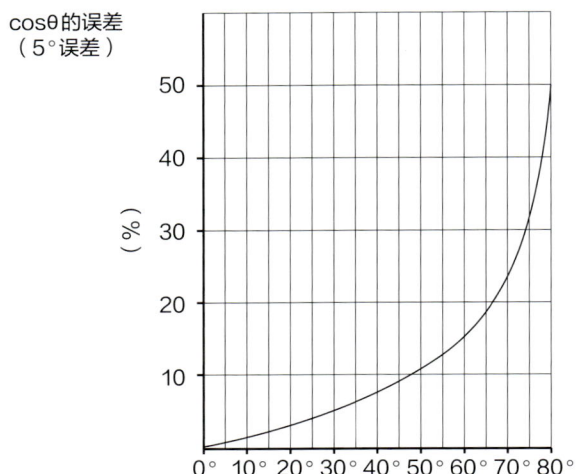

图14.13　多普勒超声检查法中角度修正误差

在各个角度有5°误差时，cosθ包含多少误差的图表。即在横轴上的各个角度，在角度修正5°时产生的误差在纵轴上表示。入射角在30°时误差为5%左右，超过60°时误差急剧上升

专栏

搏动指数（PI）与阻力指数（RI）（图C.31）

PI与RI的意义

- PI与RI表示的是血流向末梢侧流动的阻力大小，是表示末梢血管阻力的指标。
    - RI是根据收缩期血流速度和舒张期血流速度计算的，而PI加入了平均血流速度。

$$PI = \frac{S-D}{M} \qquad RI = \frac{S-D}{S}$$

S为收缩期最大血流速度；D为舒张末期血流速度；M为平均血流速度[*]

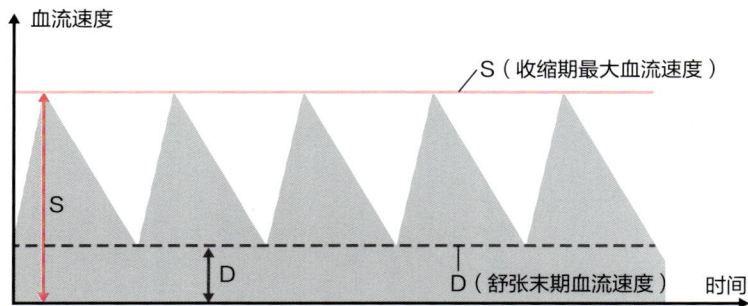

*M（平均血流速度）：描记各时相的最大流速频谱，除以一个心动周期的时长求出的最大平均血流速度

图C.31　PI与RI

- PI与RI评估血流，是以"血液流向末梢的阻力大小与舒张末期血流速度的大小有关"的观点为基础。PI、RI大，则血液流向末梢的阻力就较大，相反PI、RI小，则血液流向末梢的阻力就较小。

  例如，将胎儿心脏比喻为一个泵，胎儿脐带动脉是一个狭窄的管道。泵使水在狭窄的管道中流动的情况下，在泵（胎儿心脏）出水的瞬间（心脏的收缩期）水的流动很好，但是如果泵的力量很弱（心脏收缩能力下降），管道（脐带动脉）的远端非常狭窄时（脐带内血管狭窄等），水流的强度不会持续很长时间，随着时间的推移（心脏的舒张期）很快就会减弱。PI、RI是表示与泵出血流的瞬间相比血流速度减弱程度的指标。

- 从包绕血流频谱整体形状在内进行计算的意义上来说，有观点认为最好使用平均流速计算的PI进行评估，目前无论是PI还是RI临床意义没有明显差异。

为什么要用PI、RI进行评估？

从脉冲多普勒频谱可以求得血管的血流速度。但是由于生物体内的血管多是迂曲走行，一般情况下血流方向与超声波束入射的方向并不一致，所以很难测量正确的血流速度。通常用角度修正求其近似值。因此，通过血流频谱的最高值（=收缩期血流速度）与最低值（=舒张末期血流速度）的比解决了这个问题。也就是说，代替测量速度的绝对值，根据血流频谱计算出速度比这样的定量数值（PI、RI），消除了脉冲多普勒所具有的角度依赖性的影响。

■ 根据血管的直径调整取样框的大小

血管中央部分的血流速度快，靠近血管壁处的血流速度慢。如果取样框的容积过小并且仅覆盖血管的边缘部分或中央部分所显示的血流频谱不能反映血管内的整体血流状况，不能进行正确评估。取样框的大小要根据所测定血管的直径进行调整（图14.14）。

■ 调整基线、脉冲重复频率（PRF）

- 朝向探头的血流频谱显示在基线以上，远离探头的血流频谱显示在基线以下。调整基线是让显示的频谱完整的与血流方向一致地显示在图像中。

- 如果多普勒的频移频率（f_d）超过PRF/2，则会产生折返现象。如果血流频谱在途中中断，剩余部分的频谱出现在反方向，这样就不能求出血流速度和PI、RI。这时需要调整基线，或者PRF使频谱完整地出现在图像中（图14.15）。

- 显示的频谱过小的情况下，为了减小测量误差有必要下调PRF（=最大检出流速下调）。

■ 血流测量在多普勒超声频谱稳定后进行

- 观察到胎儿呼吸样运动时要等到其停止，如果有胎儿呼吸样运动时，胎儿的胸腔内压力就会变化，因此不能得到稳定的血流频谱。血流频谱在每一拍都会变

| a: 正确的取样框的设定 | b: 错误的取样框的设定 |
| → 取样框完整覆盖血管 | → 取样框过小 |

成人颈动脉频谱　　　　　　　　　　　　　　成人颈动脉频谱

显示出血管壁附近低速血流
（血流频谱显示为白色带状）

没有显示出血管壁附近的低速血流
成为强调中央部分快速血流的频谱（没有显示血管本来的血流特征）

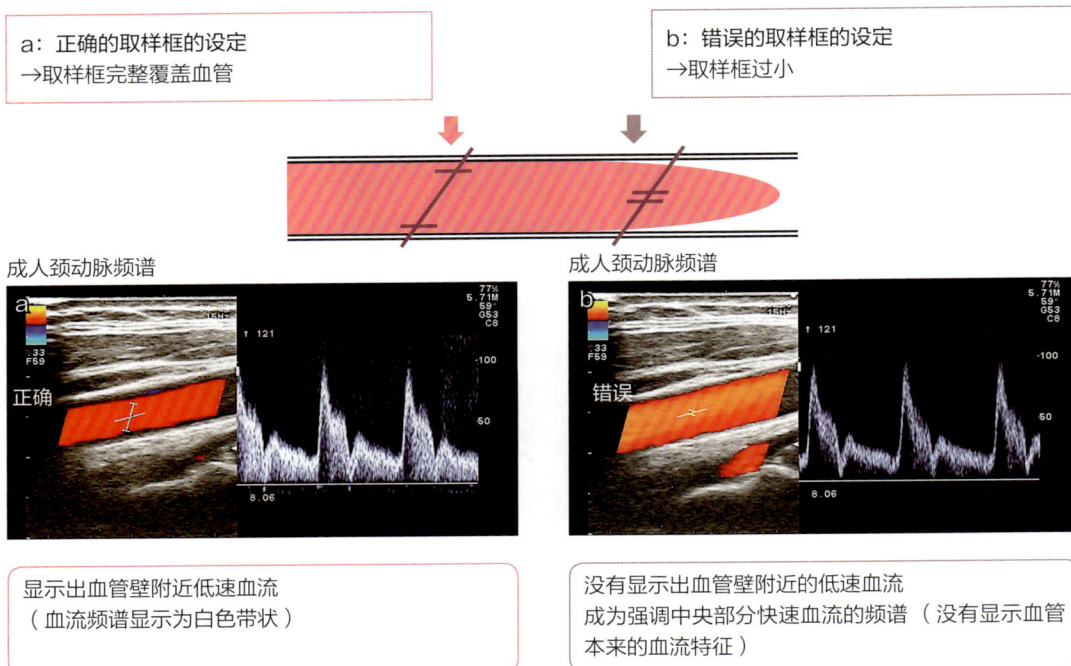

图14.14　取样框大小与血管直径

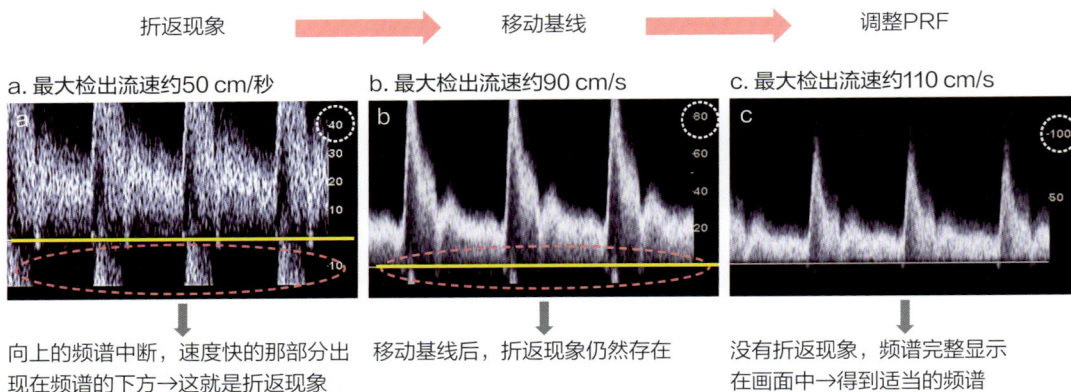

折返现象　　　→　　　移动基线　　　→　　　调整PRF

a. 最大检出流速约50 cm/秒　　　b. 最大检出流速约90 cm/s　　　c. 最大检出流速约110 cm/s

向上的频谱中断，速度快的那部分出现在频谱的下方→这就是折返现象

移动基线后，折返现象仍然存在

没有折返现象，频谱完整显示在画面中→得到适当的频谱

图14.15　出现折返现象时的对策

大或变小时，胎儿在进行呼吸样运动的可能性较大。在呼吸样运动停止之前不能进行血流测量（图14.16）。

- 必要时嘱孕妇屏气：由于母体腹肌的运动，有时不能得到稳定的频谱。可以仅在记录测量频谱时嘱咐孕妇屏住呼吸。

在记录了3~5个以上形状相同的频谱后，冻结图像进行测量。

■ 调整壁滤波器（WMF）（图14.17）

- 如果WMF设定过高，则不能显示低速血流频谱，就不能进行正确的血流评估。
- 从脐带动脉的频谱中判断有无舒张期血流时，将WMF设定为最低（所使用设备的最低WMF）。需要注意的是如果将WMF设定过高，就会显示为舒张期血流中断，有可能做出错误的判断。

a. 有胎儿呼吸样运动
频谱不稳定，不能进行测量

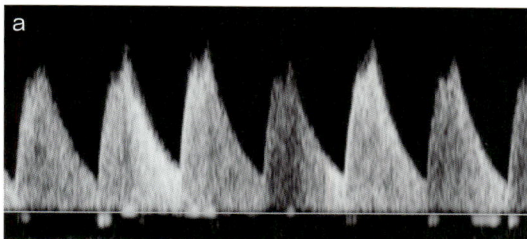

b. 没有胎儿呼吸样运动
频谱稳定，可以进行测量

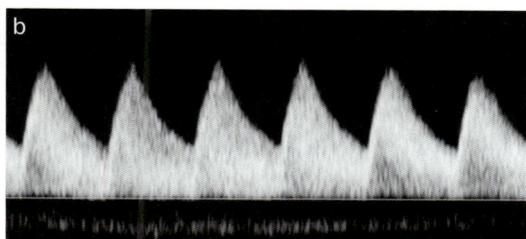

图14.16　在多普勒频谱稳定后进行血流测量
表示胎儿呼吸样运动对脐带动脉血流频谱的影响

a. WMF设定过高

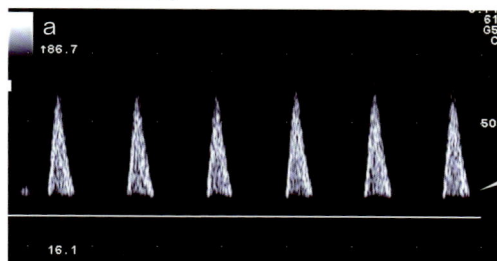

不能显示低速血流
舒张期血流消失，不能进行正确的血流评估

b. WMF设定适当

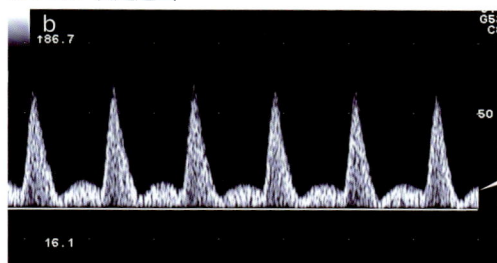

能够显示低速血流
舒张期血流显示清晰，能够进行正确的血液评估

图14.17　调整壁滤波器（WMF）
a、b都是成人胫后动脉的频谱

■ 调整多普勒超声扫描速度（图14.18）

将显示多普勒超声频谱的速度称为多普勒超声扫描速度。对此进行调整，以保证每个频谱的形状都清晰。理想的是每幅图像显示4～6个频谱（10个以上频谱则过多）。

a. 正确的显示血流频谱
扫描速度合适

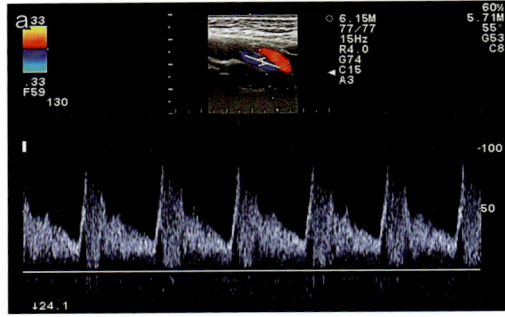

b. 不适当地显示血流频谱
扫描速度过快

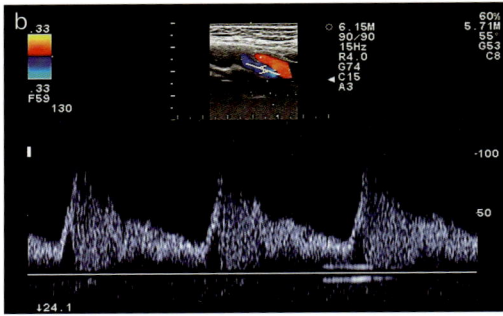

c. 不适当地显示血流频谱
扫描速度过慢

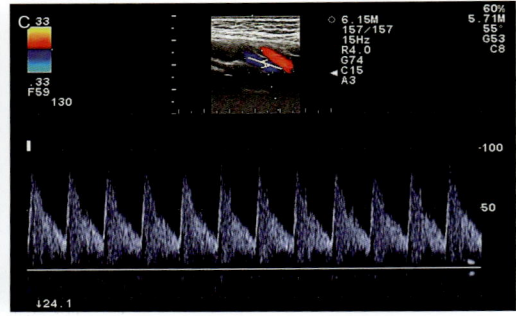

图14.18　调整多普勒超声扫描速度

a、b、c均为成人颈内动脉频谱

多普勒血流测量的影响因素

　　表14.1显示了在进行多普勒血流测量时产生影响的因素。无论在哪种多普勒法中，进行血流测量时，重要的是在没有胎儿呼吸样运动、母体腹壁的运动、胎动等影响的稳定状态下进行。另外，在进行测量时，要留意在原理上可能产生的误差因素。

表14.1　多普勒血流测量的影响因素

原因	内容	
血流动力学	远端血管收缩	近端–远端的压差
	血管径	血管的顺应性
	血液黏稠度	心率（明显的胎儿心动过速和心动过缓）
测量部位的移动	胎儿呼吸样运动	脐带的漂动
	母体腹壁的运动（呼吸、身体活动）	探头移动
	胎动	
设备的条件	取样框的大小	
	壁滤波器的水平	
	增益大小	

根据参考文献5制作

产科血流检查

　　产科领域的血流检查是以脐带动脉、胎儿大脑中动脉、静脉导管、脐带静脉等为对象进行的。在胎儿生长受限中判断胎盘血管抵抗的状态，作为评估低氧情况下胎儿血流动力学的手段。

血流检查在当前妇产科领域的定位

- 在没有发现胎儿生长受限表现的低风险妊娠中，血流检查有效性未被认可。血流检测的对象是B型超声检查诊断为胎儿生长受限等异常的高危妊娠。对于包括低风险妊娠在内的所有胎儿，不建议进行血流检测的筛查。胎儿血流检测的目的是从"全部高危妊娠的胎儿"中筛查出"患病的胎儿"。
- 在胎儿生长受限病例中，异常频谱表现是非常有用的信息。
- 产科的血流检查是胎儿的生理功能检查。由于血流检查中增加了定量的检测，所以保证其准确性是非常重要的。要注意在平时养成使用正确的方法测量的习惯。
- 不能通过一次检查就做出判断，要经过时间的推移进行多次观察。

脐带动脉

关于脐带动脉（umbilical artery，Umb A）需要知道的知识（图14.19、14.20）

- 脐带动脉有2根，脐带静脉有1根，脐带动脉内流的是静脉血，脐带静脉内流的是动脉血。

> * 在本书中，动脉、静脉位于脐带中的部分书写为"脐带动脉""脐带静脉"，位于胎儿体内的部分书写"脐动脉""脐静脉"。

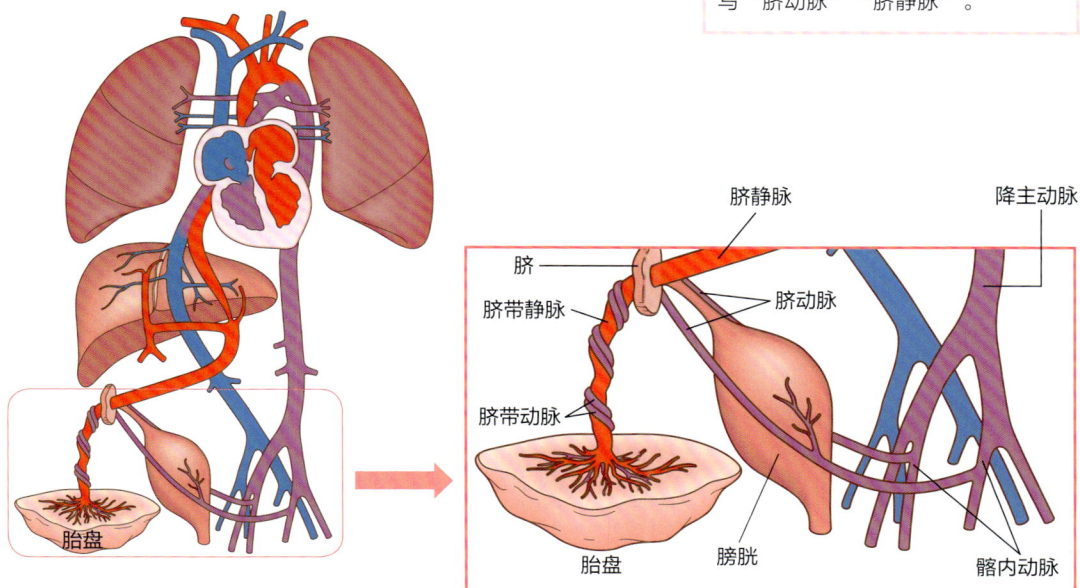

图14.19　脐带动脉、脐带静脉的解剖

- 在胎盘进行气体交换、物质交换，含有氧气和营养成分的动脉血通过脐带静脉流向胎儿。
- 胎儿的代谢物质经左右髂总动脉-髂内动脉从脐带动脉流向胎盘。在胎儿与脐带之间的脐带动脉没有分支。异常脐带动脉的血管阻力（流动的难易程度）反映了位于其末端的胎盘血管床的状态。

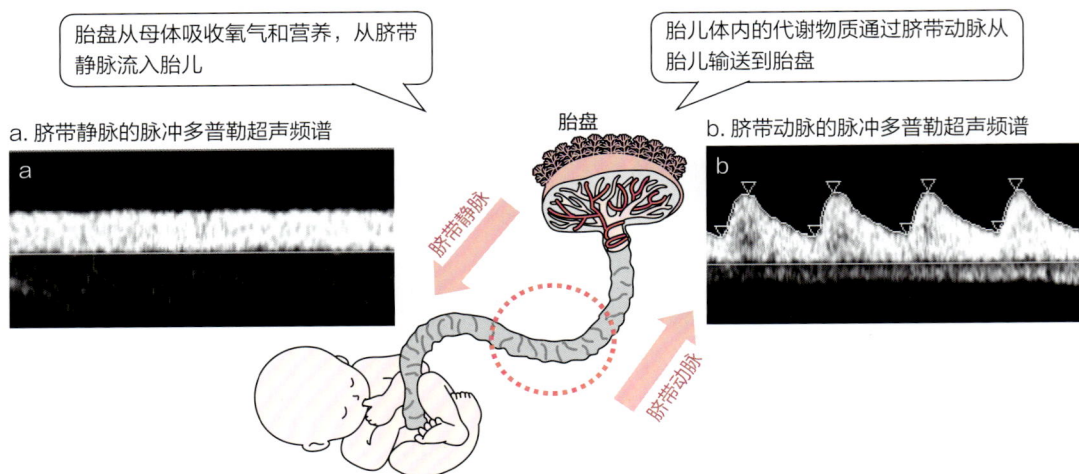

> 胎盘从母体吸收氧气和营养，从脐带静脉流入胎儿

> 胎儿体内的代谢物质通过脐带动脉从胎儿输送到胎盘

a. 脐带静脉的脉冲多普勒超声频谱

b. 脐带动脉的脉冲多普勒超声频谱

胎盘

脐带静脉

脐带动脉

图14.20　胎儿、脐带、胎盘的关系

检查顺序

①（用彩色/能量多普勒超声）确定在羊水中漂浮的脐带。

②切换到脉冲多普勒超声，将取样框放置在脐带动脉的位置，显示多普勒超声频谱。尽可能使取得多普勒超声频谱部位的脐带动脉呈直线状。

③有5个以上稳定的血流频谱时冻结图像，计算出PI、RI。

在现在的设备中，具备自动跟踪功能，可以自动显示PI、RI。

测量要点

- 脐带动脉的测量部位：脐带动脉的PI、RI值，胎儿的附着部位比胎盘的附着部位要高。目前没有特别规定在脐带的哪个部位进行测量。从显示的容易程度来看，多数情况下是在脐带的free loop部分（在羊水中漂浮的部分）进行测量。

  在多胎的情况下，如果是在脐带的free loop部分，有时很难判断是来自哪个胎儿的脐带。这时将测量部位放在胎儿脐带附着部位附近测量也是一种方法。但是在进行动态观察时，不要事先决定将测量部位放在胎儿脐带附着部位附近，尽可能在与上一次相同的部位测量。

- 单脐动脉时，无论是在哪个妊娠时期，脐带动脉的直径都比通常要粗。这时PI、RI会降低。

- 提取血流频谱时，要在没有胎动及胎儿呼吸样运动的稳定情况下进行。
- 如果成为同时显示B型超声模式和血流频谱的状态（显示两幅图像的状态），则B型超声模式的实时性降低，血流频谱变得粗糙。在观察血流频谱时，通过"选择（select）"按钮成为仅显示血流频谱的状态，则能够显示更清晰的血流频谱。
- 当取样框与脐带动脉吻合时，移动探头，使超声波束与脐带动脉形成小于60°的角度（可能的话小于30°）。

正常表现

- 脐带动脉的血流频谱在收缩期、舒张期（整个心动周期）均呈现从胎儿流向胎盘的频谱。
- 在正常胎盘，随着妊娠的进展，胎盘内的绒毛血管顺利地扩张，血液速度增加。反映胎盘血管床的变化，脐带动脉的血流阻力逐渐降低，血流频谱的舒张末期血流速度增加，PI、RI有下降趋势（图14.21）
- 日本超声医学会公布了脐带动脉PI、RI的正常值（图14.22）。

a. 妊娠20周，正常脐带动脉频谱，PI: 1.40

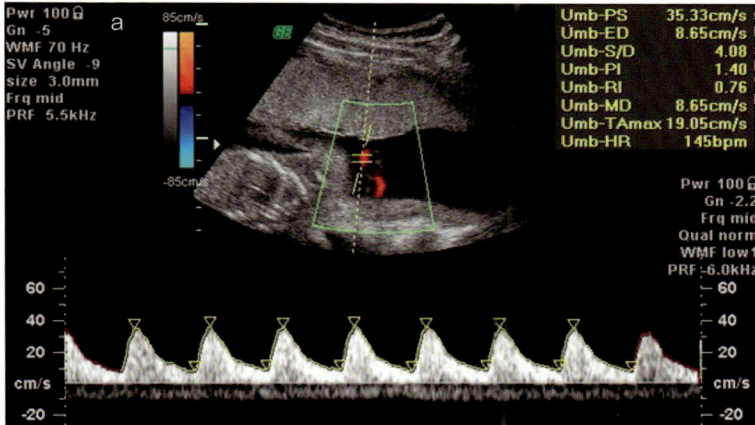

b. 妊娠30周，正常脐带动脉频谱，PI: 0.93

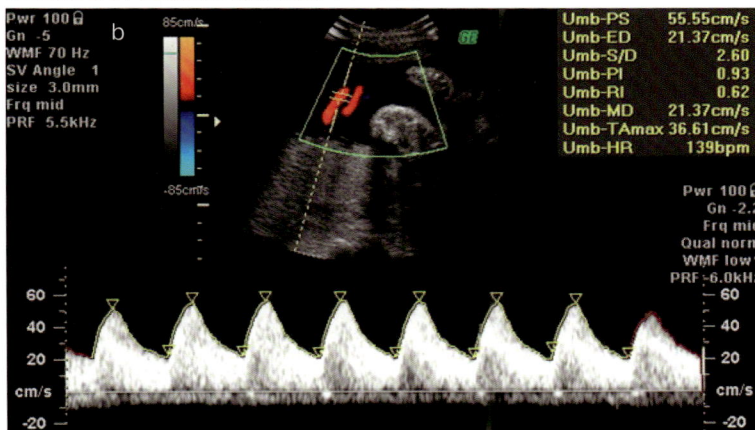

图14.21　脐带动脉PI、RI

正常表现，随着妊娠周数的增加舒张期血流速度增加，PI、RI减低

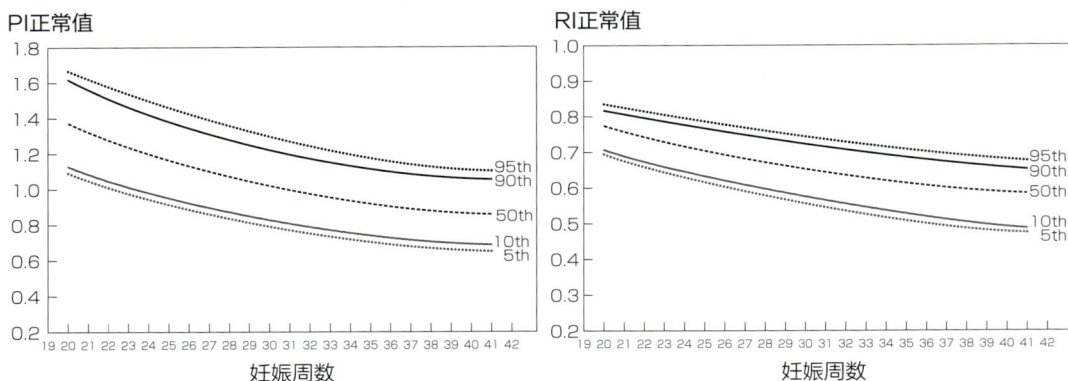

图14.22 各个妊娠周数脐带动脉PI、RI的正常值

* 5 th、10 th、50 th、90 th、95 th分别以百分比表示

异常表现（图14.23）

- 在胎儿生长受限和妊娠高血压综合征等疾病中，如果胎儿胎盘循环恶化导致胎盘血管床异常，脐带动脉的血管阻力就会上升。舒张末期血流速度降低，PI、RI升高，如果进一步恶化就会产生脐带动脉舒张期血流中断、反向。在观察到这些结果时需要进行严格管理。

- 胎儿形态异常及染色体异常时，可以看到脐带动脉舒张末期血流中断、反向的表现。因此，在确认有这些表现时，在检查胎儿发育情况的同时，还要对胎儿形态有无异常进行详细检查。

- 由于脐带动脉舒张末期中断、反向时PI、RI无法计算，所以分别记录为"反向""中断"。

a. 正常表现
收缩期、舒张期，均呈现从胎儿流向胎盘的频谱

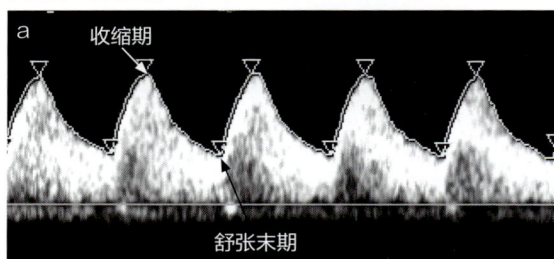

b. 异常表现
b₁ 舒张末期血流中断（箭头）

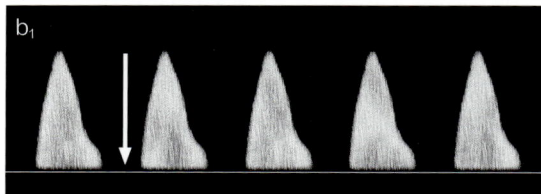

b₂ 舒张末期血流反向（箭头）

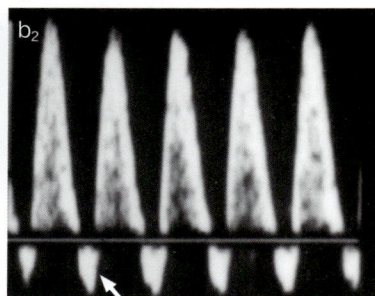

图14.23 脐带动脉血流频谱

大脑中动脉

关于大脑中动脉需要知晓的知识

- 图14.24、14.25显示了头部动脉的解剖。大脑中动脉（middle cerebral artery，MCA）在基底动脉环（Willis' artery circle）左右起始，在外侧沟内走行。

- 大脑中动脉的多普勒血流测量，由于大脑中动脉并不迂曲而呈直线样走行，且几乎不受侧支循环的影响，与其他血管相比重复性较高。另外在妊娠中期以后，测量比较容易。

- 大脑中动脉的血流频谱，PI、RI主要反映脑血管阻力，最大血流速度反映胎儿的血红蛋白值。最大血流速度对胎儿贫血的诊断有一定价值。

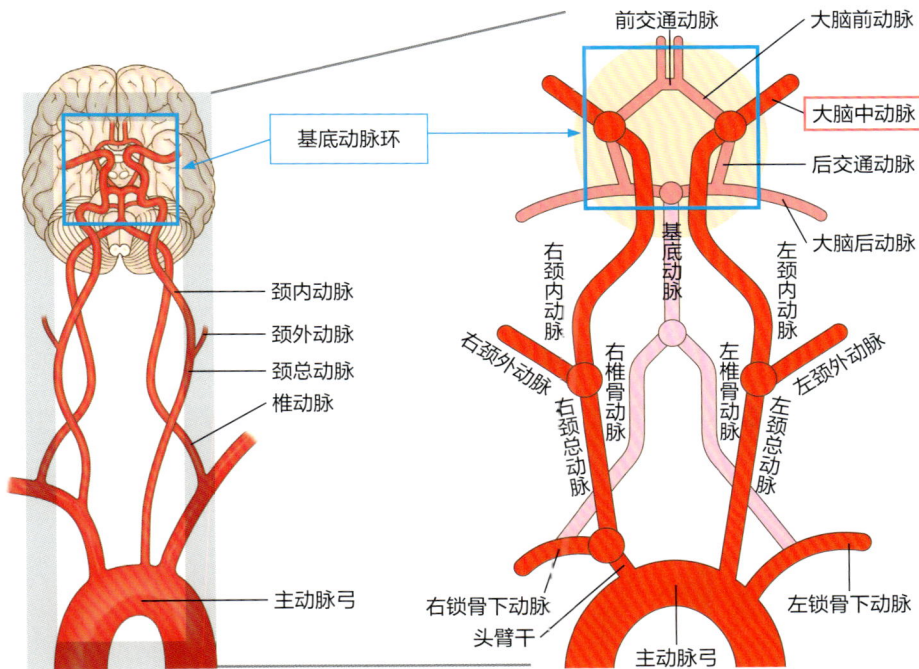

图14.24 头部的动脉解剖（从下面所见）

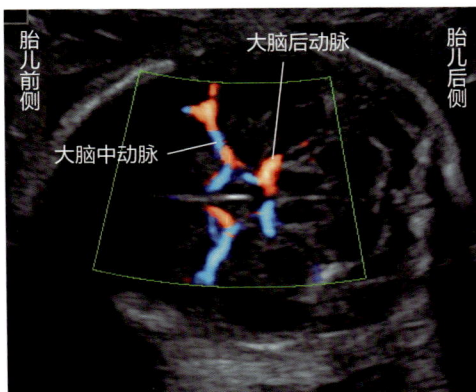

图14.25 胎儿头部动脉（脑底部横断面）

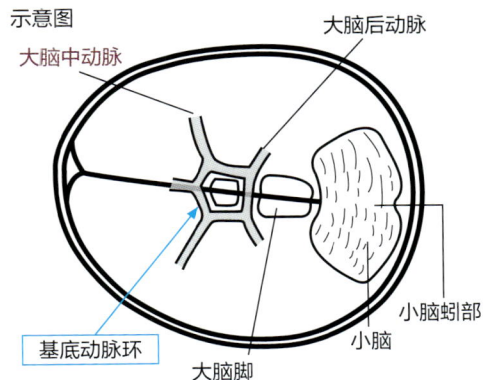

检查顺序

①显示出胎儿双顶径测量的断面，尽量将正中线回声显示为水平状态。

②使用彩色/能量多普勒超声，从测量双顶径的断面向脑底部（胎儿的尾侧）平行移动探头，可以显示左右对称的从搏动的基底动脉环向斜前方分出的MCA。

③尽量扩大图像并转换为脉冲多普勒模式，将取样框放置在从基底动脉环刚刚分出的MCA处，取得脉冲多普勒频谱（图14.26）

④在脉冲多普勒血流频谱稳定后，冻结图像，计算出PI、RI及最大血流速度。

测量要点

- 取样框的长度为1~2 mm，调整取样框的位置使入射角度尽量接近0°。
- 在大脑中动脉从动脉环刚刚分出的位置提取MCA频谱。由于距离分出的部位越远，MCA的最大流速就越低，因此最好在分出部位附近测量。
- 一定要正确判断胎儿的前后，不要与大脑后动脉混淆。
- 彩色/能量多普勒超声的流速范围设定为低流速，WMF也设定为较低水平。MCA的最大流速为20~40 cm/s是较低流速。流速范围设定较高的话，MCA就不会显示为彩色信号。
- 连续记录4~10个频谱并进行测量。
- 测量时要避开胎儿的呼吸样运动及胎动。

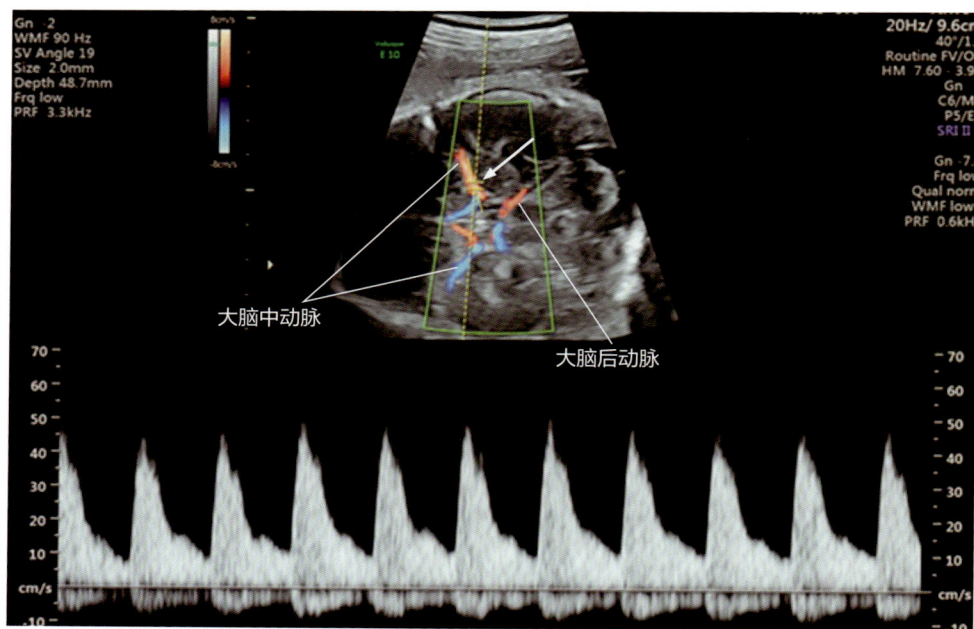

图14.26　大脑中动脉的测量

取样框（箭头）的长度为1~2 mm，将入射角度尽量调整为接近0°。取样框放在大脑中动脉从基底动脉环分出处

- 测量时探头不要用力压在胎儿头部。
- 反复测量后再进行判断。

频谱评估

MCA的PI、RI

- 评估MCA的血流频谱，可以预测胎儿有无缺氧状态。
- 正常胎儿MCA舒张期血流速度在妊娠20~25周有降低的倾向，在25周以后有升高的倾向。因此，MCA的PI、RI表现为在妊娠20~25周上升，在妊娠的后半程下降的趋势。
- 日本超声医学会公布的MCA的PI、RI的正常值（图14.27）。

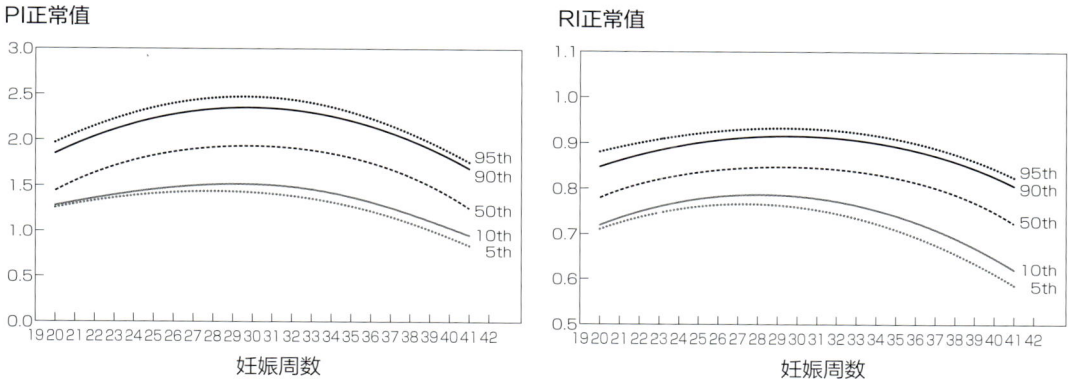

图14.27　各个妊娠周数大脑中动脉PI、RI的正常值
*5 th、10 th、50 th、90 th、95 th分别以百分比表示

脑保护效应（brain sparing effect）

- 胎儿缺氧状态时包括MCA在内的脑血管扩张，引起脑血流量增加的代偿功能，被称为脑保护效应。除了大脑以外，心脏及肾上腺也有为了维持血流的代偿功能，可进行血流的再分配。
- 此时，伴随着MCA舒张末期血流的增加，MCA的PI、RI值降低（图14.28）。

脑/胎盘血流比（cerebro-placental ratio，CPR）

- 正常情况下，由于脑血管的阻力比胎盘床相关的阻力要高，所以大脑中动脉的PI、RI值比脐带动脉的PI、RI值高。大脑中动脉与脐带动脉的指数（PI、RI）比称为脑/胎盘血流比（CPR）。正常胎儿的整个妊娠期间CPR在1.0以上。

     CPR = 大脑中动脉（PI、RI）/ 脐带动脉（PI、RI），正常为1.0以上

- 胎儿状态恶化伴有脐带动脉（PI、RI）上升，大脑中动脉（PI、RI）下降。所以脐带动脉的PI、RI值超过了大脑中动脉的PI、RI值，CPR在1.0以下（图14.28）。

■ CPR低下反映了胎盘功能的低下及胎儿处于缺氧状态。也就是说，胎儿FGR时CPR在1.0以下，推测胎儿进入脑保护效应状态。

a. 脐带动脉 PI: 1.59　　　　　　　　b. 胎儿大脑中动脉 PI: 1.27

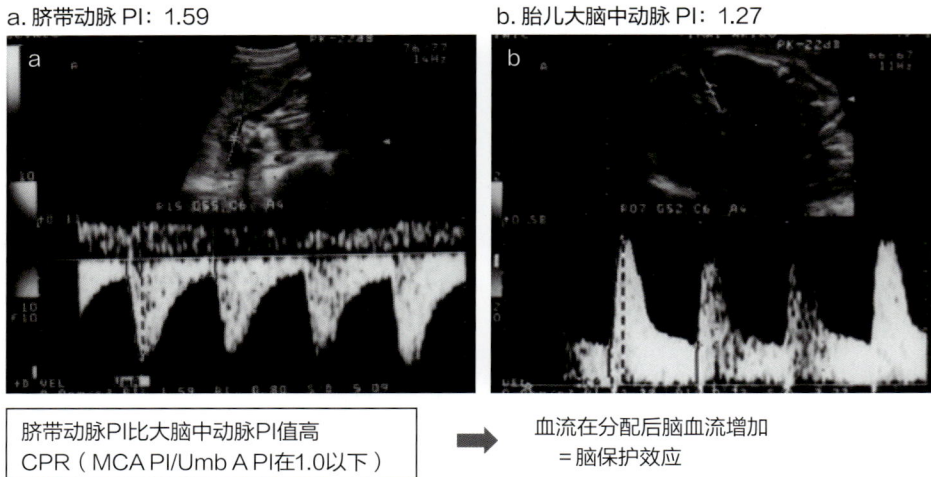

脐带动脉PI比大脑中动脉PI值高
CPR（MCA PI/Umb A PI在1.0以下）

→ 血流在分配后脑血流增加
＝脑保护效应

图14.28　脑保护效应
妊娠29周病例（EFW：−2.5 SD）的表现

MCA的最大血流速度

■ 由胎儿MCA的最大血流速度，可以推测胎儿贫血情况。贫血时血液黏稠度下降，血流速度增加。测量值超过妊娠周数的1.5 MoM*值时，怀疑胎儿贫血（图14.29）。

* 1.5 MoM: MoM（multipie of the medien）是中间值的倍数。

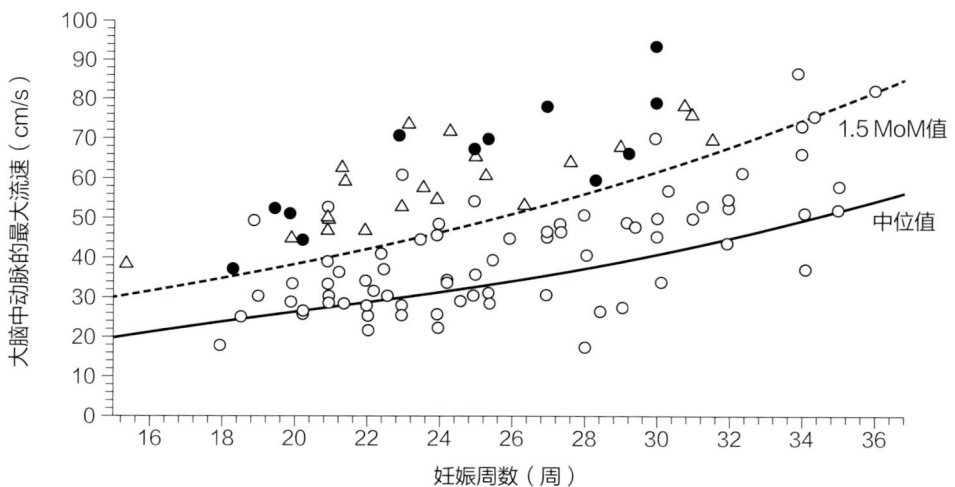

○正常或轻度贫血的胎儿　△ 中度或重度贫血的胎儿 ●胎儿水肿

图14.29　大脑中动脉的最大流速正常值
显示了大脑中动脉最大流速正常值与血型不合妊娠导致胎儿贫血严重度的关系
中度或重度贫血的胎儿（△），胎儿水肿（●），中位值的1.5倍（1.5 MoM值，虚线）以上。正常胎儿（○）在1.5倍以下

- 大脑中动脉的最大流速除了与血型不合导致的胎儿贫血有关外，还与细小病毒B19感染及母儿间输血综合征导致的胎儿贫血有关。据报道通过测量该数值做出的诊断可信度较高。
- 目前来看，对于有胎儿贫血可能性的病例用最大流速的方法进行筛查，如果这个方法也不能确诊的情况下，建议行脐带穿刺测量胎儿的血红蛋白值。
- 由于大脑中动脉的最大流速值本身就是评估的对象，所以必须严格执行测量方法。为了尽可能减小测量误差，需要使多普勒超声波束的入射角尽量接近0°再进行测量。

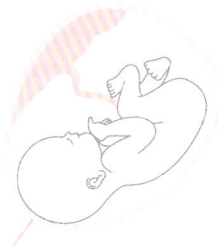

备忘录

静脉系统的血流检查

胎儿生长受限时，评估静脉系统（脐带静脉、静脉导管、下腔静脉）的血流非常重要。其中静脉导管和脐带静脉的血流异常，提示胎儿循环衰竭加重。在这里对于脐带静脉、静脉导管的一些基本知识、检查方法等进行讲解。

脐带静脉

- 脐带静脉的血流频谱在子宫内比较容易测量。通常显示为平稳的血流频谱（图14.20）。有时受胎儿呼吸样运动及母体深呼吸的影响，呈缓慢变化的稳定波形。
- 胎儿心功能不全、胎儿水肿等胎儿宫内发育不全时，可见脐带静脉随胎儿的心动周期有凹凸样的搏动。这提示胎儿心脏负荷明显增加。
- 脐带过度扭转或脐带绕颈可引起脐带的局部血流障碍，也可观察到脐带静脉搏动的表现。

静脉导管

- 静脉导管是连接脐静脉和下腔静脉的血管。静脉导管具有将从胎盘经由脐带静脉/脐静脉输送的富含氧气的血液，选择性地输送到右心房→卵圆孔→左心房的功能。
- 如图14.30所示，静脉导管呈漏斗状，在下腔静脉与右心房的结合部附近以约50°的角度与下腔静脉相连接。富含氧气的脐静脉血流，通过静脉导管靠近脐静脉的狭窄部分时，流速明显加快，从右心房流向卵圆孔。由于从脐静脉流入静脉导管的血流量较多，为了不增加右心负担，静脉导管承担着调节作用。
- 静脉导管血流频谱的影响因素有缺氧、胎儿心功能不全、来自胎盘来的血流量变化等。静脉导管血流是评估胎儿循环状态的重要指标之一。

检查顺序

　　①扫描出胎儿矢状面或冠状面～横断面，显示出从脐静脉到静脉导管移行部分的彩色/能量多普勒超声。由于在矢状面时不易混入其他静脉频谱，入射角度也小，容易得到清晰的血流频谱。

　　②在确定了静脉导管后，观察其脉冲多普勒超声频谱。

测量要点

- 静脉导管血流以较高流速流入下腔静脉，彩色/能量多普勒超声的血流颜色变化及混叠的结果是鉴别静脉导管的标志。所以要将彩色多普勒超声的流速范围设定为较低水平（30～40 cm/s）。
- 取样框的长度在2～3 mm，根据血管的直径来调整。这样静脉导管附近的肝静脉的血流频谱不会混入。
- 测量时要避开胎儿的呼吸样运动及胎动。
- 记录3～5个以上稳定频谱后就可进行测量。

血流频谱的评估

正常表现

- 静脉导管的血流频谱表现为3相波。由S波（心室收缩形成的波）、D波（心室舒张形成的波）、a波（心房收缩形成的波，是血流速度最慢的部分）3个部分组成（图14.30）。
- 脐静脉移行为静脉导管的部分管腔狭窄，由此产生高速血流，妊娠20周以后的峰值速度（S波、D波）可达到50～90 cm/s。心房收缩形成的a波，在妊娠20周的正常胎儿为20～30 cm/s，在之后的妊娠过程中逐渐增高。另外，在整个妊娠期间，在正常胎儿中没有发现a波反向。
- 图14.31是静脉导管的PI、a/S的正常值。

异常表现

　　静脉导管血流频谱的异常表现，主要是PI的异常增高、a波反向。尤其是在脐带动脉舒张末期血流中断、反向的病例，静脉导管的频谱异常是提示短期生命预后恶化的重要表现。

a. 静脉导管的解剖

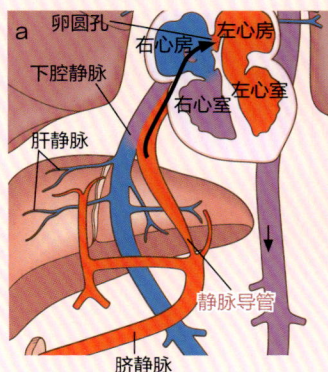

b. 3D能量多普勒超声图像

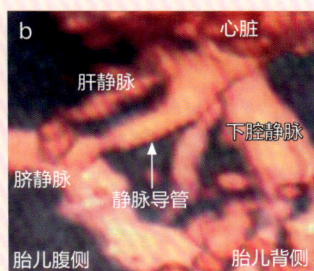

c. 静脉导管正常血流频谱

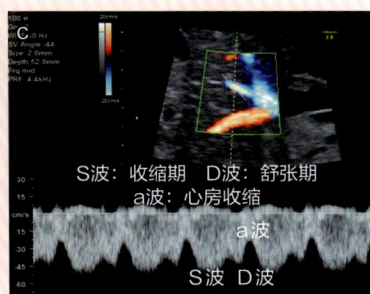

图14.30　静脉导管

脐静脉移行为静脉导管的部分管腔狭窄，然后慢慢增宽呈漏斗的形状（a、b），携带氧气的脐静脉血流，在静脉导管的作用下加速通过卵圆孔流入左心房。静脉导管表现为3相血流频谱，由S波（心室收缩形成的波）、D波（心室舒张形成的波）、a波（心房收缩形成的波，是血流速度最慢的部分）3个部分组成（c）

a. PI正常值

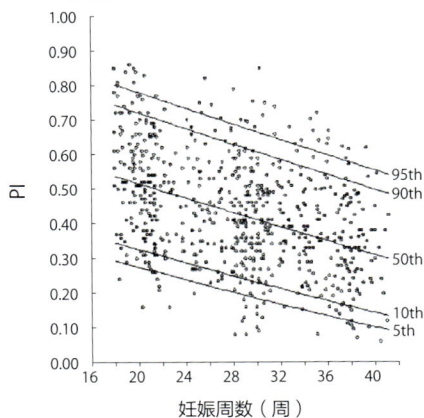

b. a/S正常值

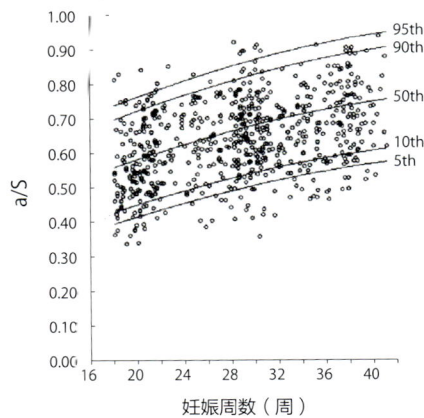

图14.31　静脉导管PI、a/S的正常值

*5 th、10 th、50 th、90 th、95 th分别以百分比表示

妊娠32周之前发生的胎儿生长受限病例

Turan等人报道了关于妊娠32周之前发生的胎儿生长受限病例，各个异常血流频谱从出现到分娩时的变化。首先看到脐带动脉的PI上升，之后出现脑胎盘比降低，脐带动脉舒张末期血流中断，大脑中动脉的PI值低下（脑保护效应），脐带动脉舒张末期血流反向，静脉导管的PI上升，脐带静脉的搏动，静脉导管a波反向，引起分娩（或胎死宫内）。

生物物理评分（biophysical profile scoring，BPS）

- BPS是利用超声检查从胎儿呼吸样运动、胎动、肌紧张、羊水量，加上无应激实验（non stress test，NST*）的5个参数，来评估胎儿健康状况**（well-being）的方法。

> NST：不人为地给予胎儿宫缩的压力，观察胎心变化。
> ** 评估胎儿健康状况：使用各种检查来评估胎儿的状态是否良好，除了BPS以外，还有NTS、胎儿测量（推算胎儿体重）、胎儿的血流测量等。

- BPS的5个参数中，除了NST以外都不受胎儿未成熟性的影响。所以，具有妊娠28周之前的胎儿未成熟时期也可以实施胎儿功能检查的优点。另外，由于判断是主观的，检查者必须对胎儿超声检查熟练掌握。检查需要花费一定的时间是该方法的缺点之一。

- 满足以下每项条件为2分，满分10分。

①胎儿呼吸样运动（fetal breathing movement，FBM）：30分钟的观察中，可见1次膈肌伴胸、腹壁的上下运动（FBM）并且持续30秒以上。

②胎动（gross body movement）：30分钟的观察中，可见3次以上的不连续的躯干、四肢运动（连续的运动视为1次）。

③胎儿肌紧张（fetal tone，FT）：30分钟的观察中可见至少一次手足、手掌从弯曲的状态（握着的状态）变为伸展的状态，并且确认其回到原来的弯曲状态。

④NST：20分钟内可见2次以上胎动伴有一过性心动过速（增幅15次/分钟，持续15秒以上）。

⑤羊水量：羊水最大径在2 cm以上。

- 满分10分，8分以上且羊水量正常提示胎儿状况良好；BPS在4分以下时要考虑快速分娩。6分时不能确定胎儿情况，需要在24小时内复查。

- 这些参数随着缺氧的进展，按一过性心动过速→胎儿呼吸样运动→胎动→肌紧张的顺序消失。

Modified BPP

- Negeotte等人设计了简化的BPS即Modified BPP。这个方法是，每周2次，观察NST和羊水量（根据AFI测量）2个指标。NST为有反应的且AFI测量羊水最大径在5 cm以上时，判断胎儿状态良好。表现异常的病例，进行BPS和对比压力测试（CST*）。

> * CST（contraction stress test）：宫缩应激试验，人为通过静脉滴注催产素等在纠正子宫收缩的状态下监测胎儿心率。

- BPP比BPS方法简便，且二者具有大致相同的准确度，现已被广泛使用。

参考文献

1） 篠塚憲男：産科超音波検査にかかわる人に理解しておいてほしい基礎的・工学的な話（2）. 母性衛生 2014；54：729-35.
2） 日本超音波医学会：医用超音波用語集. https://www.jsum.or.jp/terminologies/
3） 甲子及人：超音波の基礎と装置 コンパクト超音波 neo. メディフレックス，東京，2021（ =『 超音波の基礎と装置 コンパクト超音波シリーズ 四訂版. ベクトル・コア，東京，2013. 』の新装版）.
4） 佐藤昌司：8. 超音波ドプラ法で何がわかる? BIRTH 2012；1：62-7.
5） 佐藤昌司：3. 胎児血流計測. 臨床婦人科産科 2008；62：1555-60.
6） 宮越 敬，福武麻里絵，春日義史，ほか：3. 胎児・臍帯血流評価の基本.臨床婦人科産科 2015；69：648-57.
7） 市塚清健，土肥 聡，後藤未奈子，ほか：臍帯動脈. 周産期医学 2016；46：609-13.
8） 日本超音波医学会 平成14・15年度 用語・診断基準委員会：「超音波胎児計測の標準化と日本人の基準値」の公示について. 超音波医学 2003；30：J415-40.
9） 高橋雄一郎：第2章 妊娠中後期 10. 胎児発育 2. 超音波ドプラ法による胎児循環評価. 馬場一憲（ 編）. 所見から探る 産科 超音波診断. 総合医学社，東京，2020.
10） Bhide A, Acharya G, Bilardo CM, et al: ISUOG Practice Guidelines: use of Doppler ultrasonography in obstetrics. Ultrasound Obstet Gynecol 2013；41：233-9.
11） 金川武司：臍帯動脈・臍帯静脈・中大脳動脈の血流計測のポイントは? 臨床婦人科産科 2017；71：125-30.
12） Mari G, Deter RL, Carpenter RL, et al: Noninvasive diagnosis by Doppler ultrasonography of fetal anemia due to maternal red-cell alloimmunization. Collaborative Group for Doppler Assessment of the Blood Velocity in Anemic Fetuses. N Engl J Med 2000；342：9-14.
13） 日本産科婦人科学会/日本産婦人科医会（編）：CQ008-1 Rh（ D）陰性妊婦の取り扱いは? 産婦人科診療ガイドライン―産科編2020. p.36-9，日本産科婦人科学会，東京，2020.
14） 高橋秀憲，若木 優，藤森敬也：胎児well-beingの評価法. 産婦人科治療 2011；103：267-76.
15） 青木昭和：胎児血流計測からみた胎児well-being評価法について. 香川産科婦人科雑誌 2010；12：7-18.
16） Kiserud T, Eik-Nes SH, Blaas HG, et al: Ultrasonographic velocimetry of the fetal ductus venosus. The Lancet 1991；338：1412-4.
17） 日本超音波医学会用語・診断基準委員会 胎児静脈系血流の標準値検討小委員会：胎児静脈血流波形基準値（2013）. 超音波医学 2013；40：597-600.
18） 橘 大介，栗原 康：3. 超音波ドプラによる機能評価. I章 産科の超音波検査 各論 ④胎児・胎盤の機能評価. 長谷川潤一（編）. 産婦人科エコーパーフェクトマニュアル. p.217-26，日本医事新報社，東京，2020.
19） Turan OM, Turan S, Gungor S, et al: Progression of Doppler abnormalities in intrauterine growth restriction. Ultrasound Obstet Gynecol 2008；32：160-7.
20） 藤森敬也，佐藤 章：胎内（産科的）. 中澤 誠（編）. 周生期循環異常. p.100-7，メジカルビュー社，東京，2007.
21） Nageotte MP, Towers CV, Asrat T, et al: Perinatal outcome with the modified biophysical profile. Am J Obstet Gynecol 1994；170：1672-6.

第十五章

卷末资料

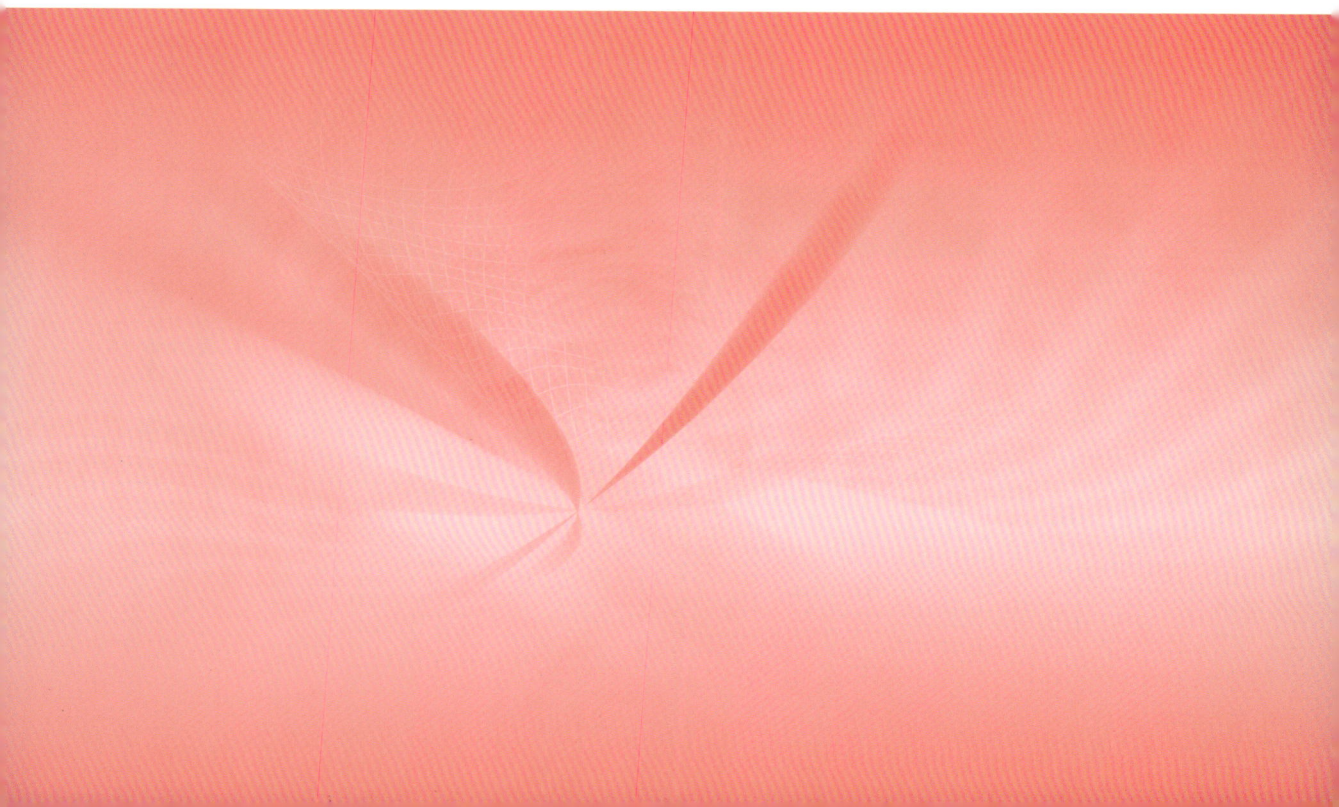

产科领域需要知晓的知识

妊娠周数与胚胎周数（胎龄）

- 产科使用"妊娠○周"表示妊娠周数，从受精前的末次月经开始日开始计算。认为末次月经的第1天为妊娠0天，将没有妊娠的2周也计算在内。
- 在胚胎学上使用胚胎的周数（胎龄），从受精日开始计算。通常，由于排卵在末次月经开始后2周左右，所以胎龄比妊娠周数少2周。
  ➡ 胚胎周数（胎龄）= 妊娠周数 − 2周
  例如：妊娠10周 = 胎龄8周

妊娠期的计算方法（图15.1）

- 妊娠期从末次月经的第1日起，用满天数、满周数表示。
- 预产期（expected date of confinement，EDC）为满280天，也就是满40周0天。
- 28天定为妊娠期的1个月，妊娠持续10个月。另外7天定为1周，妊娠持续40周。
- 妊娠周数按妊娠满周数计算，末次月经的第1天为妊娠0周0天，妊娠第2周的第1天（妊娠2周0天）为第14天，妊娠第4周的第1天（妊娠4周0天）为第28天，这一天（妊娠4周0天）进入妊娠的第2个月。
- 排卵并不一定是在月经开始后2周。要考虑到排卵延迟，在超声测量的胎儿头臀径大小相当于8~11周大小时，修正月经时间确定的妊娠周数。
- 妊娠月数用数字表示，习惯上称为妊娠几个月。

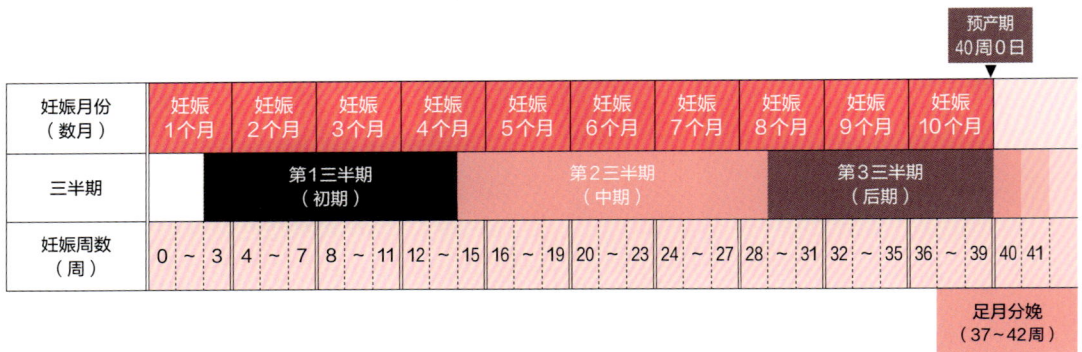

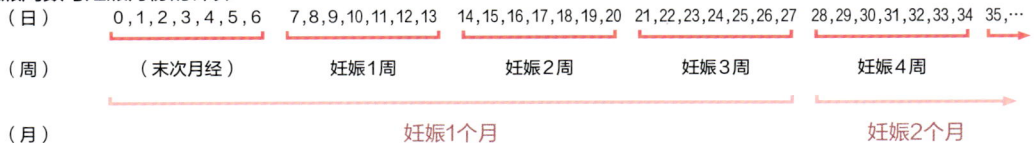

图15.1　妊娠期的计算方法

妊娠期的区分

- 如果将妊娠期分为2部分，到妊娠第5个月之前为妊娠前半期，妊娠第6个月之后为妊娠后半期。
- 如果妊娠期分为3部分，妊娠第4个月之前为妊娠初期，妊娠第5、6、7月为妊娠中期，妊娠第8、9、10月为妊娠后期（末期）。
- 在欧美将妊娠期10个月分为3等分。

妊娠史的记录方法

在记录妊娠史时，用"G○P○""孕○产○"来记载。

- G是gravlda（gravlty）的简写，表示妊娠的次数。P 是para（parlty）的简写，表示分娩的次数。例如，"G3P1"是指3次妊娠1次分娩，是有3次妊娠及1次分娩经验的意思。
- 初产妇是相对于经产妇而言，现在的妊娠是初次分娩的孕妇，记录为"G1P0"。

▶ CRL : crown-rump length

▶ 修正由月经周期计算的妊娠周数：参照 p. 337，第八章妊娠初期的超声波检查，胎儿测量。

> 分娩次数的计算，妊娠满22周后娩出的计入分娩次数。
> 关于多胎妊娠的分娩次数，无论产出几个胎儿，妊娠次数为1，分娩次数为1。

＊妊娠时的记录

妊关于妊娠史的记录方法。根据海外标准的计算表达，经 日本妇产科学会的用语委员会讨论，2018年（平成30年）初统一为以下记录方法。

1）妊娠次数的计算，现在的妊娠记录到妊娠次中。另外以前的"○经妊○经产"中的"经"不再使用，记录为"○妊○产"或"G○P○"。

2）分娩次数的计算，妊娠满22周后娩出的计入分娩次数。关于多胎的妊娠、分娩次数，无论产出几个胎儿，妊娠次数为1，分娩次数为1。

各部位的正常值

10 mm规则（妊娠中期以后）

妊娠中期以后，出现10 mm以上怀疑异常的情况如下。

- （胎儿头部）侧脑室三角区的宽度。
- （胎儿头部）后颅窝池的前后径。

- （胎儿腹部）肾盂的前后径（虽然每个妊娠周数的正常值都不同，但无论哪个时期只要在10 mm以上就超过了正常上限）。

羊水量、胎盘

- AFI：图15.2显示的正常范围。
- 胎盘的厚度：图15.3显示的正常范围。

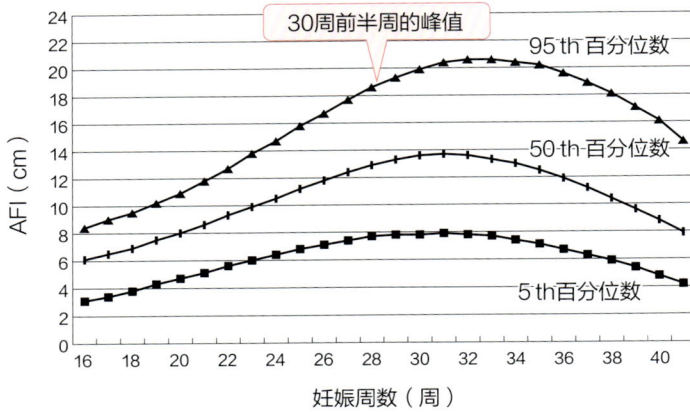

图15.2　AFI正常范围

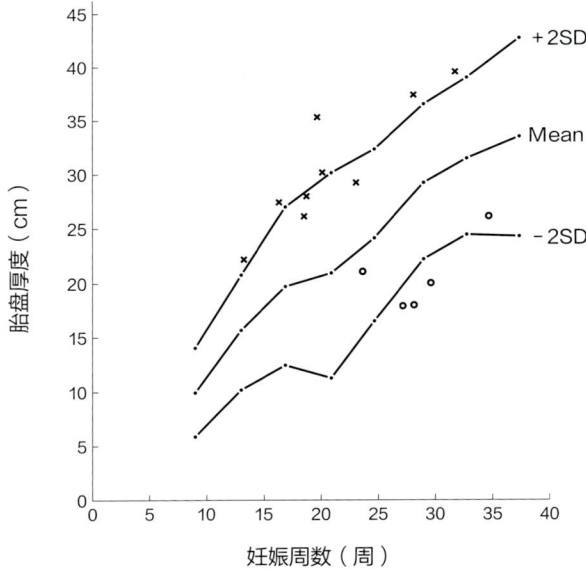

图15.3　胎盘厚度的正常范围

胎儿各部位的正常值

头部

- 胎儿头围（head circumference，HC）：表15.1所示是正常值，表15.2所示是日本人单胎儿的标准值。
- 胎儿透明隔腔（cavum septi pellucidi，CSP）的宽度：图15.4所示是正常范围。
- 胎儿小脑横径：表15.3所示是正常值。

表15.1　胎儿头围的正常值

妊娠周数（周）	百分位数（cm）				
	3 rd	10 th	50 th	90 th	97 th
14.0	8.8	9.1	9.7	10.3	10.6
15.0	10.0	10.4	11.0	11.6	12.0
16.0	11.3	11.7	12.4	13.1	13.5
17.0	12.6	13.0	13.8	14.6	15.0
18.0	13.7	14.2	15.1	16.0	16.5
19.0	14.9	15.5	16.4	17.4	17.9
20.0	16.1	16.7	17.7	18.7	19.3
21.0	17.2	17.8	18.9	20.0	20.6
22.0	18.3	18.9	20.1	21.3	21.9
23.0	19.4	20.1	21.3	22.5	23.2
24.0	20.4	21.1	22.4	23.7	24.3
25.0	21.4	22.2	23.5	24.9	25.6
26.0	22.4	23.2	24.6	26.0	26.8
27.0	23.3	24.1	25.6	27.0	27.9
28.0	24.2	25.1	26.6	28.1	29.0
29.0	25.0	25.9	27.5	29.1	30.0
30.0	25.8	26.8	28.4	30.0	31.0
31.0	26.7	27.6	29.3	31.0	31.9
32.0	27.4	28.4	30.1	31.8	32.8
33.0	28.0	29.0	30.8	32.6	33.6
34.0	28.7	29.7	31.5	33.3	34.3
35.0	29.3	30.4	32.2	34.1	35.1
36.0	29.9	30.9	32.8	34.7	35.8
37.0	30.3	31.4	33.3	35.2	36.3
38.0	30.8	31.9	33.8	35.8	36.8
39.0	31.1	32.2	34.2	36.2	37.3
40.0	31.5	32.6	34.6	36.6	37.7

根据参考文献7制作

表15.2 日本人单胎儿头围的标准值

妊娠周数（周）	-2SD（cm）	Mean（cm）	+2SD（cm）	妊娠周数（周）	-2SD（cm）	Mean（cm）	+2SD（cm）
15	8.8	10.8	12.8	28	22.7	24.7	26.7
16	10.0	12.1	14.1	29	23.5	25.5	27.5
17	11.3	13.3	15.3	30	24.3	26.3	28.3
18	12.5	14.5	16.5	31	25.0	27.0	29.0
19	13.7	15.7	17.7	32	25.7	27.7	29.7
20	14.8	16.8	18.8	33	26.3	28.3	30.3
21	15.9	17.9	19.9	34	26.9	28.9	30.9
22	17.0	19.0	21.0	35	27.4	29.4	31.4
23	18.1	20.1	22.1	36	27.8	29.9	31.9
24	19.1	21.1	23.1	37	28.3	30.3	32.3
25	20.0	22.0	24.1	38	28.6	30.6	32.6
26	21.0	23.0	25.0	39	28.9	30.9	32.9
27	21.9	23.9	25.9	40	29.1	31.1	33.1

根据参考文献1制作

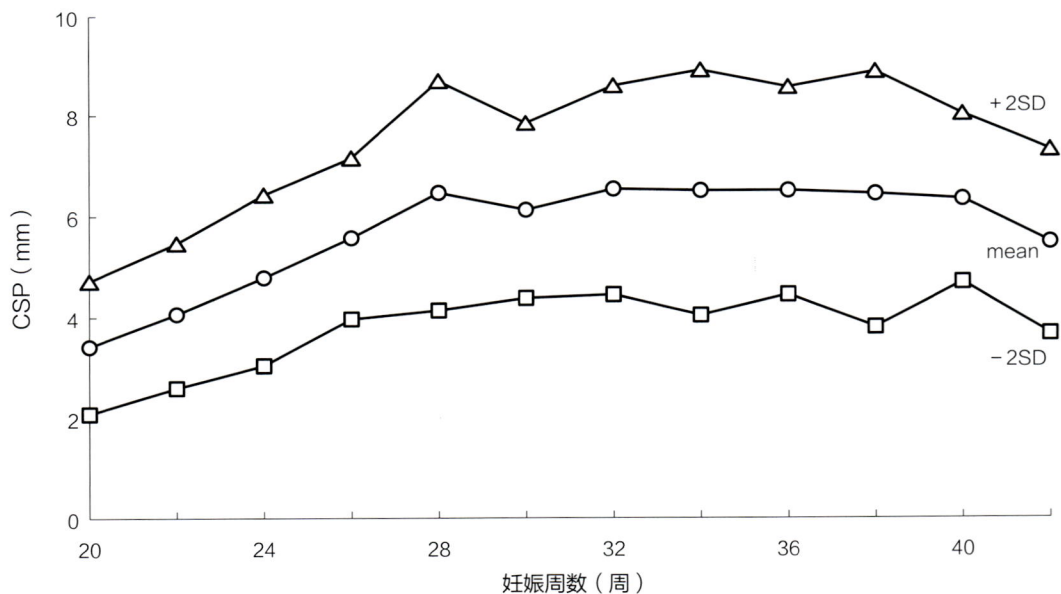

图15.4 胎儿透明隔腔宽度（CSP）的正常范围

表15.3 胎儿小脑横径的正常值

妊娠18～24周的小脑横径，基本上与妊娠周数相同。

也可以用小脑横径来推断妊娠周数。

妊娠周数（周）	百分位数（mm）				
	10 th	25 th	50 th	75 th	90 th
15	10	12	14	15	16
16	14	16	16	16	17
17	16	17	17	18	18
18	17	18	18	19	19
19	18	18	19	19	22
20	18	19	20	20	22
21	19	20	22	23	24
22	21	23	23	24	24
23	22	23	24	25	26
24	22	24	25	27	28
25	23	21.5	28	28	29
26	25	28	29	30	32
27	26	28.5	30	31	32
28	27	30	31	32	34
29	29	32	34	36	38
30	31	32	35	37	40
31	32	35	38	39	43
32	33	36	38	40	42
33	32	36	40	43	44
34	33	38	40	41	44
35	31	37	40.5	43	47
36	36	29	43	52	55
37	37	37	45	52	55
38	40	40	48.5	52	55
39	52	52	52	55	55

根据参考文献9制作

颜面部

■ 胎儿眼球、眼窝间距：表15.4所示是正常值。

表15.4　胎儿眼球、眼窝间距的正常值

妊娠周数（周）	BOD　Mean（mm）（5 th～95 th百分位数）	IOD　Mean（mm）（5 th～95 th百分位数）	OD　Mean（mm）（10 th～90 th百分位数）
18	28（22～37）	11（7～16）	07.3（6.2～9.0）
19	31（24～39）	12（7～16）	09.8（8.6～11.3）
20	33（26～41）	12（8～17）	09.8（8.6～11.3）
21	35（28～43）	14（8～17）	10.5（9.4～12.0）
22	37（30～44）	14（9～18）	10.4（9.5～11.3）
23	39（31～46）	15（9～18）	10.7（9.6～11.5）
24	41（33～48）	15（10～19）	11.6（10.7～12.5）
25	43（35～50）	16（10～19）	11.2（10.3～12.6）
26	44（36～51）	16（11～20）	12.7（11～14.5）
27	46（38～53）	17（11～20）	13.0（11.9～14.8）
28	47（39～54）	17（12～21）	13.0（12.1～14.1）
29	48（41～56）	18（12～21）	13.9（12.6～15.7）
30	50（42～57）	18（13～22）	14.2（13.3～15.4）
31	51（43～58）	18（13～22）	14.2（13.3～15.4）
32	52（45～60）	18（14～23）	14.4（12.2～17.5）
34	54（47～62）	19（15～24）	15.8（14.6～16.9）
36	56（49～64）	20（16～25）	15.8（14.6～16.9）

根据参考文献10制作

■ 胎儿鼻骨长径：表15.5所示是正常值。

表15.5　胎儿鼻骨长径的正常值

妊娠周数（周）	－2SD（mm）	Mean（mm）	＋2SD（mm）
14	3.3	4.2	5.0
16	3.1	5.2	7.3
18	5.0	6.3	7.6
20	5.7	7.6	9.5
22	6.0	8.2	10.4
24	6.8	9.4	12.0
26	7.2	9.7	12.3
28	7.8	10.7	13.6
30	8.3	11.3	14.4
32	8.0	11.6	15.2
34	7.5	12.3	17.0

根据参考文献7制作

■ 胎儿耳郭长径：表15.6所示是正常值。

表15.6 胎儿耳郭长径的正常值

妊娠周数（周）	百分位数（mm）		
	5 th	50 th	95 th
15	7	9	11
16	8	10	12
17	9	11	13
18	10	12	14
19	11	13	16
20	11	15	17
21	12	16	18
22	13	17	19
23	14	18	21
24	15	19	22
25	16	20	24
26	17	22	26
27	18	23	27
28	18	24	28
29	19	25	29
30	20	26	30
31	21	27	31
32	22	28	32
33	22	28	33
34	23	29	34
35	24	30	35
36	25	30	36
37	25	31	37
38	26	31	37
39	27	32	38
40	27	32	38

根据参考文献7制作

15

第十五章 卷末资料

心脏

■ 胎儿心脏 总横径（TCD）：图15.5所示，正常胎儿的妊娠周数与TCD的关系。

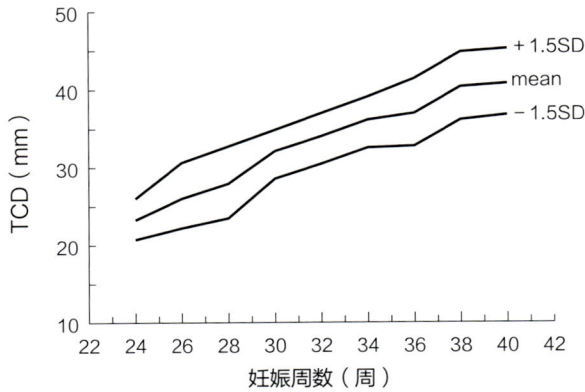

图15.5　胎儿心脏总横径

■ 胎儿心脏 左心室（LV）内径：图15.6所示，正常胎儿的妊娠周数与左心室内径的关系。

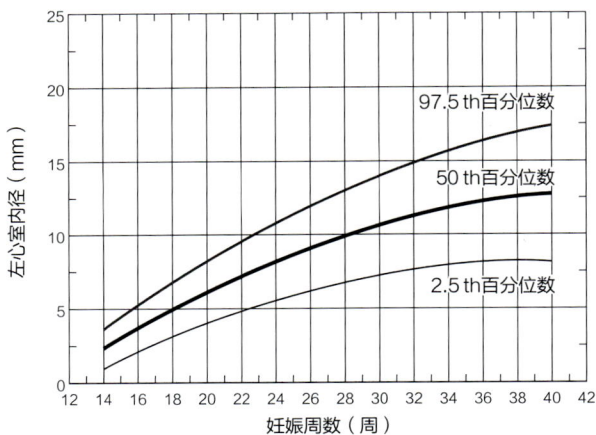

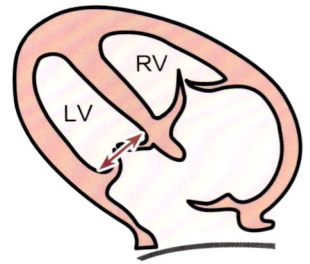

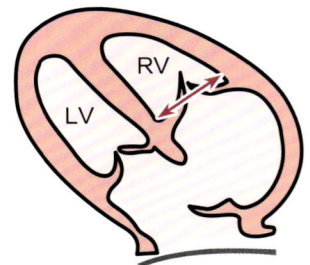

LV为左心室；RV为右心室

测量房室瓣关闭时（舒张末期），二尖瓣下方的左心室宽度（箭头）

图15.6　胎儿心脏 左心室内径的正常范围

■ 胎儿心脏 右心室（RV）内径：图15.7所示，正常胎儿的妊娠周数与右心室内径的关系。

根据参考文献12制作

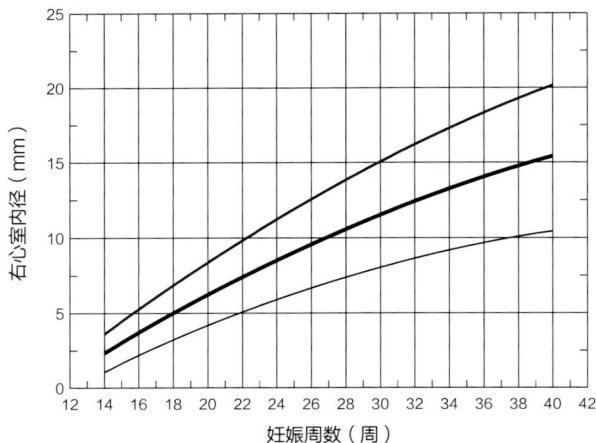

LV为左心室；RV为右心室

测量房室瓣关闭时（舒张末期），三尖瓣下方的右心室宽度（箭头）

图15.7　胎儿心脏 右心室内径的正常范围

■ 胎儿心脏的左心室/右心室内径比：如图15.8所示，正常胎儿的妊娠周数与左心室/右心室内径比的关系。

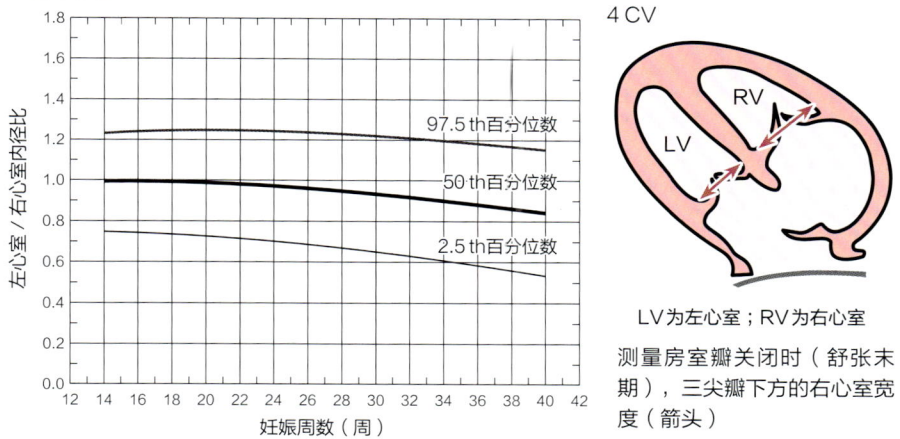

图15.8　胎儿心脏：左心室/右心室内径比的正常范围

■ 胎儿心脏的心脏室间隔厚度：如图15.9所示，正常胎儿的妊娠周数与心脏室间隔厚度的关系。

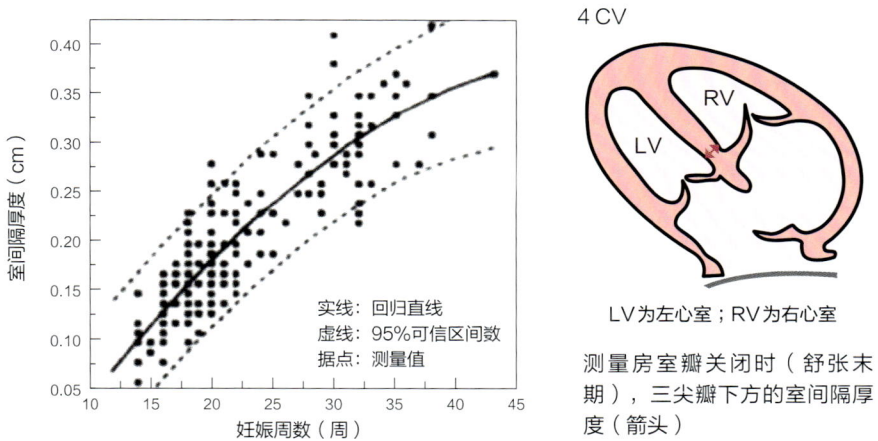

图15.9　胎儿心脏：心脏室间隔厚度的正常范围

■ 胎儿心脏的左心室壁厚度：如图15.10所示，正常胎儿的妊娠周数与左心室壁厚度的关系。

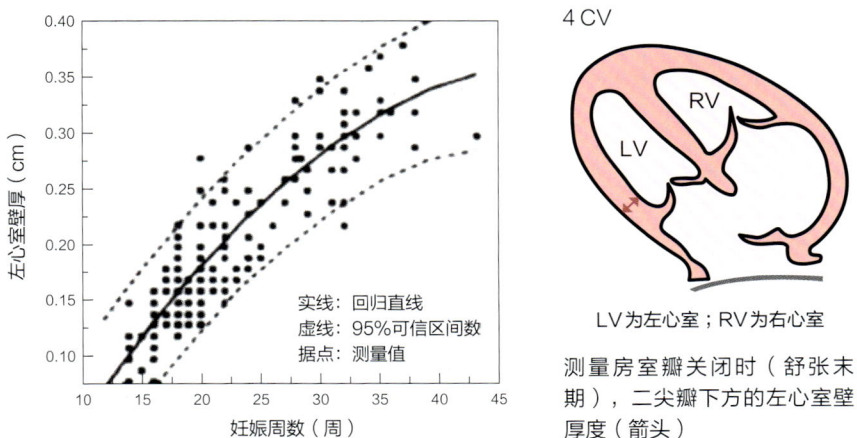

图15.10　胎儿心脏：左心室壁厚度的正常范围

15

第十五章　卷末资料

■ 胎儿心脏的右心室壁厚度：如图15.11所示，正常胎儿的妊娠周数与右心室壁厚度的关系。

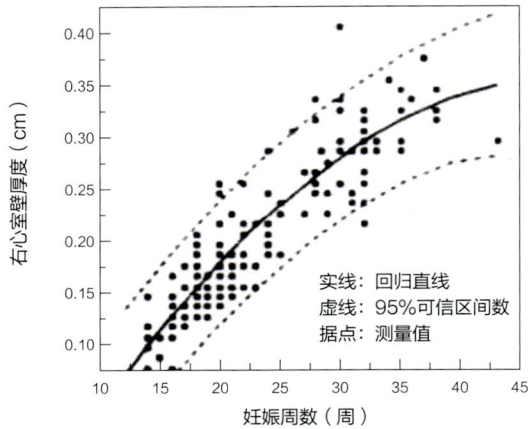

图中：
实线：回归直线
虚线：95%可信区间数
据点：测量值

横轴：妊娠周数（周）
纵轴：右心室壁厚度（cm）

4 CV

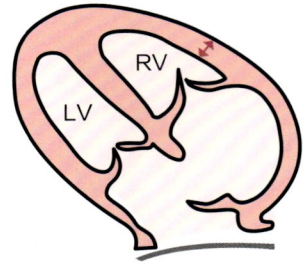

LV为左室；RV为右室

测量房室瓣关闭时（舒张末期），三尖瓣下方的右心室壁厚度（箭头）

图15.11 胎儿心脏：右心室壁厚度的正常范围

■ 胎儿心脏的主动脉瓣瓣环部直径：如图15.12所示，正常胎儿的妊娠周数与主动脉瓣瓣环部直径的关系。

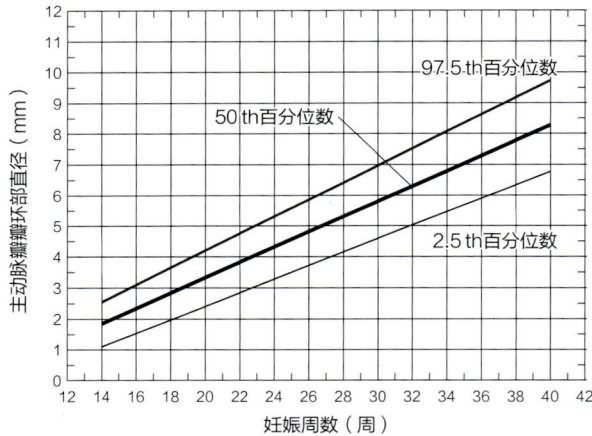

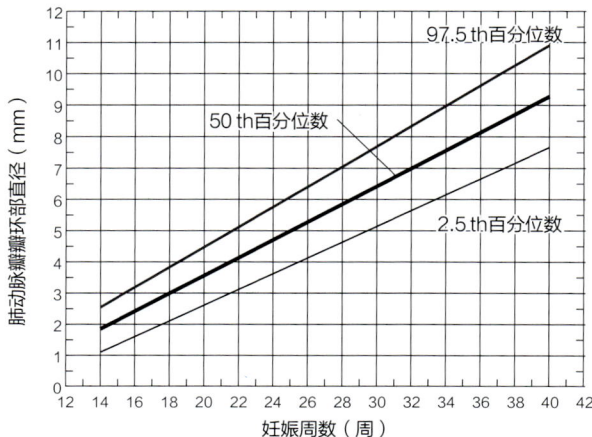

横轴：妊娠周数（周）
纵轴：主动脉瓣瓣环部直径（mm）

97.5 th百分位数
50 th百分位数
2.5 th百分位数

LVOT切面

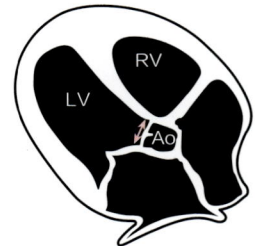

LV为左心室；RV为右心室；Ao为主动脉

显示出主动脉瓣关闭时（舒张末期），超声波束尽可能垂直于主动脉起始部的断面，测量瓣环部的内径（箭头）

图15.12 胎儿心脏：主动脉瓣瓣环部直径的正常范围

■ 胎儿心脏的肺动脉瓣瓣环部直径：如图15.13所示，正常胎儿的妊娠周数与肺动脉瓣瓣环部直径的关系。

横轴：妊娠周数（周）
纵轴：肺动脉瓣瓣环部直径（mm）

97.5 th百分位数
50 th百分位数
2.5 th百分位数

3 VV

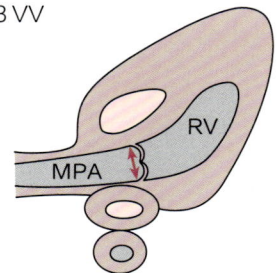

RV为右心室；MPA为主肺动脉

显示出肺动脉瓣关闭时（舒张末期），超声波束尽可能垂直于肺动脉起始部的断面，测量瓣环部的内径（箭头）

图15.13 胎儿心脏：肺动脉瓣瓣环部直径的正常范围

■ 胎儿心脏的主动脉瓣瓣环部直径/肺动脉瓣瓣环部直径比：如图15.14所示，正常胎儿的妊娠周数与主动脉瓣瓣环部直径/肺动脉瓣瓣环部直径比的关系。

根据参考文献12
制作

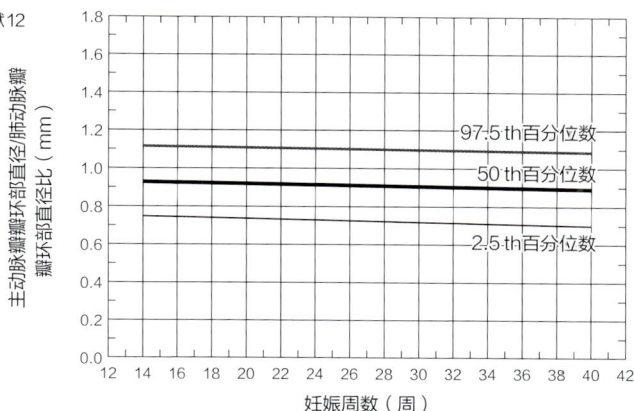

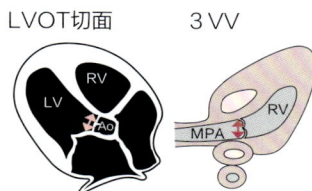

LVOT切面　　3 VV

LV为左心室；RV为右心室；Ao为主动脉；MPA为主肺动脉

显示出肺动脉瓣关闭时（舒张末期），超声波束尽可能垂直于主动脉/肺动脉起始部的断面，测量瓣环部的内径（箭头）

图15.14　胎儿心脏：主动脉瓣瓣环部直径/肺动脉瓣瓣环部直径比的正常范围

■ 胎儿心脏的主动脉峡部直径：如图15.15所示，正常胎儿的妊娠周数与主动脉峡部直径的关系。

根据参考文献12
制作

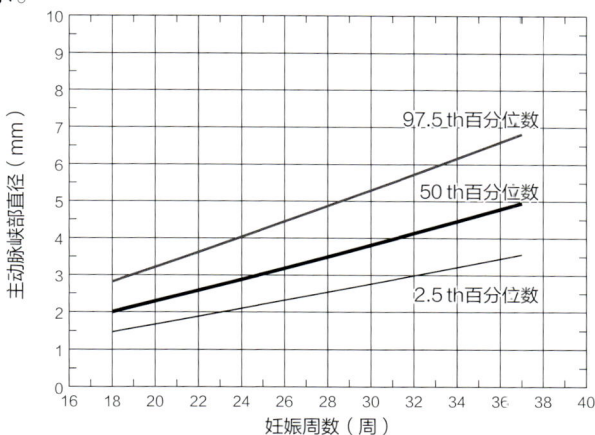

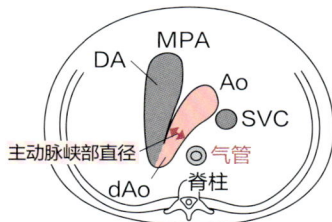

3 VTV

DA为动脉导管；MPA为主肺动脉；Ao为主动脉；SVC为上腔静脉；dAo为降主动脉

测量降主动脉汇合部附近的主动脉最大径（箭头）

图15.15　胎儿心脏：主动脉峡部直径的正常范围

■ 胎儿心脏的动脉导管直径：如图15.16所示，正常胎儿的妊娠周数与动脉导管直径的关系。

根据参考文献12
制作

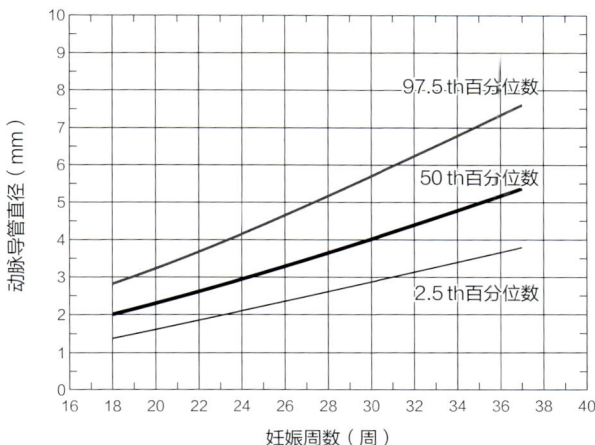

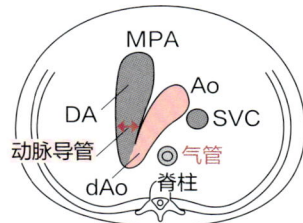

3 VTV

DA为动脉导管；MPA为主肺动脉；Ao为主动脉；SVC为上腔静脉；dAo为降主动脉

测量降主动脉汇合部附近的动脉导管最大径（箭头）

图15.16　胎儿心脏：动脉导管直径的正常范围

腹部

- 胎儿大肠直径：如表15.7所示。

表15.7　胎儿大肠直径正常值

妊娠周数（周）	−2SD（mm）	Mean（mm）	+2SD（mm）
22	2	4	6
24	3	5	7
26	4	6	9
28	4	7	10
30	5	8	11
32	6	9	12
34	7	10	13
36	8	12	16
38	9	14	18
40	10	16	20

根据参考文献7制作

- 胎儿肾脏长径：如表15.8所示。

表15.8　胎儿肾脏长径的正常值

妊娠周数（周）	百分位数（mm）		
	5 th	50 th	95 th
20	16	21	29
22	20	25	33
24	24	29	36
26	27	32	40
28	30	35	42
30	32	38	45
32	34	40	47
34	36	41	48
36	37	42	50
38	38	43	50

根据参考文献7制作

胎儿肾脏长径的标准

25周	3.0±0.5 cm
30周	3.5±0.5 cm
35周	4.0±0.5 cm
40周	4.5±0.5 cm

■ 胎儿肾盂前后径：如表15.9所示。

表15.9　胎儿肾盂前后径的正常值

妊娠周数（周）	百分位数（mm）			妊娠周数（周）	百分位数（mm）		
	10 th	50 th	90 th		10 th	50 th	90 th
17	0.9	1.9	3.8	30	1.6	3.2	5.7
18	1.0	2.0	3.9	31	1.7	3.3	5.9
19	1.0	2.1	4.1	32	1.7	3.4	6.0
20	1.1	2.2	4.2	33	1.8	3.5	6.2
21	1.1	2.3	4.4	34	1.8	3.5	6.3
22	1.2	2.4	4.5	35	1.9	3.6	6.5
23	1.2	2.5	4.7	36	1.9	3.7	6.6
24	1.3	2.6	4.8	37	2.0	3.8	6.8
25	1.3	2.7	5.0	38	2.0	3.9	6.9
26	1.4	2.8	5.1	39	2.1	4.0	7.1
27	1.4	2.9	5.3	40	2.2	4.1	7.2
28	1.5	3.0	5.4	41	2.2	4.2	7.4
29	1.6	3.1	5.6	42	2.3	4.3	7.5

根据参考文献10制作

■ 胎儿肝脏右叶长径：如图15.17所示，正常胎儿的妊娠周数与肝脏右叶长径的关系。

测量方法：显示出胎儿腹部的冠状面，测量肝脏右叶的右膈肌下方至右叶下端的距离。

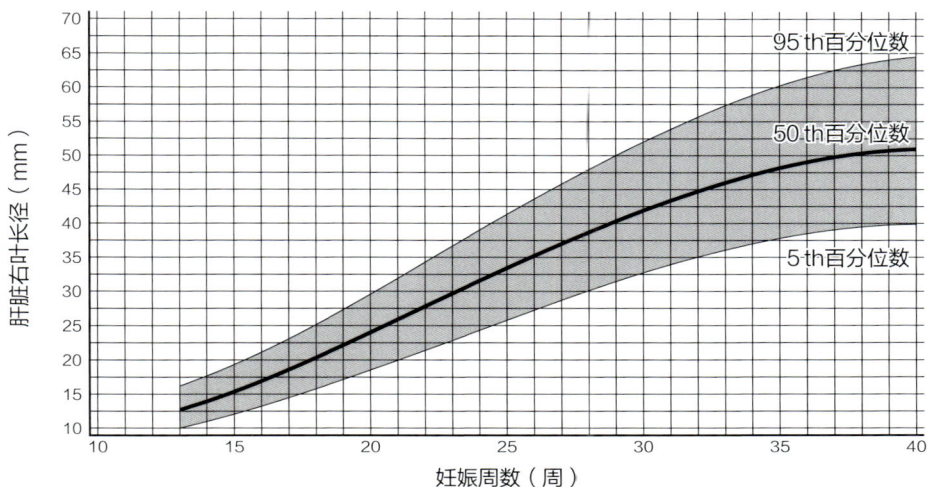

图15.17　胎儿肝脏右叶长径的正常值

上肢、下肢

- 胎儿上肢长管骨：肱骨、桡骨、尺骨的标准值如表15.10所示。

表15.10 胎儿上肢长管骨的标准值

妊娠周数(周)	肱骨(mm)					桡骨(mm)					尺骨(mm)				
	mean	SD	-2SD	-3SD	-4SD	mean	SD	-2SD	-3SD	-4SD	mean	SD	-2SD	-3SD	-4SD
16-0	18.49	1.83	14.83	130.0	11.17	14.31	1.57	11.17	9.60	8.03	16.30	1.81	12.68	10.87	9.06
17-0	21.26	1.87	17.52	15.65	13.78	17.18	1.64	13.91	12.27	10.63	19.26	1.87	15.53	13.66	11.79
18-0	23.93	1.92	20.10	18.18	16.26	19.87	1.71	16.45	14.74	13.03	22.07	1.93	18.22	16.29	14.36
19-0	26.50	1.96	22.57	20.61	18.65	22.38	1.78	18.83	17.05	15.27	24.72	1.98	20.76	18.78	16.80
20-0	28.96	2.01	24.95	22.94	20.93	24.73	1.85	21.04	19.19	17.34	27.23	2.04	23.15	21.11	19.07
21-0	31.33	2.05	27.22	25.17	23.12	26.92	1.91	23.09	21.18	19.27	29.60	2.09	25.41	23.32	21.23
22-0	33.60	2.10	29.40	27.30	25.20	28.97	1.98	25	23.02	21.04	31.85	2.15	27.55	25.40	23.25
23-0	35.78	2.14	31.49	29.35	27.21	30.89	2.05	26.78	24.73	22.68	33.97	2.21	29.56	27.35	25.14
24-0	37.86	2.19	33.49	31.30	29.11	32.68	2.12	28.43	26.31	24.19	35.98	2.26	31.46	29.20	26.94
25-0	39.86	2.23	35.39	33.16	30.93	34.36	2.19	29.97	27.78	25.59	37.89	2.32	33.26	30.94	28.62
26-0	41.77	2.28	37.21	34.93	32.65	35.93	2.26	31.41	29.15	26.89	39.70	2.37	34.95	32.58	30.21
27-0	43.60	2.32	38.95	36.63	34.31	37.41	2.33	32.75	30.42	28.09	41.42	2.43	36.56	34.13	31.70
28-0	45.34	2.37	40.60	38.23	35.86	38.81	2.40	34.01	31.61	29.21	43.05	2.49	38.08	35.59	33.10
29-0	47	2.41	42.17	39.76	37.35	40.14	2.47	35.20	32.73	30.26	44.61	2.54	39.53	36.99	34.45
30-0	48.59	2.46	43.67	41.21	38.75	41.40	2.54	36.32	33.78	31.24	46.11	2.60	40.91	38.31	35.71
31-0	50.10	2.51	45.09	42.58	40.07	42.61	2.61	37.39	34.78	32.17	47.54	2.65	42.23	39.58	36.93
32-0	51.54	2.55	46.44	43.89	41.34	43.78	2.68	38.42	35.74	33.06	48.92	2.71	43.50	40.79	38.08
33-0	52.90	2.60	47.71	45.11	42.51	44.91	2.75	39.42	36.67	33.92	50.25	2.77	44.72	41.95	39.18
34-0	54.20	2.64	48.92	46.28	43.64	46.02	2.82	40.39	37.57	34.75	51.55	2.82	45.90	43.08	40.26
35-0	55.44	2.69	50.07	47.38	44.69	47.13	2.89	41.35	38.46	35.57	52.81	2.88	47.06	44.18	41.30
36-0	56.61	2.73	51.14	48.41	45.68	48.23	2.96	42.31	39.35	36.39	54.05	2.93	48.19	45.26	42.33
37-0	57.72	2.78	52.16	49.38	46.60	49.33	3.03	43.28	40.25	37.22	55.28	2.99	49.30	46.31	43.32
38-0	58.77	2.82	53.12	50.30	47.48	50.46	3.09	44.27	41.18	38.09	56.50	3.05	50.41	47.36	44.31
39-0	59.76	2.87	54.03	51.16	48.29	51.62	3.16	45.29	42.13	38.97	57.72	3.10	51.51	48.41	45.31
40-0	60.70	2.91	54.88	51.97	49.06	52.81	3.23	46.35	43.12	39.89	58.94	3.16	52.63	49.47	46.31
41-0	61.59	2.96	55.67	52.71	49.75	54.06	3.30	47.45	44.15	40.85	60.18	3.21	53.76	50.55	47.34

根据参考文献15制作

442

■ 胎儿下肢长管骨：胫骨、腓骨的标准值如表15.11所示。

表15.11 胎儿下肢长管骨的标准值

妊娠周数（周）	胫骨（mm）					腓骨（mm）				
	mean	SD	-2SD	-3SD	-4SD	mean	SD	-2SD	-3SD	-4SD
16-0	15.58	1.61	12.36	10.75	9.14	13.93	1.59	10.75	9.16	7.57
17-0	18.61	1.67	15.26	13.59	11.92	17.05	1.65	13.74	12.09	10.44
18-0	21.51	1.74	18.04	16.30	14.56	20.02	1.72	16.58	14.86	13.14
19-0	24.31	1.80	20.71	18.91	17.11	22.85	1.78	19.29	17.51	15.73
20-0	26.99	1.86	23.27	21.41	19.55	25.55	1.84	21.87	20.03	18.19
21-0	29.57	1.92	25.72	23.80	21.88	28.13	1.91	24.31	22.40	20.49
22-0	32.04	1.98	28.07	26.09	24.11	30.58	1.97	26.64	24.67	22.70
23-0	34.41	2.04	30.32	28.28	26.24	32.91	2.03	28.84	26.81	24.78
24-0	36.68	2.11	32.47	30.36	28.25	35.13	2.10	30.94	28.84	26.74
25-0	38.86	2.17	34.52	32.35	30.18	37.25	2.16	32.93	30.77	28.61
26-0	40.94	2.23	36.48	34.25	32.02	39.27	2.22	34.82	32.60	30.38
27-0	42.94	2.29	38.35	36.06	33.77	41.19	2.29	36.62	34.33	32.04
28-0	44.84	2.35	40.14	37.79	35.44	43.03	2.35	38.33	35.98	33.63
29-0	46.67	2.41	41.84	39.43	37.02	44.78	2.41	39.95	37.54	35.13
30-0	48.41	2.48	43.46	40.98	38.50	46.45	2.48	41.50	39.02	36.54
31-0	50.08	2.54	45	42.46	39.92	48.05	2.54	42.97	40.43	37.89
32-0	51.67	2.60	46.47	43.87	41.27	49.59	2.60	44.38	41.78	39.18
33-0	53.20	2.66	47.87	45.21	42.55	51.06	2.67	45.73	43.06	40.39
34-0	54.65	2.72	49.20	46.48	43.76	52.48	2.73	47.02	44.29	41.56
35-0	56.04	2.79	50.47	47.68	44.89	53.85	2.79	48.27	45.48	42.69
36-0	57.37	2.85	51.67	48.82	45.97	55.18	2.86	49.47	46.61	43.75
37-0	58.63	2.91	52.82	49.91	47	56.47	2.92	50.63	47.71	44.79
38-0	59.84	2.97	53.90	50.93	47.96	57.72	2.98	51.76	48.78	45.80
39-0	61.00	3.03	54.94	51.91	48.88	58.95	3.04	52.86	49.82	46.78
40-0	62.11	3.09	55.92	52.83	49.74	60.16	3.11	53.94	50.83	47.72
41-0	63.17	3.16	56.86	53.70	50.54	61.35	3.17	55.01	51.84	48.67

根据参考文献15制作

■ 胎儿足底径：如表15.12所示。

表15.12　胎儿足底径的正常值

妊娠周数（周）	−2SD（mm）	Mean（mm）	+2SD（mm）
12	7	8	9
13	10	11	12
14	13	15	16
15	16	18	20
16	19	21	23
17	21	24	27
18	24	27	30
19	27	30	33
20	30	33	37
21	32	36	40
22	35	39	43
23	37	42	46
24	40	45	49
25	42	47	52
26	44	50	55
27	47	53	58
28	49	55	61
29	51	58	64
30	53	60	66
31	56	62	69
32	58	65	72
33	60	67	74
34	62	69	77
35	63	71	79
36	65	74	81
37	67	76	84
38	69	78	86
39	71	80	88
40	72	81	90

根据参考文献7制作

产科超声检查报告单

例1

* 这个产科超声检查的报告单形式是到2015年9月为止，作者当时使用的，现在已经不再使用。

产科检查报告单*

产科超声波检查报告（1）

姓名_____ 女士_____ 病历号._____ 出生年月日_____．_____．_____．

末次月经_____．_____．_____． _____岁 _____G _____P

12w（ w d） 检查年月日 ． . 检查者（ ）

胎儿数	单胎	其他
胎心搏动	＋	－？
胎盘-脐带附着部位；	正常	怀疑子宫下部附着 显示不佳
子宫肌瘤：	有	无
巢肿瘤：	有	无

胎儿所见

头颈部	正中线回声：	确认	显示不佳	有可疑表现
	颅骨线：	确认	显示不佳	有可疑表现
胸腹部	胃泡/心脏：	左侧	显示不佳	
	脐带附着部：	确认	不良	有可疑表现
	膀胱：	确认	（ ）mm	显示不佳
四肢	上肢：	确认	显示不佳	有可疑表现
	下肢：	确认	显示不佳	有可疑表现

CRL mm（ w d）
BPD mm（ w d）

NT（ ）mm 显示不佳
FMF 21三本风险（ ）

（ w d） 检查年月日 ． . 检查者（ ）

胎位：	头位 臀位 横位
胎盘附着位置：	前壁 后壁 侧壁 怀疑前置/低置胎盘
胎盘-脐带附着部位：正常 边缘附着 胎膜附着 显示不佳	
羊水量： AFI（ ） 最大羊水深度（ ） 正常·过多·过少	

BPD	mm（	w	d）	SD
AC	mm（	w	d）	SD
FL	mm（	w	d）	SD
EFBW		g		SD

胎儿所见

头颈部	正中线回声：	确认	显示不佳	有可疑表现
	颅骨线：	确认	显示不佳	有可疑表现
胸腹部	胃泡/心脏：	左侧	显示不佳	
	脐带附着部：	确认	不良	有可疑表现
	膀胱：	确认	（ ）mm	显示不佳
四肢	上肢：	确认	显示不佳	有可疑表现
	下肢：	确认	显示不佳	有可疑表现

18w（ w d） 检查年月日 ． . 检查者（ ）

胎儿的位置：	头位 臀位 横位
胎盘附着位置：	前壁 后壁 侧壁 前置/可疑低置胎盘
胎盘-脐带附着部位：正常 边缘附着 胎膜附着 显示不佳	
脐带血管： 2A1V 1A1V	
羊水量： AFI（ ） 最大羊水深度（ ） 正常·过多·过少	

BPD	mm（	w	d）	SD
AC	mm（	w	d）	SD
FL	mm（	w	d）	SD
EFBW		g		SD

胎儿筛查①操作：参照各章节

超声波表现：

（堀病院より許可を得て掲載）

产科超声波检查报告（2）

（　　w　　　d　）　　检查年月日　　．　　．　　　检查者（　　　　　）

胎位　　　　　　　　头位　　臀位　　横位
胎盘附着位置　　　前壁　　后壁　　侧壁　　　　怀疑前置/低置胎盘
胎盘・脐带附着部位　正常　边缘附着　胎膜附着　显示不佳
羊水量　AFI（　）　　最大羊水深度（　）　　正常・过多・过少

BPD	mm（	w	d）	SD
AC	mm（	w	d）	SD
FL	mm（	w	d）	SD
EFBW		g		SD

性别（M／F）

（　　w　　　d　）　　检查年月日　　．　　．　　　检查者（　　　　　）

胎位　　　　　　　　头位　　臀位　　横位
胎盘附着位置　　　前壁　　后壁　　侧壁　　　　怀疑前置/低置胎盘
胎盘・脐带附着部位　正常　边缘附着　胎膜附着　显示不佳
羊水量　AFI（　）　　最大羊水深度（　）　　正常・过多・过少

BPD	mm（	w	d）	SD
AC	mm（	w	d）	SD
FL	mm（	w	d）	SD
EFBW		g		SD

性别（M／F）

（　　w　　　d　）　　检查年月日　　．　　．　　　检查者（　　　　　）

胎位　　　　　　　　头位　　臀位　　横位
胎盘附着位置　　　前壁　　后壁　　侧壁　　　　怀疑前置/低置胎盘
胎盘・脐带附着部位　正常　边缘附着　胎膜附着　显示不佳
羊水量　AFI（　）　　最大羊水深度（　）　　正常・过多・过少

BPD	mm（	w	d）	SD
AC	mm（	w	d）	SD
FL	mm（	w	d）	SD
EFBW		g		SD

性别（M／F）

（堀病院より許可を得て掲載）

446

产科超声波检查报告（3）

（ 　　w　　 　　d） 检查年月日 　　. 　　. 　　 检查者（ 　　　　 ）

胎儿的位置：	头位　　臀位　　横位
胎盘附着位置：	前壁　　后壁　　侧壁　　前置/可疑低置胎盘
胎盘-脐带附着部位：	正常　边缘附着　胎膜附着　显示不佳
脐带血管：	2A1V　　　　　1A1V
羊水量：	AFI（ ）　最大羊水深度（ ）正常·过多·过少

BPD	⊓mm（	w	d）	SD
AC	⊓mm（	w	d）	SD
FL	mm（	w	d）	SD
EFBW	g			SD

性别（ M／F ）

胎儿筛查②操作： 参照各章节

超声波表现：

（ 　　w　　 　　d） 检查年月日 　　. 　　. 　　 检查者（ 　　　　 ）

胎儿的位置：	头位　　臀位　　横位
胎盘附着位置：	前壁　　后壁　　侧壁　　前置/可疑低置胎盘
羊水量：	AFI（ ）　最大羊水深度（ ）正常·过多·过少
*脐带绕颈：	未见　显示不佳　有（圈数： ）

BPD	mm（	w	d）	SD
AC	mm（	w	d）	SD
FL	mm（	w	d）	SD
EFBW	g			SD

性别（ M／F ）

胎儿所见	
头部：	透明中隔腔　　正常范围/描出不良
	侧脑室（atrium： 　　mm）　后颅窝池（ 　　mm）
心脏：	CTAR（ 　　%）/TCD（ 　　mm）
	卵圆孔（RA→LA）/ MR·TR
	动脉导管　2 mm以下/WNL/8 mm以上
消化道：	胃泡　　　　正常范围/显示不佳/有可疑表现
	大肠径　　　正常范围/15 mm以上
胸腹部：	肿瘤样病变　有/无

（ 　　w　　 　　d） 检查年月日 　　. 　　. 　　 检查者（ 　　　　 ）

胎儿的位置：	头位　　臀位　　横位
胎盘附着位置：	前壁　　后壁　　侧壁　　前置/可疑低置胎盘
羊水量：	AFI（ ）　最大羊水深度（ ）正常·过多·过少
*脐带绕颈：	未见　显示不佳　有（圈数： ）

BPD	mm（	w	d）	SD
AC	mm（	w	d）	SD
FL	mm（	w	d）	SD
EFBW	g			SD

性别（ M／F ）

胎儿所见	
头部：	透明中隔腔　　正常范围/描出不良
	侧脑室（atrium： 　　mm）　后颅窝池（ 　　mm）
心脏：	CTAR（ 　　%）/TCD（ 　　mm）
	卵圆孔（RA→LA）/ MR·TR
	动脉导管　2 mm以下/WNL/8 mm以上
消化道：	胃泡　　　　正常范围/显示不佳/有可疑表现
	大肠径　　　正常范围/15 mm以上
胸腹部：	肿瘤样病变　有/无

（ 堀病院より許可を得て掲載 ）

产科超声波检查报告（4）

（　　w　　d）检查年月日　　.　　.　　　　检查者（　　　　）

胎儿的位置：	头位　臀位　横位
胎盘附着位置：	前壁　后壁　侧壁　前置/可疑低置胎盘
羊水量：　AFI（　）	最大羊水深度（　）正常·过多·过少
• 脐带绕颈：	未见　显示不佳　有（圈数：　　）

BPD	mm（	w	d）	SD
AC	mm（	w	d）	SD
FL	mm（	w	d）	SD
EFBW		g		SD

性别（M／F）

胎儿所见

头部：　透明中隔腔　　正常范围/描出不良
　　　　侧脑室（atrium：　　mm）后颅窝池（　　mm）
心脏：　CTAR（　　%）/TCD（　　mm）
　　　　卵圆孔（RA→LA）/ MR · TR
　　　　动脉导管径　2 mm 以下 / WNL / 8 mm 以上
消化道：胃泡　　　　正常范围 / 显示不佳 / 有可疑表现
　　　　大肠径　　　正常范围 / 15 mm 以上
胸腹部：肿瘤样病变　有 / 无

（　　w　　d）检查年月日　　.　　.　　　　检查者（　　　　）

胎儿的位置：	头位　臀位　横位
胎盘附着位置：	前壁　后壁　侧壁　前置/可疑低置胎盘
羊水量：　AFI（　）	最大羊水深度（　）正常·过多·过少
• 脐带绕颈：	未见　显示不佳　有（圈数：　　）

BPD	mm（	w	d）	SD
AC	mm（	w	d）	SD
FL	mm（	w	d）	SD
EFBW		g		SD

性别（M／F）

胎儿所见

头部：　透明中隔腔　　正常范围/描出不良
　　　　侧脑室（atrium：　　mm）后颅窝池（　　mm）
心脏：　CTAR（　　%）/TCD（　　mm）
　　　　卵圆孔（RA→LA）/ MR · TR
　　　　动脉导管径　2 mm 以下 / WNL / 8 mm 以上
消化道：胃泡　　　　正常范围 / 显示不佳 / 有可疑表现
　　　　大肠径　　　正常范围 / 15 mm 以上
胸腹部：肿瘤样病变　有 / 无

（　　w　　d）检查年月日　　.　　.　　　　检查者（　　　　）

胎儿的位置：	头位　臀位　横位
胎盘附着位置：	前壁　后壁　侧壁　前置/可疑低置胎盘
羊水量：　AFI（　）	最大羊水深度（　）正常·过多·过少
• 脐带绕颈：	未见　显示不佳　有（圈数：　　）

BPD	mm（	w	d）	SD
AC	mm（	w	d）	SD
FL	mm（	w	d）	SD
EFBW		g		SD

性别（M／F）

胎儿所见

头部：　透明中隔腔　　正常范围/描出不良
　　　　侧脑室（atrium：　　mm）后颅窝池（　　mm）
心脏：　CTAR（　　%）/TCD（　　mm）
　　　　卵圆孔（RA→LA）/ MR · TR
　　　　动脉导管径　2 mm 以下 / WNL / 8 mm 以上
消化道：胃泡　　　　正常范围 / 显示不佳 / 有可疑表现
　　　　大肠径　　　正常范围 / 15 mm 以上
胸腹部：肿瘤样病变　有 / 无

（堀病院より許可を得て掲載）

胎儿超声检查报告单

在妊娠18～20周进行第1次胎儿筛查（胎儿筛查①），妊娠28～30周进行第2胎儿筛查（胎儿筛查②）。

胎儿筛查报告			
患者姓名	胎儿筛查① 检查日期：		胎儿筛查② 检查日期：
女士	GA　　W　　D		GA　　W　　D
胎位	头位　臀位　　横位		头位　臀位　　横位
颅内 正中线回声	确认　显示不佳　有可疑表现		确认　显示不佳　有可疑表现
透明隔腔	确认　显示不佳　有可疑表现		确认　显示不佳　有可疑表现
侧脑室 atrium	＜10mm　（　）mm		＜10mm　（　）mm
后颅窝池	＜10mm　（　）mm		＜10mm　（　）mm
面部 矢状面	确认　显示不佳　有可疑表现		确认　显示不佳　有可疑表现
鼻－口连线2D	确认　显示不佳　有可疑表现		确认　显示不佳　有可疑表现
眼球	确认　显示不佳　有可疑表现		确认　显示不佳　有可疑表现
耳廓	左　右　显示不佳　有可疑表现		左　右　显示不佳　有可疑表现
胸部 肺	确认　显示不佳　有可疑表现		确认　显示不佳　有可疑表现
横膈膜	确认　显示不佳　有可疑表现		确认　显示不佳　有可疑表现
心脏 心率	HR：　正常（　　）		HR：　正常（　　）
心律不齐	无　有　（　　）		无　有　（　　）
四腔心切面	TCD/CTAR（　　）		TCD/CTAR（　　）
心尖的方向	左　　右　　正中		左　　右　　正中
心房·心室左右差	无　显示不佳　有		无　显示不佳　有
卵圆孔的血流（RA→LA）	确认　显示不佳　有可疑表现		确认　显示不佳　有可疑表现
左右肺静脉－流入A	确认　显示不佳　有可疑表现		确认　显示不佳　有可疑表现
胸部降主动脉的位置	确认　显示不佳　有可疑表现		确认　显示不佳　有可疑表现
房室间隔	确认　显示不佳　有可疑表现		确认　显示不佳　有可疑表现
MR/TR	无　描出不良　有		无　描出不良　有
有无大的室间隔缺损	无　描出不良　有		无　描出不良　有
左室流出道	确认　显示不佳　有可疑表现		确认　显示不佳　有可疑表现
	（　）mm, PSV（　）cm/s		（　）mm, PSV（　）cm/s
右室流出道	确认　显示不佳　有可疑表现		确认　显示不佳　有可疑表现
	（　）mm, PSV（　）cm/s		（　）mm, PSV（　）cm/s
三血管切面	确认　显示不佳　有可疑表现		确认　显示不佳　有可疑表现
三血管气管切面	确认　显示不佳　有可疑表现		确认　显示不佳　有可疑表现
主动脉弓　矢状面	确认　显示不佳　有可疑表现		确认　显示不佳　有可疑表现
IVC/SVC－RA	确认　显示不佳　有可疑表现		确认　显示不佳　有可疑表现
UV－DV－HV/IVC	确认　显示不佳　有可疑表现		确认　显示不佳　有可疑表现
腹部 胃泡	左　　右　　显示不佳		左　　右　　显示不佳
肝脏	确认（右　左）　显示不佳　有可疑表现		确认（右　左）　显示不佳　有可疑表现
肾脏	确认　显示不佳　有可疑表现		确认　显示不佳　有可疑表现
肠管	确认　显示不佳　有可疑表现		确认　显示不佳　有可疑表现
膀胱	确认　显示不佳　有可疑表现		确认　显示不佳　有可疑表现
外生殖器	确认　显示不佳　有可疑表现		确认　显示不佳　有可疑表现
脐带附着位置部	确认　显示不佳　有可疑表现		确认　显示不佳　有可疑表现
脊椎 颈·胸·腰·骶	确认　显示不佳　有可疑表现		确认　显示不佳　有可疑表现
四肢 上肢　右（上臂·前臂）	确认（数字）　显示不佳　有可疑表现		确认　显示不佳　有可疑表现
上肢　左（上臂·前鼻）	确认（数字）　显示不佳　有可疑表现		确认　显示不佳　有可疑表现
下肢　右（大腿·小腿）	确认（数字）　显示不佳　有可疑表现		确认　显示不佳　有可疑表现
下肢　左（大腿·小腿）	确认（数字）　显示不佳　有可疑表现		确认　显示不佳　有可疑表现
检查所见	未见异常　随诊　需要进一步检查		未见异常　随诊　需要进一步检查
评价			
检查者			

尻西妇产科医院　超声波检查室

15

第十五章　卷末资料

例2

胎儿筛查超声检查报告单

堀医院　　胎儿筛查超声波检查报告

检查日：　　　　　　　　妊娠周数：　　周　　日　　　　次数：　第1次

ID：　　　　　　　　名前：

检查结果：

1. 胎儿测量（BPD、AC、FL、EFW）　EFW＝　　　g、w　d、　　　SD
　□ 正常范围　　　　□ 显示不佳　　　　□ 有注释
2. 羊水量（AFI）
　□ 正常范围　　　　□ 显示不佳　　　　□ 有注释
3. 头部（颅骨、透明隔腔、大脑、小脑、后颅窝池）
　□ 正常范围　　　　□ 显示不佳　　　　□ 有注释
4. 面部（眼窝、眼球、鼻、口唇、下颌）
　□ 正常范围　　　　□ 显示不佳　　　　□ 有注释
5. 颈部、脊椎
　□ 正常范围　　　　□ 显示不佳　　　　□ 有注释
6. 心脏（4CV、3VV、3VTV / dAo、Ao arch、DA arch、/ PV、IVC、SVC）
　□ 正常范围　　　　□ 显示不佳　　　　□ 有注释
7. 胸部（肺、横膈膜）
　□ 正常范围　　　　□ 显示不佳　　　　□ 有注释
8. 腹部（胃泡、肝脏、胆囊、肾上腺、肾脏、膀胱、肠道）
　□ 正常范围　　　　□ 显示不佳　　　　□ 有注释
9. 四肢（手、足）
　□ 正常范围　　　　□ 显示不佳　　　　□ 有注释
10. 外生殖器
　□ 正常范围　　　　□ 显示不佳　　　　□ 有注释
11. 胎盘
　□ 正常范围　　　　□ 显示不佳　　　　□ 有注释 /
12. 脐带、脐带附着部位（胎盘侧、胎儿侧）
　□ 正常范围　　　　□ 显示不佳　　　　□ 有注释 /
13. 胎儿血流、母体血流（Umb A、MCA、子宫动脉）
　□ 正常范围　　　　□ 显示不佳　　　　□ 有注释

胎位·胎向
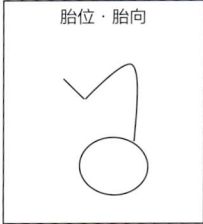

母体情报
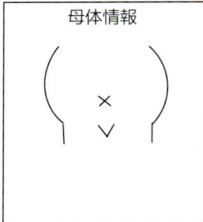

检查操作者：

胎儿筛查超声检查报告单　　（正常）

堀医院　　　胎儿筛查超声波检查报告

检查日：　●●/●●/●●　　　妊娠周数：　23 周　　　日　　　次数：　第1次

ID：　　　●●●●●●　　　名前：　　●●●●●●

检查结果：未见明显异常。在正常范围内。

1. 胎儿测量（BPD、AC、FL、EFW）　EFW = 689 g、24 w 2 d、C.9 SD
☑ 正常范围　　　□ 显示不佳　　　□ 有注释
2. 羊水量（AFI）
☑ 正常范围　　　□ 显示不佳　　　□ 有注释
3. 头部（颅骨、透明隔腔、大脑、小脑、后颅窝池）
☑ 正常范围　　　□ 显示不佳　　　□ 有注释
4. 面部（眼窝、眼球、鼻、口唇、下颌）
☑ 正常范围　　　□ 显示不佳　　　□ 有注释
5. 颈部、脊椎
☑ 正常范围　　　□ 显示不佳　　　□ 有注释
6. 心脏（4CV、3VV、3VTV / dAo、Ao arch、DA arch、/ PV、IVC、SVC ）
☑ 正常范围　　　□ 显示不佳　　　□ 有注释
7. 胸部（肺、横膈膜）
☑ 正常范围　　　□ 显示不佳　　　□ 有注释
8. 腹部（胃泡、肝脏、胆囊、肾上腺、肾脏、膀胱、肠道）
☑ 正常范围　　　□ 显示不佳　　　□ 有注释
9. 四肢（手、足）
☑ 正常范围　　　□ 显示不佳　　　□ 有注释
10. 外生殖器
☑ 正常范围　　　□ 显示不佳　　　□ 有注释
11. 胎盘
☑ 正常范围　　　□ 显示不佳　　　□ 有注释 /　　　　　　♂
12. 脐带、脐带附着部位（胎盘侧、胎儿侧）
☑ 正常范围　　　□ 显示不佳　　　□ 有注释 /　　位置：后壁　　　　厚度：中
13. 胎儿血流、母体血流（Umb A、MCA、子宫动脉 ）
☑ 正常范围　　　□ 显示不佳　　　□ 有注释

胎位·胎向
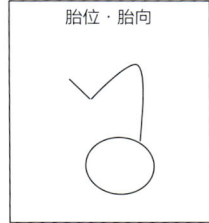

母体情报
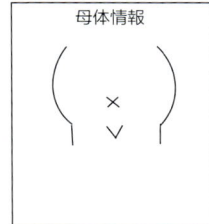

检查操作者：　●●●●●●

胎儿筛查超声检查报告单　（异常）

堀医院　　胎儿筛查超声波检查报告

检查日：　●●/●●/●●　　　　妊娠周数：　　　周　22　日　　　次数：　第1次

ID：　　●●●●●●　　　　名前：　　●●●●●●

> 检查结果：以下记载的怀疑异常表现。需要进一步精细检查。

1. 胎儿测量（BPD、AC、FL、EFW）　　EFW = 584 g、23 w 2 d、0.6 SD
   ☑ 正常范围　　　　□ 显示不佳　　　　□ 有注释
2. 羊水量（AFI）
   ☑ 正常范围　　　　□ 显示不佳　　　　☑ 有注释
3. 头部（颅骨、透明隔腔、大脑、小脑、后颅窝池）
   ☑ 正常范围　　　　□ 显示不佳　　　　□ 有注释
4. 面部（眼窝、眼球、鼻、口唇、下颌）
   ☑ 正常范围　　　　□ 显示不佳　　　　□ 有注释
5. 颈部、脊椎
   ☑ 正常范围　　　　□ 显示不佳　　　　□ 有注释
6.
   □ 正常范围　　　　□ 显示不佳　　　　☑ 有注释
7. 胸部（肺、横膈膜）
   ☑ 正常范围　　　　□ 显示不佳　　　　□ 有注释
8. 腹部（胃泡、肝脏、胆囊、肾上腺、肾脏、膀胱、肠道）
   ☑ 正常范围　　　　□ 显示不佳　　　　□ 有注释
9. 四肢（手、足）
   ☑ 正常范围　　　　□ 显示不佳　　　　□ 有注释
10. 外生殖器
    ☑ 正常范围　　　　□ 显示不佳　　　　□ 有注释
11. 胎盘
    ☑ 正常范围　　　　□ 显示不佳　　　　□ 有注释 /　　　　♂
12. 脐带、脐带附着部位（胎盘侧、胎儿侧）
    ☑ 正常范围　　　　□ 显示不佳　　　　□ 有注释 /　　位置：右侧壁　　　　厚度：中
13. 胎儿血流、母体血流（Umb A、MCA、子宫动脉）
    ☑ 正常范围　　　　□ 显示不佳　　　　□ 有注释

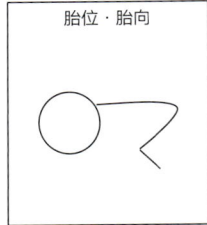

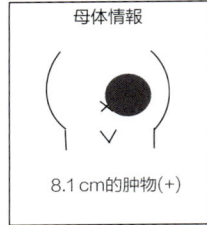

胎位·胎向

母体情报

8.1 cm的肿物(+)

> 4CV为正常所见、3VV～3VTV表现异常、怀疑为流出的大血管异常。同时伴有室间隔流出道
> 部的室间隔缺损、怀疑大血管与各心室平行走行。
> → 怀疑为TGA。请到胎儿心脏超声波专门门诊就诊，做详细检查。

羊水量稍多(AFI:24cm)、其他未见明显异常。

检查操作者：　●●●●●●

参考文献

1） 胎児期水頭症ガイドライン編集委員会（編）：胎児期水頭症 診断と治療ガイドライン 改訂2版. 金芳堂，京都，2010.

2） 池ノ上克，鈴木秋悦，高山雅臣，ほか（編）：エッセンシャル 産科学・婦人科学 第2版. 医歯薬出版，東京，1996.

3） 小川鼎三：医学用語の起り（東書選書）. 東京書籍，東京，1990.

4） 水田正能：エッセイ 産婦人科医が"腟"を使ってはならない. 日本産科婦人科学会雑誌 2007；59：N644-5.

5） Schrimmer OB, Moore TR: Sonographic evaluation of amniotic fluid volume. Clin Obstet Gynecol 2002；45：1026-38.

6） Hoddick WK, Mahony BS, Callen PW, et al: Placental thickness. J Ultrasound Med 1985；4：479-82.

7） Nyberg DA, McGahan JP, Pretorius DH, et al: Diagnostic Imaging of Fetal Anomalies. Lippincott Williams & Wilkins, 2003.

8） Jou HJ, Shyu MK, Wu SC, et al: Ultrasound measurement of the fetal cavum septi pellucidi. Ultrasound Obstet Gynecol 1998；12：419-21.

9） 坂井昌人：特集 一歩進んだ胎児超音波検査—具体的な描出法／測定方法を教えます［超音波断層法］頭蓋内. 周産期医学 2016；46：519-23.

10） Woodward PJ, Kennedy A, Sohaey R: Section 8 Genitourinary Tract. Diagnostic Imaging Obstetrics 3rd Ed. Amirsys®, 2016.

11） 日本胎児心臓病学会／日本小児循環器学会（編）：胎児心エコー検査ガイドライン（第2版）. 日本小児循環器学会雑誌 2021；37：S1.1-S1.57.

12） Abuhamad AZ, Chaoui R: A Practical Guide to Fetal Echocardiography 3rd Ed. Lippincott Williams & Wilkins, 2015.

13） Firpo C, Hoffman JI, Silverman NH: Evaluation of Fetal Heart Dimensions from 12 Weeks to Term. Am J Cardiol 2001；87：594-600.

14） Roberts AB, Mitchell JM, Pattison NS: Fetal liver length in normal and isoimmunized pregnancies. Am J Obstet Gynecol 1989；161：42-6.

15） 日本産科婦人科学会／日本産婦人科医会（編）：CQ106-4 胎児大腿骨長（FL）の短縮が疑われた場合には？ 産婦人科診療ガイドライン—産科編2020，p.90-2. 日本産科婦人科学会，東京，2020.

参考文献

[1] 甲子及人：超音波の基礎と装置 コンパクト超音波neo．メディフレックス，東京，2021（＝『超音波の基礎と装置 コンパクト超音波シリーズ 四訂版．ベクトル・コア，東京，2013．』の新装版）．

[2] 梁　栄治：助産師と研修医のための産科超音波検査 改訂第3版．診断と治療社，東京，2021．

[3] 長谷川潤一（編著）：産婦人科エコーパーフェクトマニュアル．日本医事新報社，東京，2020．

[4] 馬場一憲（編著）：所見から探る 産科 超音波診断．総合医学社，東京，2020．

[5] 関沢明彦，佐村　修，四元淳子（編著）：周産期遺伝カウンセリングマニュアル 改訂3版．中外医学社，東京，2020．

[6] 日本産科婦人科学会/日本産婦人科医会（編）：産婦人科診療ガイドライン―産科編2020．日本産科婦人科学会，東京，2020．

[7] 長谷川潤一（編著）：臨床産科学テキスト．メディカ出版，大阪，2019．

[8] 岡本愛光（監修）：ウィリアムス産科学 原著25版（和訳版）．南山堂，東京，2019（ = Williams Obstetrics 25 th Ed. Cunningham FG, Leveno KJ, Bloom SL, et al. eds. McGraw-Hill, 2018）．

[9] 森　巍（監修）：胎児診断・管理のABC 改訂6版．金芳堂，京都，2019．

[10] 医療情報化学研究所（編）：病気がみえる vol.10 産科 第4版．メディックメディア，東京，2018．

[11] 竹村秀雄（編著）：正常妊娠がよくわかる 新版 助産師外来で役立つ超音波検査ガイドブック．メディカ出版，大阪，2018．

[12] 山科正平：カラー図解　新しい人体の教科書（上・下）．講談社，東京，2017．

[13] 川瀧元良（編）：胎児心エコーのすべて スクリーニング・精査・治療・そして家族支援．メジカルビュー社，東京，2017．

[14] 金井雄二：これから始める！ 周産期超音波の見かた 改訂2版．メディカ出版，大阪，2016．

[15] 馬場一憲，市塚清健（編）：正常がわかる胎児超音波検査．文光堂，東京，2016．

[16] 馬場一憲，市塚清健（編）：超音波胎児形態異常スクリーニング 産婦人科医・助産師・臨床検査技師のために．文光堂，東京，2015．

[17] 室月　淳，原田　文，Nicolaides K（編）：妊娠初期超音波と新出生前診断．メジカルビュー社，東京，2014．

[18] 坂井建雄，久光　正（監修）：ぜんぶわかる 脳の事典．成美堂出版，東京，2011．

[19] 西村　玄，室月　淳，澤井英明（編）：骨系統疾患 出生前診断と周産期管理．メジカルビュー社，東京，2011．

[20] 胎児期水頭症ガイドライン編集委員会（編）：胎児期水頭症 診断と治療ガイドライン改訂2版．金芳堂，京都，2010．

[21] 坂井建雄，橋本尚詞：ぜんぶわかる 人体解剖図．成美堂出版，東京，2010．

[22] 小林眞司（編）：胎児診断から始まる 口唇口蓋裂―集学的治療のアプローチ．メジカルビュー社，東京，2010．

[23] 宇治橋善勝．狩野有作（監修）：手に取るようにわかる 婦人科エコーマニュアル 体外式超音波でみる疾患描出のコツ．ベクトル・コア，東京，2009．

[24] 中澤　誠（編）：周生期循環異常．メジカルビュー社，東京，2007．

[25] Japan Fetoscopy group（編）：一絨毛膜双胎　基本からUpdateまで．メジカルビュー社，東京，2007．

[26] 川滝元良：胎児心エコー診断へのアプローチ．宝田正志（監修）．メジカルビュー社，東京，2003．

[27] Resnik R, Lockwood C, Moore T, et al: Creasy and Resnik's Maternal-Fetal Medicine: Principles and Practice, 8 th Ed, Elsevier, 2018．

[28] Woodward PJ, Kennedy A, Sohaey R, et al: Diagnostic Imaging Obstetrics 3 rd Ed. Amirsys®, 2016．

[29] Norton ME, Scoutt LM, Feldstein VA: Callen's Ultrasonography in Obstetrics and Gynecology 6 th Ed. Elsevier, 2016．

[30] Abuhamad AZ, Chaoui R: A Practical Guide to Fetal Echocardiography: Normal and Abnormal Hearts 3 rd Ed. Lippincott Williams & Wilkins, 2015．

[31] Nyberg DA, McGahan JP, Pretorius DH, et al: Diagnostic Imaging of Fetal Anomalies. Lippincott Williams & Wilkins, 2003.

[32] 松村謙臣，釣谷充弘，松岡　隆，ほか（編）：発生から紐解く 胎児超音波診断アトラス. 産婦人科の実際 2020；69臨時増刊号.

[33] 産婦人科画像診断トレーニング この所見をどう読むか？ 臨床婦人科産科 2017；71増刊号.

[34] 大木　茂（編）：保存版 新生児の代表的疾患と病態生理マスターブック. ネオネイタルケア2017年春季増刊. メディカ出版，大阪，2017.

[35] 小松篤史：指導検査士に必要な産婦人科の知識. 超音波医学 2017；44：423-34.

[36] 特集 一歩進んだ胎児超音波検査 具体的な描出法/測定方法を教えます. 周産期医学 2016；46増大号.

[37] 特集 今さら聞けない超音波検査のABC. 周産期医学 2015；45：317-490.

[38] 岩崎昭宏・高梨　昇（編）：超音波エキスパート12 胎児エコー スクリーニングから精密検査まで.「Medical Technology」別冊. 医歯薬出版，東京，2012.

[39] キヤノンメディカルシステムズ，超音波検査法フォーラム：Dr.SONOの公開講座「超音波の基礎」. https://www.medical.canon/jp/lecture/index.html（最終閲覧2022年1月）

[40] 日本産婦人科医会：産婦人科ゼミナール Dr. はせじゅんの超音波診断. https://www.jaog.or.jp/learning/dr-はせじゅんの超音波診断/（最終閲覧2022年1月）

[41] 平成23年度厚生労働科学研究費補助金（成育疾患克服等次世代育成基盤研究事業）「地域における周産期医療システムの充実と医療資源の適正配置に関する研究」「胎児推定体重」保健指導マニュアル作成グループ（編）：「推定体重と胎児発育曲線」保健指導マニュアル. 2012. www.jsog.or.jp/public/shusanki/taiji_taiju_hatsuiku_201203.pdf（最終閲覧2022年1月）

[42] Fetal Medicine Foundation：https://fetalmedicine.org/（最終閲覧2022年1月）

[43] The Fetus.net：http://sonoworld.com/TheFetus/Home.aspx（最終閲覧2022年1月）

索 引

A

abdominal circumference（AC）腹围　50

aberrant right subclavian artery（ARSA）右锁骨下动脉起始异常　266

acrania 无颅骨畸形　375

amniotic fluid index（AFI）羊水指数　65

amniotic band syndrome（ABS）羊膜带综合征　378

amniotic sheets 羊膜片　73

anencephaly 无脑畸形　375

antenatal coiling index 脐带螺旋指数　112

aortic arch 主动脉弓　277

artificial reproductive technology（ART）辅助生殖技术　364

atrium 侧脑室三角区　129

autosomal dominant polycystic kidney disease（ADPKD）常染色体显性多囊肾病　319

autosomal recessive polycystic kidney disease（ARPKD）常染色体隐性多囊肾病　317

azygos vein 奇静脉　273

B

biophysical profile scoring（BPS）生物物理评分　424

biparietal diameter（BPD）双顶径　44

body-stalk anomaly（BSA）体蒂异常　378

brain sparing effect 脑保护效应　420

Breus' mole 血肿性胎块　90

bronchial atresia（BA）支气管闭锁　193

bronchopulmonary sequestration（BPS）支气管肺隔离症　193

C

cardiac position P点（心脏的位置）　215

cardio-thoracic area ratio（CTAR）心脏/胸廓面积比　236

cephalic index（CI）头骨指数　48

cerebro-placental ratio（CPR）脑/胎盘血流比　420

cisterna magna（CM）后颅窝池　143

congenital diaphragmatic hernia（CDH）先天性膈疝　199

congenital pulmonary airway malformation（CPAM）先天性肺气道畸形　194

CPAM volume ratio（CVR）肺头比　195

crown-rump length（CRL）头臀径　355

cystic hygroma　囊状淋巴管瘤　377

D

dermoid cyst　皮样囊肿　392

dichorionic diamniotic（DD）双绒毛膜双羊膜　370

discordancy rate 体重差值比　373

distal femur point 股骨远端点　55

doppler sweep speed 多普勒超声扫描速度　411

double bubble sign 双泡征　307

ductal arch　动脉导管弓　278

E

echogenic 高回声　294

echogenic kidney 高回声肾脏　319

estimated feal weight（EFW）估计胎儿体重　58

extralobar sequestration（ELS）叶外型肺隔离症　196

F

femur length（FL）股骨长径　53

fetal growth restriction（FGR）胎儿生长受限　82

G

gestational sac（GS）胎囊　357

H

head circumference（HC）头围　47

holoprosencephaly 全前脑畸形　376

human chorionic gonadotropin（hCG）人绒毛膜促性腺激素　82

hyaloid artery 玻璃体动脉　169

hyperechoic bowel 肠管多高回声　294

hypertelorism 眼距过宽 168

hypertensive disorders of pregnancy（HDP）妊娠高血压综合征 83

hypotelorism 眼距过窄 168

I

innominate vein 无名静脉 374

intracardiac echogenic focus（IEF）心腔内高回声 241

intrauterine fetal death（IUFD）胎儿宫内死亡 85

intralobar sequestration（ILS）叶内型肺隔离症 196

L

left brachiocephalic vein（LtBCV）左头臂静脉 274

limb-body wall complex（LBWC）肢体体壁综合畸形 378

lutein cyst 黄体囊肿 391

LVDd/RVDd 左心室/右心室舒张末期内径比 240

M

mechanical index（MI）机械指数 20

middle cerebral artery 大脑中动脉 417

midline echo 正中线回声 133

missed abortion 稽留流产 365

moderator band 调节束 239

monochorionic diamniotic twin 单绒毛膜双羊膜双胎 370

monochorionic monoamniotic twin 单绒毛膜单羊膜双胎 370

multicystic dysplastic kidney（MCDK）多囊性肾发育不良 316

N

non-reassuring fetal status（NRFS）胎儿功能不全 93

nuchal fold thickening（NFT）后颈皮褶厚度 384

nuchal translucency（NT）颈项透明层 380

O

orbit 眼眶 169

osteogenesis imperfecta 成骨不全 344

overlapping fi ngers 重叠指　346

P

persistent left superior veincava（PLSVC）永存左上腔静脉　269

placental shelf 胎盘架　94

post-LA space index（PLAS index）左心房后空间指数　249

pouch sign 盲袋征　305

premature constriction of the ductus arteriosus（PCDA）动脉导管早期收缩　271

pulsatility index（PI）搏动指数　408

pulse repetition frequency（PRF）脉冲重复频率　405

R

resistance index（RI）阻力指数　408

right subclavian artery 右锁骨下动脉　275

rocker bottom foot 摇椅足　346

S

Sensitivity time control（STC）　时间补偿增益　31

Spina bifi da 脊柱裂　154

Subchorionic hematoma（SCH）　绒毛膜下血肿　90

Sulcus 脑沟　149

T

total anomalous pulmonary venous connection 完全性肺静脉回流异常　164

total cardiac dimension 心脏总横径　217

thanatophoric dysplasia 致死性骨发育不全　342

thermal index（TI）热指数　20

transposition of the great arteries（TGA）完全性大动脉转位　245

twin-twin transfusion syndrome（TTTS）双胎输血综合征　374

U

umbilical artery（Umb A）脐带动脉　413

V

vanishing twin 双胎消失　374

vasa previa 前置血管　93

vascular ring 血管环　267

ventricular septal defect 室间隔缺损　160

W

 wall motion filter（WMF）壁滤波器　403

Willis' artery circle 基底动脉环　417

Y

yolk sac 卵黄囊　357

数字

3 vessel view（3VV）三血管切面　219

3 vessels and trachea view（3VTV）三血管-气管切面　219

4 chamber view（4CV）四腔心切面　216

5 chamber view（5CV）五腔心切面　251

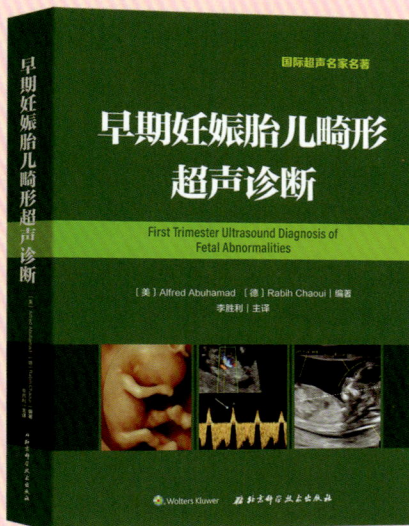

早期妊娠胎儿畸形超声诊断

国际超声名家名著

早期妊娠胎儿畸形
超声诊断

First Trimester Ultrasound Diagnosis of
Fetal Abnormalities

[美] Alfred Abuhamad [德] Rabih Chaoui 编著
李胜利 主译

Wolters Kluwer   北京科学技术出版社

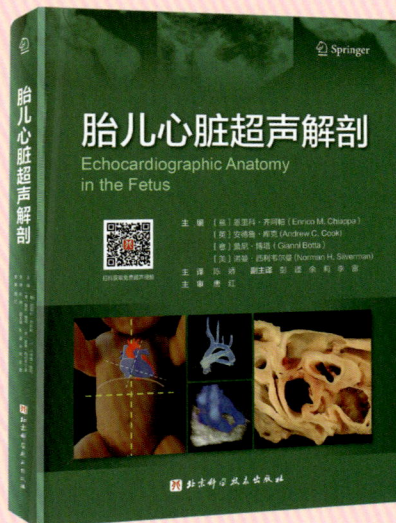

胎儿心脏超声解剖

Springer

胎儿心脏超声解剖
Echocardiographic Anatomy
in the Fetus

主编 [意] 恩里科·齐阿帕（Enrico M. Chiappa）
[英] 安德鲁·库克（Andrew C. Cook）
[意] 詹尼·博塔（Gianni Botta）
[美] 诺曼·西尔弗曼（Norman H. Silverman）
主译 陈洁 副主译 彭谨余利李萱
主审 唐红

北京科学技术出版社

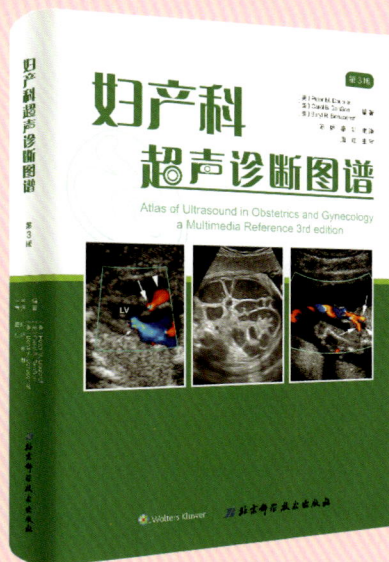

妇产科超声诊断图谱

第3版

妇产科
超声诊断图谱

Atlas of Ultrasound in Obstetrics and Gynecology
a Multimedia Reference 3rd edition

Wolters Kluwer   北京科学技术出版社

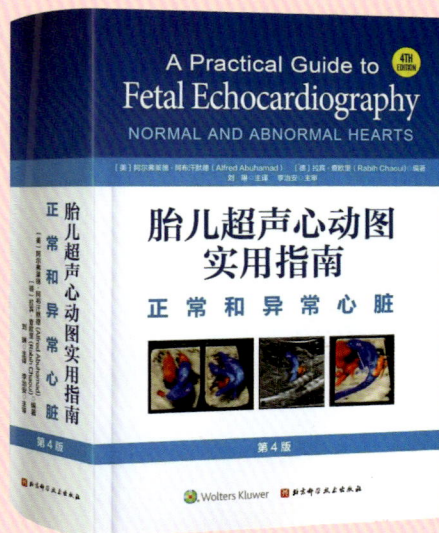

A Practical Guide to
Fetal Echocardiography
NORMAL AND ABNORMAL HEARTS

4TH EDITION

[美] 阿尔弗雷德·阿布于默德（Alfred Abuhamad） [德] 拉宾·查胡里（Rabih Chaoui）编著
刘琳 主译 李治安 主审

胎儿超声心动图
实用指南
正常和异常心脏

第4版

Wolters Kluwer   北京科学技术出版社